SPORTS MEDICINE
Study Guide and Review for Boards Second Edition
Mark A. Harrast   Jonathan T. Finnoff

运动医学
实践与指南
第 2 版

主　编　〔美〕　马克·A.哈拉斯特
　　　　　　　　乔纳森·T.费诺夫
主　审　李国平
主　译　徐卫东　徐一宏　程　飚　敖英芳

天津出版传媒集团
天津科技翻译出版有限公司

著作权合同登记号：图字：02-2018-328

图书在版编目(CIP)数据

运动医学：实践与指南 / （美）马克·A.哈拉斯特
(Mark A. Harrast)，（美）乔纳森·T. 费诺夫
(Jonathan T. Finnoff) 主编；徐卫东等主译. —天津：
天津科技翻译出版有限公司，2023.6
书名原文：Sports Medicine: Study Guide and
Review for Boards（Second Edition）
ISBN 978-7-5433-4332-0

Ⅰ.①运…　Ⅱ.①马…　②乔…　③徐…　Ⅲ.①运动医
学　Ⅳ.①R87

中国国家版本馆 CIP 数据核字(2023)第 042244 号

The original English language work：
Sports Medicine：Study Guide and Review for Boards (Second Edition), ISBN：9781620700884
by Mark A. Harrast, MD & Jonathan T. Finnoff, MD, FACSM
has been published by：
Springer Publishing Company
New York, NY, USA
Copyright © 2017. All rights reserved.

中文简体字版权属天津科技翻译出版有限公司。

授权单位：Springer Publishing Company
出　　版：天津科技翻译出版有限公司
出 版 人：刘子媛
地　　址：天津市南开区白堤路 244 号
邮政编码：300192
电　　话：(022)87894896
传　　真：(022)87893237
网　　址：www.tsttpc.com
印　　刷：天津新华印务有限公司
发　　行：全国新华书店
版本记录：889mm×1194mm　16 开本　28.5 印张　700 千字
　　　　　2023 年 6 月第 1 版　2023 年 6 月第 1 次印刷
　　　　　定价：228.00 元

译者名单

主　审　李国平

主　译　徐卫东　徐一宏　程　飚　敖英芳

副主译　冯建豪　童文文　李　朔

译　者　（按姓氏汉语拼音排序）

敖英芳　北京大学运动医学研究所

程　飚　同济大学附属同济医院

褚卫华　苏州市吴中区第二人民医院

冯建豪　同济大学附属同济医院

李　立　海军军医大学第一附属医院

李　朔　海军军医大学第一附属医院

陆福男　苏州市吴中区第二人民医院

陶星光　同济大学附属第十人民医院

童文文　海军军医大学第一附属医院

王野舟　同济大学附属第十人民医院

王一鸣　海军军医大学第一附属医院

徐卫东　海军军医大学第一附属医院

徐一宏　海军军医大学第一附属医院

薛　超　同济大学附属第十人民医院

袁超群　同济大学附属第十人民医院

张　勇　同济大学附属第十人民医院

张英磊　同济大学附属第十人民医院

周天平　海军军医大学第一附属医院

朱　戈　海军军医大学第一附属医院

主编简介

Mark A. Harrast, MD
Clinical Professor, Departments of Rehabilitation Medicine,
Orthopaedics and Sports Medicine
Medical Director, Sports Medicine Center at Husky Stadium
University of Washington
Seattle, Washington

Jonathan T. Finnoff, DO, FACSM
Professor, Department of Physical Medicine and Rehabilitation
Mayo Clinic
Rochester, Minnesota
Medical Director, Sports Medicine Center
Mayo Clinic
Minneapolis, Minnesota

编者名单

Venu Akuthota, MD Professor, Department of Physical Medicine and Rehabilitation, University of Colorado School of Medicine, Aurora, Colorado

Irfan M. Asif, MD Assistant Professor, Fellowship Director, Department of Sports Medicine, University of Tennessee Graduate School of Medicine, Knoxville, Tennessee

Ashwin N. Babu, MD Physical Medicine and Rehabilitation, Harvard Medical School, Spaulding Rehabilitation Hospital/Mass General Sports Medicine Center, Charlestown, Massachusetts

Darryl E. Barnes, MD Consultant/Assistant Professor, Department of Orthopedics and Sports Medicine, Mayo Clinic Health System, Austin, Minnesota

Holly J. Benjamin, MD, FAAP, FACSM Professor of Pediatrics, Orthopedic Surgery, and Rehabilitation Medicine, Director of Primary Care Sports Medicine, University of Chicago, Chicago, Illinois

Larry Leone Benson, MD Clinical Director, Advanced Orthopedics/Ortho on Call, Midlothian, Virginia

Russell A. Bergum, DO Physician, Orthopedics – Sports Medicine, Department of Orthopedics, Mayo Clinic Health System, Albert Lea, Minnesota

Cheri A. Blauwet, MD Instructor, Physical Medicine and Rehabilitation, Harvard Medical School, Spaulding Rehabilitation Hospital/Brigham and Women's Hospital, Charlestown, Massachusetts

Enoch H. Chang, MD Department of Sports Medicine, Cleveland Clinic, Cleveland, Ohio

Abby Cheng, MD Physician, Department of Physical Medicine and Rehabilitation, Rehabilitation Institute of Chicago/Northwestern University, Chicago, Illinois

John C. Cianca, MD Adjunct Associate Professor of Physical Medicine and Rehabilitation, Baylor College of Medicine, Houston, Texas

Kristi Colbenson, MD Assistant Program Director; Senior Associate Consultant, Departments of Emergency Medicine and Sports Medicine, Mayo Clinic, Rochester, Minnesota

Daniel V. Colonno, MD Department of Neurosurgery, Kaiser Permanente, Denver, Colorado

Leah G. Concannon, MD Clinical Assistant Professor, Department of Rehabilitation Medicine, University of Washington, Seattle, Washington

Andrew L. Concoff, MD Medical Director, Outpatient Musculoskeletal Rehabilitation, Orthopedics and Sports Medicine, St. Jude Heritage Medical Group, Fullerton, California; Adjunct Clinical Professor, Division of Sports Medicine, Department of Family Medicine, David Geffen School of Medicine at UCLA, Los Angeles, California

Katherine Louise Dec, MD Professor, Sports Medicine Director, Department of Physical Medicine and Rehabilitation and Department of Orthopaedic Surgery, Virginia Commonwealth University, Richmond, Virginia

Nicole Detling, PhD, CC-AASP Assistant Professor (Lecturer), Department of Health, Kinesiology, and Recreation, University of Utah, Salt Lake City, Utah

Anthony DiGirolamo, DO Department of Rehabilitation Medicine, University of Washington, Seattle, Washington

Robert J. Dimeff, MD Professor, Department of Orthopedic Surgery, Pediatrics, and Family and Community Medicine; Medical Director of Sports Medicine, University of Texas Southwestern Medical Center, Dallas, Texas

Jonathan A. Drezner, MD Professor, Department of Family Medicine; Director, Sports Cardiology Center, University of Washington, Seattle, Washington

Rebecca A. Dutton, MD Division of Physical Medicine and Rehabilitation, Department of Orthopaedic Surgery, Stanford University, Redwood City, California

Michael Esrick, MD Physician, Combined Internal Medicine and Pediatrics, Rutgers–New Jersey Medical School, Newark, New Jersey

Jonathan T. Finnoff, DO, FACSM Professor, Department of Physical Medicine and Rehabilitation, Mayo Clinic, Rochester, Minnesota; Medical Director, Sports Medicine Center, Mayo Clinic, Minneapolis, Minnesota

Jason Friedrich, MD Assistant Professor, Department of Physical Medicine and Rehabilitation, University of Colorado School of Medicine, Aurora, Colorado

Christopher A. Gee, MD Associate Professor, Division of Emergency Medicine, University of Utah, Salt Lake City, Utah

Alfred C. Gellhorn, MD Medical Director, Sports Rehabilitation, Assistant Professor, Division of Rehabilitation Medicine, Weill Cornell Medical College, New York, New York

Andrew John Maxwell Gregory, MD, FAAP, FACSM Associate Professor, Department of Orthopedics, Neurosurgery and Pediatrics, Vanderbilt University School of Medicine, Nashville, Tennessee

Mederic M. Hall, MD Clinical Associate Professor, Department of Orthopaedics and Rehabilitation, University of Iowa Sports Medicine; Department of Radiology, University of Iowa Hospitals and Clinics, Iowa City, Iowa

Kimberly G. Harmon, MD Clinical Professor, University of Washington School of Medicine, Seattle, Washington

Mark A. Harrast, MD Clinical Professor, Departments of Rehabilitation Medicine, Orthopaedics and Sports Medicine; Medical Director, Sports Medicine Center at Husky Stadium, University of Washington, Seattle, Washington

Michael Henrie, DO Clinical Assistant Professor, Division of Physical Medicine and Rehabilitation, University of Utah, University of Utah Orthopaedic Center, Salt Lake City, Utah

Marni G. Hillinger, MD Assistant Professor, Department of Physical Medicine and Rehabilitation; Director of Education, Osher Center for Integrative Medicine, Vanderbilt University School of Medicine, Nashville, Tennessee

Anne Z. Hoch, DO, FACSM Professor, Sports Medicine/Women's Health, Department of Orthopaedic Surgery, Medical College of Wisconsin, Milwaukee, Wisconsin

Devyani Hunt, MD Associate Professor, Division of Physical Medicine and Rehabilitation, Department of Orthopaedic Surgery, Washington University School of Medicine, St. Louis, Missouri

Joseph Michael Ihm, MD Attending Physician, Department of Physical Medicine and Rehabilitation, Rehabilitation Institute of Chicago; Associate Professor, Department of Physical Medicine and Rehabilitation, Northwestern University, Feinberg School of Medicine, Chicago, Illinois

David J. Jewison, MD, MAT Assistant Professor and Team Physician, Department of Orthopaedic Surgery, University of Minnesota, Minneapolis, Minnesota

David J. Kennedy, MD Clinical Associate Professor, Division of Physical Medicine and Rehabilitation, Department of Orthopaedic Surgery, Stanford University, Redwood City, California

Susan M. Kleiner, PhD, RD, FACN, CNS, FISSN Owner, High Performance Nutrition, LLC, Mercer Island, Washington

Jeffrey S. Kutcher, MD President, The Sports Neurology Clinic, Executive Director, Institute for Sports Neurology, Ann Arbor, Michigan

Kelli M. Kyle, MS, PA-C, ATC Physician Assistant, Department of Orthopedic Surgery, Mayo Clinic Health System, Austin, Minnesota

Scott R. Laker, MD Assistant Professor, Department of Physical Medicine and Rehabilitation, University of Colorado School of Medicine, Aurora, Colorado; Medical Director, Lone Tree Health Center, Denver, Colorado

Erek W. Latzka, MD Department of Rehabilitation Medicine, University of Washington, Seattle, Washington

Steven Makovitch, DO Visiting Instructor, Division of Physical Medicine and Rehabilitation, University of Utah, University of Utah Orthopaedic Center, Salt Lake City, Utah

Gerard Malanga, MD Professor, Department of Physical Medicine and Rehabilitation, Rutgers–New Jersey Medical School, Newark, New Jersey; Founding Partner, New Jersey Sports Medicine and New Jersey Regenerative Institute, Cedar Knolls, New Jersey

T. Joseph Malbrough, MD, MA Division of Physical Medicine and Rehabilitation, Department of Neurology, Washington University School of Medicine, St. Louis, Missouri

Kenneth R. Mautner, MD Director, Primary Care Sports Medicine and Program Director Primary Care Sports Medicine Fellowship, Associate Professor of Rehabilitation Medicine, Orthopaedics, and Sports Medicine, Emory University, Emory Sports Medicine Center, Atlanta, Georgia

John P. Metzler, MD Associate Professor of Orthopedic Surgery and Neurology, Department of Orthopedic Surgery, Washington University School of Medicine, St. Louis, Missouri

Joseph L. Mitchell, MD Primary Care Sports Medicine Fellowship, UK Healthcare, Lexington, Kentucky

Reina Nakamura, DO Department of Physical Medicine and Rehabilitation, Rutgers–New Jersey Medical School, Newark, New Jersey

Usker Naqvi, MD, MS Department of Physical Medicine and Rehabilitation, University of Miami/Jackson Health System, Miami, Florida

Darlene R. Nelson, MD Assistant Professor of Medicine, Division of Pulmonary and Critical Care Medicine, Mayo Clinic, Rochester, Minnesota

Jerome T. Nichols, MD, FAAPMR, CAQSM Department of Orthopedic Surgery and Sports Medicine, Northeast Georgia Physicians Group, Braselton, Georgia

Rathna Nuti, MD Department of Family and Community Medicine, University of Texas Southwestern Medical Center, Dallas, Texas

John W. O'Kane Jr., MD Professor, Departments of Family Medicine and Orthopaedics and Sports Medicine, University of Washington, Seattle, Washington

Heidi Prather, DO Professor, Vice Chair, Department of Orthopaedic Surgery, Division Chief, Physical Medicine and Rehabilitation, Washington University School of Medicine, St. Louis, Missouri

James C. Presley, MD Physician, Department of Physical Medicine and Rehabilitation, Mayo Clinic, Rochester, Minnesota

Cara C. Prideaux, MD Assistant Professor, Physical Medicine and Rehabilitation/Sports Medicine, Mayo Clinic, Rochester, Minnesota

Jessica Pruente, MD Department of Physical Medicine and Rehabilitation, University of Colorado School of Medicine, Aurora, Colorado

Sathish Rajasekaran, MD, FRCPC Physiatrist, Sports Medicine, Kelowna Bone and Joint Health, Kelowna, British Columbia, Canada; Clinical Assistant Professor, Physical Medicine and Rehabilitation, University of British Columbia, Vancouver, British Columbia, Canada

Ashwin Rao, MD Associate Professor, Department of Family Medicine—Sports Medicine Section; Program Director, Primary Care Sports Medicine Fellowship, University of Washington; Team Physician, UW Husky Athletics & Seattle Seahawks, Seattle, Washington

Tracy R. Ray, MD Director, Primary Care Sports Medicine Fellowship, Duke Sports Science Institute, Durham, North Carolina

Monica E. Rho, MD Assistant Professor; Director of Women's Sports Medicine, Department of Physical Medicine and Rehabilitation, Rehabilitation Institute of Chicago/Northwestern University, Chicago, Illinois

Cortie J. Rolison IV, DO Primary Care Sports Medicine Fellowship, UK Healthcare, Lexington, Kentucky

Sean C. Rose, MD Director, The Sports Neurology Clinic, Ann Arbor and Southeast Michigan, Clinical Director of Research, Institute for Sports Neurology, Ann Arbor, Michigan

Lauren Rudolph, MD Division of Physical Medicine and Rehabilitation, University of Utah, University of Utah Orthopaedic Center, Salt Lake City, Utah

Paul D. Scanlon, MD Professor of Medicine, Division of Pulmonary and Critical Care Medicine, Mayo Clinic, Rochester, Minnesota

Michael P. Schaefer, MD Director of Musculoskeletal Rehabilitation, Cleveland Clinic Foundation, Cleveland, Ohio

Byron Schneider, MD Assistant Professor, Department of Physical Medicine and Rehabilitation, Vanderbilt University, Nashville, Tennessee

Jacob L. Sellon, MD Program Director, Sports Medicine Fellowship, Sports Medicine Center; Assistant Professor, Department of Physical Medicine and Rehabilitation, Mayo Clinic, Rochester, Minnesota

David M. Siebert, MD Department of Family Medicine, University of Washington, Seattle, Washington

M. Kyle Smoot, MD Associate Professor, Department of Orthopaedic Surgery and Sports Medicine and Family Medicine, UK Healthcare, Lexington, Kentucky

Jeffrey L. Tanji, MD Associate Medical Director, Sports Medicine, Department of Orthopedic Surgery, University of California Davis Health System, Sacramento, California

Ashley M. TeKippe, MD Visiting Instructor, Division of Emergency Medicine, University of Utah, Salt Lake City, Utah

Ricardo Vasquez-Duarte, MD, RMSK Advanced Neuro and Spine Institute, Miami, Florida

Christopher J. Visco, MD Assistant Professor, Department of Rehabilitation and Regenerative Medicine, Columbia University School of Medicine, New York, New York

Brandee Waite, MD Co-Director, Physical Medicine and Rehabilitation Sports Medicine Fellowship, Associate Professor, Department of Physical Medicine and Rehabilitation, University of California Davis School of Medicine, Sacramento, California

Brian P. Williams, MD Assistant Professor of Clinical Medicine, Division of Pulmonary and Critical Care Medicine, Texas Tech University School of Medicine and Covenant Health, Lubbock, Texas

Stuart E. Willick, MD Professor, Division of Physical Medicine and Rehabilitation, University of Utah, University of Utah Orthopaedic Center, Salt Lake City, Utah

Steve J. Wisniewski, MD Assistant Professor, Department of Physical Medicine and Rehabilitation, Mayo Clinic, Rochester, Minnesota

D. Harrison Youmans, MD Director, Primary Care Sports Medicine Fellowship, Orlando Health Orthopedic Institute, Orlando, Florida

Karie N. Zach, MD Assistant Professor, Sports Medicine, Department of Orthopaedic Surgery, Medical College of Wisconsin, Milwaukee, Wisconsin

中文版前言

随着人们生活水平的提高和大众健康知识的普及，竞技体育和娱乐性体育活动在人们的生活中越来越重要。数据显示，到 2025 年我国将有近 6 亿人口经常参加运动，但由于缺乏科学运动知识，运动损伤的发生率不断升高。目前人们对运动损伤的认知存在很多的误区，一些患者在发生急性伤痛时往往采取姑息性治疗，甚至没有寻求正规专业的医疗服务，最终可能导致慢性损伤，严重者会影响生活质量。

运动医学是一门研究与运动相关医学问题的交叉学科，运用医学技术和知识对运动进行监督和指导，以达到防病治病、提高运动能力及增进健康的目的。由于运动医学具有多学科交叉的背景，因此从事该领域的医生需要具备骨科学、康复医学、心血管医学、内分泌学、神经病学、药学、营养学、力学、生理学、心理学、遗传学等学科知识。在临床工作中，我们深感人们对于运动医学的知识缺乏足够的认识，许多低年资运动医学医师、社区医师、护士、运动员、教练员、运动队队医及康复专业人员迫切需要一本通俗易懂、图文并茂的参考书。《运动医学：实践与指南》第 2 版在第 1 版的基础上增加了部分全新的内容，如"运动医学的热点话题"及"实践测试"，力求涵盖运动医学的基础知识和诊疗技术。我们希望通过本书将运动医学的基础、原理和技术介绍给国内从事运动医学相关领域的同仁们，以及对运动医学感兴趣的各位读者，从而帮助大家夯实运动医学知识，提高临床诊治水平。

在本书的翻译过程中，我们针对每章的具体内容进行了反复的讨论和推敲，尽可能保证翻译质量。本书的出版得到了许多国内知名运动医学专家的支持，在此，我们对所有参与本书翻译、审校的各位专家表示由衷的感谢。尽管如此，本书仍可能存在不尽完善之处，希望广大读者及各位同道批评指正。

前　言

在计划编写《运动医学：实践与指南》第 1 版时，我们发现该领域的同仁迫切需要一本全面、简洁、易读的有关运动医学的参考书籍。虽然现在有很多优秀的运动医学书籍，但该书对于特定群体仍然是必要的。我们已经收到了许多关于第 1 版的赞美之词，很显然，我们需要继续保持这种风格，以便全面而简洁地介绍运动医学知识。

我们按照第 1 版的格式将本书分为 3 个主要部分：一般主题、促进健康和预防伤害、运动损伤的诊断与治疗。第 3 部分又分为肌肉骨骼损伤，医疗、神经和心理状况，特殊人群 3 个方面。

除了更新每一章外，我们还在第 2 版中增加了一些新内容。首先，增加了"运动医学的热点话题"，这些内容（有关"运动超声"和"再生医学"的章节）与每一位运动医学学习者和从业者息息相关。其次，增加了"实践测试"内容，共包含 260 多个问题，涵盖运动医学的基础与治疗关键点。对于任何想要测试自己运动医学知识的人来说，这将是一个很好的补充。

我们为该书的最终出版感到自豪，相信它会为读者提供涵盖整个运动医学领域的优秀资源。这本书不仅可以作为初级保健运动医学医生（家庭医学、急诊医学、内科、儿科、物理医学和康复）和骨科运动医学医生的学习指南，而且还可以作为其他医学专业人员，如运动教练、物理治疗师、培训医生（即实习生、住院医生和研究员）及其他对运动医学感兴趣的医生的参考书。

再次感谢所有为本书贡献了专业知识和时间的作者。如果没有他们的付出，我们将无法实现第 2 版的出版工作。同时，我们也要感谢 Demos 出版社的 Beth Barry，感谢她对我们的信任和对该书的支持。

最后，感谢所有第 1 版书的读者，包括我们的住院医生和研究员，他们的建议和批评指导了第 2 版的出版。

Mark A. Harrast

Jonathan T. Finnoff

目　录

第 1 部分

一般主题

第 1 章

考试概述

Mark A. Harrast, Jonathan T. Finnoff

引言

本章主要是针对正在准备运动医学进阶认证（CAQ）（或亚专业）和再认证考试的读者。所有信息内容均来自 2016 年美国各大医学专业委员会网站。

1. 美国急救医学委员会（ABEM）（www.abem.org）。

2. 美国家庭医学委员会（ABFM）（www.theabfm.org）。

3. 美国内科医学委员会（ABIM）（www.abim.org）。

4. 美国儿科医学委员会（ABP）（www.abp.org）。

5. 美国物理医学与康复委员会（ABPMR）（www.abpmr.org）。

美国家庭医学委员会负责管理考试；亚专业证书由医生主委员会签发。

运动医学进阶认证考试所需资格

申请运动医学进阶认证考试者需要满足以下条件：

1. 参加本次考试者需要持有初级专业委员会认证的相关证书（在此之前已列出）。

2. 在领域内有良好的声誉。

3. 所持有的执照在美国、所在国或加拿大均可使用。

4. 完成为期 12 个月的美国再继续医学教育认证委员会（ACGME）的培训——运动医学项目奖学金计划。

（1）美国儿科医学委员会要求在考试当月的前一天完成课程。美国急救医学委员要求在考试当天之前完成课程。美国家庭医学委员会和美国物理医学与康复委员会要求在考试当月之前完成课程。美国内科医学委员会要求在考试当年的 10 月 31 日之前完成课程。

（2）美国儿科医学委员会要求完成该课程认证的时间不超过 7 年。

考试形式和考试流程

考试为机考形式，共 200 道多项选择题，分为两大部分（每部分各 100 题），每部分答题时间为 2 小时，每部分之间有 15 分钟的休息时间。本书的内容是根据运动医学进阶认证考试的考试大纲所编写。考试大纲可以在每个运动医学亚专业认证的相关专业网站中找到。

考试在每年的 7、11 和 12 月进行，申请者需要通过各自的专业委员会申请，并且能够在专业委员会网站中查找到自己的名字。每个专业委员会网站的申请截止日期和费用都有所不同，所以申请者需要时刻关注网站最新的相关信息。一旦申请成功，申请者需要选择考试时间和机考中心地点。

其他信息

美国运动医学学会（AMSSM）（www.amssm.org）每年 2 月为运动医学学者提供以计算机为基础的研究员培训考试。考试包含 200 道多项选择题，答题时间共 4 个小时，考试模拟了运动医学委员会考试。美国运动医学学会每年 5 月下旬还将举行一场再认证考试，其考试形式和内容与研究员培训考试类似。

美国物理医学与康复委员会还提供可以下载的运动医学自我测评试题，在任何时候都可购买下载。

再认证

运动医学的亚专业认证是有期限的。初次通过考试后，该证书将在第 10 年的 12 月 31 日到期。运动医学亚专业维持认证（MOC）需要满足以下条件：

1. 持有初级专业委员会证书。

（1）该证书满足美国家庭医学委员会、美国儿科医学委员会和美国急救医学委员会的要求。

（2）该证书虽不满足美国物理医学与康复委员会和美国内科医学委员会的要求，但符合各自专业委员会所列出的专业维持认证的要求。

2. 所拥有的执照在美国、所在国或加拿大均可使用。

3. 通过再认证考试（该考试目前和运动医学初级证书认证考试一样）。考试需要在维持认证考试周期的第 7~10 年内的 7 月进行。如果没有通过考试，可以在考试当年的 11 月再重新补考一次。

维持认证是一个不断更新的过程，所以每年应根据初级专业委员会的要求完成。

（童文文　译）

第 2 章

队医

Katherine Louise Dec, Larry Leone Benson

队医

根据 6 大医疗组织的共识，队医需要满足以下条件。

1. 能为不同水平的运动员提供最优质的医疗服务。

2. 为信誉良好的医学博士或整骨医学博士，并拥有无行医限制的执照。

3. 了解基本的现场急救医学知识。

4. 接受过心肺复苏（CPR）和自动体外除颤器使用的培训。

5. 对于解决运动员的肌肉骨骼损伤、心理问题及身体状况具有丰富的知识和工作经验。

6. 在为提高运动员身体素质和安全的准备工作中，能够了解并协助运动员发展和实践。

医德

恪守职业精神和谨记"最重要的是不要伤害"（Primum Non Nocere）。

患者自主性

患者自主性是指运动员／患者有权决定自己是否需要医疗服务或者手术。如果患者自主选择，需要签知情同意书。

1. 知情同意书。

（1）美国医学协会（AMA）的医学伦理准则指出："当患者已获知疾病信息并能够做出明智的选择时，患者的自主选择权才能生效"。

（2）需要公开疾病的诊断、性质，所有治疗方案的目的、原因、风险、其他可替代的治疗方案和重返运动的风险，以及未实施治疗的后果。

2. 与兼职医生有关的合法知情同意所需的必要条件。

（1）公开：所有合法运动员想知道的关于治疗、无治疗、替代治疗的目的，需要通过一个合适的方式进行告知。

（2）能力：运动员必须了解并且能够合理地使用自己身体的能力。在法律体系中，这个概念被称为"能力"。

（3）自愿：运动员可以自愿而非被迫表达自己对选择的看法。

（4）未成年运动员：由父母或法定监护人担任医疗决策者。

A. 少数情况下，未成年人可以做出医疗决定。

B. 法律上的未成年人自主权需要获得各州的法律法规授予。

C. 在医疗决策问题上，可以被法律上归类为理智的未成年。

患者隐私

关于患者隐私方面的法律，主要参考 1996 年健康保险流通与责任法案（HIPAA）和联邦教育权利与隐私法案（FERPA）。

1. 如果一名医生在其诊所为患者施行医疗行为，关于患者的隐私可参考 HIPAA 法案。在获得运动员的同意后，可向教练和其他成员公布信息。

2. 作为受雇于该队伍的队医，向教练和其他成员公开该运动员的健康状况时，因为是属于运动员就业记录的一部分，因此不受 HIPAA 法案的约束。

3. 在 FERPA 法案中，受雇于大学或学院的队医可以在患者未同意或未授权的情况下向学校的领导公开患者的健康状况。

4. 在 FERPA 法案中，不允许在没有运动员签名授权的情况下向媒体或其他外部实体披露患者的健康信息。

5. 如果被视为紧急状况，现场的治疗和评估不受 FERPA 法案的约束。

医疗法规

队医的职责

1. 队医的义务。

（1）队医应关注患者的健康，运动员和队医之间的关系就是患者和医生之间的关系。信任是良好关系的核心。

（2）队医应向运动员解释所有医疗行为应承担的风险。

2. 在治疗和决定是否重返运动时，应保持客观专业的医学态度。

3. 保证其他参赛者在竞技场上的安全。例如，如果发现摔跤运动员患有传染性皮肤病，应立即告知主办方。

4. 比赛或训练范围内所涉及的队医或其他运动医学健康专业人员因疏忽而导致的医疗事故，应由队医承担。

5. 参与赛前体格检查（PPE），批准参赛的决定。

6. 伤后重返运动的决定是否经过专业的队医评估？该运动员是否接受过治疗？受伤部位是否进行影像学检查（如果有必要）？重返运动前是否经过功能评估？重返运动的风险是否和运动员进行了讨论，并有文件记录？

7. 与其他领域的健康专业人员就运动员的健康需求进行讨论。

8. 熟悉团队成员所服用药物的药理知识。必须了解违禁药物，如果需要治疗使用豁免权，应遵循理事机构指南。美国大学生体育协会（NCAA）和世界反兴奋剂机构（WADA）分别在 www.ncaa.org 和 www.wada-ama.org 中列出了相关政策和程序。

队医的义务

1. 以侵权行为法为指导。

（1）侵权：违法行为涉及违反对他人负有的民事义务。

（2）遭受侵权的损害人有权要求侵权行为人给付损害赔偿。

（3）医疗过失通常是基于过失侵权，需要建立以下条件：

A. 被告有义务采取行动。

B. 因这种违反行为而给原告造成伤害。

C. 伤害是可以估量的。

2. 队医可以通过医疗行为来保护自己（例如，尽可能使用已发布的医疗行为准则和共识），并将运动员的健康放在首位。"队医的所有判断都应出于医疗方面的考虑"。

（1）临床实践指南可作为建立医疗标准的循证；但它并不是决定性的。

（2）指南也能为治疗决策和重返运动提供参考，并在减少"习惯性做法"的不确定性时重新发挥作用。

3. 职业体育：职业球队中的运动员和队医的关系涉及雇佣合同。队医可以直接签订工资支付合同，或者作为队医以球队名义通过广告或执业地点间接地获取收入。

（1）如果队医作为职业球队中的一名"雇员"，那么运动员所享受的医疗是属于员工福利保障，队医也拥有作为"雇员"的合法权益。

（2）与职业队伍签订雇佣合同的队医应向运动员公开自己与公司的关系，以便运动员了解职业队伍中所有的直接关系与间接关系。

4. 队医必须让运动员了解预期的治疗效果与重返运动的风险。

5. 队医应该了解所在地区关于"第一反应人"

的相关法规。当患者同意接受队医所推荐的治疗并对伤害进行评估和提出意见时，无论是免费服务还是志愿服务，都已经开始建立起了医患关系。

赛前体格检查（PPE）

1. 了解既往病史、家族史并进行特殊检查。

2. 赛前体格检查的目的。

（1）检测运动员可能发生损伤、疾病或死亡的状况。

（2）检测可能会对其他运动员产生疾病或损伤风险的状况。

（3）达到法律保护和享受保险的条件。

（4）确定运动员整体的健康状况，及时询问相关的健康信息，评估运动员对于特定运动的适应水平。

3. 赛前体格检查的内容应根据年龄 / 竞技水平而有所不同。

（1）职业运动员。

A. 对于职业球队的球员来说，合同和雇佣合同还有其他含义。

B. 在告知教练或球队管理员关于保密性方面的信息时，需要与运动员商量后再决定。

（2）大学生运动员。

A. 在赛前体格检查 1 年后，年度评估应更新病史和检查结果，重点在于所出现的任何新的状况和损伤。

（3）中学生或青年队。

A. 通过父母 / 监护人或所提供的附件来确认学生的历史信息，并需要父母的同意。

B. 在参加特定运动项目时，需要达到心理、认知、体能方面的要求。

C. 青少年的肌肉骨骼和认知以不同的速率发育，判断是否允许该运动员参加某一项运动时应考虑到这一点。

4. 如果没有允许参赛的医疗标准，则应当遵循临床实践指南或专家的共识准则。一些临床指南可能涉及某些年龄水平或竞技水平，但关于职业运动员的赛前评估和明确标准是有限的。

重返运动

1. 评估运动员参赛的身体伤害和身体状况。

2. 在治疗和决定是否重返运动时，应遵从临床实践指南。

3. 了解运动员的训练和比赛环境，预防进一步损伤。

4. 了解可能影响康复的社会心理因素，预防重返运动时再次损伤。

5. 让医疗管理团队的其他成员共同参与复杂问题的讨论，例如，药物滥用后对运动成绩和身体功能的影响。

免责声明

1. 签署豁免书（如免责协议）并不能免除队医的责任。

2. 免责协议不受法律的约束，几乎不具有法律效应。

（1）风险承担：可纳入知情同意书。

（2）预期的风险释放：可能无法强制执行，但会进行审查，当运动员要求释放反对医疗建议时可以被考虑。

行政责任

1. 制订可能影响运动员参赛的身体损害和身体状况的相关政策和程序。

（1）了解运动员的内在风险和外在风险，明确运动员将面临的风险，制订预防风险策略，包括对运动员进行有关运动损伤和医疗状况的教育。

（2）在某些特定情况下，保留交流信息、检查信息、外部咨询转诊信息。运动员需要签订协议，表明已经知晓在损伤出现时该如何与球队管理者、教练或其他医疗卫生人员交流信息。如果运动员是未成年人，应由父母或法定监护人签订该协议。

（3）保存医疗记录，记录赛前的身体状况、损伤、治疗、参赛风险和重返运动的决定。记录医疗护理，建立运动员对运动伤害 / 健康状况及重返运动风险的意识。

（4）定期了解最新的政策和程序。在制订新政策时，遵循当地的指南和医疗标准。

2. 应经常和学校管理者或其他医疗人员交流运动员的健康状况。

（1）队医应该是运动员重返运动的支持者。

（2）除了运动员家属、教练和球队管理者，队医应该与其他领域专家和其他医疗专业人员合作。

3.参加校内运动的运动员的应急管理政策和程序。

（1）制订书面应急行动计划，该计划应被所有体育运动医学团队的成员理解。

（2）和所有体育运动医学团队的成员一起演练灾难性事件的应急处理，与社区卫生系统一起协调合作。

4.与其他卫生保健专业人员协调运动员的保健工作。

（1）与社区机构合作，使医疗手段顺利实施，如出现灾难性事件的紧急运输。

（2）与社区和立法机构合作，加强体育场馆的安全，制订预防伤害的通用政策。

（童文文　陆福男　译）

推荐阅读

1. *American Medical Association Council on Ethical and Judicial Affairs, Code of Medical Ethics: Current Opinions and Annotations, AMA, Opinion 8.08 on Informed Consent.* Chicago: AMA; 2004–2005.
2. Bernstein J, Perlis C, Bartolozzi AR. Ethics in sports medicine. *Clin Orthop Relat Res.* 2000;378:50–60.
3. Dunn WR, George MS, Churchill L, et al. Ethics in sports medicine. *Am J Sports Med.* 2007;35(5):840–844.
4. Furrow BR. The problem of the sports doctor: Serving two (or is it three or four?) masters. HeinOnline. *St. Louis University Law J.* 2005–2006;50:165–183.
5. Howe WB. Ethical considerations in sports medicine. In: Birrer RB, et al, eds. *Sports Medicine for the Primary Care Physician.* 2nd ed. Boca Raton, FL: CRC Press Inc; 1994:37–39.
6. Magee JT, Almekinders LC, Taft TN. HIPAA, the team physician. *Sports Med Update.* 2003;4–8.
7. Matheson GO, Shultz R, Bido J, et al. Return-to-play decisions: Are they the team physician's responsibility? *Clin J Sport Med.* 2011;21(1):25–30.
8. Mitten MJ. Team physicians as co-employees: A prescription that deprives professional athletes of an adequate remedy for sports medicine malpractice. *HeinOnline—St. Louis University Law J.* 2005–2006;50:211.
9. Pearsall AW, Kovaleski JE. Medicolegal issues affecting sports medicine practitioners. *Clin Orthop Relat Res.* 2005;433:50–57.
10. Stovitz SD, Satin DJ. Professionalism and ethics of the sideline physician. *Curr Sports Med Rep.* 2006;5:120–124.
11. Testoni D, Hornik CP, Smith B, et al. Sports medicine and ethics. *Am J Bioethics.* 2013;13(10):4–12.

第 3 章

运动生理学

James C. Presley, Jonathan T. Finnoff

肌肉

肌细胞

1. 肌细胞：肌纤维。长的圆柱形多核细胞。
2. 肌细胞的膜：肌纤维膜。
3. 肌细胞的胞浆：肌浆。
4. 成束的肌细胞：肌束。

结缔组织（图 3.1）

1. 肌内膜：包绕着每一个肌细胞。肌纤维膜与肌内膜相连。
2. 肌束膜：包围着肌束。
3. 肌外膜：包围着整块肌肉。

肌腱

1. 连接肌肉和骨膜。
2. 肌内膜、肌中间膜和肌外膜都与肌腱相连。

神经支配

1. 每一个肌细胞都由一个运动神经支配，但每一个运动神经可以支配多个肌细胞。
2. 运动单位：单个运动神经及其所支配的所有肌细胞。运动单位中所有的肌细胞在受到运动神经的刺激时都会收缩。

肌原纤维

1. 肌肉的收缩装置。

2. 由肌丝的肌凝蛋白（粗肌丝）和肌动蛋白（细肌丝）组成。

（1）肌凝蛋白有球状的头部，可以和肌动蛋白形成横桥。

（2）肌动蛋白有双链双螺旋结构。

（3）每个肌动蛋白被 3 个肌球蛋白包围。

（4）每个肌球蛋白被 6 个肌动蛋白包围。

3. 肌节（图 3.1）。

（1）骨骼肌中最小的收缩单位。

（2）Z 线：肌节的终点。肌动蛋白与 Z 线相连。

（3）M 线：肌节的中心。肌球蛋白与 M 线相连。

（4）A 带（暗）：含有肌球蛋白和肌动蛋白。

（5）I 带（亮）：只含有肌动蛋白。

（6）H 区：在 A 带的中间部分。

A. 只含有肌凝蛋白。

B. H 区和 I 带在肌肉收缩时变小。

肌肉收缩（图 3.1）

1. 静息时：

（1）肌浆中钙离子含量最低。

（2）肌球蛋白的头部很少与肌动蛋白结合。

（3）肌钙蛋白和原肌球蛋白覆盖了肌球蛋白头部的肌动蛋白结合位点。

2. 肌肉收缩时：

（1）从运动神经元释放的乙酰胆碱与肌细胞膜上的受体结合。

（2）肌纤维膜去极化。

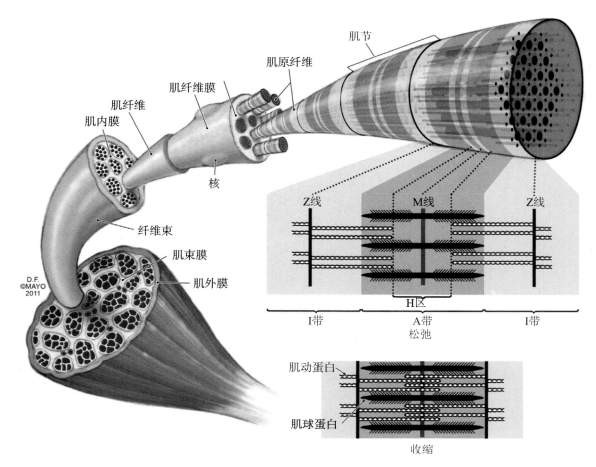

图 3.1　肌肉解剖，包括结缔组织层（肌外膜、肌束膜、肌内膜）、肌肉组织（肌束、肌纤维）和收缩单位（肌节）。在肌肉收缩时，由于肌动蛋白和肌球蛋白的重叠增加，H 区和 I 带变小。

（3）去极化通过横向小管（T 管）快速传导到肌细胞内部。

（4）肌浆网释放细胞内钙。

（5）钙离子与肌钙蛋白结合，导致原肌凝蛋白的构象发生改变，肌动蛋白细丝上的肌球蛋白结合位点被显露出来。

（6）肌球蛋白的头部与肌动蛋白细丝形成一个横桥，肌肉收缩时横桥与肌动蛋白分离。

（7）肌球蛋白的头部回到刚开始的位置重新开始这个过程。

（8）两个三磷酸腺苷（ATP）转化成二磷酸腺苷的过程为肌肉收缩提供能量。

　　A. 一个 ATP 产生的能量使肌动蛋白形成横桥，并使肌球蛋白的头部改变方向。

　　B. 另一个 ATP 产生的能量使肌球蛋白与肌动蛋白分离，并重新回到肌球蛋白头部的结合

位点。

肌纤维类型（表 3.1）

1. I 型（慢收缩——有氧）。

2. II 型（快收缩——糖酵解）。

（1）II a 型（快收缩——有氧糖酵解）。

（2）II x 型（快收缩——糖酵解）。

募集率

1. Henneman 大小原则。

（1）由阈值更小、更低的运动神经元支配的 I 型肌纤维最先被募集。

（2）当需要更大的力时，II 型肌纤维开始被募集。

2. 除此之外：高速度类型的活动（如增强式训练）。II 型肌纤维最先被募集。

表3.1　不同肌纤维类型的特点

特征	Ⅰ型	Ⅱa型	Ⅱx型
收缩速率	慢	快	快
力量输出	低	中	高
耐力	高	中/低	低
有氧酶	高	中/低	低
厌氧酶	低	高	高
疲劳性	低	中/高	高
毛细血管密度	高	中	低
纤维大小	小	中	大
线粒体	高	中	低
三磷酸腺苷酶活性	低	高	高
肌红蛋白	高	低	低
颜色	红色	红色	白色

能量系统

3个能量系统

1. ATP-磷酸肌酸。

（1）在肌肉中，磷酸肌酸提供磷酸使ADP转化为ATP。

（2）被磷酸肌酸酶催化。

（3）最大强度运动时能量的主要来源，可持续作用30秒。

（4）大部分磷酸肌酸在休息3分钟后可以再生。

2. 无氧（糖酵解）（图3.2）。

（1）葡萄糖通过糖酵解生成丙酮酸。

（2）不需要氧气。

（3）如果初始产物是葡萄糖，将会糖酵解生成

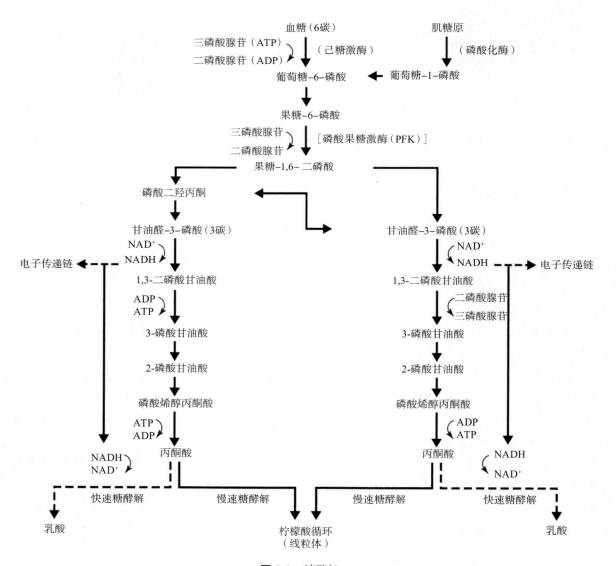

图3.2　糖酵解。

2 分子 ATP；如果是糖原，将生成 3 分子 ATP。

（4）在有氧的情况下，糖酵解的最终产物（丙酮酸）是通过有氧能量系统代谢的。当丙酮酸的生成速率超过其代谢速率，它将被可逆地转化为乳酸。丙酮酸在低氧环境下会被转化为乳酸。

（5）运动持续 1~3 分钟时，糖酵解是主要的能量来源。

（6）糖酵解的速率限定步骤是由磷酸果糖激酶催化的。

3. 有氧（氧化）。

（1）在线粒体中发生氧化磷酸化，这个过程分为两个部分。

A. Krebs 循环（图 3.3a）：产生的副产物是二氧化碳。

B. 电子传递链（图 3.3b）：产生的副产物是水。

（2）在有氧情况下，丙酮酸被转化为乙酰辅酶 A，即通过 Krebs 循环和电子传递链代谢，每个葡萄糖分子产生 ATP。因此，由糖酵解和氧化磷酸化产生的净 ATP 有 38 分子（初始产物是葡萄糖）和 39 分子（初始产物是糖原）。

（3）运动持续 3 分钟以上时，有氧代谢是能量的主要来源。

（4）脂肪也能在线粒体中代谢。

A. 甘油三酯经水解形成甘油和 3 个分子游离脂肪酸。

B. 游离脂肪酸进入线粒体中，通过 β- 氧化转化为乙酰辅酶。

C. 乙酰辅酶 A 通过 Krebs 循环和电子传递链代谢。

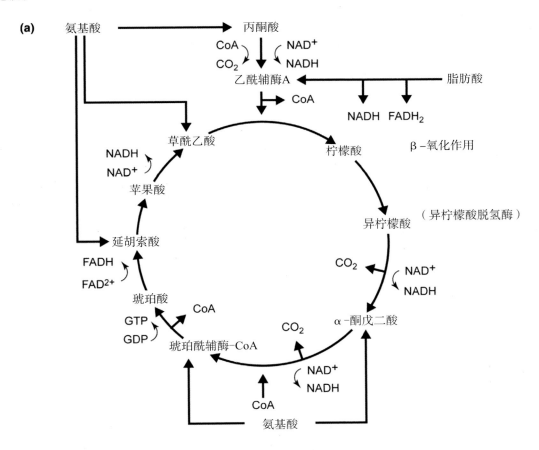

图 3.3 （a）Krebs 循环。（b）电子传递链。

D. 游离脂肪酸代谢产生的净 ATP 远大于葡萄糖所产生的净 ATP（例如，1 分子棕榈酸分子可产生 129 分子 ATP）。

运动的适应性

有氧运动（表 3.2）

1. 结果将适应性增加：

（1）肌肉毛细血管密度。

（2）线粒体的大小和数量。

（3）氧化酶。

（4）脂肪酸穿越肌纤维膜进行转运。

（5）脂肪代谢。

（6）动脉氧摄取：增加动静脉氧浓度差。

2. 由于脂肪酸的利用率增加，葡糖糖 / 糖原的代谢相对减少，导致乳酸的堆积减少。

3. 肌细胞的乳酸缓冲能力无改变。

4. 丙酮酸由于氧化酶增多而代谢加快。

5. 在以往的研究中，有些研究表明经过大约 2 周的有氧运动训练后，有大量的 IIx 型肌纤维转化为 IIa 型肌纤维。但研究肌肉的最新技术表明，这种现象不会发生。这是一个非常有争议性的话题，关于这一问题的研究还在继续。

无氧运动（表 3.2）

1. 结果将适应性增加：

（1）肌内厌氧酶，如磷酸果糖激酶、磷酸化酶和乳酸脱氢酶。

（2）氧化酶（中度增加）。

2. 肌细胞乳酸缓冲能力增加。

抗阻运动

1. 导致肌肥大（肌细胞横截面增大）。

（1）由于肌节增多。

（2）发生在训练 6~8 周后。

（3）主要增加的是 II 型肌纤维。

2. 训练前 6 周出现的力量增加主要是由于神经因素，包括运动神经元的募集率增高和自我保护反射被抑制。

3. 没有实质性的证据支持抗阻运动时肌肥大是由于肌细胞数量增多。

4. 在经过几周的抗阻训练后，肌纤维由 IIx 型纤维转化为 IIa 纤维，这是一个争议性话题。

5. 抗阻运动可以改善有氧运动的表现，长跑运动员每周 3 次、持续 8 周的最大强度深蹲训练后运动经济性的增加可以证实这一点。

6. 有氧运动似乎并不只是增加了抗阻运动的力量效果。

7. 抗阻运动能够增加：

（1）骨矿物质密度（BMD）。

（2）韧带和肌腱的强度和胶原含量。

（3）无氧能源的储备（糖原、磷酸肌酸、ATP）。

8. 与毛细血管化的增加相比，毛细血管和线粒体浓度下降的主要原因是肌肥大。

9. 大量的低负荷抗阻运动能够增加：

（1）肌酸磷酸激酶。

（2）肌激酶。

（3）磷酸果糖激酶。

10. 少量、高负荷的抗阻运动将导致：

（1）肌酸磷酸激酶减少。

（2）肌激酶和磷酸果糖激酶没有改变。

11. 乳酸脱氢酶的浓度不会随大量、低负荷的抗阻运动或少量、高负荷的抗阻运动而变化。

表 3.2 有氧运动和无氧运动的适应性

解剖和生理的适应性	有氧	无氧
肌肉毛细血管密度	↑↑	-
线粒体的数量和大小	↑↑	↑
氧化酶（有氧的）	↑↑	↑
糖酵解酶（无氧的）	-	↑↑
脂肪酸穿越肌纤维膜	↑↑	-
脂肪代谢	↑↑	-
葡萄糖或糖原代谢	↓	-
动脉氧摄取 / 动静脉氧差	↑↑	-
乳酸产量	↓	↓
乳酸缓冲能力	-	↑↑
IIx 型肌纤维向 IIa 型肌纤维转化的数量（有争议）	↑↑	↑ -
I 型肌纤维肥大	↑ -	↑ -
II 型肌纤维肥大	-	↑↑
有氧运动能力的提高	↑↑	↑

柔韧性

1.3 个主要的牵伸技术。

（1）静态拉伸。

A. 肌肉保持被拉伸的姿势一段时间，通常时间为 30 秒。

B. 容易操作。

C. 最低程度地刺激肌梭。

D. 在进行需要大力量或爆发力的事件之前进行牵拉，可能会导致表现能力下降。

（2）弹性拉伸。

A. 运用跳跃性运动来牵拉肌肉。

B. 刺激肌梭引起被牵拉的肌肉反射性收缩。

C. 和静态拉伸一样有效，但操作起来比较费力，并且可能会引起损伤。

（3）神经肌肉促进技术（PNF）：无论是主动肌还是拮抗肌的收缩，都是通过反射的形式来牵拉（例如，在收缩股四头肌的时候牵拉腘绳肌）。

2. 拉伸技术的有效性。PNF ＞静态拉伸＝弹性拉伸。

3. 影响柔韧性的因素。

（1）关节活动度受限于骨关节的解剖，以及跨越关节的肌肉、筋膜、肌腱及韧带。

（2）肌肉的弹性随着年龄增加而减少，主要是由于纤维化的软骨代替了退化的肌纤维，从而增加了粘连和钙沉积。

（3）女性比男性更具柔韧性，主要是因为骨盆结构和激素分泌存在差异。

（4）经常锻炼身体的人要比久坐不动的人更具柔韧性。

4. 用牵伸来增加身体柔韧性是由于：

（1）短期：改变肌腱的黏弹性。

（2）长期：增加肌节的数量和牵伸疼痛的耐受性。

乳酸动力学

1. 休息和低强度运动时，血乳酸水平浓度较低，并且浓度维持在相对稳定水平。

2. 随着强度增加，当达到一个点时，乳酸开始堆积。

3. 随着强度继续增加，会出现一种转变，无氧代谢而不是有氧代谢成为能量的主要来源。

4. 这一点被称为乳酸或无氧代谢的阈值，通常在血液中乳酸水平达到 4mmol/L 开始发生。

5. 在未经训练的个体中，乳酸阈值可能是最大摄氧量的 50%~60%，而在经过训练的个体中，可能接近最大摄氧量的 80%~90%。

6. 乳酸阈值可通过训练来改变。

7. 乳酸是糖酵解的能量底物，似乎不会引起与运动相关的"肌肉燃烧"。

运动对心血管系统的影响

1. 随着运动强度的增加，心率呈线性增长。

2. 一开始每搏输出量增加，但之后达到一个平稳时期。

3. 早期与运动有关的心排血量增加是由于心率和每搏输出量的增加（CO ＝ HR × SV），而与高强度运动相关所导致的心排血量增加绝大部分是由于心率的增加。

4. 心排血量与最大耗氧量之间存在线性关系。因此，心排血量是有氧运动能力的重要决定因素。

5. 长时间的有氧运动中，在给定的做功负荷内，心率将会逐渐增加，心排血量将会逐渐减少，这被称为"心脏循环转变"，因为大部分血液被用于皮肤的散热和流汗时血流量的降低。

6. 有氧运动时，收缩压（SBP）与运动强度成正比，对舒张压（DBP）影响不大。在进行抗阻运动时，收缩压和舒张压都会达到极限值（超过 400/300mmHg，1mmHg≈0.133kPa）尤其是在做 Valsalva 动作时。

7. 长期有氧训练的结果。

（1）增加：

A. 休息和最大运动量时的每搏输出量。

B. 左心室壁的厚度、内径和质量。

C. 血容量。

a. 最初是因为抗利尿激素和醛固酮水平上升所引起的血浆容量增高。

b. 后来由于血浆容量和红细胞数量的增加（促红细胞生成素从肾脏释放，作用于骨髓祖细胞）。

c. 由于血容量的增加大于红细胞体积的增加，

因此净血细胞容量净减少，称为"假性贫血"。

（2）减少：

A. 休息和亚极量运动时的心率。

B. 收缩压和舒张压（见下文）。

8. 长期抗阻运动的结果。

（1）左心室壁厚度和质量增加。

（2）左心室内径无变化。

运动对呼吸的影响

1. 最初肺通气量迅速上升，然后达到一个短暂的稳定，接着又逐渐上升到一个稳定状态。

2. 在亚极量运动过程中，增加的肺通气量与吸氧量呈线性关系。

3. 早期肺通气量的增加是由于潮气量的增加。随着运动强度的增加，呼吸频率成为增加肺通气量的主要机制。

运动对内分泌的影响

睾酮

1. 在抗阻运动后可通过以下方法来短暂增加。

（1）缩短休息时间（1 分钟而不是 3 分钟）。

（2）减少强度但增加训练次数 [10 次最大重复次数（RM）而不是 5RM]。

（3）运动持续时间超过 20 分钟。

2. 在无氧运动后短暂的增加。

3. 耐力型运动员休息时的睾酮水平低于正常人。

生长激素

1. 在抗阻运动后可通过以下措施来增加。

（1）缩短休息时间（1 分钟而不是 3 分钟）。

（2）减少强度但增加训练次数（10RM 而不是 5RM）。

（3）运动持续时间超过 20 分钟。

2. 在有氧运动后增加。

胰岛素

1. 在运动过程中减少。

2. 运动增加了胰岛素的敏感性。

皮质醇

1. 增加抗阻训练。

2. 长时间的有氧运动，并且最大摄氧量超过 70%。

醛固酮 / 抗利尿激素

1. 运动后由于血浆容量减少和血浆渗透率增加而增加（大量的水和钠通过汗液排出而流失）。

2. 在剧烈运动后的数小时和数天内恢复全身水和电解质水平。

运动对免疫系统的影响

低到中等强度锻炼

1. 减少之前习惯久坐不动的人的感染率。

2. 对黏膜免疫球蛋白 A（IgA）浓度没有影响。

高强度、长时间的锻炼

1. 运动后 3~72 小时内减少黏膜 IgA 浓度、白细胞计数和自然杀伤细胞数，导致免疫改变。

2. 可能会增加耐力型运动员上呼吸道感染的概率。

延迟性肌肉酸痛（DOMS）

1. 常常发生在高强度、不习惯性离心运动的肌肉收缩（通常在肌肉的伸长位置做等长收缩）。

2. 关于延迟性肌肉酸痛离心特殊性的原因仍然无法明确，但在离心运动后可能发生以下情况。

（1）肌节 Z 线的分裂被称为"Z 线流"。

（2）肌纤维膜被损坏。

（3）钙离子在细胞内释放。

（4）钙离子 - 依赖性蛋白水解酶将被损坏的肌原纤维降解。

（5）在受伤后几小时内循环中性粒细胞的浓度增加。

（6）肌酸激酶从肌细胞渗入到循环的血液中，在受伤后 6~12 小时内将单核细胞聚集在这个区域。

（7）单核细胞转化为巨噬细胞，然后吞噬被破坏的结构。

（8）巨噬细胞释放前列腺素 PGE2，刺激Ⅲ型和Ⅳ型神经末梢。

（9）肥大细胞被吸引到该区域并释放组胺，引起组织水肿、高热，以及进一步敏感化和机械压迫痛觉感受器。

（10）单核细胞 / 巨噬细胞浓度在受伤后约 48 小时达到峰值。

（11）氧自由基也会在整个过程中产生，造成二次组织损伤。

3. 疼痛通常在运动后 6~12 小时开始，运动后 2~3 天达到顶峰，运动后 5~7 天就会消退。

4. 疼痛的治疗：可使用非甾体抗炎药（NSAID）或对乙酰氨基酚等止痛剂、按摩、电刺激、冷冻疗法、热疗和休息。

5. 对迟发性肌肉酸痛最有效的预防措施就是采取"重复运动效应"。

（1）一次离心运动后约 6 周内再做相同运动，可预防迟发性肌肉酸痛。

（2）目前还没有研究可以证明运动前牵伸可减少迟发性肌肉酸痛。

儿童

1. 由于发育速度不同，应按儿童的生理年龄而不是按实际年龄分类。

2. 生理年龄由骨骼年龄、性成熟或生理成熟程度（如 5 个 Tanner 期）决定。

3. 肌肉质量会随着发育成熟而增加，刚出生时肌肉占体重的 25%，成年时期肌肉达到体重的 40%。

（1）导致肌肉质量增加的原因是肌细胞肥大而不是肌细胞增多。

（2）在青春期发育之前，男性和女性的肌肉力量 / 质量没有差别。

（3）在青春期，由于睾丸激素水平较高，男性的肌肉质量比女性要大，男性肌肉质量增加越多，说明肌肉力量越强。

4. 在青春期，女性雌激素水平升高，导致脂肪沉积，第二性征开始出现，臀部变大。

老年人

1. 肌肉方面减少：

（1）力量。

（2）质量。

A. 由于肌纤维丧失（肌萎缩）。

B. 由于Ⅱ型肌纤维最先丧失，导致肌肉中Ⅰ型肌纤维所占的百分比增高。

（3）功能。

2. 肌肉质量减少容易引起膝关节炎、跌倒、骨质疏松性骨折。

3. 耐力降低的原因。

（1）肌肉质量减少。

（2）毛细血管血流量减少。

（3）摄氧量减少。

（4）营养状况低下。

4. 慢性疾病增加。

（1）慢性阻塞性肺疾病（COPD）。

（2）冠状动脉疾病（CAD）。

（3）充血性心力衰竭（CHF）。

5. 平衡能力降低是由于：

（1）缺乏运动与老化。

（2）影响平衡的慢性疾病：外周血管疾病（PVD）、糖尿病（DM）、帕金森病、周围神经病变。

（3）营养不良。

（4）酗酒。

（5）服用药物。

6. 柔韧性降低是由于制动或者缺乏规律性的全关节范围活动。

7. 衰老所带来的生理改变（表 3.3）。

8. 渐进性抗阻运动。

（1）增加：力量、耐力、亚极量有氧运动能力、骨密度。

（2）减少：血压（BP）、跌倒风险、膝关节炎、残疾。

9. 有氧运动。

（1）可改善：效能（例如，减少对特定活动的代谢需求）、耐力、摄氧量、对多种慢性疾病的预防。

（2）减少：静息心率、残疾、疼痛。

10. 平衡训练将减少：

表 3.3　衰老导致的生理改变

系统	变化的类型	影响 / 变化的程度
心血管	↓ 最大心率	10 次 /（min·10 年）
	↓ 血管的顺应性	↑ 血压 10~40mmHg
	↓ 静息每搏输出量	85 岁时将降低 30%
	↓ 最大心排血量	65 岁时将降低 20%~30%
呼吸	↓ 残气量	70 岁时将降低 30%~50%
	↑ 肺活量	70 岁时将降低 40%~50%
代谢	↓ 最大摄氧量（VO_{2max}）	9%/10 年
神经	↓ 神经传导速度	60 岁时将降低 1%~15%
	↓ 本体感觉	60 岁时降低 35%~40%
肌肉骨骼	↓ 33~55 岁时骨质逐渐流失	每年流失 1%
	> 55 岁骨质流失	每年流失 3%~5%
	↓ 肌肉力量	65 岁将降低 20%
	↓ 柔韧性	

（1）跌倒。

（2）骨质疏松性骨折。

11. 柔韧性训练将改善：

（1）关节活动度。

（2）肌肉协调性。

慢性疾病患者

有规律的运动对于慢性疾病是一种有效的辅助治疗。

1. 高血压

（1）久坐不动的人患高血压的风险比经常运动的人高 50%。

（2）患有高血压的患者（收缩压为 140mmHg，舒张压为 90mmHg），有规律的运动将减少约 5.8mmHg 的舒张压和 7.4mmHg 的收缩压。

（3）中等强度的有氧运动（40%~70% 最大摄氧量）在降低血压方面和高强度有氧训练一样有效。

（4）抗阻运动能降低收缩压和舒张压。未经训练的个体在进行规律性的抗阻训练时血压也会急剧升高。

（5）血压小幅降低（收缩压和舒张压降低 2mmHg）有重大意义，能够降低脑卒中（14%）和

冠状动脉疾病（9%）的发生率。

（6）血压下降是由于交感神经紧张性的降低。

2. 外周血管疾病（PVD）。

3. 骨关节炎。

4. 跛行。

5. 慢性阻塞性肺疾病。

6. 痴呆。

7. 疼痛。

8. 充血性心力衰竭。

9. 晕厥。

10. 脑血管意外。

11. 深静脉血栓。

12. 背痛。

13. 便秘。

14. 糖尿病。

（1）有氧运动和抗阻运动减少胰岛素抵抗，因此增加胰岛素敏感性。

（2）增加谷氨酸的产生（葡萄糖转运蛋白 4），从而改善 2 型糖尿病的葡萄糖转运。

（3）有氧运动持续 30~60 分钟，每周 3~4 次，每次 50%~80% 最大摄氧量，2 型糖尿病患者可降低 10%~20% 的糖化血红蛋白水平（HbA1c）。

（4）循环抗阻运动或高强度渐进性抗阻运动每周进行 2 次，持续 3 个月，2 型糖尿病患者能够降低 8.2%~8.8% 的糖化血红蛋白水平。

（5）高强度运动比高运动量更可能改善血糖的控制。

（6）有规律的体育锻炼可降低 1 型或 2 型糖尿病运动员的死亡率。

15. 血脂异常。

（1）在一次高强度有氧运动后，甘油三酯浓度可在 18~24 小时降低。缩短运动的持续时间和降低运动强度能够弱化这一反应。

（2）在剧烈运动后，总胆固醇和低密度脂蛋白（LDL）的含量会减少。

（3）在一次剧烈的有氧运动后，高密度脂蛋白（HDL）通常会增加。

（4）持续 3~12 个月的有氧运动后，甘油三酯水平降低 10%~20%。超过 12 周的有氧运动后，低密度脂蛋白大约降低 5%。

（5）总胆固醇似乎不会因为经常运动而减少。

（6）经常锻炼可使高密度脂蛋白水平提高4%~25%。

16. 抑郁。

（1）有氧和抗阻运动可减少男性和女性的抑郁症状。

（2）在治疗抑郁症方面，运动疗法似乎和心理疗法一样有效。

（3）美国运动医学会（ACSM）对于抑郁症的建议是，每周进行 3~5 天、每次 20~60 分钟的有氧运动。

17. 骨质疏松症。

（1）与不经常运动的人相比，经常运动的人骨密度峰值更高。

（2）美国运动医学会建议骨质疏松症的治疗是锻炼负重耐力运动（中等到高强度，30~60 分钟，每周 3~5 次），包括跳跃运动和抗阻运动（每周2~3 次）。

（3）钙和维生素 D 的摄入对骨骼健康很重要，但补充过量的钙和维生素 D 并不能增加骨密度。

18. 肥胖。

（1）减肥需要消耗的热量比摄入的热量多（即负热量平衡）。

（2）节食本身比运动本身更有利于减肥，如果人们经常参加体育活动，则更有可能保持体重。

（3）有规律的有氧运动可改善肥胖者患多种心血管疾病的风险。

（童文文　陆福男　译）

推荐阅读

1. American College of Sports Medicine Position Stand. Physical activity and bone health. *Med Sci Sports Exerc*. 2004;36(11):1985–1996.
2. Anish E, Klenck, CA. Exercise as medicine: The role of exercise in treating chronic disease. In: McKeag D, Moeller JL, eds. *ACSM's Primary Care Sports Medicine*. 2nd ed. Philadelphia, PA: Lippincott Williams & Wilkins; 2007:107–131.
3. Baechle T, Earle RW. *Essentials of Strength Training and Conditioning*. 2nd ed. Champaign, IL: Human Kinetics; 2000.
4. Cheung K, Hume PA, Maxwell L. Delayed onset muscle soreness: Treatment strategies and performance factors. *Sports Med*. 2003;33(2):145–164.
5. Ewing GC, Bissmer B, Deschenes M, et al. American college of sports medicine position stand. quantity and quality of exercise for developing and maintaining cardiorespiratory, musculoskeletal, and neuromotor fitness in apparently healthy adults: Guidance for prescribing exercise. *Med Sci Sports Exerc*. 2011;43(7): 1334–1359.
6. Farrell PA, Joyner MJ, Caiozzo VJ. *ACSM's Advanced Exercise Physiology*. 2nd ed. Philadelphia, PA: Lippincott Williams & Wilkins; 2012.
7. Foster C, Faber MJ, Porcari, JP. Exercise physiology and exercise testing. In: McKeag D, Moeller JL, eds. *ACSM's Primary care sports medicine*. 2nd ed. Philadelphia, PA: Lippincott Williams & Wilkins; 2007:29–34.
8. Frankel J, Bean JF, Frontera WR. Exercise in the elderly: Research and clinical practice. *Clin Geriatr Med*. 2006;22:239–256.
9. Hoffman, J. *Physiological Aspects of Sport Training and Performance*. 1st ed. Champaign, IL: Human Kinetics; 2002.
10. Hough D, Barry HC, Eathorne, SW. The mature athlete. In: Mellion MB, ed. *Sports Medicine Secrets*. 2nd ed. Philadelphia, PA: Hanley and Belfus, Inc; 1999:47–52.
11. Howatson G, van Someren KA. The prevention and treatment of exercise-induced muscle damage. *Sports Med*. 2008;38(6):483–503.
12. Kenney WL, Wilmore JH, Costill DL. *Physiology of Sport and Exercise*. 6th ed. Champaign, IL: Human Kinetics; 2015.
13. Rivera-Brown A, Frontera W. Principles of exercise physiology: Responses to acute exercise and long-term adaptations to training. *PMR*. 2012;4:797–804.
14. Storen O, Helgerud J, Stoa ME, Hoff J. Maximal strength training improves running economy in distance runners. *Med Sci Sports Exerc*. 2008;40(6):1087–1092.
15. Thigpen L. Building strength. In: Mellion MB, ed. *Sports Medicine Secrets*. 2nd ed. Philadelphia, PA: Hanley & Belfus, Inc; 1999.

第4章

运动生物力学

Erek W. Latzka, Mark A. Harrast

投掷

投掷运动链

全身性运动涉及从身体到球的动量转移

能量从地面上通过每个节段进行传递，每个节段的速度比上一节段大。

1. 随着跨步的驱动引发动能。
2. 潜在的能量存储在臀部和躯干的旋转中。
3. 然后这些能量通过肩胛带、肘部、前臂和手向远端传递，最终传递到球上。

躯干的作用

1. 大约50%的投掷速度来自迈步和躯干旋转，如大腿和躯干肌肉系统的能量。
2. 另外50%的投掷速度来自肩部、肘部、手腕和手指的能量。
3. 在投掷出球的瞬间达到峰值速度。
（1）当不允许向前迈步时，投掷出的速度只有峰值速度的85%。
   A. 迈步的距离通常是投手身高的85%~100%。
   B. 迈步的距离越大，投掷出的速度就越大。
（2）当限制下肢运动时，投掷出的速度只有峰值速度的65%。
（3）当下肢和躯干的运动均被限制时，投掷出的速度只有峰值速度的53%。
4. 由于缺乏地面反作用力（GRF），水球的峰值球速度只有棒球的50%。

投掷：棒球投掷的6个阶段（图4.1）

挥臂准备

1. 当投手发起动作时开始。
2. 继续"推开"。
（1）迈步（向投掷手的对侧）从投掷者的后面推出，移动身体重心（COG）向前。
（2）在迈步蹬离的过程中，会同时发生3个运动。
   A. 双臂向前弯曲。
   B. 身体旋转90°（远离本垒板）。
   C. 跨步的腿继续抬高，髋和膝屈曲。
3. 最后球从手套上转移到另一只手，同时将发生：
（1）跨步的腿抬到最高点。
（2）"平衡点"：这个瞬间身体重心稳定，投球者身体各个部分的位置固定，继而产生推动球向前的力。

早期立起（跨步期）

1. 从平衡垫开始，但这时重心应开始降低，向本垒板加速。
2. 随着迈步腿向击球手的方向伸展，作为旋转轴腿一侧的膝和臀部也应伸展，推动身体向跨步的方向前进。

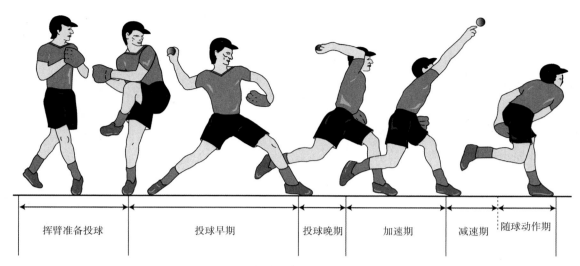

图 4.1　棒球投掷的 6 个阶段。

3.骨盆向前旋转或以每秒400°~700°的转速"打开"，与此同时，躯干和肩部保持相对稳定，或以"闭合"的形式来储存躯干大块肌肉的潜在弹性势能。

4.投掷肩部外展、伸展和外旋，使肩部处于"半封闭"位置。

5.当迈步腿接触地面时结束。迈步腿接触地面时，应朝向本垒板。过度闭合的足部位置指向三垒，而过度开放的足部位置朝向第一垒（假设惯用右手的投手）。

晚期立起

1.从迈步腿接触地面时开始。

2.躯干向着本垒板的方向旋转，投掷臂留在躯干后面。

3.肩胛骨缩回并向上旋转，向肩部外展至90°~100°并向外旋转。

4.肩部达到最大外旋（ER）时结束。

（1）从外旋 50° 到外旋 175°。

（2）允许在可能的最大距离内对球施加最大的加速度。

（3）投球的速度与肩部外旋的角度相关。

加速期

1.以最大的外旋角度开始，肩部强大的内旋力量由前方关节囊和动态肌肉组织的弹力提供。从175°的外旋角度开始到90°~100°的外旋角度释放

球。

2.超爆发阶段：在加速阶段，肩部内旋的平均峰值角速度为 7200°~9000°/s。

3.无论投掷者的风格如何，都会将肩部固定在外展 90°；躯干侧屈使手臂与地面呈相对垂直。

（1）"过顶"投掷者：产生较大的躯干侧屈角度。

（2）"侧臂"投掷者：产生较少的躯干侧屈角度。

减速期

1.在球掷出之后。

2.内旋减速。

3.当内旋达到 0° 时结束。

随球动作期

1.一个"被动期"，身体随着投球的手动。

2.手臂向投手的身体内收，手肘弯曲。

这些阶段的时间顺序

1.准备期：从挥臂准备期到晚期立起共占发球总时间的 80%。

2.加速期：占发球总时间的 2%。

3.减速期和随球动作期：占发球总时间的 18%。

根据发球阶段来推断发球受伤的机制和肌肉活动

大多数伤害发生在晚期立起和减速期，其次是

加速期。

挥臂准备

1. 在发球早期很少发生伤害。

2. 在挥臂准备期，肩部肌肉相对不够活跃。插入式肌电信号显示肩袖（RC）、斜方肌、前锯肌和三角肌的最大自主收缩不到21%。

3. 大多数力量在身体下半部分产生。

早期立起（跨步期）

1. 肩胛稳定肌（斜方肌和前锯肌）表现出中度到高度的活跃——前伸和向上旋转肩胛骨。

2. 三角肌中部产生外展的力量。

3. 冈上肌调整肱骨头在关节盂内的位置。

4. 静态稳定肌也被激活。盂肱下韧带限制肱骨头前后移位。

晚期立起

1. 肩关节最大外旋时需要多方面的稳定肌协调。

（1）内旋肌：肩胛下肌、胸大肌和背阔肌稳定肩关节前部。

（2）肱二头肌：肱二头肌长头限制肱骨头向前移动，抑制过度内旋，减少对盂肱下韧带的应力。

（3）肩袖肌群：冈下肌和小圆肌辅助三角肌将肩关节极度外旋。冈上肌（较不活跃）在极度外旋时处于不利的机械位置。肩袖肌群处于活跃高峰期。

（4）在关节做极限活动时，盂肱韧带、关节囊和盂唇是重要的静态稳定组织。

A. 由于经常做过顶动作的运动员需要最大范围的关节活动，所以韧带的松弛度在逐渐增加。

B. 韧带的松弛性对于运动的表现很重要；但投掷过程中由于过度牵拉这些韧带，增加了动态稳定肌群的负荷，因此会对这些肌群产生潜在的损伤。

2. 常见的肩部损伤。

（1）肩部前方不稳：由前方静态和动态稳定组织的重复性微小创伤引起。

A. 静态韧带的牵拉。

B. 动态肌肉组织的离心收缩。

（2）内部（后上部）撞击。

A. 肩袖肌腱（冈上肌-冈下肌交界处下面）和后上盂唇被夹挤在肱骨头大结节与后上盂的边缘，最终导致后上盂唇撕裂和肱骨头表面肌腱的变性和撕裂。

B. 两个潜在的损伤机制。

a. 可能是由于肩关节前方不稳。

b. 外展90°和外旋时，肩关节活动正常，当时会有临床症状是由重复性动作引起的。

C. 临床检查。

a. 肩关节恐惧试验时，后上部肩关节出现疼痛。

b. 肩胛骨后缩和复位检查时，症状改善。

（3）Ⅱ型上方盂唇前后向（SLAP）撕裂。

A. 肩关节外展90°时，过度外旋不是真正的肩关节前方不稳，而是肩关节旋转角度的改变，如外旋角度增加，内旋角度会相应地减少。

B. 在有症状的肩部，内旋角度的丧失[盂肱关节内旋受限（GIRD）]远大于外旋角度的增加。

C. 盂肱关节内旋受限是由减速时重复性离心动作所致，进而引起致密的、肥厚的后方肌肉组织及后下方的关节囊挛缩。

a. 左右两侧内旋角度相差＞20°，符合肩峰撞击的症状。

b. 左右两侧内旋角度相差＜20°，通常在可允许的范围内。

D. 前方关节囊被牵拉/松弛可能发生，也可能不发生。

E. 为了达到肩关节外旋的最大范围，肱二头肌的止点处和后上方盂唇所受的剪切力增加，最终导致后方Ⅱ型SLAP损伤。内部撞击和后方SLAP损伤将导致表面下肩袖肌腱的磨损/撕裂。

（4）肱二头肌腱炎：肩关节内旋时，外展引起的肱二头肌长头腱重复性损伤。

3. 常见的肘关节损伤：由高外翻应力引起的内侧张力性损伤。

（1）青少年联盟棒球肘。

A. 肘关节内侧损伤常见于年轻的投掷者。

B. 包括肱骨内上髁炎、牵引性骨骺炎、肱骨内上髁骨骺应力性骨折。

（2）尺侧副韧带（UCL）损伤。

A. 发生在投掷晚期和加速期早期。

B. "沉肘"投球是由于稳定肩胛骨的组织疲劳，"侧臂"投球是由于躯干外侧屈角度减少，从而增加了尺侧副韧带的应力，并减少了对球的控制（因此，投掷者应该"举肘"投球）。

加速期

1. 背阔肌和胸大肌是主要的活跃内旋肌肉。

2. 肩胛下肌将肱骨头固定在关节盂中并防止其半脱位。

3. 小圆肌在用力内旋时提供后方的限制作用，防止肱骨头移位。后方肩袖（小圆肌）的压痛在投球手中很常见。

4. 常见损伤。

（1）年龄较大的投球手的肩峰撞击是加速期肩关节内旋合并外展导致的。

（2）内侧张力性损伤如青少年联盟棒球肘和内侧副韧带损伤（见前文）发生在晚期立起和加速期早期，因为这些阶段都会产生高外翻应力。

减速期

1. 肌肉力量是以离心收缩的形式产生，将造成最大的拉伸载荷。

2. 为了使急速内旋的肩关节减速，后方肌肉组织的离心收缩非常重要，包括：

（1）肩胛骨稳定组织（斜方肌将达到最大活跃程度）。

（2）肩袖外旋肌（活性峰值时的小圆肌）。

（3）三角肌后部。

3. 为了减慢肘部的快速伸展，肱二头肌发生离心收缩。肱二头肌的活跃程度达到峰值。

4. 常见损伤。

（1）后方不稳：为了抵抗盂肱关节的牵拉和水平外展，后方的组织受到很大的应力。

（2）单纯的肩袖撕裂。

（3）SLAP 损伤。

A. 由重复性牵拉力所致。

B. 肱二头肌长头离心收缩时，急速伸直的肘关节降速，进而对肱二头肌－盂唇复合处产生巨大的应力，尤其是前方上盂唇。

（4）Bennett 损伤。

A. 发生在关节囊嵌入后下方关节盂内时，一种后下方关节囊的关节外骨化。

B. 棒球手特有的。

C. 与肩袖损伤和（或）肩关节不稳有关。

D. 病因不清，潜在的损伤机制包括：

a. 肱骨头在后方关节囊的半脱位和撞击。

b. 由牵拉损伤引起的后下方关节囊骨化。

（5）超负荷外翻伸展（VEO）。

A. 由肘关节外翻应力合并肘关节伸直导致尺骨鹰嘴后内侧撞击尺骨鹰嘴窝的内侧壁。

B. 重复性撞击会导致尺骨鹰嘴产生骨赘、游离体和瘢痕。

C. 在肘关节过伸合并外翻应力时，尺骨鹰嘴后内侧会产生疼痛。

D. 职业棒球手因肘关节内侧疼痛而手术的比例达到 65%。

随球动作期

1. 肩关节肌肉做低负荷的离心收缩。

2. 身体随着投球手而动的"被动期"，因此极少出现潜在的损伤。

重复性投掷的适应性改变

肩部

1. 内旋角度增加。

（1）全旋转活动范围或全关节活动范围仍和对侧肩关节一样，但随着外旋角度的增加，内旋角度减少（不同的解释：后方关节囊过紧、前方不稳、渐进性肱骨头后倾或合并以上原因）。

A. 全肩关节旋转活动范围 ≥ 180°，即内旋角度 + 外旋角度 ≥ 180°。

B. 当全关节活动范围 < 180°（意味着内旋角度的丧失大于外旋角度的增加）和（或）左右内旋角度相差 > 20° 时，投球手存在肩峰撞击征的风险。

C. 因此，在判断是否表现为内旋受限之前，应先测量全关节活动范围（肩胛骨固定只做单纯的盂肱关节运动）。

（2）盂肱关节旋转轴线改变时，可能会导致前方不稳和撞击。

2. 肩袖肌力不平衡。

（1）正常肩关节内旋和外旋肌力的比值为3:2。

（2）常见的不平衡模式：内旋肌力增加和外旋肌力减少。

（3）机制：在加速期，内旋肌群做重复性向心收缩，正如增强式训练可使肌力增加一样。相反，外旋肌群在减速期做重复性离心收缩可导致肌肉慢性损伤和肌力减弱。

肘部

1. 肘关节的外翻应力增加可导致肘关节内侧稳定结构被破坏，尤其是在晚期立起和加速期早期。

（1）尺侧副韧带。

（2）肘关节囊。

（3）内侧屈肌。

2. 肘关节屈曲挛缩有时是软组织和骨质增生进展的结果。

投球的类型

1. 由手和手指在球掷出时传递到球的旋转方式来决定。

2. 正常随球动作时伴有前臂旋前。

3. 变化球：前臂在球出手时相对旋后，然后再旋前。

（1）曲线球：前臂不能有太多旋后。

（2）曲线球主要的力量来自腕部。

4. 美式棒球指南（2015年更新版）。

（1）不能使用曲线球和滑球，直至青春发育期（13~14岁）和骨愈合更加成熟之后。研究对比曲线球和快球显示，两者之间的损伤发生率没有显著差异，肩关节力矩或肘关节力矩也没有明显差异。

（2）青年棒球手每年打棒球时间不能超过8个月；在休息的4个月内不能从事任何过顶运动（对抗性的游泳比赛、标枪等）。

（3）根据年龄的球场计分规则见表4.1。

投球中常见的生物力学异常

"悬挂"或"沉肘"

1. 疲劳的信号。

2. 肩关节外展角度减少，肘关节高度降低并因

表4.1 2015年MLB和美国棒球基于年龄的投球计数规则

年龄	每场投球数	需要休息时间					每年可参加局数
		0天	1天	2天	3天	4天	
7~8	50	1~20	21~35	36~50	N/A	N/A	60
9~10	75	1~20	21~35	36~50	51~65	66+	80
11~12	85	1~20	21~35	36~50	51~65	66+	80
13~14	95	1~20	21~35	36~50	51~65	66+	100
15~16	95	1~30	31~45	46~60	61~75	76+	100
17~18	105	1~30	31~45	46~60	61~75	76+	100

注：如果是一名9岁的儿童，每场棒球赛可被允许的投球数最多为75个，假设他的投球数超过66个，那么这场球赛结束后至少要求休息4天；假设他的投球数为21~35个，那么这场球赛结束后至少要求休息1天。MLB，棒球大联盟。

此速度降低。

3. 增加肩关节损伤（肩袖损伤）和肘关节损伤（尺侧副韧带损伤）的风险。

"手放开球过早"

1. 错误的动作模式：在迈步脚接触地面之前的早期立起阶段，肩关节向本垒板旋转。

（1）肩关节和髋部同时旋转。

（2）躯干旋转的潜在能量减少。

（3）投掷手将无法达到最大内旋角度。

（4）肩部前方、外旋肌群和尺侧副韧带所受的应力均增加。

2. 正确的动作模式：在立起早期，肩部应保持"闭合"，胸部朝向三垒（假设右投手）。一旦迈步脚接触地面，立起晚期开始并将肩部向本垒板旋转。在立起早期，髋部先旋转，随后在立起晚期旋转肩部。

游泳

4种主要泳姿

1. 自由泳（爬泳）。

2. 仰泳。

3. 蝶泳。

4. 蛙泳。

3个泳姿的游泳分期（除去蛙泳）

1. 入水/抱水：手臂进入水中开始准备向后划

水的动作。

2. 划水：手开始向后划动，直至手与肩部垂直的位置。

3. 推水：在与肩部垂直的位置将手从水中释放。

4. 恢复：手从水中抽出，再重新回到入水时的动作，为下一次划水做准备（例如，手在水面上重新回到入水前的姿势）。

推进阶段：划水和推水

1. 胸大肌和背阔肌：通过肩关节内收和从外展外旋的拉伸位置开始内旋来移动手臂。

2. 由前锯肌和具有内旋功能的肩胛下肌、大圆肌来提供辅助。

恢复阶段

1. 肩胛骨后缩和外旋。

（1）菱形肌和斜方肌中部将肩胛骨后缩。

（2）三角肌后部、小圆肌和冈下肌将肩关节外旋。

2. 恢复中期——手入水准备：通过前锯肌和上斜方肌上回旋肩胛骨将肩关节稳定。

3. 身体转动。

（1）将近 160°。

（2）脊旁肌和腹部肌肉对身体的转动有重要作用。

（3）身体转动幅度少 = 缺乏力量。常见于游泳初学者。

（4）由于身体横截面积减少，在推动水向前进时阻力也减少。

（5）有助于升高肘部的位置，因而能将手臂入水时放置在更好的位置。

阻力 = 水的阻力

1. 拖水的形式。

（1）由身体的位置决定。

（2）身体在水中的水平面越高，水的阻力就越小。

2. 波浪阻力。

（1）游泳者游动时在水面产生的水流激荡。

（2）可以从池边或者底部反弹。

3. 摩擦阻力。

（1）皮肤和头发与水的接触。

（2）泳装（特制泳装在很多比赛中被禁止使用）可用于减少摩擦力。

浮力

1. 垂直于水流阻力。

2. Bernoulli 原理：手臂划水过程中，周围有水流在流动，并在手背的边缘产生一种被称为"浮力"的压力。

"S"形划水模式

1. 划水时，通过不断寻找相对身体静止不动的水流来推动身体向前行进。

2. 从"S"形划水到直划水转变的一种教练技术，两者可以在某个时刻、某个位置相互转换。

3. 其他新技术。

（1）更早抱水。

（2）更早出水（在腰线处而不是转子处出水）。

打水模式

1. 自由泳时，膝关节屈曲 30°~40° 轻打水。

2. 髋部微屈到最小。

3. 2 次轻打水：在一个泳姿周期中有 1 次向下打水和 1 次向上打水。

4. 6 次轻打水：在一个手臂划水的周期中有 3 次向下打水和 3 次向上打水。

5. 蛙泳中的窄蹬腿。

（1）产生一个对膝关节外翻的力。

（2）易引发膝关节损伤（也就是说，蛙泳更容易让膝关节受伤）。

A. 膝关节内侧副韧带扭伤。

B. 内侧滑膜皱襞综合征 / 滑膜炎。

常见泳姿的缺陷

1. 身体位置：头部和肩部在水中位置较高，而臀部和腿部在水中位置较低。

（1）有时是由于缺乏打水动作。

（2）身体水平位置较低。

（3）水流阻力增加。

2. 入水时手越过中线。

（1）加剧了水流的冲击。

（2）导致身体左右晃动，水流阻力增加。

3. 身体转动能力差。

（1）增加了水流阻力。

（2）易诱发水流冲击。

（3）双侧交替呼吸可增加身体转动。

（4）理想情况下，游泳者应将身体转动 45°。

4. 恢复动作时，手臂过于伸直。

（1）易诱发水流冲击。

（2）应教导在恢复过程中"高肘"。

5. 一次打水的距离太长。

（1）一个较长距离的划水能够推动身体前行。

（2）延长肩关节内收和内旋的时间将导致冈上肌局部缺血并增加肌腱炎的风险，手臂打水增加。

游泳者的综合康复（预康复）原则

1. 大多数游泳者的肩痛（肩峰撞击、肩袖肌腱炎）是由动态肌肉不平衡、过弱和生物力学上的错误机制（生理上的解剖因素影响不大）造成的。

2. 加强肩胛骨的稳定肌群。

3. 下斜方肌和前锯肌的耐力训练：在游泳过程中，前锯肌的最大能力测试显示其功能作用达到 75%（也就是说，在游泳过程中经常被过度使用）。

4. 采用"睡眠者牵伸"（图 4.2）牵伸肩袖外旋肌群和后方关节囊。

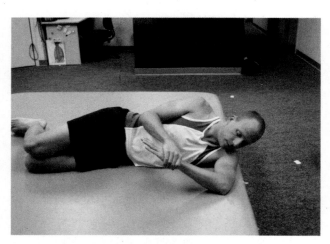

图 4.2 在稳定肩胛骨的姿势下牵伸肩关节后方关节囊（睡眠者牵伸）。

（1）不必牵伸前方关节囊，很多游泳者经常牵拉它（图 4.3）。

（2）这种牵伸方法也适用于投掷者，以预防盂肱关节内旋受限。

5. 颈椎和胸椎松动。

步行和跑步

步态（图 4.4）

1. 两个时期。

（1）站立期（60%）。

A. 触地反应（10%）：双下肢同时支撑出现在站立期开始和结束，各占步行周期的 10%。

B. 站立中期（20%）。

C. 站立末期：启动周期的推进部分，直到脚趾离地和摆动期开始（20%）。

D. 摆动前期 / 脚趾离地（10%）：双足支撑。

（2）摆动期（40%）。

A. 摆动初期（10%）。

B. 摆动中期（15%）。

C. 摆动末期（15%）。

2. 向前步行的动力由支撑腿提供。

跑步步态

1. 两个时期。

（1）跑步站立期。

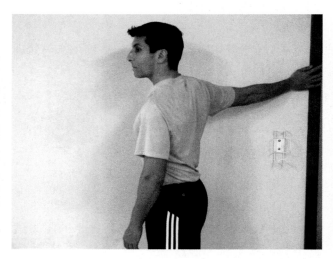

图 4.3 很多游泳者牵伸前方关节囊，但并不需要这么做，而是应该着重牵伸前方关节囊和外旋肌群（见图 4.2）。

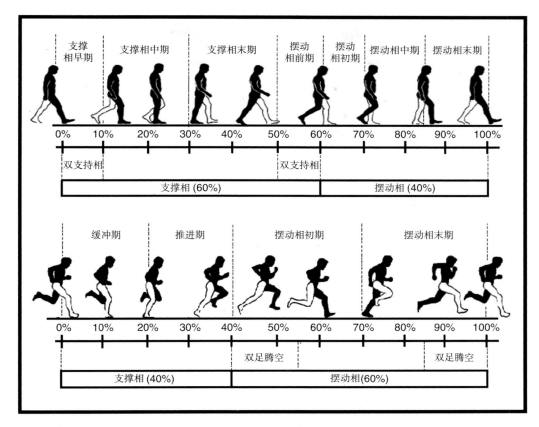

图 4.4 步态周期。〔Source: Modified from Ounpuu, S. The biomechanics of walking and running. *Clin Sports Med*. 1994; 13(4): 843–863. Copyright Elsevier 1994, used with permission.〕

A. 跑步站立期所占的百分比与跑步速度成反比。

a. 步行中：60%。

b. 跑步中：30%~40%。

c. 疾跑中：20%~30%（优秀的短跑运动员跑步站立期占比最小）。

B. 初次接触地面 / 吸收冲击力。

a. 足部外侧接触地面时伴随轻微的足内翻动作。

b. 能量的吸收是关键。

● 在跑步过程中，支撑反作用力（GRF）的垂直力量将达到 2.2× 身体重量（BW），而步行中仅有 1.1×BW。

● 距下关节内翻、踝关节背屈、膝关节和髋关节屈曲有助于分散力量。

● 近端肌肉的离心收缩可防止髋关节和膝关节过度屈曲，从而避免跌倒。

c. 髋关节内收肌提供身体稳定性。

● 在整个跑步周期中，内收肌处于活跃状态

（不同于健走），以限制足部接触地面时水平外移。

C. 跑步站立期中期。

a. 由于足部着地时胫骨逐渐向前倾斜，导致踝关节背屈到最大角度。

b. 当足跟开始离开地面时，足跟旋后开始进入站立推进阶段。

D. 脚趾离地 / 推进。

（2）跑步摆动期。

A. 摆动初期：第一次双足腾空发生在摆动初期（没有一只脚接触地面）。

B. 摆动中期。

C. 摆动末期：第二次双足腾空发生在摆动末期。

2. 跑步向前的动量由摆动腿和手臂提供。

3. 步行和跑步时，大多数运动力学上的差异主要发生在矢状面。身体通过以下方式降低重心：

A. 髋关节屈曲。

B. 膝关节屈曲。

C. 踝关节屈曲。

4. 随着跑步速度的增加，跑步站立期也随之减少。

（1）跑步速度和下肢运动幅度增加，使垂直水平面上的位移减小。

（2）能量的消耗增加。

（3）随着速度的增加，足部接触地面时的方式发生改变。

A. 慢走和慢跑：从足跟到脚趾接触。

B. 跑步：脚接触地面时，前足和足跟同时接触或前足先接触，之后足跟碰到地面。研究显示，即使是在短跑比赛中，绝大部分运动员实际上是以后足跟先接触地面的方式跑步。

C. 冲刺：从接触到脚尖离地，保持前脚掌承重。

5. 脚接触地面的形式。

（1）进化假说。

A. 为了生存而跑步。

B. 前足跑是为了保护足部并减少损伤。

C. 但缓冲鞋垫通过促使运动员的足背屈和足跟着地时更舒适，进而让很多人采用足跟着地的方式跑步。

（2）生物力学。

A. 前足着地（FFS）和足跟着地。

a. 前足着地减少了支撑反作用力冲击时的峰值，并减少了关节所承受的扭矩（图4.5）。

b. 前足着地能更有效地将水平动能转化为旋转动能。

B. 赤脚跑和穿鞋跑。

a. 赤脚跑能增加支撑反作用力的峰值，减缓反作用力加载的速率。

b. 赤脚跑能增加趾屈肌的预激活率。

c. 赤脚跑会降低易患骨关节炎和髌股综合征的解剖部位的扭矩压力。

6. 步态角度。

（1）脚的纵向平分线与行进线之间的角度。

（2）步行时：10°。

（3）跑步时：脚触地时与行进线的角度接近0°，通过限制身体重心外侧偏移的角度来提高运动的效率（即减少不必要的支撑的力）。

旋前

1. 3 个平面的运动。

（1）踝关节背屈。

（2）距下关节外翻。

（3）前足外展。

2. 旋前运动链的影响。

（1）胫骨内旋。

（2）膝关节屈曲内收（外翻）。

（3）股骨内旋。

（4）髋关节屈曲外展。

（5）骨盆旋前。

（6）腰椎伸展并向同侧侧屈。

3. 在步态周期中的旋前阶段（站立期的前半部分），肌肉离心收缩能更好地控制关节和减震。

旋后

1. 3 个平面的运动。

（1）踝关节背屈。

（2）距下关节内翻。

（3）前足内收。

2. 旋后运动链的影响。

（1）胫骨外旋。

（2）膝关节伸直外展。

（3）股骨外旋。

（4）髋关节伸展外展。

（5）骨盆旋后。

（6）腰椎伸展并向对侧侧屈。

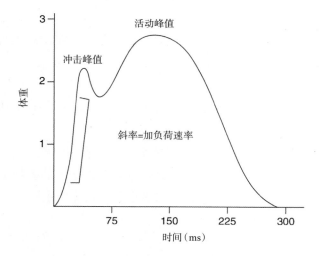

图 4.5　足跟着地跑步时地面的反作用力。

3. 在步态周期中的旋后阶段（站立周期的后半部分），肌肉向心收缩（尤其是臀肌）提供加速和动力。

跑者的综合康复（预康复）原则

1. 核心稳定。

2. 骨盆带的稳定：髋关节外展肌群的神经肌肉再教育、加强和耐力训练。

3. 髋关节灵活性。

4. 增加踝和足部的灵活性，以便更好地适应地面反作用力。

跳跃和落地

1. 非接触性 ACL 损伤的预防课程：尝试改变各种非接触性 ACL 损伤的危险因素。

（1）平衡。

（2）灵活性。

（3）力量。

（4）跳跃和落地技巧。

2. ACL 损伤越来越频繁地发生在膝关节屈曲活动较少的人群中。

（1）膝关节伸膝肌肉的负荷增加。

（2）胫骨前移的力量增加。

3. 性别差异可能导致女运动员非接触性 ACL 损伤。

（1）落地时膝关节伸直，膝关节和髋关节屈曲较少。

（2）落地时髋关节外旋和外展较少。

（3）股四头肌的激活程度超过腘绳肌（膝关节屈曲较少 / 膝关节伸直力矩增加）。

4. 在 ACL 损伤预防课程中，教授适当的跳跃 / 落地技巧是最关键的。

（1）落地时增加膝关节和髋关节的屈曲。

（2）平衡股四头肌和腘绳肌激活程度之比。

骑行

评估受伤骑手最关键的是自行车的适配性，以及骑手如何与自行车进行动态和静态的互动。尽管许多临床医生（负责治疗骑手的人）和教练（负责训练骑手的人）都通过现代自行车适配性技术来动态评估骑手及骑手如何与自行车相互作用，从而预防损伤和提高比赛成绩。

静态适配性

坐垫高度

1. 测量从坐垫底沿着座管下行，再通过曲轴下行到踏板底的总长度。

2. 合适的高度。

（1）当到达下行冲程底部的踏板时，膝关节屈曲 20° ~30°，踝关节在中立位。

（2）或者骑手下肢内缝的长度 ×0.883。

3. 当坐位高度达到最佳时，骨盆不应该前倾。

（1）增加股四头肌的力量。

（2）增加核心稳定。

4. 坐垫位置过高。

（1）股四头肌力量被削弱。

（2）后方结构（腘绳肌、腓肠肌、膝关节后方关节囊）承受过大的应力。

（3）髋关节过度伸展。

A. 骨盆核心稳定丧失。

B. 骨盆左右晃动。

C. 内收肌、臀肌、脊柱 / 核心稳定肌和上肢肌肉易疲劳。

5. 坐垫位置过低。

（1）由于下肢长度和张力关系不理想。

（2）在踏板循环过程中，膝关节屈曲角度增加，下肢力量减小。

A. 髌股关节疼痛。

B. 髌上囊受压。

坐垫前 / 后位置

1. 当曲柄处于水平位置（3 点钟位置）时，从髌骨下极坠落的铅垂线应落在前踏板主轴上（或后面最多 2cm）。

2. 确定踏板鞋底下卡锁的位置。第 1 跖骨头应直接对准踏板主轴上。

3. 坐垫位置太靠前（和坐垫位置过低的状况类似）。

（1）膝关节屈曲和髋关节伸展较大。

（2）髌股关节负荷增加。

（3）身体的位置更加直立。

A. 缺少流线型优势。

B. 如果需要坐垫靠前一点，可以再把坐垫位置调高。

4. 坐垫位置太靠后。

（1）腘绳肌和臀肌会被过度拉长。

（2）抑制腿部发力。

坐垫倾斜度

1. 接近水平或平行于地面。

2. 前倾 10°~15° 可减少下背痛。

3. 有氧运动者（个人计时赛运动员 / 铁人三项运动员）更喜欢将坐垫轻微向下 / 向前倾斜，以便减少会阴周围的压力。

杆和车把高度

1. 影响"身体活动姿势"。

2. 适当的身体活动姿势。

（1）骨盆向前倾斜，让胸腰段和颈胸段的结合处没有皱褶，整个背部是平整的。

（2）整个肩胛带不要过度紧绷。

（3）握住手刹时，肘关节轻微屈曲。

3. 如果车的结构（顶管长度）恰好合适，则可通过调整杆的尺寸来使身体活动姿势达到最佳。

4. 在座垫和车把顶部之间下调。

（1）通常下调 3~5cm，但可调范围是 0~8cm。

（2）下调越多：

A. 更符合空气动力学。

B. 在该位置时，只有当骑手具有姿势稳定性和灵活性以控制自行车才有效。

5. 腕部保持在中立位：腕关节伸展时，身体重量长时间压在尺神经的分布部位，会对腕管中的尺神经产生压迫。

动态适配性

1. 视频分析。

2. 功率测量（功率输出）：一旦适配调整完成，评估骑行时的功率输出；如果功率输出改善，那么

所做的调整将有助于提高比赛成绩。

3. 心率：心率（类似于功率输出）可用于性能测量，以确定静态适配性是否有益。

4. 踏板扭矩测量和旋转分析：可以辅助行程中的平衡，以便骑手在上行（或恢复阶段）时通过屈背、屈膝和屈髋来拉起，以及在下行（或力量阶段）时通过伸髋、伸膝和趾屈来下推。

特殊损伤

上肢更容易受到创伤性损伤，而下肢更容易受到过度使用伤害。

膝关节

1. 膝前痛。

（1）坐垫过低或过前。

（2）过度攀爬 / 山地骑行。

（3）齿轮调得过高 / 每分钟转速过低。

（4）曲轴过长。

2. 膝关节内侧痛。

（1）脚趾越过踏板卡锁。

（2）踏板卡锁悬空过多。

（3）脚离开踏板过多。

3. 膝关节外侧痛。

（1）脚趾越过踏板卡锁。

（2）踏板卡锁悬空过多。

（3）脚与踏板接触过多。

4. 膝后痛：坐垫过高或过于靠后。

踝 / 足——跟腱炎

1. 坐垫过高（过度拉伸）。

2. 坐垫过低（脚后跟过度向下以产生过大的力）。

脊柱

1. 颈椎或胸椎痛。

（1）身体活动范围过大。

（2）车把过低。

2. 腰椎痛。

（1）处于过度牵拉的骑行姿势（车把过低或过前）。

（2）骨盆和髋关节活动性差导致骨盆左右晃

动，常见于坐垫过高。

神经性疾病

1. 会阴：疼痛、麻木、性功能障碍、阳痿、尿失禁都是阴部神经卡压和继发于组织灌注减少的缺血性神经病变。

（1）坐垫过高。

（2）坐垫过于前倾。

（3）坐垫过窄（无法支撑坐骨结节）。

2. 手：尺神经病变的发生率高于正中神经，通常是由短暂性神经缺血造成的。

（1）不正确的握把姿势或者握把过紧。

（2）骑行时间过长。

（3）骑固定式自行车。

（4）手套／车把材质较差。

（童文文　陆福男　译）

推荐阅读

1. Barton C, Collins N, Crossley K. Clinical aspects of biomechanics and sports injuries. In: Brukner P, Khan K, eds. *Clinics in Sports Medicine*. McGraw-Hill, Australia; 2014:61–112.

2. Escamilla RF, Andrews JR. Shoulder muscle recruitment patterns and related biomechanics during upper extremity sports. *Sports Medicine*. 2009;39(7):569–590.

3. Fleisig GS, Andrews JR. Prevention of elbow injuries in youth baseball pitchers. *Sports Health*. 2012;4(5): 419–424. doi:10.1177/1941738112454828.

4. Kibler WB, Kuhn JE, Wilk K, et al. The disabled throwing shoulder: spectrum of pathology—10-year update. *Arthroscopy: The Journal of Arthroscopic & Related Surgery*. 2013;29(1):141–161.

5. Lieberman DE, Venkadesan M, Werbel WA, et al. Foot strike patterns and collision forces in habitually barefoot versus shod runners. *Nature*. 2010;463(7280):531–535.

6. Meuller FO, Marshall SW, Goldberg B. The learning curve: Little League® seeks to address concerns, answer questions about curveballs & overuse. University of North Carolina Department of Exercise and Sports Science; 2011. http://www.littleleague.org/Assets/forms_pubs/media/UNCStudy.pdf.

7. Nissen CW, Westwell M, Õunpuu S, et al. A biomechanical comparison of the fastball and curveball in adolescent baseball pitchers. *American Journal of Sports Medicine*. 2009;37(8):1492–1498.

8. "Pitch Smart" Guidelines for Youth and Adolescent Pitchers. MLB Advanced Media and USA Baseball; 2014. www.Pitchsmart.org.

9. Pollard H, Fernandez M. Spinal musculoskeletal injuries associated with swimming: A discussion of technique. *ACO*. 2004;12:72–80.

10. Silberman, MR. Bicycling injuries. *Current Sports Medicine Reports*. 2013:337–345.

11. Yu B, Lin CF, Garrett WE. Lower extremity biomechanics during the landing of a stop-jump task. *Clin Biomech*. 2006;21:297–305.

第 **5** 章

药理学

Jeffrey L. Tanji

治疗药物

镇痛药

1. 对乙酰氨基酚。

（1）作用机制。

A. 确切的作用机制尚不清楚。

B. 可能是高疼痛阈值，也可能是由于影响多种神经递质受体介导的一氧化氮途径的抑制，包括 N- 甲基 -D- 天冬氨酸和 P 物质。

C. 通过抑制中枢神经系统（CNS）中的内源性前列腺素来减少发热。

D. 几乎没有抗感染作用。

（2）适应证。

A. 良好的安全性。

B. 良好的首选药。

a. 适用于轻度至中度骨关节炎的一线药物。

● 美国风湿病学会。

● 美国整形外科学会。

● 美国疼痛协会。

b. 疑难杂症患者的一线药物。

● 美国老年医学会：50 岁以上人群轻度至中度肌肉骨骼（MSK）疼痛。

● 美国心脏协会：适用于有心脏病或危险因素的患者。

● 国家肾脏基金会：适用于那些有潜在肾脏疾病的患者。

C. 暂时缓解与感冒、头痛、牙痛、肌肉酸痛、背痛、关节炎轻微疼痛、月经来潮有关的轻微疼痛，并用于退热。

D. 与非甾体抗炎药（NSAID）相比，具有更高的胃肠道（GI）安全性。

（3）禁忌证。

A. 慢性酗酒者可能有患肝病的风险，但有些报道却相互矛盾。

B. 据报道，在慢性稳定的肝病中是安全的，但有些证据相互矛盾。

C. 与抗惊厥药物同时服用过量，可能会增加肝损伤的风险。

D. 高咖啡因摄入量可能会增加患病风险。

E. 建议最大剂量为 3000mg/d，药物治疗安全窗较窄。

F. 在一些欧洲国家，每日推荐剂量更高，但可能会导致更高的毒性。

2. 阿片类药物。

（1）作用机制。

A. 与阿片受体结合，主要是 μ 型、*k* 型和 δ 型阿片受体。

B. 影响中枢神经系统和周围神经系统。

C. 在肝脏中，可待因依赖于细胞色素 P-450 转化为吗啡，但在某些人群中可能效果不佳。

D. 丙氧酚 / 对乙酰氨基酚的镇痛作用很小，已经从美国市场撤出，但在澳大利亚仍然使用。

（2）适应证。

A. 中度至重度疼痛。

B. 咳嗽（如可待因）。

C. 腹泻（如洛哌丁胺）。

（3）禁忌证。

A. 超敏反应 / 过敏。

B. 对联合用药（对乙酰氨基酚毒性）要引起重视。

C. 依赖与成瘾。

D. 美国食品药品管理局（FDA）加强审查，同时也关注联合用药和额外的对乙酰氨基酚使用所致的肝毒性。

E. 药物测试可能限制使用（表 5.1）。

F. 相关效力（表 5.1）。

3. 曲马多。

（1）作用机制。

A. 可待因的合成类似物。

B. 对阿片受体亲和力低，但初级代谢物对阿片受体具有很高的亲和力。

C. 仅被纳洛酮部分抑制。

D. 去甲肾上腺素和 5- 羟色胺再摄取抑制也是作用机制的一部分。

E. 可与对乙酰氨基酚一起使用。

（2）适应证：中度至重度疼痛。

（3）注意事项：服用曲马多和选择性 5- 羟色胺再摄取抑制剂，可能导致 5- 羟色胺综合征。

抗生素

1. 青霉素及其衍生物。

（1）作用机制：通过抑制肽链的形成来削弱细菌细胞壁。

（2）很少有关于运动表现的研究。

表 5.1　阿片类药物相对于吗啡的效力

药物	吗啡当量
右旋丙氧吩（美国不再允许使用）	0.025
可待因	0.1
哌替啶	0.36
氢可酮	0.6
吗啡	1.0
羟考酮	1.5～2
芬太尼	75～100

（3）对于患有非细菌性疾病的优秀运动员，可能会出现开药过量的情况。

（4）很多运动员害怕有副作用：胃肠道的不良反应可能影响运动表现。

2. 氟喹诺酮。

（1）作用机制：抑制负责 DNA 复制和转录的细菌酶。

（2）禁忌证：

A. 已知的超敏反应。

B. 中枢神经系统问题：癫痫、卒中、脑膜炎。

C. QT 间期延长综合征。

D. 儿童：存在生长板损伤和肌腱断裂的风险。

（3）风险：可能导致肌腱病变或自发性肌腱断裂，特别是在 50 岁以上人群和服用皮质类固醇的患者中。

抗糖尿病药

1. 运动期间可能需要调整胰岛素和口服药物剂量。

2. 由于运动过程中摄取增加，不建议将注射部位置于主要肌肉使用区域（例如，自行车手的大腿），这可能会导致低血糖。

3. 可用作性能增强剂：与葡萄糖一起服用时，对胰岛素样生长因子 -I（IGF-I）产生类似的合成代谢作用。

4. 噻唑烷二酮类药物。

（1）作用机制。

A. 完整的作用机制尚不清楚。

B. 降低胰岛素抵抗。

C. 吡格列酮（Actos®）可降低甘油三酯，增加高密度脂蛋白（HDL）。

D. 罗格列酮（Avandia®）可增加 HDL，并略微增加低密度脂蛋白（LDL），与口服避孕药和红霉素的相互作用较小。

E. 通常不是一线药物。

（2）风险 / 副作用。

A. 上呼吸道感染和鼻窦炎。

B. 头痛。

C. 贫血。

D. 液体潴留，可能导致充血性心力衰竭

（CHF）。

E. 体重增加。

F. 肌肉酸痛。

G. 女性骨折风险增加。

H. 可能存在肝损害的风险，如老年人的噻唑烷二酮类药物常见的副作用。

5. 磺酰脲类药物。

（1）作用机制。

A. 增加胰腺分泌的胰岛素量。

B. 与二甲双胍联合用药，减少肝脏产生的葡萄糖量。

C. 长效。

D. 可能需要调整剂量，以防止在竞争或训练活动期间发生低血糖。

E. 格列吡嗪（Glucotrol®）。

F. 格列本脲（DiaBeta®）。

G. 格列美脲（Amaryl®）。

（2）风险/副作用。

A. 磺胺过敏交叉反应。

B. 可能导致胎儿畸形，所以不要在妊娠期间或备孕期间使用。

C. 如果有肝脏或肾脏问题，通过肝脏代谢、肾脏排泄则不安全。

D. 乙醇（酒精）会增加低血糖的风险。

E. 高胰岛素血症可能导致心血管疾病风险增加。

F. 可能导致体重增加。

6. 格列奈类。

（1）作用机制。

A. 新型药剂。

B. 增加胰腺分泌的胰岛素量，类似于磺酰脲类药物。

C. 起效更快，持续时间更短。

D. 瑞格列奈（Prandin®）。

E. 那格列奈（Starlix®）。

（2）风险/副作用。

A. 对于妊娠患者不安全。

B. 与磺酰脲有类似的副作用。

C. 对于有肝脏或肾脏疾病的患者可能不安全。

7. 双胍类。

（1）作用机制。

A. 尚不完全清楚。

B. 减少肝脏中的葡萄糖合成。

C. 增加肌肉中的葡萄糖吸收。

D. 降低胰岛素抵抗。

E. 二甲双胍（Glucophage®）是最常用的抗糖尿病药物。

a. 不会增加胰岛素的分泌。

b. 与低血糖无关。

（2）风险/副作用。

A. 恶心。

B. 食欲减退。

C. 腹泻。

D. 增加腹腔积气。

E. 金属味。

F. 极少数会在运动时发生乳酸性酸中毒，可能会限制运动员的使用。如果存在肝脏或肾脏问题，发生的可能性更高，并且与脱水有关。

G. 肾功能不全患者禁使用（肌酐超过 1.4）。

（3）在美国，越来越多地用于以下适应证：

A. 多囊卵巢综合征。

B. 非酒精性脂肪肝病。

C. 早熟。

抗高血压药

2014 年，美国高血压管理指南（JNC8）推荐噻嗪类利尿剂、钙通道阻滞剂、血管紧张素转换酶（ACE）抑制剂或血管紧张素 II 受体阻滞剂（ARB）作为非黑人高血压群体的起始用药；噻嗪类利尿剂或钙通道阻滞剂作为黑人高血压群体的起始用药。

1. ACE 抑制剂。

（1）作用机制。

A. 抑制血管紧张素转换酶。

B. 减少血管紧张素 II 的产生。

C. 血管扩张导致血压降低。

（2）适应证。

A. 血压升高。

B. 充血性心力衰竭。

C. 预防卒中。

D. 改善心肌梗死后的存活率。

E. 肾功能不全。

（3）禁忌证。

A. 不适用于妊娠女性。

B. 不适用于肾动脉狭窄。

C. 过敏。

（4）风险 / 副作用。

A. 咳嗽。

B. 血钾水平升高。

C. 低血压，头晕。

D. 头痛。

E. 无力。

F. 皮疹。

G. 金属味。

H. 可能会增加血钾含量。

2. 钙通道阻滞剂。

（1）作用机制。

A. 扩张血管。

B. 减少血流阻力。

C. 降低心脏需氧量。

（2）适应证。

A. 高血压（HTN）。

B. 心绞痛。

C. 心律失常。

（3）禁忌证。

A. 维拉帕米和地尔硫䓬可降低心率和收缩强度，对于 CHF 患者或运动员可能不是最好的。

B. 氨氯地平对心率影响不大，因此不是治疗心律失常的最佳选择，但对运动员来说是不错的选择。

（4）风险 / 副作用。

A. 维拉帕米和地尔硫䓬可减少肝脏对多种药物的代谢。

B. 葡萄柚汁可能会提高一些钙通道阻滞剂的浓度。

C. 常见的副作用包括便秘、恶心、头痛、皮疹、水肿、低血压。

3. 血管紧缩素 II 受体阻滞剂。

（1）作用机制。

A. 阻断血管紧张素 II 的作用，这是一种有效的血管收缩剂。

B. 降低血压。

C. 降低心脏做功。

（2）适应证。

A. 高血压。

B. 预防高血压或糖尿病患者的肾衰竭。

C. 预防心房颤动复发。

D. ACE 抑制剂不能耐受时使用，如咳嗽所致。

（3）禁忌证。

A. 出生缺陷导致的妊娠。

B. 过敏。

C. 肾动脉狭窄。

D. 不能与 ACE 抑制剂联合使用。

（4）风险 / 副作用。

A. 咳嗽。

B. 高钾血症。

C. 低血压。

D. 头晕。

E. 头痛。

F. 皮疹。

G. 腹泻。

H. 金属味。

4. 利尿剂。

（1）作用机制。

A. 增加尿液中氯化钠的排泄。

B. 远端小管 [氢氯噻嗪（HCTZ）] 或髓袢升支粗段（呋塞米）是作用的部位。

（2）适应证。

A. 高血压，在普通人群中通常是初始选择。

B. 液体潴留。

（3）禁忌证。

A. 妊娠。

B. 在运动员中限制使用，因为它是一种违禁药剂（用作掩蔽剂）。

（4）风险 / 副作用。

A. 血容量不足：可能导致脱水。

B. 钾离子失衡。

C. 运动表现下降。

D. 可能会引起心脏问题。

5. β 受体阻滞剂。

（1）作用机制。

A. 通过减少对交感神经输入的反应来降低心率。

B. 减少外周动脉和气道平滑肌的收缩。

C. 减缓静息心率。

D. 减少运动对心脏的反应。

E. 对心血管训练有不利影响。

（2）适应证。

A. 高血压。

B. 心动过速，速率控制。

C. 心绞痛。

D. 心肌梗死后的首选药物。

（3）禁忌证。

A. 可能会增加哮喘症状。

B. 由于具有抗焦虑作用，禁止参加多项运动（射击、射箭、动力划船）。

（4）风险/副作用。

A. 抑郁。

B. 疲劳。

C. 阳痿。

D. 气喘。

E. 梦魇。

F. 运动表现受损。

哮喘药物

1. 抗感染药（糖皮质激素）。

（1）作用机制：吸入糖皮质激素上调抗炎蛋白的基因表达，下调促炎蛋白的基因表达。

（2）适应证。

A. 治疗慢性哮喘的选择。

B. 哮喘抢救吸入器后的二线药物。

（3）禁忌证。

A. 对糖皮质激素过敏者。

B. 不能作为抢救性药物（即服用1~3周后开始起效）。

（4）风险/副作用。

A. 长期使用可能导致骨质减少/骨质疏松症。

B. 鹅口疮，特别是在老年人群中。

C. 嘶哑。

2. Khellin 衍生物：从阿米芹植物中提取，常用于症状较轻的儿童。

（1）支气管扩张剂，抑制肥大细胞释放组胺。

（2）色甘酸钠（Intal®）：适用于2岁及以上人群。

（3）奈多罗米钠（Tilade®）：适用于6岁及以上人群。

3. 抗白三烯。

（1）作用机制。

A. 阻断白三烯诱导的支气管收缩。

B. 阻断白三烯合成（齐留通）或受体（扎鲁司特/孟鲁斯特）。

C. 减少炎症，起效快。

（2）适应证：过敏和哮喘症状。

（3）禁忌证。

A. 过敏。

B. 有苯丙酮尿症者不应使用，包括苯丙氨酸（阿斯巴甜）。

（4）风险/副作用。

A. 齐留通未被批准用于儿童，如需要使用应进行肝脏检测。

B. 流鼻涕、头痛、发热、胃痛、腹泻。

4. 支气管扩张剂。

（1）作用机制。

A. 放松支气管平滑肌。

B. 减少黏液分泌。

（2）适应证。

A. 吸入短效 β2 受体激动剂：

a. 主要抢救药物，一线治疗。

b. 未经美国全国大学体育协会（NCAA）或世界反兴奋剂机构（WADA）批准的口头形式。

B. 长效 β2 受体激动剂，如沙美特罗（Serevent®）：

a. 药效持续12小时，不是抢救/急性药物。

b. 与哮喘相关的死亡风险增加有关。

（3）风险/副作用：由于合成代谢作用，口服药物（盐酸克伦特罗）被禁止使用。在美国，任何被 FDA 认可的药物都不能含有该成分。

NSAID/环氧合酶-2（COX-2）抑制剂

1. 没有研究显示对于镇痛具有优势。

（1）可能是患者个体的偏好。

（2）剂量依赖性副作用。

（3）较低剂量可提供镇痛作用。

（4）较高剂量具有抗感染作用。

2. 常规 NSAID 阻断 COX-1 和 COX-2。

（1）疼痛 / 炎症。

（2）胃肠道中的前列腺素。

（3）肾功能不全。

（4）血小板抑制。

3. COX-2 特异性（如塞来昔布）。

（1）降低胃肠道毒性。

（2）心血管风险增加。

4. COX-2 选择性（如依托度酸、美洛昔康）。

（1）降低胃肠道副作用。

（2）未知的心血管风险。

（3）依托度酸具有更高的 COX-2 选择性。

5. 常规属性。

（1）作用机制：阻断 COX，减少前列腺素。

（2）适应证。

A. 疼痛。

B. 发热。

C. 炎症。

D. 关节炎。

（3）禁忌证。

A. 过敏。

B. 从水痘或流感等病毒性疾病中恢复的儿童和青少年，因存在雷氏综合征的风险，应避免服用阿司匹林（ASA）。

C. 如果已知患有胃溃疡或存在患胃溃疡的高风险，应避免使用 ASA 和常规 NSAID。

（4）风险 / 副作用。

A. 肾病。

B. 胃肠道出血，溃疡。

C. 头痛，皮疹，恶心，呕吐。

D. 伴随 ASA 使用可降低 COX-2 药剂对胃肠道的保护能力。

E. 动物试验表明,COX-2 可能影响韧带的强度,但临床未证明对于人体肌肉力量具有差异。

透明质酸补充剂

1. 透明质酸（HA）是一种无分支、高分子量的多糖。

2. 分布于全身，尤其是作为滑液和软骨的主要成分。

3. HA 在滑液和软骨中的主要作用是维持关节基质的黏弹性结构和功能特征。

（1）作用机制。

A. 流变。

a. 即刻恢复滑液流变特性（即恢复黏度和弹性）。

b. 注射后 3~7 天，流变性质持续增加。

c. 抗伤害性感受作用。

d. 具有海绵或筛子的机械作用（即帮助免疫复合物和炎症细胞从关节中移除）。

B. 生物性。

a. 抗感染作用。

b. 作用于免疫细胞。

c. 透明质酸合成的恢复；内源性透明质酸合成的正反馈。

d. 对透明软骨的作用：增加软骨合成，减少软骨降解。

e. 对软骨细胞的作用：细胞凋亡减少，增殖。

f. 抗氧化作用。

（2）适应证。

A. 多种品牌的透明质酸补充剂（Synvisc®、Hyalgan®、Supartz®、Orthovisc®、Euflexxa®）。

B. 基于分子量的差异和它们如何产生（例如，Euflexxa® 是细菌衍生的，Orthovisc® 是合成的，其余则来自鸡冠）。

C. 随着疼痛缓解，补充透明质酸之后力量增加。

D. Cochrane 数据库（2007）支持用于治疗膝关节骨关节炎。

（3）禁忌证。

A. 已明确有过敏症状。

B. 对家禽 / 鸡蛋过敏（Euflexxa® 和 Orthovisc® 除外）。

（4）风险 / 副作用。

A. 局部反应，过敏。

B. 注射部位疼痛。

C. 感染。

D. 出血。

皮质类固醇

1. 多种途径：口服、吸入、注射、局部、离子电渗疗法及超声透入疗法。

2. 有限的有效性研究，包括急性和慢性疾病。

3. 注射并发症。

（1）脂肪垫萎缩和色素减退最常见。

（2）因有肌腱断裂的风险，不建议肌腱内注射，但肌腱旁组织注射可能是安全的。

（3）使用仍存在争议。

4. 口服、直肠或静脉注射（IV）或肌内注射（IM）时禁止全身使用。

5. 允许皮肤、眼部、耳、鼻腔、口腔和离子电渗疗法或超声透入疗法的局部制剂。

6. 允许关节内和硬膜外注射。

一般运动员关注的光敏反应

1. 利尿剂、抗精神病药、老一代抗抑郁药、低血糖药、心血管药和抗疟药。

2. NSAID、抗微生物药、抗组胺药（苯海拉明、氯雷他定）和雌激素/孕酮。

（1）大多数会引起光敏反应的 NSAID 是 2- 芳基丙酸衍生物（布洛芬、萘普生、酮洛芬）。

（2）其他 NSAID 包括双氯芬酸、吡罗昔康、吲哚美辛、舒林酸和 COX-2 特异性抑制剂。

（3）抗生素包括四环素（多西环素和小细胞素的发生率较低）、氟喹诺酮类和磺胺甲噁唑。

（4）在女运动员中，联合使用口服避孕药和外用药物（如维 A 酸类药膏）治疗痤疮。

提高运动表现（或提高运动表现潜在性）的药剂／药物

发展史

1. "兴奋剂"的渊源历史。

（1）古代奥林匹克运动员赛前通过喝草药茶、吃蘑菇来提高比赛成绩。

（2）19 世纪后期，一名自行车手因过量服用而死亡。

2. 反兴奋剂进程。

（1）国际奥林匹克委员会（IOC）医务委员会在 1967 年首次将此类药物列为禁用。

（2）其他药物也被列入违禁清单，一些作为掩蔽剂。

3. 兴奋剂：术语的原始用法存在争议。

4. 现代奥林匹克。

（1）安非他明。

（2）随后为合成代谢类固醇。

（3）两者先前都有军事用途。

定义

2/3 的人赞成以下定义：

1. 所使用的物质可人为地提高运动表现。

2. 对运动员的身体有害。

3. 违背体育运动精神。

结构

1. 多个组织参与确定违禁药物、制定监测方法及惩罚措施。例如，国际奥林匹克委员会。

（1）反兴奋剂决议通过：1962 年。

（2）违禁药物清单：1967 年。

（3）首次测试：1968 年，墨西哥奥运会。

2. 世界反兴奋剂机构（WADA）。

（1）这个想法是 1998 年环法自行车赛后产生的，原因是政府和国际自行车联合会之间存在差异。

（2）在 2000 年悉尼奥运会后，从国际奥林匹克委员会接管了反兴奋剂运动的许多事务。

（3）世界反兴奋剂机构现位于加拿大的蒙特利尔。

（4）《守则》：为反兴奋剂政策、规则和体育组织内部及公共当局之间的规章制度提供框架，以协调反兴奋剂政策和确保标准。

3. 许多其他联盟／体育运动组织都在进行自己的反兴奋剂工作。

（1）各种国际体育联合会。

（2）国家橄榄球联盟（NFL）。

（3）美国职业棒球大联盟（MLB）。

（4）美国全国大学体育协会。

兴奋剂的分类

1. 未经政府卫生机构批准使用的所有物质。

2. 任何时候都禁止使用的物质（比赛中和比赛后）。

（1）合成代谢类固醇。

A. 最初在第二次世界大战后用于治疗身体虚弱的战俘。

B. 1954 年，苏联运动员开始使用类固醇。

C. 用于增加力量、速度、耐力及治疗损伤，适用于几乎所有运动。

D. 1974 年，在伦敦被初步控制使用。

E. 1975 年，列入国际奥林匹克委员会违禁清单（蒙特利尔奥林匹克运动会之前）。

F. 世界反兴奋剂机构 2015 年清单包括：

a. 内源性：雄烯二醇、雄烯二酮、脱氢表雄酮（DHEA）、表睾酮。

b. 外源性：勃拉睾酮、去氢睾酮、达那唑、脱氧甲基睾酮、屈他雄酮、甲基屈他雄酮、甲基 -1- 睾酮、甲基睾酮、丙二醇、诺龙、二乙诺酮、氧雄龙、康力龙、四氢孕三烯酮（THG）、群勃龙及其他类似药物。

c. 其他：盐酸克仑特罗、选择性雄激素受体调节剂（SARM）、替勃龙、右环十四酮酚、齐帕特罗。

G. 风险。

a. 肝脏疾病。

b. 精神影响：情绪波动，攻击性。

c. 尽管已经使用 / 滥用几十年，但总体的使用数据有限。

（2）肽类激素、生长因子相关物质。

A. 促红细胞生成剂。

a. 红细胞生成素（EPO）。

b. 达依泊汀（dEPO）。

c. 培尼沙肽（血红素）。

d. 连续促红细胞生成素受体激活剂（CERA）。

e. 用于耐力型运动员。

f. 风险：高黏血症、血栓形成导致骑手死亡。

B. 绒毛膜促性腺激素和黄体生成素（雄性）。

C. 胰岛素。

D. 促肾上腺皮质激素。

E. 生长激素和生长因子（如 IGF、血小板源性生长因子、血管内皮生长因子）。

（3）β2 受体激动剂。

A. 允许使用所有吸入性 β2 受体激动剂。

B. 沙丁胺醇（通过吸入）具有最大的允许尿液浓度。

a. 最大 1600μg/24h。

b. 尿液浓度＞ 1000ng/mL 被认为是不良的分析结果，需要证明结果是由预期的治疗用途引起。

（4）激素拮抗剂和类似物。

A. 芳香化酶抑制剂。

B. 选择性雌激素受体调节剂：他莫昔芬。

C. 抗雌激素物质。

D. 肌抑素抑制剂。

（5）利尿剂。

A. 呋塞米。

B. 氢氯噻嗪。

C. 风险：脱水、电解质紊乱和环境疾病（如中暑）。

~（6）掩蔽剂。

A. 利尿剂。

B. 血浆膨胀剂：甘油，葡萄糖。

3. 赛中和赛外禁止使用的方法：增加氧气转运。

A. 血液兴奋剂。

a. 包括自体、同源或异源血液或血液制品。

b. 人为地提高氧气的摄入、运输或释放。

- 全氟化合物。
- 乙丙昔罗（RSR13）。
- 血红蛋白替代品。
- 不包含辅助供氧。

B. 化学和物理操作。

a. 篡改样品。

b. 静脉注射：除非因合法医疗行为而注射。

c. 顺序的全血提取、操作、再灌注。

C. 基因兴奋剂。

a. 核酸或核酸序列的转移。

b. 使用转基因细胞。

c. 使用改变基因表达的药剂。

- 过氧化物酶体增殖物激活受体 γ。

4. 禁止在比赛中使用的药剂。

（1）兴奋剂。

A. 最初是在第二次世界大战中用于军事用途。

B. 20 世纪 40 年代：足球。20 世纪 50 年代：

其他运动。

C. 安非他明已被证明对自我意识、情绪、注意力、攻击性和能量有积极影响。

D. 20 世纪 70 年代，非处方（OTC）兴奋剂（如苯丙醇胺、麻黄碱和伪麻黄碱）成为安非他明的替代品。

E. 2004 年，缉毒局（DEA）禁止使用苯丙醇胺和含有麻黄的补充剂。

F. 莫达非尼 / 阿莫达非尼。

a. 在法国研发出来，只有莫达非尼能够在美国合法使用。

b. 在尿检中没有发现兴奋剂。

G. 安非他酮、咖啡因、去氧肾上腺素、苯丙醇胺、哌啶醇、辛弗林未禁止使用。

H. 未禁止肾上腺素联合局部麻醉药物注射。

I. 禁止服用麻黄碱 / 甲基麻黄碱 / 伪麻黄碱参赛。

（2）毒品。

A. 禁止使用：丁丙诺啡、吗啡、氢吗啡酮、美沙酮、羟吗啡酮、芬太尼、羟考酮等。

B. 未禁止使用：可待因。

（3）大麻。

A. 天然的：大麻烟、大麻油、大麻麻醉剂。

B. 人工合成的：δ-9- 四氢大麻酚（THC）。

C. Cannabimimetics（一种合成大麻素受体激动剂）："香料"。

（4）糖皮质激素：禁止口服、静脉注射、肌内注射、直肠注射。

5. 专项运动禁止。

（1）酒精浓度 > 0.10g/L：射箭、航空、汽车、空手道、摩托车、动力艇、保龄球。

（2）β 受体阻滞剂：航空、射箭（赛后也禁止）、台球、雪橇、滚球、桥牌、冰壶、飞镖、高尔夫、摩托车、五项全能（射击）、保龄球、动力艇、帆船、射击（赛后也禁止使用）、滑雪、单板滑雪、摔跤。

6. 其他药剂：肌酸。

（1）由肝脏产生的含氮氨基酸化合物。

（2）磷酸肌酸：肌肉中三磷酸腺苷（ATP）的能量储存。

（3）发现于 19 世纪 30 年代，20 世纪早期开始使用。

（4）主要用于短时间、高强度的运动。

（5）潜在的并发症：肾功能不全、肝功能不全、肌肉痉挛、筋膜室综合征。

7. 营养补充剂。

（1）提供运动员饮食中缺少的一种或多种营养素。

（2）许多利弊仍不清楚。

（3）基本原理。

A. 在质量和适当的营养物质方面保持足够的营养平衡（例如，不低于最小但不超过最大安全日常所需的营养素和微量营养素）。

B. 避免由日常生活或运动相关导致身体所需的重要营养元素不足，最大限度地减少身体或精神状态的恶化。

C. 在临床需要时改善肌肉蛋白平衡（如老化、肌萎缩时）。

D. 减少可能与运动相关的氧化应激相关损伤（如可使用抗氧化剂：维生素 C、维生素 E 和 β- 胡萝卜素）。

（4）有时是因为制造工厂的污染，导致有些营养剂含有违禁物质。

（5）国家橄榄球联盟：包括通用营养中心、Met-Rx®、Metabolife® 等多家公司被禁。

（6）全国大学体育协会："无知不是借口，你的无知会影响你的参赛资格"。

（7）一味地相信营养剂和人体工程学的帮助是比赛成绩的驱动力，却没有真正考虑到它的有效性和风险。

（8）氨基酸 / 支链氨基酸（BCAA）。

药物测试

1. NFL。

（1）违禁药物清单、类固醇政策等。

（2）违禁药物清单列入美国橄榄球联盟球员规章制度中。

2. 美国全国大学体育协会：美国印第安纳波利斯和印第安纳。违禁药物清单列入美国大学体育协会健康与安全 / 禁止药物类别中。

3. 世界反兴奋剂机构。

（1）违禁药物清单：www.globaldro.com。

（2）兴奋剂检测：尿液、血液或两项都检测。

（3）兴奋剂检查：比赛结束后立即进行检查。

（4）赛外：任何时候，检查更具选择性，包括仅检查合成代谢剂、β2受体激动剂、具有抗雌激素活性的药剂、利尿剂和掩蔽剂，以及所有禁用手段。在这种检查中没有发现兴奋剂、麻醉剂和大麻。

（5）在奥运会期间实时监测红细胞水平：非起始测定。

4. 世界反兴奋剂机构的裁决被所有国家奥委会、IOC、残奥会委员会、各国政府、国际体育联合会所接受。

5. 程序问题。

（1）世界反兴奋剂机构：运动员的权利如下。

A. 做任何类型检查时，有权确认兴奋剂检测官的证书。

B. 以书面形式通知选择过程。

C. 了解不配合检查的后果。

D. 了解检测的正确顺序。

E. 经过兴奋剂检测官的同意，运动员有权获得一名安保人员陪同。

a. 获得奖品。

b. 热身（赛后即刻）。

c. 接受医疗护理（赛后如有必要）。

d. 参加新闻发布会。

e. 如果当天有其他比赛，不必留在兴奋剂检测站。

f. 选择比赛中要使用的设备。

g. 进行尿液检测时，有权选择同性别的检测官来执行。

h. 收到所有文件的签名副本。

（2）运动员的责任如下。

A. 了解世界反兴奋剂机构、国家反兴奋剂组织（NADO）、国家组织委员会（NOC），以及国际运动总会（IF）和国家体育联合会的条例。

B. 告知私人医生和药理学家你是一名运动员，可能会接受兴奋剂检测。

C. 如果参赛选手需要使用该运动项目相关的违禁药物进行医疗救治，要先咨询国家反兴奋剂组

织、国家组织委员会或国际运动总会。

D. 在需要时填写并提交治疗用药豁免（TUE）表格。

E. 要保留正在使用的所有药物、营养剂和草药产品的实际清单，以便在兴奋剂检测时进行声明。

F. 摄入营养剂或草药产品时要小心，因为它们可能含有违禁物质。

G. 随身携带能够辨别身份的照片，以便在进行兴奋剂检测时出示。

H. 在赛中或赛外兴奋剂检测中，时刻在安保人员或兴奋剂检测官的视线之内，直至检测结束。

I. 使之前封闭起来的非酒精性饮料成水合物。

J. 准备在收到通知后立即开始兴奋剂检测程序，并待在兴奋剂检测收集室，直至收集的样品封闭完毕。

K. 确保正确完成所有文档并收到文档副本。

（3）测试程序（在美国全国大学体育协会药物检测手册中概述）。

A. 由通讯员以书面形式通知运动员。

B. 运动员与通讯员保持视觉接触，1小时内传达消息。

C. 允许饮用不含咖啡因或其他禁用物质的密封饮料。

D. 运动员选择密封的烧杯。

E. 标本含量为 85mL；如果样品量不足，则应丢弃。

F. 比重必须＞1.005，pH值为4.5~7.5，否则应丢弃。

G. 标本 A 为 60mL，标本 B 为 25mL。

H. 在运动员在场的情况下准备运送的标本。

I. 标本 A 由经批准的实验室检测。

J. 如有必要，不同的实验室人员对标本 B 进行测试，以确定最终结果。

K. 世界反兴奋剂机构也有类似的血液检测程序。

（4）治疗用药豁免权。

A. 出于治疗原因，可以向运动员开出个人限制或禁用的药物。

B. 这些信息应由负责许可的国际运动总会的专家小组保密。

C. 用药豁免权应在比赛前至少 21 天提交并获得批准。

D. 用药豁免权有一段有效期，到期后运动员可以再次申请。

E. "违禁药物清单"中包含的一些药物经常用于治疗运动人群的常见疾病。

a. 用胰岛素治疗糖尿病。

b. 吸入 β2 受体激动剂治疗哮喘。

c. 注射类固醇治疗关节问题或神经根病。

兴奋剂的未来趋势

1. 基因调控。

（1）"细胞、基因、遗传因素或基因表达调节的非治疗用途，用于提高运动表现能力"（世界反兴奋剂机构网站 / 圣彼得堡宣言）。

（2）自 2000 年以来提及过。

（3）位点特异性序列修饰，以影响疾病与外源转基因的功能获得表达。

（4）风险。

A. 治疗诱发白血病。

B. 死亡。

（5）动物研究：过氧化物酶体增殖物激活受体。

A. 脂质代谢。

B. 慢收缩肌纤维表达。

（6）基因转移表达。

A. Repoxygen。

B. 促红细胞生成素基因表达。

（7）试验。

A. 从 2004 年起被世界反兴奋剂机构禁止。

B. 遗传标记可用于识别受干扰的生理标记。

2. 氙气。

（1）惰性气体，不与其他元素发生反应。

（2）提高身体 HIF1α 蛋白的生产，可能刺激促红细胞生成素的产生。

（3）2006 年由俄罗斯政府赞助正式使用。

（4）世界反兴奋剂机构在 2016 年禁止在赛中和赛外使用。

（童文文　陆福男　译）

推荐阅读

1. Bellamy N, Campbell J, Robinson V, et al. Viscosupplementation for the treatment of osteoarthritis of the knee. *Cochrane Database Syst Rev*. 2006;2:CD005321.
2. De Rose EH. Doping in athletes—An update. *Clin Sports Med*. 2008;27:107–130.
3. Dietary supplements in athletes. www.nutrition.gov/dietary-supplements.
4. Elers J, Pedersen L, Backer V. Asthma in elite athletes. *Expert Rev Respir Med*. 2011;5(3):343–351.
5. How to use GlobalDRO, USADA. www.globaldro.com.
6. James PA, Oparil S, Carter BL, et al. 2014 Evidence based guideline for the management of high blood pressure in adults: Report from the Eighth Joint National Committee (JNC8). *JAMA*. 2014;311(5):507–520.
7. Sachs CJ. Oral analgesics for acute nonspecific pain. *Am Fam Phys*. 2005;71:913–918.
8. The 2015-2016 NCAA Championship drug testing site coordinator's manual. www.ncaa.org/health-and-safety/policy/drug-testing.
9. WADA Code: The prohibited list international standard.

第 *6* 章

肌肉骨骼康复原则

Sathish Rajasekaran, Mederic M. Hall

软组织损伤和愈合分期

第一阶段：损伤和炎症

1. 持续数天。

2. 出血和凝血。

3. 炎症特征。

（1）水肿。

（2）疼痛。

（3）发热。

（4）发红。

（5）功能障碍。

4. 修复的关键期。

5. 大多数情况下持续时间短暂。

（1）持续时间太长：恢复差。

（2）持续时间太短：恢复差。

（3）不适当的愈合会导致慢性肌腱病。

6. 影响患者反应：

（1）损伤部位和严重程度。

（2）软组织损伤类型。

（3）患者个人因素。

第二阶段：细胞增殖／纤维组织增生／修复

1. 持续 6~8 周。

2. 特征：

（1）细胞增殖（即成纤维细胞）。

（2）生长因子释放。

（3）成纤维细胞增殖：Ⅲ型胶原纤维沉积。

（4）肉芽组织形成。

（5）新血管生成。

3. 不稳定期。

（1）大多数患者在这个阶段重返运动（RTP）。

（2）伤口外观看起来比实际功能恢复要好；因此认为比实际恢复得更好。

（3）有再损伤／退化的风险。

4. 分期康复的必要性。

（1）不以时间而以临床体格检查和功能为基准。

（2）基于标准来判断患者：每名患者的损伤都是不同的。

5. 教育：患者、父母和教练。

6. 监测组织恢复情况。

第三阶段：成熟期／重塑期

1. 持续数月。

2. 软组织成熟。

（1）Ⅲ型胶原纤维被Ⅰ型胶原纤维替代。

（2）胶原纤维重新排列和重塑：取决于受伤组织所承受力的大小和方向。

（3）细胞和血管分布减少。

3. 受伤的组织无法再恢复正常。之前受伤的性质和程度是影响再损伤的主要因素。

大多数运动员重返运动时存在一定的风险

1. 很多时候他们并不是恢复到临床上所说的

"正常"。

（1）肌肉不平衡。

（2）活动受限 / 不平衡。

（3）力量 / 耐力没有恢复到最好 / 不平衡。

（4）运动链失能。

（5）神经肌肉控制（NMC）不足。

（6）技术转换。

（7）通常比较复杂。

2. 再损伤风险。

康复

1. 明确并解决障碍。

2. 对问题进行监测。

（1）运动表现问题。

（2）恢复时间延长。

（3）疼痛。

（4）肿胀。

3. 教育。

4. 如果出现退化，可根据退化的情况进行处理。

棒球场内处理原则

1. 在没有达到上一垒时不能继续下一垒。

2. 疼痛控制→活动度→力量→神经肌肉控制→重返运动。

3. 控制疼痛和炎症。

（1）PRICE 原则：

A. 保护（与长期制动不同）。

B. 适当的休息。

C. 冰敷。

D. 加压（不能加压太多）。

E. 抬高（高于心脏）。

（2）药物：

A. 镇痛药。

B. 对乙酰氨基酚。

C. 曲马多 / 阿片类药物。

D. 抗炎药：

a. 非甾体抗炎药（NSAID）。

●镇痛效果显著。

●消炎作用仍有争议。

●可能影响愈合。

b. 非皮质类固醇：有害。

（3）物理治疗。

A. 浅表热疗法。

a. 通过传导（两个物体之间的传递）、对流（通过流体传递）和转换（电磁辐射的转换）实现传热。

b. 不能用于第一阶段的恢复（炎症期），但适用于增殖和成熟期。

c. 能穿透组织 1~2cm，最常用于治疗慢性损伤的疼痛（关节疼痛、肌筋膜疼痛等）。

d. 动脉功能不全、皮肤感觉麻木、瘢痕组织、恶性肿瘤、水肿区和出血性疾病禁用。

B. 深层热疗法。

a. 例如，超声波（普通）、短波透热疗法和微波透热疗法。

b. 超声波使用频率＞ 20KHz 的声波。声波的吸收发生在深达 8cm 的所有组织（特别是肌肉－骨交界处），声波吸收导致产热。

c. 适用于各种骨骼肌肉系统疾病，作用于关节及周围的软组织（非急性炎症期）。

d. 植入金属假体、肿瘤、中枢神经系统附近、感染、装有心脏起搏器、妊娠（靠近子宫）及儿科患者禁用，浅表热的禁忌证同样适用于深层热。

C. 冷疗。

a. 通过冷传导和对流来制冷，也可使用蒸发制冷（液体蒸发吸热使皮肤降温）。

b. 适用于急性损伤到慢性损伤。

c. 动脉功能不全、下肢麻木和开放性损伤禁用。

D. 电疗。

a. 适用于肌肉 / 神经刺激 [如经皮神经电刺激（TENS）] 和药物导入（离子电渗疗法）。

b. 利用疼痛闸门学说，TENS 可减轻各种原因所致的疼痛。传统类型（高频率、低强度）最常用，但肌肉骨骼损伤越来越多地使用电针（低频率、高强度）。适用于急性损伤到慢性损伤。

c. 离子电渗疗法使用电流将带电物质（通常是类固醇或 NSAID）渗入目标组织。

恢复全关节活动度（ROM）

益处

1. 镇痛。

2. 抗水肿（合适的剂量）。

（1）提供肌肉神经的训练。

（2）恢复力量 / 耐力的先决条件。

（3）促进组织愈合。

（4）精神上的安慰（功能恢复）。

3. 活动类型。

（1）被动关节活动度（PROM）：通过外力活动患者关节。

（2）主动辅助关节活动度（AAROM）：通过自身用力和外力结合使关节活动。

（3）主动关节活动度（AROM）：患者通过自身用力来活动关节。

（4）抗阻关节活动度（RROM）：自身用力抵抗外力来活动关节。

4. 关节活动度方案取决于：

（1）愈合分期。

（2）损伤类型。

（3）疼痛控制。

5. 在急性期做被动关节活动时要注意：

（1）增加疼痛。

（2）增加炎症。

（3）潜在的伤害。

6. 通常采用顺序是：AAROM → AROM → RROM。

7. 控制活动范围。

8. 控制用力程度。

9. 始于软组织愈合第一阶段。

10. 对于组织恢复进行监测。

11. 用于增加 ROM 的牵伸类型。

（1）静态的：重复 3~5 次，每次持续 30~60 秒。

（2）夹板牵伸：温和的、长时间牵伸。

（3）本体感觉神经肌肉促进技术（PNF）。

A. 常见类型：收缩 - 放松主动肌收缩法；收缩 - 放松拮抗肌收缩法。

B. 可能对于快速增加关节活动度有显著作用。

一些证据显示能更好地维持关节活动度。

C. 通常需要另一个人来协助。

（4）弹性牵伸：因为会增加受伤的风险，一般不推荐。

增加肌肉力量

1. 应以恢复足够的功能性力量和耐力为目标。

2. 增加肌肉力量的不同方式：

（1）关节活动度。

（2）收缩类型。

（3）速度。

（4）能量系统。

（5）运动模式。

3. 等长收缩肌力训练。

（1）不让关节运动（但关节仍然会动，尤其是做最大等长收缩时）。

（2）肌肉共同收缩。

（3）例如，保持收缩 6 秒，重复 5~10 次。

（4）可以早期开始，即使是在夹板或石膏固定期。

（5）可能会减少疼痛、水肿和肌肉萎缩。

（6）在增加肌肉力量和质量时，等长收缩的效果存在争议；但如果是以增加肌肉肥大为主，等长收缩不应作为首选方法。

（7）增加关节特定角度的肌肉力量（即活动度 $\pm15°$）。如在肘关节的全关节活动范围内，需要在 4~5 个不同的位置进行等长收缩训练。

4. 等张收缩肌力训练。

（1）在抵抗一定的阻力下肌肉长度不断变化，收缩速度也不断变化。

A. 向心收缩：肌肉缩短。

B. 离心收缩：肌肉拉长。

C. 离心到向心收缩的转换训练效果要比向心到离心的转换效果更好。

（2）具有一定的关节活动度是训练的先决条件。

（3）弹性抗阻训练的争议。

A. 当肌肉长度 - 张力曲线处于最弱的点时，弹力带的特性使得阻力增加，从而产生非生理性收缩（即关节活动度终末端）。

B. 可通过调整弹力带的位置来缓解这种现象。

（4）在进阶的过程中，要考虑阻力增加的比例。

A. 阻力从 0.45kg 增加到 0.9kg，对于肌肉的负载来说增加了 100%。

B. 康复训练过程中常见的错误是阻力突然大量增加。

（5）功能性进阶 / 增加阻力。

A. 阻力更大。

B. 离心训练。

C. 速度更快。

D. 终末端角度的训练。

E. 重复多次。

F. 更多的关节活动。

（6）在设定力量训练的参数时，要根据临床情况来决定（即愈合分期），并考虑最终的目标。

5. 等速收缩肌力训练。

（1）阻力变化，收缩速度不变。

A. 收缩速度慢，阻力减少。

B. 收缩速度快，阻力增加。

（2）训练效果不明确，可能对于力量的增加没有显著效果。

（3）可能会加剧症状。

（4）可以检查和监测到向心收缩和离心收缩时在一定速度下活动的不足之处。

A. 应用于临床研究。

B. 在测试的范围内，辅助检测肌肉的不平衡。

恢复神经肌肉控制 / 本体感觉 / 重返运动

1. 神经肌肉控制。

（1）传入：本体感觉。

（2）传出：肌肉收缩。

（3）肌肉协调需要检测到传入信号并进行处理，然后产生一个合适的传出信号。

2. 肌肉力量强大并不意味着神经肌肉控制良好。

（1）即使肌力正常，本体感觉仍可能存在不足。

（2）即使肌力正常，运动模式仍可能存在不足。

3. 检测的不足之处。

（1）评估平衡能力。

（2）评估运动模式。

（3）专项运动场景重现。

4. 神经肌肉控制的持续训练。

（1）早期：主动关节活动度，平衡板训练、泡沫轴训练。

（2）后期：节律性核心稳定训练，震颤棒。

（3）最后期：增强式训练，包括跳跃、单脚跳等。

（4）通过神经肌肉的持续训练，考虑关节活动、速度和能量系统的特异性。

（5）在专项运动中，重建运动模式。

（6）逐渐重返运动。

（7）适当的监测。

（8）重返运动的后期康复。

康复原则

康复过程中必须考虑的问题

1. 重返运动需要哪些条件？

2. 运动员现在处于愈合的哪个阶段？

3. 有退化吗？

4. 通过合适的运动方案是否可以同时解决疼痛、活动、力量 / 耐力和神经肌肉控制？

5. 核心稳定的重要性。

（1）各个分期均有参与。

（2）贯穿整个过程。

6. 训练。

（1）能量系统的特异性。

（2）贯穿整个过程。

7. 技巧。

（1）对比受伤前和受伤后。

（2）不要等到康复完成了才去做，应在康复的每个阶段评估和处理每个运动技巧。

特殊康复方案

肌腱炎

1. 除了前面提到的康复原则，还可对上下肢的肌腱炎进行离心训练。

2. 目前没有具体的离心训练方案，但通常在下肢，加载在跟腱上的负荷应≥身体的重量，每周重复 1260 次（膝关节屈曲后再伸直，每次做 3 组，每组重复 15 下，每天 2 次，每周做 7 天）。据报道，每周有 125~630 人患髌腱末端病。在上肢中，训练重复的次数变化非常大，阻力通常从 1.13~2.27kg 开始。大多数治疗大纲都提到日常训练方案。在训练过程中和训练后都会出现中度疼痛，如果没有感觉到疼痛，则应增加阻力。

3. 最近的文献表明，新的负重训练方案（单纯的向心收缩训练、缓 - 重抗组训练、向心 - 离心训练进阶到离心训练）能够呈现一个较好的效果，并包括较低频率的训练（并非每天）。

应力性骨折

1. 术语已经命名为应力性损伤，即持续性骨水肿所导致的真正骨折。

2. 应用特定损伤的分期标准（如果有的话）来规定患者适合的活动水平和活动限制，并预判患者恢复和重返运动所需的时间。胫骨应力性损伤的康复原则就是最好的案例，一般来说，这项原则也可用于其他部位的损伤。

3. 应立即发现高风险的应力性损伤，因为该损伤可能需要手术干预或更长时间的非手术治疗才能重返运动。

4. 应力性损伤初期的治疗应降低负重来促进愈合。根据患者的疼痛主诉来调整负重，可以先从石膏固定下非负重训练到简单的活动性训练，具体的骨折位置和影像学检查也应该作为初期治疗方案的考虑因素。

5. 个体化的康复方案包括逐渐增加负荷，同时监测重返运动时的症状或进行临床激发试验。每名患者康复分期的间隔时间均不同，要根据损伤的严重程度和位置来判断；但在整个康复过程中，患者都保持无痛状态。

6. 重新恢复之前的负荷能力应从短时间负荷训练开始，在增加训练频率之前应进行长时间的讨论。

总结

1. 尽管缺乏针对特定临床问题的具体康复方案的数据，但有足够的证据支持发展和实施合理的康复计划。

2. 临床医生应在"棒球场内处理原则"的基础上考虑损伤组织的愈合阶段，以实现疼痛控制、重获关节活动度、恢复功能性力量和神经肌肉控制最优化的最终目标。

（李立　童文文　译）

推荐阅读

1. Clover J, Wall J. Return-to-play criteria following sports injury. *Clin Sports Med*. 2010;29(1);169–175.
2. Couppé C, Svensson RB, Silbernagel KG, Langberg H, Magnusson SP. Eccentric or concentric exercises for the treatment of tendinopathies? *The Journal of Orthopaedic and Sports Physical Therapy*. 2015;1–25.
3. Dale RB, Harrelson GL, Leaver-Dunn D. Principles of rehabilitation. In Andrews JR, Harrelson GL, Wilk KE, eds. *Physical Rehabilitation of the Injured Athlete*. 3rd ed. Philadelphia, PA: Saunders; 2004:157–188.
4. Kinch M, Lambart A. Principles of rehabilitation. In: Brukner P, Khan K, eds. *Clinical Sports Medicine Revised*. 3rd ed. Australia: McGraw-Hill; 2009:174–197.
5. Micheo WF. Concepts in sports medicine. In: Braddom RL, ed. *Physical Medicine & Rehabilitation*. 3rd ed. Philadelphia, PA: Saunders Elsevier; 2007:1021–1043.
6. Norris C. Healing. *Sports Injuries Diagnosis and Management*. 3rd ed. London: Butterworth-Heinemann; 2004:29–60.

第 7 章

运动医学诊疗手段

Michael Henrie, Steven Makovitch, Stuart E. Willick

基本原则

1. 本章主要讨论绝大多数运动医学诊所常见的办公室诊疗手段。

2. 全面了解关节和软组织的解剖对于成功进行诊疗至关重要。

3. 临床医生在采用这些诊疗手段时应熟练掌握每种诊疗手段的适应证、禁忌证和并发症。

4. 此外，还应了解不同药物使用的制剂和副作用。

关节和软组织注射

基本原则

1. 关节和软组织注射都有诊断和治疗的作用。

2. 尽管很少有基于循证的文献综述支持或反驳这些诊疗手段的有效性，但有大量基于实践的经验支持它们的使用。

3. 在进行关节或软组织注射之前，临床医生必须了解进行这些诊疗手段的基本原理，并能够确定哪些患者最有可能获益。

适应证

一般可分为两类：诊断性或治疗性。

诊断适应证

1. 抽取滑膜液用于实验分析。

（1）肉眼检查。

A. 血：关节内血肿。

B. 脂肪：侵犯软骨下骨或骨折处。

（2）偏光显微镜检查。

A. 单钠尿酸盐晶体（负双折射）：痛风。

B. 焦磷酸钙晶体（弱阳性双折射）：焦磷酸钙病（CPPD）或假性痛风。

（3）细胞计数（表 7.1）。

2. 注射对比剂用于关节造影。

表 7.1 滑膜液分析

	正常	出血性	非炎性	炎性	脓性
颜色	透明	血色	透明	轻度混浊	混浊
WBC/mm³	< 200	200~2000	200~2000	2000~100 000	15 000~ > 200 000
PMN（%）	< 25	50~75	< 25	> 50	> 75
总蛋白（g/dL）	1~2	4~6	1~3	3~5	3~5
和血浆中葡萄糖浓度的差异	几乎和血浆中一样	几乎和血浆中一样	几乎和血浆中一样	比血浆中的浓度低	比血浆中的浓度低很多

PMN，中性粒细胞；WBC，白细胞计数。

3. 注射局部麻醉剂以确定对特殊疼痛产生的推断诊断。

治疗适应证

1. 一般治疗适应证包括疼痛、肿胀和活动减少。

2. 软组织疾病的适应证包括滑囊炎、腱鞘炎或肌腱炎、激痛点、神经节囊肿、神经瘤、神经或肌腱卡压综合征。

3. 关节疾病的适应证包括滑膜炎（常用于炎性关节炎）、晶体性关节病、骨关节炎、抽取大量关节积液以缓解疼痛和僵硬。

肌骨超声

1. 辅助验证诊断。

2. 声头放置和周围神经血管结构的实时可视化。

3. 较少的辐射暴露。

4. 超声引导下注射的优点：

（1）提高准确性。

（2）减少操作性疼痛。

（3）提高反应率。

（4）可抽取出大量的液体。

5. 其他需要超声图像的治疗手段：

（1）水分离。

（2）腱切断术。

注射时机

1. 一般情况下，治疗性注射用于物理治疗、NSAID 和其他治疗失败的患者。

2. 某些情况下，如钙化腱病，早期皮质类固醇注射可通过减轻疼痛来增加治疗效果。

3. 美国风湿病学会指南：每年注射不超过 4 次或者每 3 个月内最多注射 1 次，但这些指南仅来自专家的意见。

4. 对于注射 1~2 次后没有出现显著反应的患者，最好不要再进行额外的注射。

禁忌证

绝对禁忌证

1. 对于具有化脓性关节炎的关节腔，注射皮质类固醇是禁忌证，尽管允许通过抽取关节液进行诊断。

2. 注射区的皮肤或软组织感染。

3. 菌血症。

4. 细菌性心内膜炎。

5. 目标关节中有关节假体（允许抽取关节液，但最安全的做法是先询问关节外科医生）。

6. 使用任何药物的严重皮肤反应或过敏反应史。

7. 骨折。

8. 不配合的患者。

相对禁忌证

1. 具有出血倾向或凝血障碍。

2. 抗凝治疗（注意：在抗凝治疗的患者中，对于关节腔穿刺和注射没有达到共识。许多医生在这些患者中安全地进行软组织和周围关节注射）。

3. 关节不稳。

4. 血糖控制不佳。

5. 对任何正在注射的药物过敏。

6. 多次注射失败。

风险和并发症

1. 出血。

2. 局部过敏反应。

3. 局部感染。

4. 医源性化脓性关节炎。

（1）发生率极低（发生率为 1/50 000~1/30 000），一旦发生则极其严重。

（2）进行关节注射时，始终使用无菌技术。

5. 注射后剧烈疼痛。

（1）可能发生在皮质类固醇注射后的最初 24 小时或 36 小时内，可能与关节内及周围软组织中的皮质类固醇晶体形成有关。

（2）发生在 1%~6% 的注射中。

（3）通常表现为关节疼痛、肿胀、压痛和皮温高。

（4）是自限性症状。

（5）患者可通过休息、冰敷和使用抗感染药物来缓解。

（6）当出现这些症状时，临床医生应考虑医源性感染的可能。

（7）如果症状持续超过 24 小时或 36 小时，应对患者进行适当评估。

6. 皮质类固醇注射可发生上层皮肤的脂肪坏死和脱色。

7. 皮质类固醇注射可发生肌腱断裂，因此应避免肌腱注射。

8. 可能发生注射性创伤，直接损伤关节软骨、局部神经或软组织结构。

9. 据报道，胸部激痛点注射可能会引起气胸。

10. 全身并发症。

（1）广泛性全身性超敏反应。

（2）过敏。

（3）糖皮质激素的系统吸收。

A. 常见于水溶性类固醇制剂、高剂量注射和多关节注射。

B. 可能引起短暂的高血糖，尤其是糖尿病患者。

C. 可能导致白细胞计数短暂增加。

D. 服用利托那韦 [一种抑制细胞色素 P450 3A4（CYP 3A4）同工酶的蛋白酶抑制剂] 可能导致 HIV ＋ 患者肾上腺抑制和医源性库欣综合征。

无菌技术

1. 在确定注射部位后，应使用消毒液（如碘基或氯己定基皂）充分清洁，覆盖目标关节的皮肤区域。

2. 执行这些措施时应使用无菌技术。

3. 在皮肤消毒准备工作完全后，可使用无菌手套触诊解剖标志和注射部位。

关节和软组织注射的常用用品

1. 涂有聚维酮碘和氯己定的棉签。

2. 无菌手套。

3. 无菌垫单。

4. 25~30 号、0.5~1 英寸（1 英寸 =2.54cm）的针头用于局部皮肤麻醉。

5. 22~25 号、1~1.5 英寸的针头用于注射。

6. 18~20 号、1~1.5 英寸的针头用于穿刺。

7. 1~5mL 的注射器用于局部皮肤麻醉。

8. 1~10mL 的注射器用于药物注射。

9. 30~60mL 的注射器用于穿刺（取决于可疑的关节积液量）。

10. 药品。

11. 用于收集抽吸出的关节液的试验管。

12. 用于注射部位的纱布。

注射后说明

临床医生关于注射后护理指导的偏好有很多种，但通常包括以下内容：

1. 冰敷注射部位。

2. NSAID 可用于治疗注射后的不适。

3. 注射后数天内应避免剧烈运动或剧烈活动。

4. 应对注射部位消毒，并在该区上方放置纱布。

5. 应告知患者感染的体征和症状。

关节和软组织注射的常用药物

皮质类固醇

皮质类固醇制剂在效力、浓度、持续时间和溶解度方面存在差异（表 7.2）。

1. 较难溶解的制剂可能在关节中停留较长时间。

2. 缺乏证据表明制剂的效力和药效持续时间不

表 7.2　关节和软组织注射常用的皮质类固醇制剂

制剂	商品名	剂量当量	效力	持续时间
醋酸氢化可的松	氢化可的松	20mg	低	短
醋酸曲安奈德	曲安奈德	4mg	中	中
醋酸甲泼尼龙	甲泼尼龙	4mg	中	中
倍他米松磷酸钠	倍他米松	0.6mg	高	长
地塞米松磷酸钠	地塞米松	0.75mg	高	长
倍他米松磷酸钠 - 倍他米松醋酸酯	倍他米松磷酸酯钠	0.6mg	高	长

同，药效也不同。

作用机制

抑制炎症发生的几种机制：

1. 增加滑液的黏稠度。
2. 限制毛细血管扩张和改变滑膜通透性。
3. 稳定溶酶体膜。
4. 减少滑液的补体蛋白。
5. 防止粒细胞、肥大细胞和巨噬细胞脱颗粒。
6. 抑制磷脂中花生四烯酸的释放，从而减少白三烯、血栓素、前列腺素和前列环素的形成。

不良反应

1. 全身症状与皮质类固醇的全身性吸收有关，而全身性吸收与皮质类固醇制剂的溶解度有关。
2. 全身性副作用（如果存在）通常是轻微的，包括：

（1）高血糖。
（2）面部水肿和烫红。
（3）皮疹。
（4）头痛。
（5）激动和情绪不稳定。
（6）血压升高。
（7）白细胞计数瞬时增加。

3. 局部副作用。
（1）结晶性滑膜炎（注射后剧烈疼痛）。
（2）肌腱断裂。

局部麻醉药

1. 可提供不同的局部麻醉药。
（1）主要在起效和持续时间上有所不同（表7.3）。
（2）最常见的是使用1%的利多卡因、0.25%～0.5%的丁哌卡因、0.2%的罗哌卡因或麻醉剂的组合。然而，体外和体内研究均证明局部麻醉药对关节软骨细胞的细胞毒性作用。已显示软骨毒性在时间和浓度依赖性方面均增加，罗哌卡因的软骨毒性最小（表7.4）。需要进一步的研究来确定局部麻醉药对人类软骨细胞的确切作用机制和长期作用。

2. 很少有患者出现轻微的麻醉毒性。
（1）面色潮红。
（2）麻疹。
（3）耳鸣。
（4）焦虑。
（5）胸部或腹部不适。

3. 其他严重的不良反应。
（1）癫痫发作。

表 7.3　关节和软组织注射常用的局部麻醉药

药剂	类型	浓度	起效时间（分钟）	持续时间（小时）	最大剂量（成人）
利多卡因	酰胺类	1% 或 2%	1~2	1.5~2	5mg/kg，总共不超过300mg
丙胺卡因	酰胺类	1%	1~2	> 1	700mg/kg，总共不超过280mg
丁哌卡因	酰胺类	0.25% 或 0.5%	5~30	2~8	2mg/kg，总共不超过175mg
卡波卡因	酰胺类	1%	3~5	1~1.5	4mg/kg，总共不超过400mg
罗哌卡因	酰胺类	0.2%	1~15	2~6	3mg/kg，总共不超过225mg

表 7.4　局部麻醉药和相对软骨毒性

药剂	浓度	软骨毒性
利多卡因	2%	高
利多卡因	1%	中
布比卡因	0.5%	中
丁哌卡因	0.25%	中
卡波卡因	1%	中
罗哌卡因	0.2%	低

（2）呼吸骤停。

（3）心律失常恶化。

（4）心脏阻滞。

（5）心动过缓。

透明质酸制剂

1. 几种不同的透明质酸制剂。

（1）Synvisc（Hylan G-F 20 凝胶）。

（2）Orthovisc（透明质酸）。

（3）Hyalgan（透明质酸钠）。

（4）Supartz（透明质酸钠）。

（5）Euflexxa（透明质酸钠）。

2. 没有报道表明使用透明质酸会有严重的不良反应。

3. 常见的反应包括：

（1）无菌性滑膜炎。

A. 注射后 24~72 小时发生，发生率＜3%。

B. 第一次注射透明质酸时，同时将皮质类固醇注射到关节腔内可能潜在降低无菌性滑膜的发生率。

（2）关节痛。

（3）关节肿胀。

（4）关节积液。

（5）瘙痒。

（6）皮疹。

4. 临床效果。

（1）文献与已知的发表偏倚矛盾；大多数文献与膝关节炎有关。

（2）荟萃分析表明：

A. 疼痛改善超过安慰剂。

B. 起效较晚，改善效果比皮质类固醇略长。

石膏和夹板

基本原理

1. 夹板和石膏用于固定损伤的肌肉骨骼，可维持对位、减少疼痛和保护伤害。

2. 需要准确评估损伤的阶段、严重程度和稳定性，以确定适合的固定类型。

3. 还应全面评估骨和软组织解剖位置、皮肤结构和神经血管状态。

4. 一旦确定需要制动，临床医生应选择采用夹板或石膏进行固定。

5. 在决定夹板或石膏固定时，临床医生必须了解患者的功能要求，以及与固定相关的风险和并发症。

6. 石膏或夹板使用不当，可能会增加固定的风险。

适应证

夹板

1. 急性骨折管理：夹板固定允许在损伤的急性期发生自然肿胀。

2. 软组织损伤。

3. 一些骨折类型的明确性治疗。

石膏

1. 提供最有效的制动。

2. 对于大多数骨折类型的明确性治疗。

3. 一些非急性软组织损伤类型无法使用夹板固定。

并发症

1. 筋膜室综合征。

2. 皮肤破损。

3. 缺血。

4. 神经损伤。

5. 感染。

6. 关节僵硬。

夹板固定的类型

手和手指

1. 并指贴扎：将受伤的手指贴扎在相邻的手指上。

2. 背伸限制夹板。

（1）防止背伸，但允许近指间关节（PIP）屈曲。

（2）将关节放置在近指间关节屈曲逐渐减少的位置。

3. 杵状指夹板。

（1）将远指间关节（DIP）制动。

（2）远指间关节固定在过伸位。

4. 桡侧 U 形夹板。

（1）固定第 2 和第 3 掌骨。

（2）掌指关节（MCP）固定在 70°~90° 的位置，近指间关节和远指间关节固定在 5°~10° 的位置。

5. 尺侧 U 形夹板。

（1）固定第 4 和第 5 掌骨。

（2）掌指关节固定在 70°~90° 的屈曲位，近指间关节和远指间关节固定在 5°~10° 的屈曲位。

6. 拇指人字形夹板（图 7.1）。

（1）固定拇指和桡骨远端。

（2）前臂放置在中立位，腕背伸约 25°。拇指维持类似"握苏打汽水罐"的姿势。

腕、前臂和上臂

1. 前臂掌侧 / 背侧夹板。

（1）限制腕关节屈曲和背伸，但不限制前臂旋前和旋后。

（2）腕关节置于轻微的背伸位置。

2. 单侧"糖钳式"夹板（图 7.2）。

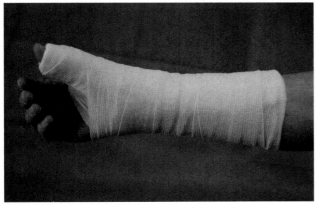

图 7.1 拇指人形夹板。

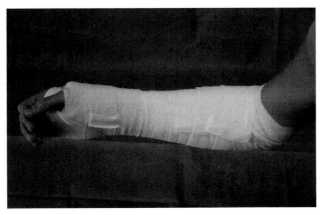

图 7.2 单侧"糖钳式"夹板。

（1）限制腕关节和肘关节的屈曲和伸展，同时限制前臂旋前和旋后。

（2）肘关节置于 90° 的屈曲位，前臂维持在中立位。

3. 双侧"糖钳式"夹板。

（1）限制腕关节、肘关节屈曲和伸展。

（2）进一步限制前臂的旋前和旋后。

4. 后方长臂夹板。

（1）稳定受伤的肘关节、前臂和腕关节。

（2）肘关节置于 90° 的屈曲位，腕关节轻微背伸。

5. 接合夹板。

（1）稳定肱骨干骨折。

（2）肘关节置于 90° 的屈曲位，肩关节置于中立位。

足、踝和腿

踝关节后方夹板和马镫式夹板。

1. 稳定踝关节。

2. 踝关节置于中立位。

3. 如果考虑踝关节肿胀，可在马镫式夹板里增加额外的衬垫，做成琼斯夹板。

石膏的类型

1. 大多数上文提到的夹板可在此基础上应用包绕的石膏材料做成石膏托。

2. 腕关节和手（位置放置与夹板固定相同）。

（1）尺侧 U 形和桡侧 U 形石膏。

（2）拇指人字形夹板。

3. 腕、前臂和上臂。

（1）短臂石膏。

A. 腕关节在略微的背伸位。

B. 掌指关节可自由活动。

（2）长臂石膏。

A 限制肘关节和腕关节所有的活动。

B. 肘关节屈曲 90°，腕关节略微背伸。

4. 足、踝和腿：短腿石膏。

（1）用于足和踝的骨折。

（2）足部置于中立位。

筋膜室压力测试

适应证

1. 筋膜室压力测试用于诊断慢性疲劳性筋膜室综合征。

2. 当病史和体格检查结果不明确时，或者在麻醉或昏迷患者中，该测试也可用于急性筋膜室综合征的诊断。

3. 一些专家建议如怀疑筋膜室综合征，应进行筋膜室压力测试。

技术操作

1. 操作过程中应使用无菌技术。

2. 局部麻醉后，清洁该区域，将连接压力监测器的大孔针插入受影响的肌筋膜室。

3. 许多商用眼压计也可以用来测量筋膜室压力。

（1）只需要在筋膜室注入少量的液体（0.3cm³）。

（2）一旦达到压力平衡，应记录该压力。

4. 评估慢性疲劳性筋膜室综合征时，应先测量运动前和运动后筋膜室的压力值（表7.5）。为了获取运动后的筋膜室压力值，可指示运动员进行症状诱发的运动，直到有明显的症状出现，运动结束后1分钟和5分钟时测量该值。

并发症

1. 针刺时出血。

2. 针刺时疼痛或者不适。

3. 皮肤或者皮肤下的软组织局部感染。

表7.5　大腿筋膜室压力测试标准

肌筋膜	运动前	运动1分钟后	运动5分钟后
前方、侧方、后方浅层和后方深层	> 15mmHg	> 30mmHg	> 20mmHg

（李立　童文文　译）

推荐阅读

1. Boyd AS, Benjamin HJ, Asplund C. Principles of casting and splinting. *Am Fam Physician*. 2009;79(1):L16–L22.
2. Cardone DA, Tallia AF. Joint, soft tissue injection. *Am Fam Physician*. 2002;66(2):283–288.
3. Egol K, Koval KJ, Zuckerman JD. *Handbook of Fractures*. Philadelphia, PA: Lippincott Williams & Wilkins; 2010.
4. Malanga G, Mautner K. *Atlas of Ultrasound-Guided Musculoskeletal Injections*. New York, NY: McGraw Hill Professional; 2014.
5. McNabb JW. *A Practical Guide to Joint & Soft Tissue Injection & Aspiration*. 2nd ed. Philadelphia, PA: Lippincott Williams & Wilkins; 2010.
6. Sherman SL, Khazai RS, James CH, et al. In vitro toxicity of local anesthetics and corticosteroids on chondrocyte and synoviocyte viability and metabolism. *Cartilage*. 2015;6(4):233–240.
7. Stephens MB, Beutler AI, O'Connor FG. Musculoskeletal injections: A review of the evidence. *Am Fam Physician*. 2008;78(8):972–976.

第 2 部分

促进健康和预防伤害

第 *8* 章

赛前检查

D. Harrison Youmans, Tracy R. Ray

管理

介绍

1. 在美国，有 3000 多万儿童、青少年和大学生参加有组织的体育活动。

2. 赛前体格检查（PPE）最初是由美国心脏协会（AHA）推动的，其目的是降低运动中猝死的风险。

3. 赛前体格检查已成为一项防护标准，尽管其有效性仍存在争议，但赛前体格检查符合法律和保险对参加由许多市政部门、机构和组织举办的体育活动的要求。

4. 美国的 50 个州和哥伦比亚特区要求参加高中体育运动之前进行赛前体格检查，并允许各个学区制订各自的要求。

5. 赛前体格检查的目标包括：

（1）评估参赛期间是否存在可能导致危及生命的医疗状况。

（2）评估参赛前或参赛期间需要治疗计划的情况。

（3）评估和恢复赛前已存在的肌肉骨骼损伤。

（4）评估和治疗影响比赛表现的情况 / 疾病。

（5）消除不必要的参与限制。

（6）建议运动员参加合适的运动项目。

6. 医生在赛前体格检查中的义务包括：

（1）确定患有增加死亡或重大损伤风险疾病的运动员，并取消他们的参赛资格，直到这些疾病得到适当的评估和治疗。

（2）确保运动员能够参赛，除非有令人信服的医疗原因。

7. 执业医生。

（1）美国心脏协会建议拥有心脏疾病诊疗背景的医生执行赛前体格检查。

（2）必须能够准确地评估肌肉骨骼系统疾病。

（3）大多数赛前体格检查由初级医疗保健医生完成。

（4）仅少数初级医疗保健医生接受过正规的运动医学或肌肉骨骼检查方面的培训。

时间 / 频率

1. 赛前体格检查的频率由各个机构、联盟和管理机构决定。

2. 大多数高中体育协会要求每年检查一次。

3. 美国心脏协会建议每 2 年进行一次病史采集和体检，并在中间一年进行中期随访。

4. 另一些协会则建议在参与每个新的级别（中学、高中、大学等）前进行体格检查。

集体检查和单独检查

大多数都是单独去诊所看医生时进行赛前体格检查，或者在一个以工作站为基础的集体检查环境中进行。

2. 这些方法各有优缺点（表 8.1）。

表 8.1 单独和集体检查站的赛前体格检查对比的优势和不足

	优势	不足
单独检查	更加私密 能够与患者建立良好的关系 持续的医疗服务 增加与医生咨询交流的机会	效率低 增加费用 缺少专业医生
集体检查站检查	更加有效率 减少费用 在站点的专业性医生增多 加强与认证的运动训练师、队医、运动员、父母、教练之间的沟通	缺乏私密性 与患者的良好关系减少 持续性的医疗服务的机会减少 减少咨询交流的机会

初步筛选检查

1. 一般病史。

（1）慢性疾病史。

（2）既往住院和手术史。

（3）过敏史。

（4）服用药物和补品史。

（5）排除不适合的运动项目。

（6）与运动相关的一般疾病史。

A. 心血管疾病史。

B. 肌肉骨骼系统疾病史。

C. 癫痫发作史。

D. 呼吸系统症状或运动引起的支气管痉挛（EIB）史。

E. 胃肠道疾病史。

F. 与热疾病相关的病史。

G. 皮疹 [癣、疱疹或耐甲氧西林金黄色葡萄球菌（MRSA）]。

H. 饮食失调。

I. 月经史。

J. 镰状细胞贫血症。

2. 体格检查：基于系统的检查将在本书的相应章节中详细介绍。检查应包括以下内容。

（1）总体外观。

（2）生命体征 [身高、体重、血压（BP）、脉搏]。

（3）心血管检查。

（4）眼部检查。

（5）皮肤检查：评估感染性皮疹或皮损。

（6）肺功能检查。

（7）腹部检查。

（8）男性泌尿生殖系统（GU）检查。

（9）肌肉骨骼系统检查。

（10）马方综合征的症状评估。

3. 实验室检查。

（1）常规检查。

A. 实验室检查包括全血细胞计数（CBC）、基本代谢组（BMP）、镁、磷、肝功能测试（LFT）和空腹血脂组（FLP），不建议作为赛前常规筛查的一部分。

B. 如果身体状况严重，可以在运动员参赛前进行实验室检查以明确诊断或监测。

（2）镰状细胞检查。

A. 美国全国大学体育协会（NCAA）指导方针要求通过病史或最新的检测来了解学生运动员的镰状细胞特征（SCT）状态。

B. 学生运动员可以通过签订弃权书选择退出筛查。

C. 美国军方不为新兵进行 SCT 检测，而是选择常规的预防和治疗策略。

D. 目前不推荐作为非 NCAA 运动员常规筛查的一部分。

E. 美国血液病学会（ASH）不支持对运动员进行 SCT 的常规筛查。

（3）铁蛋白检查。

A. 许多人主张进行铁蛋白筛查测试，尤其是女性耐力运动员，以评估铁缺乏症。

B. 对于非贫血的铁缺乏症患者，补铁是否可以改善运动表现仍存在争议。

（4）心电图检查（参见心血管疾病部分）。

A. 有证据表明，纳入心电图检查可以增加赛前体格检查发现心源性猝死（SCD）风险的敏感性。

B. 在美国，将心电图检查纳入赛前体格检查一直是一个有争议的话题，也是目前研究和争论的焦点。

C. 国际奥林匹克委员会（IOC）、欧洲心脏病学会和美国国内外的几个体育管理机构均主张进行心电图检查。

D. 美国心脏协会目前仍没有推荐进行心电图检查。

（5）超声心动图检查。

A. 一些学者建议将其作为肥厚型心肌病（HCM）的筛查工具。

B. 可能会出现假阳性结果。

C. 不推荐将其作为赛前体格检查常规筛查的一部分。

心血管疾病（详见第 33 章）

介绍

1. 运动员的心源性猝死可能由心脏的各种结构和电生理异常引起。

2. 心血管问题是运动员猝死的主要原因。

（1）心源性猝死的风险估计从高中运动员的 1/90 万到 NCAA 男子篮球第一区运动员的 1/3100。

（2）最新的研究显示，美国青年运动员心源性猝死的风险为 0.05%~0.08%。

（3）当前的研究目标是更好地量化运动员与运动相关的心源性猝死的实际风险，因为之前研究所使用的方法存在很大差异。

3. 赛前筛查的目的是发现那些心源性猝死风险较高的运动员，包括良好的心血管疾病史筛查和体格检查。

4. 心血管疾病史。

（1）询问运动员是否有以下任何一项疾病史。

A. 心脏杂音。

B. 高血压。

C. 冠状动脉疾病（CAD）。

D. 晕厥或疲劳性晕厥。

E. 疲劳性眩晕。

F. 心绞痛。

G. 心悸。

H. 呼吸困难、紊乱。

I. 劳累性胸痛。

J. 川崎病（根据以往病史或新的超声心动图来排除冠状动脉动脉瘤）。

K. 系统性血压升高。

L. 既往被限制参加体育运动。

M. 既往的心脏检查史。

（2）胸痛的危险信号。

A. 用力时发生胸口疼痛。

B. 在最近的病毒性疾病和（或）发热之后出现胸痛。与心肌炎有关的发热是参赛的禁忌证。

C. 伴有新的心脏杂音。

D. 触诊时没有再出现疼痛。

（3）家族史。

A. 心血管疾病史。

B. 家族里有 50 岁前因心脏疾病而过早或突然死亡的亲属。

C. 近亲中有年龄 < 50 岁因心脏疾病致残的亲属。

D. 肥厚型心肌病或扩张型心肌病。

E. QT 间期延长综合征、Brugada 综合征或心律失常等其他疾病。

F. 马方综合征。

G. 不明原因的癫痫发作或窒息。

5. 有阳性筛查史的患者赛前应进行心脏检查。

6. 体格检查。

（1）生命体征（身高、体重、血压、脉搏）。

（2）心前区听诊以评估心率、节律和有无杂音。

（3）触诊桡动脉和股动脉以排除主动脉缩窄。

（4）马方综合征的体征检查。

7. 第 36 届贝塞斯达会议报告提出了 2004 年在新奥尔良召开的委员会会议关于有心血管疾病的运动员参加体育比赛决定的建议。

瓣膜病

1. 介绍。

（1）瓣膜异常通常是通过检查发现杂音或超声心动图发现的。

（2）不明显的瓣膜反流在运动员中很常见，超过 90% 的运动员可出现单瓣膜反流。

（3）症状异常通常会使患者无法参加运动，这可能是药物或手术修复受影响瓣膜的适应证。

（4）运动员相关的病史有时不一定可靠。在这些情况下，超声心动图和运动耐量测试可能是重要的诊断和风险筛查工具。

2. 主动脉瓣狭窄（AS）。

（1）潜在的病因可以是先天性、风湿性或退行性 / 钙化。

（2）大多数患有 AS 的运动员都有先天性病变。

（3）AS 相关的心脏杂音的特征是在右侧胸骨上缘能听到强烈的收缩期喷射样杂音。

（4）心源性猝死的风险随着 AS 的严重程度而增加，一旦开始出现症状（呼吸困难、晕厥、胸痛等）则提示风险急剧增加。

（5）根据超声心动图计算出的主动脉瓣面积和估计的平均主动脉压梯度对 AS 严重程度进行分级。

A. 轻度：主动脉瓣面积＞ 1.5cm^2，并且主动脉压力梯度＜ 25mmHg。

B. 中度：主动脉瓣面积为 1.0~1.5cm^2，并且主动脉压力梯度为 25~40mmHg。

C. 重度：主动脉瓣面积＜ 1.0cm^2，并且主动脉压力梯度＞ 40mmHg。

（6）建议。

A. 轻度 AS：可参加所有运动，但应每年进行一次体格检查和超声心动图检查以评估疾病进展。

B. 中度 AS：可以参加低强度运动。如果在该竞技水平的运动测试没有引起症状、ST 段改变、室性心动过速或血压异常反应，则允许参加低至中等强度的静态或动态运动。

C. 严重 AS 或有症状的中度 AS：不允许参加竞技性体育运动。

3. 二尖瓣脱垂（MVP）。

（1）患有二尖瓣脱垂的运动员发生猝死的情况较为少见。

（2）通常能够参加所有竞技运动。

（3）患有二尖瓣脱垂的患者如果存在以下 5 种

情况，应限制运动。

A. 心律失常性晕厥史。

B. 因二尖瓣脱垂而猝死的家族史。

C. 反复出现室上性 / 室性心律失常。

D. 中至重度二尖瓣反流。

E. 先前发生过栓塞事件。

（4）有症状的二尖瓣脱垂患者应进行低强度运动。

4. 其他可能影响运动的瓣膜异常包括主动脉瓣关闭不全（AR）、二尖瓣狭窄（MS）、二尖瓣反流（MR）、三尖瓣狭窄（TS）和三尖瓣反流（TR）。

（1）患有这些疾病的运动员可以参考第 36 届贝塞斯达会议报告中的建议运动。

（2）如果出现以下症状将取消参赛资格。

A. 心律失常（如心房颤动）。

B. 心脏收缩功能障碍。

C. 瓣膜峰值梯度压力高于推荐的临界值。

D. 心脏的腔室尺寸增加。

E. 运动中出现症状。

心律失常性右心室发育不良（ARVD）

1. 心肌组织的遗传性疾病，其特征是不同程度的右心室心肌被脂肪或纤维沉积物代替。

2. ARVD 是全世界范围内导致心源性猝死的主要原因，尤其是在意大利东北部。

3. 虽然心力衰竭可能是一个长期后果，但可能导致年轻运动员的室性心律失常和随后的心源性猝死。

4. 诊断主要依据以下内容：

（1）家族史。

（2）室性心动过速病史：电生理学研究可证实室性心动过速的诱发性。

（3）异常心电图结果包括 V1 以外死亡 ε 波或 T 波倒置（即 V2~V4）。

（4）超声心动图可显示右心室（RV）扩张或室壁运动异常。

（5）MRI 或 CT 可显示右心室室壁的脂肪沉积。

5. 国际工作组共识声明（2015）建议以下运动员应被限制参赛资格。

（1）确诊 ARVD 的患者：不得参加竞技运动或耐力型运动。

（2）确诊 ARVD 的患者：可以参加休闲类的低强度运动。

（3）具有阴性表型的 ARVD 患者的家庭成员：无论是健康的基因携带者还是未知的基因状态，应考虑限制参加竞技运动。

（4）以往的研究表明，耐力型运动和频繁的运动可能会增加 ARVD 的表型特征和外显率。

动脉硬化性冠状动脉疾病

1. 是年龄＞35 岁的成年人与运动相关的 SCD 最常见的原因。

2. 体育活动可以降低健康人群和被诊断为冠状动脉疾病患者的心血管疾病死亡率。

3. 剧烈运动会瞬间增加急性心肌梗死（MI）和 SCD 的风险，特别是在久坐的人群中。在心肌需氧量增加期间可能继发斑块破裂和侵蚀。

4. 可以通过以下任何方法来评估被诊断为冠状动脉疾病患者的左心室功能。

（1）冠状动脉造影。

（2）冠状动脉风险评分＞100。

（3）压力测试中诱导性缺血的证据。

（4）既往冠状动脉疾病史。

5. 患者应通过跑步机或自行车运动测试来评估运动能力和可能的缺血。

6. 风险分级。

（1）轻度增加的风险：应出现以下所有情况。

A. 静息时保持左心室收缩功能 [射血分数（EF）＞50％]。

B. 在跑步机或自行车上进行正常年龄的运动耐力测试。

C. 没有运动引起的缺血或心律失常。

D. 无血流动力学意义的冠状动脉狭窄（管腔直径狭窄≥50％）。

E. 如果进行这种手术，可以成功重建心肌血运。

F. 建议：可以参加低动态或中低静态运动。应避免参加激烈的竞技运动。

（2）出现下列任何一种情况，均会明显增加患病风险。

A. 静息时左心室收缩功能受损（EF＜50％）。

B. 存在运动引起的缺血或心律失常的证据。

C. 血流动力学出现显著的冠状动脉狭窄（管腔直径缩小 50％或更多）。

D. 建议：应限于低强度的竞技运动。

7. 近期心肌梗死的患者可在心肌损伤后的几周内通过心脏康复逐渐恢复。

8. 心脏支架置入术后 4 周内应避免剧烈运动。

运动员心脏综合征

1. 该术语用于描述心脏对耐力训练产生的生理适应，包括心房和心室容积的增加，左心室室壁和室间隔厚度的增加，以及心脏整体质量的增加，同时保留收缩和舒张功能。

2. 区分运动员的心脏和其他心脏异常（如肥厚型心肌病或扩张型心肌病）可能存在困难，特别是男性患者。当左心室厚度在 13~15mm 的灰色区间时，更加难以鉴别。然而，"运动员心脏"表现为室壁厚度增加和心腔容积增加，而 HCM 表现为室壁厚度增加和腔室容积减小。

3. 运动也可能增加 HCM 或心肌病运动员的左心室室壁厚度，一段时间内减少训练可能会部分逆转这些运动员的心脏重塑。

4. 正确区分严重的心脏异常对于避免不必要地取消运动资格是非常重要的。可使用的工具包括心电图检查、超声心动图、基因测试及心脏解剖和功能的系列检查。

心电图检查

1. 心电图检查作为赛前筛查方法是当前运动医学中备受争议的话题。

2. 支持赛前心电图检查的学者认为，与单纯的病史问询和体格检查相比，配合心电图检查能够提高成本 - 效益，易于获取 SCD 病因和提高检测 SCD 的敏感性。

3. 反对赛前心电图检查的学者认为，心电图筛查的假阳性率高（这可能增加不必要的检测和取消运动资格）、阳性预测值低、总成本高、需要大量经过专门培训的医生来解释这些检查，以及疾病的患病率低。

4. 在 2014 年的建议中，美国心脏协会并不提倡对运动员进行全面的心电图检查。

5. 国际奥委会、欧洲心脏病学会及美国国内外的几个体育管理机构都提倡对运动员进行心电图筛查。

6. 2012 年 2 月举行了运动员心电图判读峰会并制定了"西雅图标准"，旨在制定一套共识指南，用于判定运动员正常和异常的心电图结果。

（1）运动员正常的心电图表现。

A. 窦性心动过缓 [≥ 30 次 / 分（bpm）]。

B. 窦性心律失常。

C. 房性异位节律。

D. 交界性逸搏心律。

E. Ⅰ度房室传导阻滞（PR 间期＞ 200ms）。

F. Ⅱ度Ⅰ型房室传导阻滞。

G. 不完全右束支传导阻滞（RBBB）。

H. 左心室肥厚（LVH）孤立的 QRS 电压标准。除外：LVH 的 QRS 电压标准与任何 LVH 的非电压标准同时出现，如左心房扩大、左轴偏离、ST 段压低、T 波倒置或病理性 Q 波。

I. 早期复极化（ST 段抬高、J 点抬高、J 波或 QRS 终末切迹）。

J. 在黑人 / 非洲运动员的 V1~V4 导联中，弓背向上型（"圆顶"）ST 段抬高，并且 T 波倒置。

这些心电图表现与常规训练相关，是对运动的生理性适应，被认为代表了运动员的正常变异。无症状的运动员不建议进一步评估。

（2）运动员异常的心电图表现。

A. T 波倒置：在 2 个或 2 个以上的导联中出现 T 波倒置深度＞ 1mm，如 V2~V6 导联、Ⅱ导联和 aVF 导联或 Ⅰ 导联和 aVL 导联（不包括Ⅲ导联、aVR 导联和 V1 导联）。

B. ST 段压低：2 个或 2 个以上的导联深度≥ 0.5mm。

C. 病理性 Q 波：2 个或 2 个以上的导联深度＞ 3mm 或持续时间＞ 40ms（不包括Ⅲ导联和 aVR 导联）。

D. 完全性左束支传导阻滞：QRS ≥ 120ms，V1 导联（QS 或 RS）QRS 波群负向波为主，Ⅰ 导联和 V6 导联为直立单相 R 波。

E. 心室内传导延迟：任何 QRS 持续时间≥ 140ms。

F. 电轴左偏：−90°~−30°。

G. 左心房增大：Ⅰ 或 Ⅱ 导联＞ P 波持续时间延长 120ms，V1 导联 P 波负向部分深度≥ 1mm，持续时间≥ 40ms。

H. 右心室肥厚：R-V1 + S-V5 ＞ 10.5mm，电轴右偏＞ 120°。

I. 心室预激：PR 间期＜ 120ms，伴有 δ 波（QRS 波起始粗顿）、QRS 波增宽（＞ 120ms）。

J. 长 QT 间期：

a. 校正的 QT 间期（QTc）≥ 470ms（男性）。

b. QTc ≥ 480ms（女性）。

c. QTc ≥ 500ms（显著 QT 间期延长）。

K. 短 QT 间期：QTc ≤ 320ms。

L. Brugada 样 ECG 模式：在 V1~V3 导联中出现 ST 段起始抬高，随后呈下斜型抬高，出现负向 T 波。

M. 显著窦性心动过缓：＜ 30bpm 或窦性停搏≥ 3 秒。

N. 房性心动过速：室上性心动过速、心房颤动、心房扑动。

O. 室性早期前收缩（PVC）：每 10 秒≥ 2 次。

P. 室性心律失常：二联律、三联律、非持续性室性心动过速。

这些心电图表现被认为与常规训练或运动的生理性适应无关，可能提示存在病理性心血管疾病，需要进一步检查。

高血压

1. 系统性高血压是运动员最常见的心血管疾病，约 30% 的美国成年人患有该病。

2. 定义。

（1）成人：至少 2 次不同时间收缩压（SBP）＞ 140mmHg 或舒张压（DBP）＞ 90mmHg。

（2）儿童：收缩压或舒张压高于相应年龄、性别和身高第 95 百分位血压值。

3. 有氧运动对长期和短期的血压控制都有好处，可降低心脏病和卒中死亡的风险。

4. 剧烈运动可使高血压患者的血压升高至危险水平，增加心肌梗死或卒中的风险。因此，血压测量应该是赛前体格检查筛查的常规部分。

5. 建议。

（1）高血压前期（120/80~139/89mmHg）：在不限制运动的情况下改变生活方式。如果怀疑有右心室肥厚，可行超声心动图检查。

（2）第 1 阶段高血压（140/90~159/99mmHg）：如果没有靶器官损害的证据，在不限制运动的情况下改变生活方式。每 2~4 个月监测血压，以评估运动的效果。

（3）第 2 阶段高血压（成人＞160/100mmHg；儿童收缩压或舒张压＞第 99 百分位数＋5mmHg）：患者应限制活动，直至通过调整生活方式或药物治疗后血压得到控制。

肥厚型心肌病

1. 在美国，肥厚型心肌病是心源性猝死最常见的病因，占 25%~33%。

2. 估计在美国人群中的发生率为 1/500，在竞技运动员中的发生率为 1/1500~1/1000。

3. 以左心室室壁厚＞13mm 为诊断依据。

4. 基因检测也有助于诊断。

5. 在胸骨左缘或右缘能听到粗糙的、收缩性的杂音。站立和 Valsalva 动作期间由于静脉回流减少，导致流出道阻塞增加，杂音强度增加。

6. 仅 25% 的肥厚型心肌病患者在静息状态下出现杂音，Valsalva 动作可能增加至 75%。

7. 75%~90% 的肥厚型心肌病患者心电图异常。

（1）Q 波高耸。

（2）极度负 T 波。

（3）QRS 波振幅增加，伴有 ST 段改变。

8. 建议。

（1）具有肥厚型心肌病表型的无症状运动员，除了低强度运动，其他所有运动都应禁止参加。

（2）由于缺乏证据基础，不应禁止具有表型正常但携带肥厚型心肌病基因型的无症状运动员参加运动。

（3）参加运动的无症状运动员应每隔 12~18 个月进行心电图、超声心动图和动态心电图检查。

（4）应禁止有症状的运动员参加所有运动。然而，心源性猝死通常是警讯事件。

马方综合征

1. 与纤维蛋白 -1 蛋白基因突变相关的遗传性结缔组织病。

2. 每 1 万人中有 2~3 例患者。

3. 死亡的主要原因是囊性内侧坏死引起主动脉根部扩张或无力，从而导致主动脉破裂或夹层。

4. 应询问患者家族史，如果家族史是阳性，则考虑基因检测。

5. 已经制定了 Ghent 标准来帮助诊断（见图 33.2）。

6. 诊断。

（1）有马方综合征家族史的患者需要来自不同器官系统的一个主要标准和一个次要标准。

（2）没有马方综合征家族史的患者需要 2 个主要标准和一个来自不同器官系统的次要标准。

7. 建议：如果患者没有以下问题，可以参加轻、中度静态 / 轻度动态运动。

（1）主动脉根部扩张。

（2）中度或重度二尖瓣反流。

（3）马方综合征亲属中有动脉夹层或猝死的家族史。

（4）患者应每 6 个月进行一次超声心动图检查，以评估主动脉根部扩张是否恶化。

（5）应避免接触性或撞击性运动，以免增加主动脉夹层或破裂的风险。

心脏杂音

1. 心前区听诊应在仰卧位和站立位进行，无论是否采用 Valsalva 动作。

2. 单纯性杂音一般为 Ⅰ~Ⅲ/Ⅵ和收缩期杂音。

3. 与流出道阻塞相关的杂音随着降低前负荷的动作而增加，如 Valsalva 动作或从仰卧到站立的动作。这些杂音提示需要进行心电图和超声心动图评估，在检查完成之前，运动员不能参加比赛。

4. 斯蒂尔杂音。

（1）幼儿常见的良性杂音。

（2）振动性，位于心尖区，强度为 Ⅱ~Ⅲ/Ⅵ。

（3）在站立位时减少。

（4）由血液流入主动脉引起。

晕厥

1. 美国心脏协会将其定义为"意识和姿势的暂时丧失，通常与大脑暂时血流量不足有关"。检查者应将真正的晕厥与疲劳、眩晕和头晕等其他症状加以区分。

2. 没有明确原因的晕厥或晕厥史可能是心血管疾病的危险表现，因此需要进行全面的评估。

3. 潜在的原因可能是心脏问题（结构或电传导异常）、神经系统疾病 [短暂性脑缺血发作（TIA）、脑血管意外（CVA）、癫痫发作]、血管迷走神经性 / 直立性或精神病性质。

4. 对于有晕厥史的患者，应详细询问既往史并进行体格检查和临床判断。

（1）对于病因明确的晕厥患者，如注射期间的血管迷走性晕厥或急性发热性疾病期间发生的晕厥，可能不需要进一步检查。

（2）比较安全的因素包括劳累后发作、单次发作、家族史阴性，以及心脏检查、心电图检查、超声心动图和压力测试正常。

5. 兴奋剂服用史（可卡因、麻黄等）应视为潜在的危险因素。

6. 对于病史和身体状况表明可能存在潜在心血管疾病的患者，建议进行全面的心脏检查。

（1）十二导联心电图。

（2）超声心动图。

（3）事件记录器或 24 小时动态心电图监测。

（4）运动压力测试（考虑以运动员的运动强度进行测试，如短跑运动员的最大强度测试）。

7. 应根据病史、体格检查和后续检查的结果来决定是否允许参加比赛。在某些情况下，对潜在问题的治疗（如预激综合征的辅助通路消融）可能有助于确保运动员的安全。

8. 某些导致心率过快或过慢的心律失常可能会增加运动员因晕厥 / 晕厥前期而发生 SCD 或受伤的风险，如在潜水或赛车运动中。

（1）室性心动过速。

（2）心房颤动 / 快速心室反应性颤动。

（3）预激综合征。

（4）房室传导阻滞。

（5）窦房结疾病。

（6）先天性长 QT 综合征。

（7）Brugada 综合征。

9. 一般来说，心律失常患者如果没有潜在的结构性心脏病，并且已经通过药物或消融术将心率控制在正常活动范围内，那么他们可以参加所有的运动。

神经性疾病

癫痫

1. 定义为大脑不受控制的异常电活动，可导致身体抽搐、精神状态改变或两者兼而有之。

2. 控制良好的癫痫发作并不是参与接触或碰撞性运动的禁忌证。医生和运动员均应了解个别管理机构对抗癫痫药物使用的限制。

3. 在比赛开始前，应对控制不良的癫痫发作进行适当的医学管理。

（1）考虑转诊至神经病学科和（或）进行脑电图检查。

（2）对于癫痫发作控制不佳的患者，应限制水上运动（游泳、潜水、冲浪等）、射击运动（射箭、射击等），以及其他意识改变可能致命的运动（跳伞、赛车等）。

4. 有癫痫病史的患者应在监督下参加水上运动训练或比赛。

刺痛 / 灼痛

1. 由于牵引伤、压迫性损伤或对周围神经的直接冲击而发生的短暂感觉和（或）运动丧失。

2. 可发生在周围神经根（最常见的是 C5 或 C6）或臂丛。

3. 症状包括疼痛、感觉异常和（或）肌肉无力。

4. 多个肢体出现症状，无论持续时间有多短，均应进一步检查颈椎脊髓损伤情况。

5. 症状持续时间可能从几秒到几天不等。

6. 检查包括颈椎 X 线检查、MRI 及神经传导检查和肌电图检查。

7. 对于重返运动的指南各不相同，但均包括：

（1）在重返运动之前，运动员的症状应完全消除，颈椎、受影响的四肢活动度（ROM)）和力量完全恢复，且没有任何诱发脊髓或周围神经损伤的因素。

（2）进一步检查：

A. 同一季节反复发作的刺痛。

B. 持续的神经体征 / 症状（＞ 1 小时）。

（3）考虑在本赛季剩余时间内不让运动员参赛，或在以下情况下限制接触性运动：

A. 在同一季节出现第 3 次刺痛，伴或不伴持续的体征 / 症状。

B. 在不同季节出现第 3 次刺痛，并伴随持续的神经体征 / 症状。

创伤性脑损伤（详见第 45 章）

1. 赛前评估应问询：

（1）脑震荡或头部、面部或颈椎受伤史。

（2）与这些损伤相关的症状和体征的性质及持续时间。

（3）每次受伤时和当前所使用的护具类型。

2. 神经心理学和神经眼科学测试作为赛前体格检查筛查的一部分已经越来越普遍。

（1）支持者指出，该测试能对损伤后的神经病理学功能进行客观测量，并将它与损伤前基线测量值相比较，这可能对重返运动的决定和研究目的有帮助。

（2）反对者的理由是这些检测在成本和可用性，以及包括假阴性检测在内的一系列测量的可靠性方面存在局限。测试结果可能因环境因素（噪声、照明等）和内部因素（运动员的水合状态、动机、疾病等）而不同。

（3）这些评估工具可作为综合评估的一部分，以帮助决定在脑震荡后是否可以重返运动。

3. 一旦运动员的症状消失且完成重返运动的分级方案，应根据所有可用信息来确定运动员是否可以单独允许重返运动。

4. 根据以下条件来考虑是否阻止进行接触性或对抗性运动。

（1）运动员最近一次头部创伤后仍有症状。

（2）每次头部创伤后症状的严重程度或持续时间都在增加。

（3）受到轻微创伤时出现症状。

（4）理论上或神经心理学测试表现尚未恢复到基线水平。

5. 赛前体格检查应该被作为教育运动员、父母、教练和运动培训师有关脑震荡症状、治疗和预防的机会。

短暂性四肢瘫痪

1. 在美国，大约有 10% 的脊髓损伤发生在体育活动中。

2. 定义为一种短暂的神经系统发作，涉及 2 个或多个肢体的感觉和（或）运动功能改变，其范围可能从无力（麻痹）到轻瘫（瘫痪）。

3. 应通过多个肢体的参与来区分刺痛 / 灼痛。

4. 可能由于颈部过度弯曲、过度伸展或轴向负荷而发生。

5. 最常发生在撞击性运动中，如美式足球、冰球、摔跤。

6. 发生率因美式足球规则变化而减少，这些规则旨在禁止头朝下拦截（"头盔撞人"）或在铲球拦截时头朝下顶头盔所受到的轴向负荷。

7. 颈椎的评估诊断可包括以下内容：

（1）X 线片：包括屈曲和后伸位，在颈椎稳定的患者中进行。

（2）CT 扫描：可显示骨折、脱位或不稳定。

（3）MRI：可显示先天性脊髓异常、脊髓压迫或椎管狭窄、椎间盘突出、骨赘形成或脊髓水肿。

8. 重返运动的标准各不相同，但包括如下：

（1）TQ 后重返运动的相对禁忌证。

A. 颈椎骨折愈合后。

B. Klippel-Feil 综合征，单一椎间盘。

C. 存在 "头铲球" 式颈椎。

D. TQ 反复发作。

E. 单节段颈椎减压融合治愈后，无功能性狭窄。

F. 无功能性狭窄体征 / 症状的小颈椎间盘突出或颈椎病。

（2）TQ 后重返运动的绝对禁忌证。

A. 持续的神经系统体征 / 症状，颈部疼痛或颈椎活动范围受限。

B. MRI 表明脊髓缺损、水肿或功能性椎管狭窄。

C. Klippel-Feil 综合征，多椎间盘。

D. 急性颈椎骨折或韧带断裂。

E. 急性或慢性椎间盘突出症。

F. Arnold-Chiari 畸形。

G. 基底内陷。

H. 齿突游离小骨。

I. 寰枕融合或不稳定。

J. 多椎间盘手术融合。

肌肉骨骼系统疾病

颈椎管狭窄

1. 由于颈椎管狭窄，伴或不伴颈髓侵犯。

2. 可使用以下诊断标准来定义颈椎管狭窄。

（1）功能性椎管狭窄。

A. 影像（MRI 或 CT 脊髓造影）评估脊髓周围脑脊液（CSF）的数量。

B. 在先天性颈椎管狭窄、椎间盘突出、骨赘复合体或其他退行性或创伤后变化的环境中，可能存在脊髓周围 CSF 信号丢失或硬脊膜压迫。

C. 通过正常的影像学研究还可确定症状的存在，包括疼痛、无力、麻木、感觉异常或肠道 / 膀胱功能障碍。

（2）颈椎 MRI 上 C4 水平的椎管测量 $\leq$ 13mm。

（3）Torg 指数。

A. 在常规使用 MRI 前，测量指数以确定狭窄。

B. 椎管矢状直径与椎体直径之比 < 0.8。

C. 由于运动员的椎体直径增大会导致测量结果的变化，并且难以解释测量结果，因此不再推荐使用。

3. 有双侧感觉异常或 TQ 病史的运动员应进行颈椎 MRI 检查，以评估症状的根本原因。

4. 应根据椎管狭窄的程度、现有症状、既往症状及与运动相关的接触程度来决定是否重返运动。

关节疾病

1. 肌肉骨骼系统疾病是运动训练员和运动医学医生最常遇到的疾病。

2. 肌肉骨骼病史应包括以下问题。

（1）既往骨折、扭伤、拉伤或脱位史。

（2）既往使用辅助器具、假肢、矫形器或物理疗法史。

（3）与炎性关节病一致的体征或症状。

（4）任何目前还需要康复的损伤或症状。

（5）既往影像学检查包括 X 线、CT 或 MRI。

3. 肌肉骨骼系统检查。

（1）介绍。

A. 如果运动员有受伤史，应对受伤部位进行更详细的检查。

B. 在做出重返运动的决定之前，必须有明确的诊断结果。

C. 较大的机构可能包括功能性运动评估。

（2）一般检查。

A. 患者站立，面对检查者。

B. 评估躯干和四肢的对称性。

（3）颈部检查。

A. 观察颈部屈曲、后伸、旋转和侧屈的活动度。

B. 该检查对于既往有颈部损伤史的运动员来说很重要。

C. 如果颈部关节活动受限、无力、活动时疼痛或有神经放射症状，则应考虑禁止参赛。

（4）肩部检查。

A. 观察肩关节外展、前屈、内旋和外旋的活动度及肌肉抗阻力情况。

B. 如果两侧肩关节活动度或肌力存在明显的差异，则应考虑进一步检查。

（5）肘部检查。

A. 观察前臂弯曲和伸展时的活动度和抗阻力情况，以及肘部弯曲至 90° 时前臂的旋前和旋后的活动度。

B. 如果两侧肘关节活动度或肌力存在明显的差异，则应考虑进一步检查。

（6）手部检查：以评估患者的受限活动度和对

称性。

　　A. 手指打开外展。

　　B. 握拳。

　　C. 屈指关节。

　　D. 伸指关节。

　　（7）背部检查。

　　A. 背部前屈和后伸时评估对称性和活动度。

　　B. 评估患者背对检查者时躯干和四肢的对称性。

　　C. 检查脊柱侧凸程度。

　　D. 触诊整个脊柱，观察有无压痛。

　　（8）下肢检查。

　　A. 评估肌肉组织和骨性标志物的对称性。

　　B. 评估关节活动度。

　　a. 髋关节：屈曲、伸展、内旋和外旋。

　　b. 膝关节：屈曲和伸展。

　　c. 踝关节：趾屈、背屈、内翻、外翻。

　　C. 检查水肿或静脉功能不全。

　　D. 鸭步。

　　E. 评估青少年的胫骨结节（Osgood-Schlatter病）。

　　F. 脚趾抬起和足跟走路。

　　G. 5 个跳跃测试。

　　（9）如果运动员之前有受伤史，则应对受伤的部位进行更详细的检查。

　　（10）在做出重返运动的决定之前，必须有明确的诊断结果。

赛前体格检查

　　赛前体格检查时应与运动训练员和物理治疗师进行沟通，以确定是否需要进一步治疗和评估防护装置。

脊柱侧弯

　　1. 定义为脊柱的侧弯曲度 > 10°，并伴随椎体旋转。

　　2. 在 10~16 岁儿童中，发生率为 2%~4%。

　　3. 在被诊断为脊柱侧弯的青少年中，仅 10% 的患者有进展，需要医疗干预。

　　4. 脊柱侧弯是否进展的 3 个主要决定性因素。

　　（1）患者性别（女性更常见）。

　　（2）未来的生长趋势。

　　（3）诊断时的侧弯程度。

　　5. 亚当测试。

　　（1）评估患者的背部是否有"肋骨隆起"，患者腰部向前弯曲 90°，手臂向前伸展。

　　（2）如果曲度 > 10°，则提示需要进行 X 线片评估。

　　6. 如果患者有继续生长的趋势，脊柱侧弯程度超过 40°，可考虑手术治疗。

　　7. 建议。

　　（1）关于脊柱侧弯患者参与体育运动的相关风险证据不足，对于是否参赛的决定应根据不同患者的具体情况来决定。

　　（2）现有的常规指南。

　　A. 轻度脊柱侧弯患者可参赛。

　　B. 脊柱侧弯角度较大的患者应考虑避免进行接触性运动和对小关节面有负荷的活动（如排球、游泳、潜水、体操等）。

　　C. 使用支具的患者应佩戴支具进行锻炼。

　　D. 如果没有并发症，患者应在术后 6 个月内逐渐增加活动。

　　a. 应避免接触性运动和对小面关节有负荷的活动。

　　b. 鼓励进行非接触性耐力型运动（跑步）。

成对器官

眼睛

　　1. 眼睛受伤在运动中很常见，应采取适当的措施将损伤的风险降至最低。

　　2. 需要解决的既往史。

　　（1）视力异常史。

　　（2）使用眼镜或隐形眼镜矫正视力。

　　（3）眼部外伤、手术或感染史。

　　（4）使用防护眼镜。

　　3. 视力测试应作为赛前体格检查筛查的一部分。

　　4. 运动员、家长、教练和运动训练员应熟悉运动项目对护目镜的要求。

　　5. 眼睛受伤的高危运动包括投射类、球类、棍棒类、球拍类、近距离接触或故意伤害面部的运动。

6. 如果患者的矫正视力低于 20/40，则视为功能性独眼。

（1）运动员应禁止参加涉及故意伤害类的运动，包括拳击、全接触式武术和摔跤。

（2）在进行其他高风险运动之前，这些运动员应接受有关眼睛受伤风险及正确使用护目镜等的建议。

7. 有眼外伤史、感染史、手术史、视网膜脱离史或严重近视史的患者，应由眼科医生评估并决定是否允许参赛。

8. 赛前体格检查发现视力异常的患者，应由眼科专业人员进行评估和视力矫正。

肾脏

1. 腹部检查时，应检查肾脏是否存在异常。

2. 先天性或创伤性肾脏缺乏并不妨碍运动员参赛。

3. 在赛前体格检查期间应对肾脏损伤风险（包括可能需要移植或透析）进行个体化评估和咨询。

4. 应就防护设备的使用说明和局限性进行讨论。

5. 一些专家认为，如果单侧多囊肾位于盆腔或髂骨水平，或者存在肾积水，运动员应避免接触性运动。

6. 对于单独肾功能正常的患者，建议手术前咨询泌尿外科医生或肾内科医生。

7. 肾功能的评估包括血清肌酐、肾小球滤过率和肾功能扫描，可能被认为有助于决定肾功能异常的运动员是否可以参加比赛。

8. 关于许可参赛的决定应根据前文讨论的问题，针对每名运动员具体情况决定。

睾丸

1. 对男性运动员进行睾丸检查，以评估双侧睾丸的大小、形状和压痛。

2. 对有疝气症状的患者进行腹股沟管疝气评估，但对无症状患者不应强制进行评估。

3. 单睾丸。

（1）先天性或创伤性睾丸缺失并不妨碍运动员参赛。

（2）在参与冲撞性或接触性运动之前，应对参与风险（包括不孕）和防护设备进行个体化评估。

（3）如果运动员计划参加接触性、碰撞性或投掷运动，则应使用保护罩。

卵巢

没有卵巢并不妨碍患者参与运动，因为单侧卵巢受伤的风险很小。

腹部和骨盆

介绍

患者应在仰卧位进行腹部检查，并应包括腹部血管的听诊，以及所有 4 个腹部象限的触诊。

1. 评估是否存在器官肿大、肾脏异常、妊娠子宫及腹部压痛，男性应进行生殖器检查。

2. 女性骨盆检查和 Tanner 分期不建议作为常规赛前体格检查的一部分。

限制参赛

1. 感染性腹泻运动员应禁止参赛，以避免脱水和中暑，除非症状轻微、运动员水分充足。

2. 脏器肿大。

（1）肝大。

A. 可能继发于感染（肝炎）或恶性肿瘤。

B. 运动员应暂停比赛，直至疾病得到解决。

C. 患有慢性肝大的运动员应根据运动、症状、疾病的类型和严重程度来评估是否适合参赛。

（2）脾大。

A. 最常见的是传染性单核细胞增多。运动员在出现症状或诊断后 28 天内不得参赛。

B. 由于存在脾脏破裂的风险，运动员应暂停比赛，直至疾病得到解决。

3. 吸收不良综合征。

（1）运动员需要进行个人评估，以确定满足热量要求，避免营养不足。

（2）如果存在留置导管或用于输送肠外营养的外部装置，需要采取预防策略和紧急行动计划以防止这些装置受损。

4. 腹股沟疝气。

（1）有腹股沟疝气的患者不应禁止参赛，尽管症状可能会限制参赛表现或参赛能力。

（2）症状可能包括腹股沟沉重、肿胀或疼痛，患者通常需要手术矫正。

（3）如果运动员出现剧烈疼痛、红斑、肿胀、恶心或呕吐，应建议他们寻求医疗救护，因为这些症状提示疝气嵌顿。

宣教／预防

哮喘

1. 介绍。

（1）由支气管过度反应和气道炎症引起的肺部疾病，可导致可逆性气道阻塞。

（2）症状可能有呼吸困难、气喘、咳嗽或胸闷。

（3）运动性哮喘（EIA）用于描述潜在哮喘患者的运动诱发症状。

（4）EIB 用于描述没有潜在哮喘患者的症状，尽管在出现症状的运动员中也应考虑未确诊的哮喘。

（5）应解决的既往史包括：

A. 既往有哮喘、气喘、呼吸困难或慢性咳嗽史。

B. 既往和当前正使用支气管扩张剂或其他哮喘药物。

C. 既往因哮喘发作住院或有气管插管史。

D. 当前症状的发生频率和严重程度。

E. 存在烟草滥用和长期暴露在二手烟的环境中。

2. 诊断。

（1）肺功能检查（PFT）在休息时可能正常，因此在 EIA 诊断中并不可靠。

（2）如果运动后第 1 秒用力呼气量（FEV_1）出现可逆性下降，则运动前后进行 PFT 并作为诊断测试可能更可靠。有些患者可能只在特定的环境条件下才会出现症状，因此需要进行便携式肺活量测定来充分诊断 EIA。

（3）自主过度通气（EVH）测试是国际奥委会认定的首选测试方法。

A. 需要专门的设备，通常只在较高水平的比赛中使用。

B. 在规定的通气率下，对含 21% 的氧气和 5% 的二氧化碳混合气体进行 6 分钟的过度通气，可以重现运动条件。

C. 如果 FEV_1 降低 10% 或更多，则考虑诊断。

3. 治疗。

（1）运动前使用短效 β 受体激动药（SABA）支气管扩张剂可能有助于预防症状。

（2）每周使用支气管扩张剂超过 2 次的运动员可通过添加吸入性皮质类固醇 [含或不含长效 β 受体激动药（LABA）、肥大细胞稳定剂或白三烯抑制剂] 而受益。

4. 建议。

（1）哮喘控制良好的运动员比赛不受限制。

（2）症状控制不佳的运动员应评估是否需要额外的治疗。

（3）患有发热性呼吸道疾病或急性症状的患者应禁止参加比赛，直至完全康复。

（4）比赛期间，运动员、教练员、运动训练员和现场医生应备有吸入器，并且如果治疗不足以逆转症状，应共同制订紧急行动计划。

糖尿病

1. 患有糖尿病的运动员应与任何糖尿病患者一样评估该疾病的潜在并发症。

（1）心血管疾病。

（2）视网膜病变。

（3）神经病变。

（4）肾脏病变。

（5）胃轻瘫。

2. 可允许血糖控制良好、无其他禁忌证的运动员参加体育运动。

3. 对糖尿病运动员来说，高风险运动包括攀岩、跳伞、潜水和汽车运动。

4. 其他运动（如游泳或耐力跑）需要为运动员提供适当的支持，包括提供胰岛素和食物或热量饮料。

5. 患有视网膜病变的运动员应避免高冲击或急剧增加血压的运动。

6. 运动期间应监测血糖，并相应调整胰岛素剂量和热量摄入。

7. 酮症患者和运动前血糖＞ 300mg/dL 的患者无论有无酮症，均应避免运动。

药物

1. 介绍。

（1）PPE 为医生提供了一个患者咨询的绝佳机会，其中许多患者身体健康，对于医疗的需求频率较少。

（2）应告知青少年运动员关于药物和酒精问题的讨论将是保密的。

2. 处方药。

（1）参加团体运动的运动员应在参赛前向队医和运动训练员提供有关当前处方药和药物过敏清单。如果需要，一些药物应保留在场边以便可以立即使用（如沙丁胺醇、胰岛素、肾上腺素等）。

（2）参加个人运动的运动员应在赛前体格检查时与医生讨论药物使用的问题。考虑为有健康问题的运动员提供咨询服务，并让他们携带使用药物和过敏信息的清单，或者使用可提供紧急联系方式的商用配件。

（3）运动员、医生和运动训练员应熟悉运动管理机构禁止的药物清单。

3. 酒精。

（1）在赛前体格检查时筛查是否滥用酒精。

（2）应向运动员普及酒精使用可能带来的健康问题及酒驾的风险。

（3）在一些需要精确控制的运动（如射箭）中，禁止使用酒精。

4. 烟草。

（1）在美国，吸烟是每年导致死亡的主要原因。

（2）吸烟会增加多种癌症、慢性阻塞性肺疾病（COPD）、心脏病和卒中的风险。

（3）无烟烟草的使用在年轻男性运动员中很常见，并可能导致口腔癌或喉癌。

5. 滥用药物：在赛前体格检查时也可以进行关于滥用处方药的筛查和咨询。

6. 补充剂。

（1）补充剂的使用在运动人群中非常普遍。

（2）运动员应向医生和运动训练员提供正在使用的补充剂清单，并应就其可能产生的不良影响进行咨询。

（3）应为运动员提供以下咨询。

A. 补充剂不受 FDA 的管制。

B. 补充剂的成分及浓度可能会有所不同。

C. 制造商声称的药效可能没有科学的证据支持。

D. 补充剂中列出或未列出的成分可能会导致运动员的药物筛查呈阳性。

女运动员三联征（详见第 50 章）

1. 介绍。

（1）女运动员在赛前体格检查时应特别关注以下问题，包括与男性相比，压力性骨折、饮食紊乱、非接触性前交叉韧带（ACL）损伤和月经不规律的风险增加。

（2）女运动员三联征是由热量摄入不足引起的一系列症状，导致能量储备减少，血液中雌激素水平下降。三联征包括：

A. 饮食紊乱。

B. 月经不规律。

C. 骨密度（BMD）降低。

2. 饮食紊乱。

（1）应关注的既往史：

A. 饮食紊乱史。

B. 既往或当前的饮食限制。

C. 既往或当前使用利尿剂、泻药、兴奋剂、运动服及自行清洗行为等。

D. 来自父母、教练、运动训练员等的压力，以维持或达到一定的体重。

E. 运动员对当前体重或身体形象的担忧。

（2）体格检查。

A. 检查应包括身高和体重测量。

a. 如果成年女运动员的 BMI 低于 18.5kg/m^2，则被视为体重不足。

b. 如果儿童或青少年女运动员的 BMI 低于其年龄的第 5 个百分位，则被视为体重不足。

B. 与神经性厌食症相关的检查结果包括心动过缓、低血压、皮肤上的胎毛、运动不足导致便秘及腹胀、与贫血相关的苍白，或与骨密度降低相关的肌肉骨骼异常。

C. 神经性贪食症的检查结果可能包括腮腺肥大、牙釉质磨损，以及反复诱发呕吐导致的指关节胖胝。

3. 月经不调。

（1）过度训练或热量限制所产生的热量不足会导致雌激素水平下降，从而导致月经不调。

（2）闭经在运动的女性中很常见，但应被视为严重疾病的潜在征兆。

A. 原发性闭经是指 16 岁以后没有月经。

B. 继发性闭经是月经初潮后连续 3 个月没有月经。可能有多种原因，包括妊娠、某些形式的避孕或内分泌失调。

C. 在将闭经归因于饮食紊乱或过度训练之前，应进行彻底的检查以查找闭经的原因。

（3）应关注的既往史：

A. 月经周期的持续时间和频率。

B. 当前避孕的方式。

C. 初潮年龄。

D. 盆腔检查不推荐作为赛前体格检查的一部分，除非是作为全身综合检查的内容。有既往相关史的患者需要进行盆腔检查，并与初级保健医生或妇产科医生预约检查。

4. BMD 降低。

（1）继发性闭经和模拟绝经后状态的雌激素水平下降的结果。

（2）应关注骨折或应力性骨折的表现或既往史。有关这些伤害发生时的细节，包括受伤时的训练方案和饮食、受伤的次数和时间，以及是否得到充分的治疗。

（3）体格检查应包括肌肉骨骼检查和对先前受伤部位进行更彻底的检查。

5. 进一步检查。

（1）有月经不调的运动员应对潜在原因进行彻底的检查，包括尿妊娠试验、CBC、BMP、甲状腺功能检查、促卵泡激素（FSH）和黄体生成素（LH）水平。

（2）饮食紊乱的运动员可能需要进一步检查，包括 CBC、BMP、铁分析、镁离子和磷离子浓度水平，以及 ECG 评估心脏是否存在传导阻滞或 QT 间期延长。

（3）BMD 降低的运动员可能需要检测钙离子浓度和维生素 D 水平，以及使用双能 X 线吸收仪（DEXA）进行扫描监测。

6. 治疗。

（1）女运动员三联征需要多学科综合治疗，包括医生、营养师、心理医生或精神科医生。如果合适，还应包括患者的父母、教练和运动训练员。

（2）口服避孕药尚未被证明可有效恢复 BMD 或防止进一步下降。

（3）根据个人情况决定是否允许参加体育活动。

A. 如果运动员参赛会引起继发损伤或疾病的危险，应禁止参加运动。

B. 在许多情况下，运动员在重返赛场之前可能需要接受心理康复治疗。

C. 应逐渐恢复活动并进行监测，以确保不会发生过度训练。

D. 应告知父母、教练和运动训练员，限制热量摄入或控制体重的行为可能对患者的健康有害。

E. 与运动员签订治疗协议，以鼓励运动员坚持治疗建议和定期随访。

伤害预防

1. 介绍。

（1）赛前体格检查为医生提供了患者咨询的良好机会，其中许多人身体健康，可能不经常寻求医疗保健。

（2）运动员、父母、教练和运动训练员应了解运动防护装备的选择和要求，特别是这些装备与运动员当前的特定医疗状况有关。

（3）建议年轻运动员及其父母避免在年轻时从事专业运动，因为专业化可能导致疲劳性损伤的发生率增加，并降低运动员发展平衡力量和灵活性的能力。

（4）为青年运动员的父母和教练提供咨询，让他们在赛季之间有足够时间让损伤部位得到休息、恢复和康复。

2. ACL 保护方案。

（1）近年来已经提出了许多方案以预防 ACL 损伤。

A. 女性发生 ACL 损伤的可能性是男性的 4 倍。

B. 这些伤害大部分发生在非接触情况下（即扭转、着地）。

C. 方案重点是将运动员置于可控的典型受伤环境中，以便他们可以识别本体感受器的信号并产生避免损伤的机制。

（2）许多学者研究指出，将损伤预防方案纳入赛季后的训练中，ACL 损伤率有所降低。

感染性疾病

1. HIV、乙型病毒性肝炎和丙型病毒性肝炎。

（1）这些病毒感染可通过暴露在受感染体液的血液中、开放性伤口、黏膜或肠外给药、性接触、静脉注射药物和母婴传播。

（2）通过运动传播的风险很小，单独存在这些疾病不应禁止运动员参加体育运动。

（3）运动员应接受疾病并发症的评估，这些疾病可能会限制运动员的表现，或使运动员处于危险之中。

（4）运动员健康状况发生改变，需要重新评估参赛资格。

2. 传染性单核细胞增多症。

（1）由 Epstein-Barr 病毒（EBV）引起的病毒感染。

（2）根据血清或快速单孢子试验进行诊断。

（3）症状包括疲劳、发热、肌痛、咽炎、颈淋巴结肿大。

（4）症状可能严重到足以限制运动表现。

（5）脾大可发生在大多数单核细胞增多症患者中，脾破裂是一个可能的并发症。

A. 脾破裂在发病的 21 天内最常见，但在 28 天后很少发生。

B. 建议在症状出现后 3~4 周内避免参加比赛，如果症状出现的时间不明确，则应禁止参赛。

C. 连续超声可用于监测脾大的消退，但由于缺乏脾脏大小的数据和一致性而受到限制。

特殊人群

残疾运动员

1.《美国残疾人法案》将"残疾"定义为"一种身体或精神上的缺陷，严重限制了该个人的一项或多项主要生活活动"。

2. 国际残疾人奥林匹克委员会（IPC）是国际奥委会的一个部门，是残障运动员体育比赛的管理机构。在 2012 年伦敦残奥会上，共有 4237 名运动员代表 164 个国家参赛。

3. 根据对上肢、下肢和躯干功能的测试，对残疾运动员进行残疾评分 [1（严重受损）~8 分（轻微受损）]。该评分系统允许参与者与功能水平类似的对手进行比赛。

4. 既往史和体格检查应以类似于一般赛前体格检查的方式进行，但有一些例外。

（1）皮肤病学考虑因素。

A. 应评估轮椅运动员是否存在坐骨和骶骨压疮溃疡。如果存在溃疡，应考虑禁止运动员参赛，直到完全治愈。

B. 此外，还应评估因轮椅挤压而造成的皮肤胼胝或溃疡，以及因设备、其他轮椅等造成的钝性创伤导致的擦伤或撕裂。

（2）泌尿道注意事项。

A. 患有神经性膀胱功能障碍的运动员应进行常规内镜检查。

B. 此外，任何外部集尿装置（导尿管等）都应进行评估，因为这些运动员患尿路感染的风险更高。

（3）肌肉骨骼方面的考虑。

A. 轮椅运动员主要评估肩痛和肩峰撞击综合征。

B. 截肢者在比赛之前，应评估其假肢和矫形器的功能和机械功能。

（4）神经内分泌因素。

A. 应重点关注脊髓损伤的运动员。

B. 应询问患者热相关疾病的病史，因为他们可能因损伤节段以下的出汗能力下降而导致体温调节机制受损。

C. 还应就自主神经反射障碍进行问询和教育。自主神经反射障碍是一种潜在的危及生命的自主神经反应，是有害刺激引起的过度刺激。

a. 在 T6 水平或以上的脊髓损伤患者中发生。

b. 可导致潜在的致命性血压升高。

c. 其他症状和体征包括 T6 水平以上节段损伤导致的潮红、出汗过多，以及 T6 水平以下节段损伤导致的头痛、恶心、心动过缓。

d. 运动员可以通过一个被称为"提升"的过程来获得竞争优势。

- 通常通过机械阻塞导尿管、摄取大量液体引起膀胱膨胀、穿紧身衣服或坐在尖锐物体上来实现。
- 也可能是由感染或皮肤溃疡引起的。

特奥运动员

1. 世界特殊奥林匹克运动会（简称"特奥会"）是一个成立于 20 世纪 60 年代的慈善组织，旨在通过体育竞技促进残障人士的"发展、能力、接纳和快乐"。

2. 目前有 180 多个国家的 450 多万名特奥运动员参加了 30 多项运动。

3. 由于参与者人数众多，运动医学专家和其他 PCP 可能会在实践中遇到这些运动员，并应了解他们对正确赛前体格检查的特殊需求。

4. 病史和体格检查应以类似一般赛前体格检查的方式进行，但有一些例外。

（1）在赛前体格检查期间可能需要第三方（父母、看护人等）出席，以提供最准确的既往史。

（2）重点关注智力障碍运动员常见的情况，包括先天性心脏病、视力和听力受损、导致关节损伤的韧带松弛和癫痫发作史。

（3）患有 21 三体（唐氏综合征）的运动员应在参加下文所列运动前，使用颈椎侧弯和伸展视图评估其进行性无症状寰枢椎不稳（AAI）。

A. 在儿童中，当寰椎前弓后部与齿状突前部之间的距离 > 4.5mm 时，认为存在 AAI。

B. 参加以下运动前需要进行此测试：柔道、马术、跳高、高山滑雪、跳水、单板滑雪、蹲起、足球、五项全能、游泳（蝶泳或跳水）。

（4）进一步评估（心电图、超声心动图）、专科转诊（不受控制的癫痫发作应到神经内科就诊，先天性心脏病应到心脏外科就诊）及参加不同运动的许可应与其他健康运动员相同。

SCT

1. 携带一个镰状细胞血红蛋白基因和一个正常血红蛋白基因的疾病。

2. 在非裔美国人中的发生率为 1/12，在美国白人中的发生率为 1/10 000~1/2000。

3. 剧烈运动可导致 SCT 患者出现劳力性镰状贫血。

4. 运动提供了 3 个条件，可以综合解释这一点。

（1）低氧血症。

（2）代谢性酸中毒。

（3）恶性高热。

5. 临床表现可能包括疲劳、肌肉痉挛或无力、呼吸短促、头晕、无法继续运动或在极度劳累的情况下晕倒。

6. 虽然劳力性镰状贫血可能导致严重的代谢并发症甚至死亡，但这是一种自限性疾病，早期通过休息、吸氧、必要的降温和生命体征监测，可以得到治疗。

7. 预防劳力性镰状贫血的方法应包括：

（1）逐渐进行训练。

（2）延长 2 次运动之间的休息和恢复时间。

（3）症状一旦出现，应立即停止活动。

（4）疾病期间避免运动。

（5）如果存在哮喘，应充分控制。

（6）保持充足的水分。

8. 应向运动员、运动训练员、教练员和医务人员提供有关运动员症状恶化迹象的宣教及机构紧急行动计划。

9. 筛查 SCT 是一个有争议的问题。

（1）考虑全面筛查存在的问题（包括成本问题）和存在对镰状细胞阳性的运动员歧视的可能性（如职业体育合同、队友的职业道德观、个人对训练效率的看法）。

（2）从 2010 年开始，所有 NCAA 运动员都必须进行 SCT 筛查。

（3）ASH 反对进行 SCT 筛查。

（4）在对改进的训练方案进行为期 10 年的前瞻性试验后（包括强制补水和环境监测），美国军方停止了镰状红细胞筛查，证明 4 万名患有 SCT 的新兵没有死亡。未参加该研究的新兵的死亡率与调整训练计划前的死亡率相当。

10. SCT 的存在并不是任何水平运动的禁忌证。

血液系统疾病

1. 介绍。

（1）血液系统疾病患者应进行个体化评估，以确定参加体育运动之前的运动能力和氧气摄入率。

（2）要考虑的测试包括：

A. 运动压力测试与氧饱和度监测。

B. 在赛季期间进行连续血细胞比容评估。

2. 缺铁性贫血。

（1）可能会影响运动员的表现。

（2）症状可能包括疲劳、呼吸困难、心动过速或头痛。赛前体格检查报告这些症状的患者应考虑检查 CBC。

（3）开始补充铁以纠正贫血，建议在 6 个月内纠正全身铁储存的剩余消耗。

3. 铁蛋白测定。

（1）代表全身铁储量的实验室标志。

（2）关于 CBC 和铁蛋白测试是否作为筛查测试的一部分，以及是否应该在非贫血性缺铁运动员中开始补充铁剂，仍然存在争议。

（3）低于 12ng/dL 提示骨髓铁储备减少。

（4）建议铁离子水平低于 30ng/dL 时进行补铁，持续 6 个月或直至铁蛋白水平达到 50ng/dL。

（5）建议使用亚铁产品，其比三价铁更易吸收。

4. 血友病。

（1）由凝血级联中缺乏凝血因子Ⅷ或Ⅸ而引起的遗传性疾病。

（2）严重时可导致自发性出血。频繁的关节出血可导致滑膜炎、关节退行性变、关节疼痛、活动范围受限。

（3）体力活动出血的风险因患者而异，可能因治疗、疾病程度而有所不同。

（4）建议。

A. 赛前应评估患者的关节损伤和功能情况。

B. 应最大限度使用保护设备、治疗疾病和康复。

C. 接触性运动并非严格禁忌，但应根据疾病状态选择合适的运动，并与患者及家长共同做出决定。

D. 制订紧急行动计划以预防和治疗急性出血。

5. 抗凝运动员。

（1）尚未为接受抗凝治疗的患者建立基于循证医学的重返运动指南。

（2）多个病例报道显示，接受短期抗凝治疗的患者，如深静脉血栓形成（DVT）或 Paget-Schroetter 综合征患者，可以恢复活动水平。

（3）使用抗凝药物时，必须与患者讨论接触性或碰撞性运动的风险，包括脑出血、室间综合征、关节出血症、血肿等。重返运动的决定应根据个人情况而定。

囊性纤维化

1. 由囊性纤维化跨膜传导调节因子（CFTR）蛋白基因突变引起的疾病。

（1）参与氯离子跨细胞膜的转运。

（2）突变会导致胰腺纤维化和汗液、消化酶和黏液分泌异常。

2. 标志性症状包括体重增加和生长不良，以及出现黏稠的黏液分泌物、咳嗽、呼吸困难和频繁的肺部感染。

3. 根据个人情况决定是否参与运动。

（1）建议进行运动测试以确定运动时的氧合情况。

（2）还应检查患者胃肠道吸收不良的影响，以及提供运动所需热量能力的筛查。

4. 参加体育运动前，应最大限度地进行药物治疗，包括支气管扩张剂、抗生素等。这些患者可考虑转诊至呼吸内科。

（徐一宏　褚卫华　译）

推荐阅读

1. Bernhardt DT, Roberts WO, eds. *Preparticipation Physical Evaluation*. 4th ed. Elk Grove Village, IL: American Academy of Pediatrics; 2010.
2. Concannon LG, Harrast MA, Herring SA. Radiating upper limb pain in the contact sport athlete: an update on transient quadriparesis and stingers. *Curr Sports Med Rep*. 2012;11(1):28–34.
3. Drezner JA, Ackerman MJ, Anderson J, et al. Electrocardiographic interpretation in athletes: the 'Seattle Criteria.' *Br J Sports Med*. 2013;47:122–124.
4. Maron BJ, Thompson PD, Puffer JC, et al. Cardiovascular preparticipation screening of competitive athletes. A statement for health professionals from the Sudden Death Committee (clinical cardiology) and Congenital Cardiac Defects Committee (cardiovascular disease in the young), American Heart Association. *Circulation*. 1996;94(4):850– 856.
5. Maron BJ, Zies DP. Bethesda Conference Report. 36th Bethesda conference: eligibility recommendations for competitive athletes with cardiovascular abnormalities. *J Am Coll Cardiol*. 2005;45(8):1313–1375.
6. McCrory P, Meeuwisse WH, Aubry M, et al. Consensus statement on concussion in sport: the 4th international conference on concussion in sport held in Zurich, November 2012. *Br J Sports Med*. 2013;47:250–258.
7. Philpott JF, Houghton K, Luke A. Physical activity recommendations for children with specific chronic health conditions: juvenile idiopathic arthritis, hemophilia, asthma, and cystic fibrosis. *Clin J Sport Med*. 2010;20(3):167–172.
8. Wingfield K, Matheson GO, Meeuwisse WH, et al. The preparticipation evaluation: thematic issue. *Clin J Sport Med*. 2004;14(3):107–187.

第 *9* 章

力量训练和治疗技术

Jacob L. Sellon, Jonathan T. Finnoff

训练原则

全身适应综合征（GAS）：对运动相关应力的反应

1. 休期。

（1）持续数天到数周。

（2）表现能力下降。

（3）肌肉酸痛和僵硬。

2. 抵抗期。

（1）身体适应并恢复到超前的表现水平。

（2）起初是神经适应。

（3）随后肌肉、心血管和代谢也逐渐适应。

3. 疲劳期：过度训练。

（1）过度训练的结果。

（2）表现能力下降。

专项运动：特定运动类型的适应

1. 神经肌肉的特异性：通过重复的运动模式进行运动学习。

（1）肌肉收缩模式（如向心、离心、等长）运动速度。

（2）关节活动范围（ROM）。

（3）训练的肌群。

2. 代谢的特异性：能量系统 [即三磷酸腺苷（ATP）/磷酸肌酸，厌氧乳酸，有氧] 在训练过程中应该紧密配合特定运动的代谢需求。

负荷

1. 只有在运动刺激超过正常阈值时才会发生生理适应。

2. 关键变量是强度和训练量。

（1）强度：运动模式中最大做功能力的百分比。

（2）训练量：在特定时间内训练的总负荷。

进阶

训练的变量（如训练量、强度）必须定期增加以达到进步的效果。

恢复

1. 在恢复过程中而不是训练过程中进行适应。

2. 为了使训练的适应性达到最大化，将恢复做到最优化。包括休息的天数、适当的营养、充足的睡眠、加速恢复的技术（如按摩放松）。

优先化

1. 不是所有的身体素质都能同时达到最优化。

2. 根据运动员的能力和具体的运动需求制订训练重点。

个体化

不同的个体对于相同的训练有不同的反应。

回报递减

1. 没有训练经验的人，训练效果最显著。

2. 越有训练经验的人，训练效果越不显著。

可逆性

如果不继续训练，就不会进步。例如，2 周不训练，最大摄氧量（VO_{2max}）可减少 4%~6%。

周期化

周期化

周期化是指在一定的时间内改变训练计划。

1. 由俄罗斯生理学家 Leo Matveyev 于 20 世纪 60 年代提出。

2. 是基于 GAS 的理论。

3. 优化长期训练的适应性，同时尽量减少过度训练。

4. 通常是常规的身体训练→专项运动训练。

周期循环

1. 多年准备（例如，4 年奥运会周期）。

2. 大周期；为特定目标持续投入数月时间。

（1）准备（提高训练质量；常规训练、专项运动训练）。

（2）竞技（达到最大运动表现和维持身体功能）。

（3）积极的恢复（身体 / 心理休息和伤害恢复）。

3. 中周期：通常为持续 2~6 周的专注于同一类型的适应（如力量、爆发力）。

4. 小周期：通常持续 1 周，重复进行中周期的训练。

5. 减负荷：减训练负荷，主动休息以达到超量恢复的效果。

周期化类型

1. 线性（经典）周期。

（1）中周期内的训练量和强度逐渐变化。

A. 训练量（高→低）。

B. 强度（低→高）。

（2）训练重点逐渐从一般的常规训练（如耐力、力量、爆发力）转变专项运动训练。

（3）适用于赛季内比赛数量有限且非赛季的训练。

2. 非线性（起伏）周期。

（1）小周期 / 中周期内的训练量和强度急剧变化。

A. 改变训练强度以促进 GAS 的最大反应。

B. 在中周期内同时训练各种身体素质。

（2）保持从常规训练进展到专项运动训练，但为非线性的。

（3）适用于需要多种身体素质 / 技能和（或）赛季较长的运动。

3. 板块周期。

（1）相对较短的中周期（2~4 周为一个"板块"），主要集中在高度专一的身体素质 / 能力上。

（2）专为高级运动员而设计，需要集中时间进行专项训练以达到训练效果的最大化。

线性周期顺序

1. 大周期前期。

（1）第一个也是最长的周期。

（2）分成 2 个中周期。

A. 常规中周期前期：发展无氧 / 有氧负荷能力，为以后的高强度、专项运动训练做准备。

B. 专项运动中周期前期。

a. 根据运动的生理需求发展特定的身体素质。

b. 完美的运动技术。

（3）经典的方式是一个大周期中有 3 个中周期的抗阻训练。

A. 肌肥大 / 耐力期。

a. 重点是增加肌肉力量、耐力和身体质量。

b. 低到中负荷。

c. 高训练量，高重复。

d. 低速的动作。

e. 最小的专项运动动作。

B. 最大强度阶段。

a. 重点是增加肌肉力量。

b. 高负荷。

c. 低重复。

d. 相对低速的动作。

e. 更加注重专项运动动作。

C. 力量 / 爆发期。

a. 重点是爆发力增长并运用到运动中。

b. 中到高负荷。

c. 低重复。

d. 高速、专项运动动作。

2. 大周期过渡期：逐渐增加抗阻负荷、有氧运动强度和运动技术训练的中周期。

3. 竞技性大周期：峰值。

（1）在 2~3 周的时间内显著减少训练量。

（2）重点是保持高强度和专项运动技术训练。

（3）在没有超负荷训练的情况下，很难维持 2~3 周以上的体能巅峰。

4. 大周期运动休息。

（1）目的是恢复身体和精神状态。

（2）损伤康复 / 预康复。

（3）低强度，低训练量。

（4）非结构化、非专项运动的休闲训练。

抗阻训练

定义

1. 力量：产生力的能力。

2. 肌肥大：由于细胞内液体和收缩蛋白质增加，肌肉细胞大小随之增加。

3. 爆发力：快速产生力的能力。

肌肉力量的因素

1. 肌纤维横截面与最大输出力量呈正相关。

2. 肌肉长度、关节角度、肌纤维夹角和收缩速度影响力量的输出。

3. 增强神经功能。

（1）运动单位的同步和募集（Henneman 大小原则）。

（2）运动单位的活性率（动作电位的频率增加）。

（3）自身抑制（保护性高尔基肌腱器官机制）：阻力训练减少神经抑制，使肌肉收缩更剧烈。

抗阻训练计划变量

1. 肌肉收缩类型。

（1）向心收缩（肌肉缩短）。

（2）离心收缩（肌肉拉长）。

A. 每个肌纤维产生最大的力。

B. 对肌肥大产生最大的刺激。

（3）等长收缩（不改变肌肉长度）。

2. 负荷 = 阻力 = 每个次数或组数所举起的重量。

（1）强度。

A. 负荷的定量。

B. 最大一次重复次数（1RM）负荷的百分比。

（2）负荷（阻力）类型。

A. 等张（如自由力量训练）：阻力是恒定的，速度随输出力量的增加而增加。

B. 等速（如 Biodex® 等速机）：速度是恒定的，阻力随输出力量的增加而增加。

C. 等长（如平板支撑）。

a. 关节活动度不改变。

b. 阻力随输出力量的增加而增加。

D. 弹力 / 等动力（如弹力带、弹簧）。

a. 阻力和速度都是变化的。

b. 允许在多个平面施加阻力。

c. 当弹力带被拉长时，负荷增加。在关节活动的末端，阻力达到最大。

3. 训练量：在一个训练阶段的总训练负荷（重复次数）。

4. 频率：每周训练的次数。全身对抗分割动作。

5. 训练选择。

（1）多关节和单关节训练。

A. 多关节（复合）训练（如深蹲、卧推）。

a. 允许更多的负荷。

b. 用更少的训练量锻炼到更多的肌群。

c. 关节周围的多个肌群共同激活促进稳定。

B. 单关节（单独的）训练（如伸膝、肱二头肌屈曲）。

a. 训练技术更简单。

b. 允许注重单关节运动。

c. 关节周围肌肉协同作用较少，剪切力更大。

（2）闭链运动（CKC）与开链运动（OKC）。

A. CKC：肢体远端固定（如下蹲、俯卧撑）。

a. 需要近端肌肉的运动，导致核心肌肉组织和更大的肌肉群共同激活。可以说更容易在运动中激活（更多功能）。

b. 常规多关节运动：关节周围肌肉共同激活促进关节稳定。

B. OKC：肢体的远端可移动（如伸膝、卧推）。

a. 较少的核心和近端肌肉共激活。

b. 可以是单关节（如腿伸展）或多关节（如腿部按压）练习。

（3）双侧（双肢）与单侧（单肢／不对称）练习。

A. 双侧允许更大的负荷。

B. 单侧。

a. 由于额状面和横截面上存在不对称性，因此需要更多的核心稳定。

b. 可校正左右不平衡。

（4）自由力量训练和固定器械训练。

A. 自由力量训练可训练肌肉内和肌肉间的协调，以便更好地进行专项运动。

B. 固定器械训练更加方便简单，可降低受伤的风险。

6. 训练顺序。

（1）简单训练前，应先进行更需要技巧的训练（如奥林匹克式举重、闭链运动、多关节运动）。

（2）大肌群训练要先于小肌群训练。

（3）当对应的拮抗肌力量增加时，肌肉的力量和爆发力也会增加。

7. 重复速度：可快速、中速或低速。

（1）无意的速度减慢：高负荷或疲劳造成的。

（2）有意的速度减慢：研究显示力量的输出减少。

8. 休息的时间：每次训练、每组训练或每频次训练的间隔时间。

（1）影响运动的代谢、激素和心血管反应。

（2）更复杂的训练需要更多的休息时间（如奥林匹克式举重）。

9. 血流阻滞训练：使用袖带或弹性包裹以阻止肢体静脉流出。

（1）在低负荷训练中，可增加肌肥大和力量（20%~40% 1RM）。

（2）血流阻滞训练的潜在应用。

A. 康复：损伤恢复、术后、关节炎。

B. 运动表现：减少训练的负荷（如在赛季中的训练）、对传统高负荷阻力训练的补充。

美国运动医学会（ACSM）关于肌肉力量训练的建议

1. 肌肉收缩类型：应包括向心、离心和等长肌肉收缩的训练。

2. 负荷。

（1）新手到中级运动者：60%~70% 1RM，重复 8~12 次。

（2）高级运动者：循环负荷为 80%~100% 1RM。

（3）每个阶段之间进阶的训练负荷应不超过 2%~10%。

3. 训练量。

（1）新手：每次训练 1~3 组。

（2）中级到高级运动者：伴随系统变化的多组训练。

4. 频率。

（1）新手：一周 2~3 次全身性训练。

（2）中级运动者：每周 3 天（全身性训练）或 4 天（分化训练）。

（3）高级运动者：每周 4~6 天，可选择每天 2 次。

5. 训练选择。

（1）双侧或单侧训练。

（2）重点在多关节（与单关节）训练。

（3）自由力量训练和固定器械训练，高级运动者的训练重点是自由力量训练。

6. 重复速度。

（1）新手：低到中等速度。

（2）中级运动者：中等速度。

（3）高级运动者：

A. 包括连续的速度（慢、中、快）。

B. 旨在将向心速度达到最大化。

7. 休息时间。

（1）每次大训练（大负荷）之间至少休息 2~3

分钟。

（2）每次抗阻训练（轻负荷）之间至少休息 1~2 分钟。

ACSM 关于肌肥大训练的建议

1.肌肉收缩类型：包括向心收缩、离心收缩和等长收缩。

2.负荷。

（1）新手到中级运动者：70% ~85% 1RM，重复 8~12 次。

（2）高级运动者：循环负荷为 70% ~100% 1RM，重复 1~12 次。

3.训练量。

（1）新手到中级运动者：每次训练 1~3 组。

（2）高级运动者：每次训练 3~6 组。

4.频率。

（1）新手：每周 2~3 次全身性训练。

（2）中级运动者：每周 3 天（全身性训练）或 4 天（分化训练）。

（3）每周 4~6 天分化训练。

5.训练选择。

（1）双侧或单侧训练。

（2）自由力量训练和固定器械训练。

6.重复速度。

（1）新手到中级运动者：低到中等速度。

（2）高级运动者：速度可慢、中、快。

7.休息时间。

（1）新手到中级运动者：1~2 分钟。

（2）高级运动者：根据情况变化。

ACSM 关于肌肉爆发力训练的建议

1.爆发力训练应与同时进行的力量训练计划结合，作为周期计划的一部分。

2.负荷。

（1）新手到中级运动者：

A.上肢：30% ~60% 1RM，重复 3~6 次。

B.下肢：0 ~60% 1RM，重复 3~6 次。

（2）高级运动者：

A.上肢：30% ~60% 1RM，重复 1~6 次。

B.下肢：0 ~60% 1RM，重复 1~6 次。

C.两者同时训练时，85%~100% 1RM，重复 1~6 次。

3.训练量。

（1）新手到中级运动者：每次训练 1~3 组。

（2）高级运动者：每次训练 3~6 组。

4.频率。

（1）新手：每天 2~3 次全身性训练。

（2）中级运动者：每周 3 天（全身性训练）或 4 天（分化训练）。

（3）高级运动者：每周 4~5 次全身性训练或分化训练。

5.训练选择。

（1）多关节训练（如蹲跳、高翻、投健身球）。

（2）垂直跳跃训练和跳远训练。

A.闭链训练比开链抗阻训练更有效。

B.增强式训练应纳入常规训练。

6.重复速度：快速 / 爆发式。

7.休息时间。

（1）每次大训练之间至少休息 2~3 分钟。

（2）每次抗阻训练之间至少休息 1~2 分钟。

增强式训练

1.训练拉伸 - 收缩循环（SSC）：快速的离心收缩之后，紧接着就是快速向心收缩。

2.20 世纪 60 年代由苏联和欧洲教练提出。

3.生理基础。

（1）机制：在单位肌腱存储弹性能量。

（2）神经系统：肌肉离心伸展之后的牵张反射。

（3）离心伸展的速率（而非幅度）是爆发式向心收缩的关键，应尽量减少与地面接触的时间。

4.训练示范（易→难）。

（1）下身：提膝跳、跨栏跳、足尖跳、深蹲跳。

（2）上身：健身球接球、投掷及手拍俯卧撑。

5.美国国家体能协会对于增强式训练的声明。

（1）增强式训练可以改善大部分运动表现。

（2）增强式训练包括专项运动训练。

（3）谨慎地应用增强式训练计划不会比其他形式的运动训练更有害，并且可能是安全适应剧烈的爆发式运动的必要条件。

（4）只有经过标准抗阻训练而具有高水平肌肉力量的运动员才能进行增强式训练。

（5）体重超过 220 磅（1 磅 =0.454kg）的运动员跳跃的高度不应超过 18 英寸。

（6）对于特定肌肉和关节复合的增强式训练，不应该持续多天进行。

（7）运动员疲劳时，不应继续进行增强式训练。

（8）每组增强式训练之间应有足够的恢复时间。

（9）增强式训练时使用的鞋子和着地的接触面必须有较好的缓震能力。

（10）进行增强式训练时，应全面热身。

（11）尝试复杂的增强式训练之前，应熟练掌握简单的增强式训练。

速度和敏捷性训练

定义

1. 速度：单位时间内移动的距离。

2. 线性速度：以最快速度将身体朝一定方向移动的能力。

3. 多方向速度（MDS）：朝任何方向或身体的方向（如向前、向后、横向、斜向）产生速度的能力。

4. 敏捷性：在不明显降低速度的情况下，通过快速处理内部或外界信息来改变方向或身体方向的能力。

速度训练的核心理论

1. 速度和敏捷性训练应该在休息、不疲劳的状态下进行。

（1）训练阶段的开始。

（2）在休息一天之后。

2. 除速度技术训练外，速度训练应在高强度（95%~100%）状态下进行。

3. 重复冲刺／训练之间应有足够的恢复时间。

4. 训练的进阶：掌握训练技巧→速度→速度耐力。

5. 速度的力量训练。

（1）未经过训练：可以通过单独的力量训练来提高速度。

（2）经过力量训练：需要通过更高阶段的速度或爆发力训练来进一步提高速度。

线性速度

1. 反应时间：反应时间和启动技巧可通过反应性训练来训练。

（1）启动阻滞。

（2）带有哨声或视觉提示的专项运动训练。

2. 加速度：从静止状态到最高速度的时期。

（1）短距离冲刺的重要部分（百米冲刺的 64%）。

（2）加速度训练的常见方法。

A. 短距离冲刺（如 10~30m 冲刺）。

B. 阻力冲刺（如上坡冲刺、雪橇冲刺／拖、弹力绳抗阻）。

C. 抗阻训练（如高翻、深蹲）。

3. 速度峰值 = 步幅 × 步频。

（1）步幅和步频相互关联：优化组合。

（2）步幅：每一步所跨越的距离。

A. 很大程度上取决于身高和大腿长度。

B. 最佳步幅是腿长的 2.3~2.5 倍。

C. 步幅过大会产生减速力，可能导致损伤。

D. 与施加在地面上的力直接相关。

E. 阻力冲刺通过增加驱动力来提升步幅。

F. 低阻力（小于体重的 10%）：通过更好地重复关节运动速率使冲刺性能最大化。

（3）步频：完成步幅周期所需的时间。

A. 最大速度的决定因素。

B. 受限于步幅。

C. 优秀的短跑运动员能达到每秒 5 次的步频。

D. 超速训练能有效提升步频：

a. 下坡跑（5%~6% 的坡度）。

b. 弹力绳辅助冲刺。

4. 速度耐力：在一段时间内维持速度的能力。

（1）与运动员调节磷酸肌酸和糖酵解（厌氧）能量系统密切相关。

（2）在 100m 或更长的冲刺中很重要。

（3）常规的速度耐力训练方法。

A. 冲刺间隔：选择距离（如 100m），然后在指定的时间或重复组数中交替冲刺和慢跑。

B. 重复接力赛：运动员在规定时间内或重复组数进行接力跑（如 4×100m）。

敏捷性和多方向速度

1. 运动能力的关键技能。

2. 2006 年，Gambetta 描述了敏捷性的 7 个组成部分：身体控制和意识、识别和反应时间、启动和第一步、加速度、步法、反向改变、停止。

3. 敏捷性 / 多方向速度训练类似于体育运动。

4. 训练的进阶。

（1）初学者：需要掌握的运动模式。

A. 加速。

B. 减速。

C. 方向改变。

（2）中级运动者：按照上文提到的模式训练运动速度。计划性训练可预测；运动员知道训练的路径（如圆锥体训练）。

（3）高级运动者：反应性训练。

A. 不可预知的环境模拟运动。

B. 对声音或视觉提示的反应（如在哨子响时俯卧撑冲刺，或者随球移动时冲刺）。

ACSM 关于速度和敏捷性训练的建议

1. 结合冲刺训练、增强式训练和爆发式抗阻训练来将潜在的速度最大化。

2. 专项敏捷性训练对提高敏捷表现有很大帮助。

3. 虽然提高最大（绝对）力量和减少冲刺时间没有相关性，但提高相对（相对于体重）力量与速度和加速度显著相关。

耐力训练

定义

1. 耐力：长期承受身体负荷的能力。

2. 心肺耐力：在中等至高强度水平下进行长时间、大肌肉、动态运动的能力。

3. 肌肉耐力：肌肉长时间、重复、持续性抗阻力收缩的能力。

耐力因素

1. 最大摄氧量：VO_{2max}。

（1）公式：最大心排血量 × 最大动静脉氧差。

（2）有氧能力（潜在的）指标。

（3）限制因素。

A. 心肺运送氧气的效率。

B. 细胞利用氧气的效率。

（4）在未经训练的个体中，训练之后可增加 10%～30%。

（5）训练后 8~18 个月，可达到 VO_{2max} 上限。

2. 乳酸阈值：乳酸产量超过利用率的运动强度，因此乳酸开始在血液中堆积。

（1）可预测耐力表现。

（2）用 VO_{2max} 的百分比来表示。

3. 运动经济性。

（1）高效的技术只需要较少的氧气消耗。

（2）影响乳酸阈值和 VO_{2max} 的运行速度。

4. 底物利用率：通过训练，在一定负荷下脂肪的利用率增加→糖原保留，所以更高强度的运动可持续更长的时间。

5. 肌纤维成分：Ⅰ型（慢收缩）肌纤维有较多的线粒体和更高的氧化酶能力，但耐力训练的同时增加了Ⅰ型和Ⅱ型肌纤维的氧化能力。

心肺耐力训练计划的变量

1. 模式：运动类型。

（1）运动员的专项运动训练。

（2）交叉训练可以减少过度训练损伤的风险。

2. 强度：下文中以"a"到"d"的百分比表示。

（1）最大心率（HR_{max}）=220－年龄。

（2）储备心率（HRR）＝最大心率－静息心率。

（3）VO_{2max}。

（4）摄氧量储备（VO_2R）＝最大摄氧量－静息摄氧量。

（5）MET：活动时能量消耗率与静息时能量消耗率的比值，$1MET = 3.5mL\ O_2 /(kg·min)$。

（6）运动疲劳值（RPE）：Borg 量表。

A. 15 分制，范围 6（不用力）~20 分（最大用力）。

B. RPE × 10 = 心率（预测）。

C. 表 9.1 中运动强度相应的 RPE、HR_{max}、HRR、MET 和 VO_2R。

3. 持续时间：运动表现的时间。

（1）连续训练。

A. 高训练量（长距离、慢速）。

a. 低强度（低于乳酸阈值）。

b. 长距离、时间。

c. 每周逐渐增加 10%~20%。

B. 最大稳态训练（节奏跑）。

a. 目标强度是乳酸阈值。

b. 预估强度的心率。

● 经过训练：80%~90% 的 HR_{max}。

● 未经过训练：50%~60% 的 HR_{max}。

c. 预估强度的 RPE：13~15。

d. 不超过每周训练量的 10%。

（2）间歇训练。

A. 训练 / 休息相互交替。

B. 高强度（高于乳酸阈值）。

C. 持续时间短。

a. 个例 =Tabata 训练法：20 秒高强度，10 秒休息，共 8 组。

b. Tabata 等比较上文提到的 4 分钟训练法和每天 1 小时 VO_{2max} 为 70% 的连续训练。

c. 经过 6 周每周 5 天的训练后，两组人群的 VO_{2max} 有类似的增长，但 Tabata 间隔组的无氧能力也提高了 28%。

4. 频率：每周训练的次数。

（1）每周训练 2 天，VO_{2max} 改善值最小。

（2）每周训练超过 5 天并不会有显著意义的改善，反而会增加受伤风险。

ACSM 关于心肺耐力训练的建议

1. 模式：任何需要连续、有节奏地使用大肌肉群的运动，如步行、跑步、骑自行车、游泳等。

（1）不同的模式有类似的心肺适应性，但神经肌肉适应性不同（即运动特异性原则）。

（2）业余运动员应优先考虑愉快且风险最小的运动。

（3）运动员应考虑运动的特异性，训练时间应优先考虑与当前所参与的运动项目类似。

（4）虽然循环训练已被证明可以提高 VO_{2max}（6%），但当目标是提高心肺健康时，阻力训练不应该被作为主要的锻炼形式。

2. 强度。

（1）对于大多数成人：

A. 65%~90% 的 HR_{max}。

B. 50%~85% 的 VO_2R 或 HR_{max}。

（2）对于严重不健康的人群：

A. 55%~65% 的 HR_{max}。

B. 40%~49% 的 VO_2R。

（3）运动员可能从高强度的运动中获益，但这些运动在一般人群中有更高的血管性疾病和肌肉骨骼疾病风险，这与依从性差有关。

3. 持续性。

表 9.1　相应训练强度的 RPE、%HRR、$%VO_2R$、HR_{max} 和 MET

强度	RPE	%HRR 或 %VO_2R	HR_max	MET	
				20~30y/o	40~64y/o
非常轻	<9	<30	<57	<2.4	<2.0
较轻	9~11	30~39	57~63	2.4~4.7	2.0~3.9
中度	12~13	40~59	64~76	4.8~7.1	4.0~5.9
剧烈	14~17	60~89	77~95	7.2~10.1	6.0~8.4
接近最大到最大	18+	90+	96+	10.2+	8.5+

y/o，年龄。
Source: Adapted from Garber CE, Blissmer B, Deschenes MR, et al. American College of Sports Medicine position stand. Quantity and Quality of Exercise for Developing and Maintaining Cardiorespiratory, Musculoskeletal, and Neuromotor Fitness in Apparently Healthy Adults: Guidance for Prescribing Exercise. Med Sci Sports Exerc. 2011;43(7):1334–1359.

（1）20~60 分钟的连续或间歇性（至少持续 10 分钟）有氧运动。

（2）短时间、高强度的运动与长时间、低强度的等热量运动效果类似。

4. 频率：每周 3~5 天。

ACSM 关于肌肉耐力训练的建议

1. 肌肉耐力：肌肉长时间、重复、持续的抗阻力收缩的能力。

2. 负荷 / 强度。

（1）新手到中级运动者：轻负荷重复 10~15 次。

（2）高级运动者：各种负荷重复 10 次以上。

3. 训练量：多组数；随时间逐渐提高训练量。

4. 频率。

（1）新手：每周 2~3 天全身性训练。

（2）中级运动者：每周 3 次（全身性训练）或 4 次（分化训练）。

（3）高级运动者：每周 4~6 次全力冲刺训练。

5. 训练选择。

（1）多关节和单关节训练。

（2）自由力量训练和器械固定训练。

6. 重复速度。

（1）有意地放慢速度，每组重复 10~15 次。

（2）中速到快速，每组重复 15 次以上。

7. 休息时间。

（1）每组重复 10~15 次，休息 0~1 分钟。

（2）每组重复 15 次以上，休息 1~2 分钟。

（3）循环训练：从一个点移动到另一个点的持续时间。

高原训练

高原训练 = 低氧训练

为了提高运动表现而在缺氧环境中锻炼、生活或其他方式。

高原训练的生理学

1. VO_{2max} 的增加与血清促红细胞生成素（EPO）的增加相关。

（1）红细胞容量增加（5%）。

（2）血红蛋白浓度增加（5%~9%）。

2. 血清 EPO 由 14 号染色体上缺氧诱导因子 1 α（HIF-1 α）调节而增加。

（1）HIF-1 α 上调 EPO mRNA 的产生。

（2）EPO 基因等位基因在高原训练反应方面存在差异。

A. D7S477 等位基因：24 小时高海拔暴露后，血清 EPO 增加 135%。

B. 其他等位基因：血清 EPO 仅增加 78%。

C. 暴露在高原下，有反应或无反应。

3. 改善线粒体工作效率，以改善运动效率（3%~10%）。

4. 改善 pH 值调节和肌肉缓冲能力→无氧适应。

5. 海拔对运动表现的不利影响。

（1）心排血量减少（HR_{max} 和每搏输出量减少）。

（2）脱水（空气干燥，多尿）。

（3）减少肌肉质量（食欲减退和能量消耗增加）。

（4）训练强度和动力输出降低（约 1500m）。Brosnan 等表示，海拔 4000m 时运动员只能在 40% 的 VO_{2max} 和 80% 的 VO_{2max} 海平面下运动。

（5）训练恢复时间更长。

（6）可能对高原训练的有益适应进行否定。

高原训练方法

1. 在高海拔地区生活和训练（LHTH）。

（1）适应环境期：7~10 天内无高强度运动。

（2）初级训练期：强度和训练量进阶（2~3 周）。

（3）一般在返回海平面后 2~3 周达到最佳的运动表现。

（4）研究显示高原训练能够增加 VO_{2max}（约 5%），但由于高原训练的负面影响（例如，训练耐受度降低、恢复速度慢），通常不认为 LHTH 能改善运动表现。

2. 在高海拔地区生活、低海拔地区训练（LHTL）。

（1）在研究耐力型运动员时，这是最持久、最有益的训练计划。

（2）能够保持海平面训练强度。

（3）最佳居住海拔高度为2000~2500m，可以使慢性缺氧的不利影响最小化。

（4）大约4周才能达到运动的最佳状态，在返回海平面后保持7~10天的最佳运动表现。

（5）即使是训练有素的运动员，VO_{2max}增加（5%~7%），运动表现也有所改善（1%~2%）。

3.在高海拔地区生活，在低海拔和高海拔地区训练（LHTLH）。

（1）Brocherie等（推荐阅读的参考资料）比较了曲棍球精英运动员的传统LHTL训练计划，他们通常在海平面或高海拔地区进行反复冲刺训练。

（2）有氧运动能力有所改善，但在高海拔地区进行反复冲刺训练的小组，其反复冲刺能力提高了2倍，并且持续3周。

（3）对于团体运动的运动员来说，LHTLH可能比LHTL更好。

4.间歇性低氧训练。

（1）持续暴露在短暂的人工缺氧环境下1~2小时，持续数天至数周。

（2）当地理环境不允许时，尝试模拟LHTL的训练环境进行训练。

（3）对于运动表现的影响，研究结果是模棱两可的。

5.缺氧帐篷/房子。

（1）让居住在非山区的运动员到高海拔地区生活，同时在该地区进行高海拔训练。

（2）对于运动表现的影响，研究结果是模棱两可的。

6.在低海拔地区生活，在高海拔地区训练（LLTH）=间歇性低氧训练。

（1）仅在训练期间进行人工缺氧。

（2）尽量减少慢性缺氧的不利影响。

（3）对于运动表现的影响，研究结果是模棱两可的。

最佳适应海拔高度

1.与缺氧暴露时间有关。

2.每天≥22小时：2000~2500m。

3.每天12~16小时：2500~3000m。

4.超过3000m：不会提高任何训练效果，反而增加了过度训练的风险。

5.低于2000m：对生理适应的刺激不足。

6.生理适应的缺氧暴露时间为每天至少12小时。

高原训练的最佳持续时间

1.至少每隔2周检测红细胞生成反应。

2.4~6周有明显的红细胞生成反应。

3.如果在高海拔地区比赛并且无法适应该环境，应在抵达后尽快（<24小时）或在2周后再进行比赛。

柔韧性训练

灵活性：单关节或多关节活动度

1.拉伸可增加肌腱长度。

2.机械感受器介导的反射抑制。

3.肌腱单位的弹性（瞬态）和塑性（永久）特性允许延长。

4.可能是通过增加肌节来增加肌腱长度。

影响柔韧性的因素

1.性别：女性通常比男性更敏感。

2.年龄：柔韧性随着年龄增加而降低。

3.温度：柔韧性随温度变热而增加，随温度变冷而降低。

4.活动水平：柔韧性随活动减少而降低。

5.关节特异性：不同关节之间的柔韧性不同。

柔韧性训练计划的变量：模式

1.静态牵伸。

（1）将肌肉保持在伸展位。

（2）避免激活牵拉反射。

2.本体感觉神经肌肉促进技术。

（1）要牵伸的肌肉等长收缩之后再做静态牵伸。

（2）主动肌（即被牵拉的肌肉）或拮抗肌等长收缩。

A.主动肌收缩刺激高尔基腱器→反射性肌肉放松。

B.拮抗肌收缩导致主动肌（被牵拉的肌肉）反射性抑制。

（3）随着每次收缩 - 牵伸循环的重复，活动范围逐渐增加。

（4）比单独的静态牵伸更有效。

（5）可能需要适当的辅助。

3.动态牵伸。

（1）轻柔地用力，以控制增加整个身体的活动范围。

（2）可快速改善肌肉僵硬。

4.弹性牵伸。

（1）类似于动态牵伸，但使用快速、重复、弹性大动作使活动范围超过之前。

（2）可能会适得其反，刺激肌梭，产生牵张反射。

（3）过度牵伸可能导致肌肉损伤。

（4）可能会导致肌肉酸痛。

5.离心抗阻训练。

（1）已被证明可改善下肢的柔韧性。

（2）在伤害恢复期间进行柔韧性训练的新方法。

ACSM 关于柔韧性训练的建议

1.模式。

（1）应牵伸所有的主要肌肉群。

（2）包括静态或动态牵伸技术。

（3）PNF 比静态拉伸更有效，可提高柔韧性。

2.强度：肌肉伸展到轻度不适的程度。

3.持续时间。

（1）静态牵伸：10~30 秒，重复 2~4 次（至少 60 秒）。

（2）PNF：3~6 秒等长激活（激动剂或拮抗剂），然后进行 10~30 秒静态牵伸，重复 3~5 次。

4.频率。

（1）最低：每周 2~3 天。

（2）理想：每周 5~7 天。

热身

1.提高体温，为剧烈运动做准备。

（1）温热肌肉，更有力地收缩，更快地放松。

（2）温热的血液促进氧气运送到肌肉。

（3）温热的肌腱和韧带黏性较小。

（4）积极的热身可让血液分流到运动的肌肉中。

（5）积极的热身可使心脏开始代偿性运动，并减少缺血 / 心律失常的可能。

2.柔韧性训练前，先进行热身（到出汗）。

3.方法。

（1）被动。

A.外部热效应（如热水淋浴、加热垫、按摩）。

B.如果没有达到足够的温度，通常则无法达到热身的效果。

（2）主动。

A.大肌肉群低到中等强度的节律性运动（如慢跑、骑自行车、跳绳）。

B.比被动热身方法更有效。

（3）特异性。

A.涉及的运动是作为体育运动的一部分。

B.增加了技术排练的优点。

C.容易过渡到动态牵伸。

牵伸和运动表现

1.预活性牵伸。

（1）力量 / 爆发力 / 速度 / 敏捷性运动。

A.动态牵伸是无害的，甚至有益。

B.静态牵伸通常看起来有害，但一般发生在运动前牵伸超过 15 分钟，常规热身配合低于 30 秒的牵伸可减少损害。

（2）耐力型运动。

A.尚不清楚去动态牵伸的效果。

B.静态牵伸已被证明有害或没有效果。

2.有规律的牵伸（非预活性）已被证明可提高最大力量产生，如垂直跳跃和 50 码（约 46m）冲刺的运动表现。

牵伸和预防损伤

预活性牵伸并不会快速降低伤害风险。

牵伸和肌肉酸痛

牵伸（运动前或运动后）不会减少延迟发作的

肌肉酸痛。

过度训练

过度训练

这是一种综合征，其特征是当负荷（训练和非训练）长期超过恢复能力时，会导致性能下降。

1. 过度训练：短暂的负荷过大而没有得到充分恢复。

（1）增加训练量和强度可导致疲劳和运动表现下降。

（2）适度休息 1~2 周，运动表现显著提升（超量恢复）。

（3）常作为中到高级运动员训练计划的一部分。

2. 如果持续过度训练，运动表现将持续下降。

（1）经常被认为是训练不足的表现→强度/训练量进一步增加→慢性疲劳且运动表现进一步下降。

（2）可能需要休息 6 个多月。

过度训练的危险因素

1. 过度训练压力（如强度、训练量）。

2. 过度参赛。

3. 情绪压力（如职业、教育、家庭、社交）。

4. 恢复不足（如营养、睡眠、时差、酒精）。

5. 膳食蛋白质不足→肌肉氨基酸的异化。

运动表现下降

1. 表现不佳，持久疲劳，训练中自我疲劳感增强。

2. 密切观察运动员运动的表现有助于及早发现训练过度问题。

3. 使用与运动员运动相关的专项运动表现测试。一种常见的方法是在标准运动期间监测心率（如固定步速或游泳），训练期间高于正常的心率可能是早期预警信号。

自主神经功能障碍

1. 交感神经性（早期过度训练）。

（1）静息心率和血压升高，训练时心率加快，睡眠障碍、烦躁和体重减轻。

（2）β-肾上腺素能受体下调所致。

（3）儿茶酚胺在休息和运动期间释放，以克服不良的受体敏感性。

2. 副交感神经过度敏感（晚期过度训练）。

（1）早发性疲劳。

（2）静息心率和血压下降。

（3）尿儿茶酚胺减少 50%~70%。

神经内分泌功能障碍

1. 下丘脑-垂体-肾上腺皮质和下丘脑-垂体-性腺轴的紊乱。

2. 游离睾酮与皮质醇比率降低 30% 或以上（或绝对值 $< 0.35 \times 10^{-3}$），表明是恢复不足（敏锐）或过度训练（长期）的分解代谢所致。这一指标并不敏感，并且最近的训练次数易引起波动，所以不能被用作过度训练的唯一衡量标准。

3. 训练过度的耐力型运动员对胰岛素引起的低血糖反应，会抑制促肾上腺皮质激素（ACTH）、生长激素和催乳素的释放。

4. 生长激素和黄体生成素浓度降低。

5. 女性运动员月经和生殖异常。

6. 男性运动员精子数量和性欲下降。

情绪干扰

1. 抑郁，快感缺乏症（包括运动），缺乏动力，易怒，注意力不集中，睡眠不佳。

2. 情绪状态简介（POMS）：运动员情绪的自我报告测试。

（1）普通运动员 = "冰山一角"。

A. 低压、焦虑、愤怒、困惑和疲劳评分。

B. 高活力得分。

（2）过度训练的运动员。

A. 高度紧张、焦虑、愤怒、困惑和疲劳评分。

B. 低活力得分。

C. 减少运动能力的自我保证。

免疫缺陷

1. 白细胞、淋巴细胞/抗体、中性粒细胞活性和免疫球蛋白浓度降低。

2. 对上呼吸道感染的易感性增加。

生物力学改变

1. 增加肌酸激酶和尿酸水平。

2. 降低糖原、谷氨酰胺和乳酸水平。

3. 在高强度训练期后，正常运动员可能会出现这些表现。使用这些研究作为过度训练指标之前，需要足够的休息时间。

过度训练的医疗评估

寻找其他导致表现、情绪和精力下降的原因。

1. 肺（如运动诱发的支气管痉挛）。

2. 心脏（如心肌病）。

3. 内分泌（如甲状腺功能减退、肾上腺功能减退）。

4. 血液学（如铁缺乏性贫血）。

5. 传染性（如单核细胞增多症、EB 病毒、莱姆病毒）。

6. 恶性肿瘤（如白血病）。

7. 营养（如神经性贪食症、镁缺乏症）。

8. 有毒接触（如抗胆碱能药物）。

9. 神经肌肉（如肌病）。

10. 心理（如抑郁症、药物滥用）。

11. 妊娠。

过度训练的治疗

1. 主要治疗方法是休息。

2. 由于早期诊断困难，预防是最好的方法。

（1）结构化（周期化）培训项目。

（2）定期监控性能参数。

3. 如果运动员开始出现过度训练的迹象：

（1）应立即休息几天。

（2）应识别和处理训练错误。

（3）运动员应略微降低训练水平。

4. 如果运动员出现过度训练综合征：

（1）训练 / 比赛（通常 6 个月以上）后延长休息时间。

（2）考虑开处方咨询，以帮助诊断和治疗过度训练的心理问题。

5. 如果同时发现有心理障碍，应咨询运动心理学家，可能需要服用抗抑郁药物。

（徐一宏　褚卫华　译）

推荐阅读

1. Bompa TO, Haff GG. *Periodization: Theory and Methodology of Training*. 5th ed. Champaign, IL: Human Kinetics; 2009.

2. Bonetti DL, Hopkins WG. Sea-level exercise performance following adaptation to hypoxia: A meta-analysis. *Sports Med*. 2009;39(2):107–127.

3. Brocherie F, Millet GP, Hauser A, et al. "Live high-train low and high" hypoxic training improves team-sport performance. *Med Sci Sports Exerc*. 2015;47(10):2140–2149.

4. Gambetta V. *Athletic Development: The Art & Science of Functional Sports Conditioning*. Champaign, IL: Human Kinetics; 2006.

5. Garber CE, Blissmer B, Deschenes MR, et al. American college of sports medicine position stand. Quantity and quality of exercise for developing and maintaining cardiorespiratory, musculoskeletal, and neuro-motor fitness in apparently healthy adults: Guidance for prescribing exercise—MSSE 2011. *Med Sci Sports Exerc*. 2011;43(7):1334–1359.

6. Herring SA, Bergfeld JA, Boyajian-O'Neill L, et al. The team physician and strength and conditioning of athletes for sports: A consensus statement. *Med Sci Sports Exerc*. 2015;47(2):440–445.

7. Kay AD, Blazevich AJ. Effect of acute static stretch on maximal muscle performance: A systematic review. *Med Sci Sports Exerc*. 2012;44(1):154–164.

8. Kenney WL, Wilmore JH, Costill DL. *Physiology of Sport and Exercise*. 6th ed. Champaign, IL: Human Kinetics; 2015.

9. Millet GP, Roels B, Schmitt L, Woorons X, Richalet JP. Combining hypoxic methods for peak performance. *Sports Med*. 2010;40(1):1–25.

10. O'Sullivan K, McAuliffe S, DeBurca N. The effects of eccentric training on lower limb flexibility: A systematic review. *Br J Sports Med*. 2010;46(12):838–845.

11. Peck E, Chomko G, Gaz DV, et al. The effects of stretching on performance. *Curr Sports Med Rep.* 2014;13(3): 179–185.

12. Purvis D, Gonsalves S, Deuster PA. Physiological and psychological fatigue in extreme conditions: Overtraining and elite athletes. *PM&R.* 2010;2(5):442–450.

13. Ratamess NA, Alvar BA, Evetoch TK, et al. American college of sports medicine position stand: Progression models in resistance training for healthy adults. *Med Sci Sports Exerc.* 2009;41(3):687–708.

14. Scott BR, Loenneke JP, Slattery KM, et al. Blood flow restricted exercise for athletes: A review of available evidence. *J Sci Med Sport.* 2015. [Epub ahead of print]

15. Shrier I. Does stretching improve performance? A systematic and critical review of the literature. *Clin J Sport Med.* 2004;14(5):267–273.

16. Tabata I, Nishimura K, Kouzaki M, et al. Effects of moderate-intensity endurance and high-intensity intermittent training on anaerobic capacity and VO_2max. *Med Sci Sports Exerc.* 1996;28(10):1327–1330.

17. Zatsiorsky VM, Kraemer WJ. *The Science and Practice of Strength Training.* 2nd ed. Champaign, IL: Human Kinetics; 2006.

第 *10* 章

营养

Susan M. Kleiner

营养的基本原则

运动营养

运动营养对精神和身体状态影响的示例：摄入食物→获得能量→刻苦训练→增长肌肉→燃烧脂肪。

补水

对于训练、运动表现和恢复有很大的影响。

能量消耗 / 代谢 / 体重控制

计算能量可用率（EA），设置目标来平衡运动表现的提升、身体构成指数和体重的维持。

碳水化合物、蛋白质和高性能脂肪

1. 时机和组合。
2. 营养恢复：训练之前、训练中和训练后。

维生素 / 矿物质 / 抗氧化剂 / 抗炎化合物

1. 天然的、未经加工的食物。
2. 食物品类和品种的多样性。
3. 植物品类，包括蔬菜、水果、粗粮、坚果、种子、植物脂肪、乳制品、海产品、陆地动植物蛋白。

补充剂

1. 对于饮食支持和方便很重要。

2. 尽可能多吃食物，必要时服用补充剂。

补液

介绍

1. 身体内每天有 5% ~10% 的水分通过呼吸、尿液和汗水方式流失和更换。
2. 美国医学研究所（IOM）一般建议，19 岁以上的男性每天摄入 3.7L 的液体，19 岁以上的女性每天摄入 2.7L 的液体。
3. 在炎热地区，体力活动较多的成年人每天需要 6L 的水，高体力活动人群需要更多的水来保持身体中的水分。
4. 精英马拉松运动员的出汗速度大约为 2L/h。

脱水

1. 水分流失导致体重减轻 1% 或更多。
2. 严重脱水：水分流失严重，导致体重减轻 3% 或更多。
3. 对肌肉力量、耐力、协调、精神敏锐度和体温调节过程有不利影响。
4. 早期严重的症状：见表 10.1。
5. 体重减轻 1% ~2% 时，会感觉到口渴，但这时运动员已经脱水。
6. 全身液体流失超过 3%，可能需要口服溶液和食物才能完全补液，这可能需要 18~24 小时。

表 10.1　脱水的症状

早期症状	严重症状
疲劳	吞咽困难
食欲减退	走路蹒跚
皮肤发红	笨拙
胃灼热	皮肤皱缩
头晕	眼窝凹陷和视线模糊
头痛	尿痛
口干	皮肤麻木
干咳	肌痉挛
热耐受不良	谵妄
深色尿液，有强烈的气味	

补液

1. 建议量。

（1）480~600mL 液体：运动前 1~2 小时。

（2）300~480mL 液体：运动前 15 分钟。

（3）120~180mL 液体：运动时每 10~15 分钟。

（4）一般来说，在运动前 24 小时开始液体摄入。

（5）运动后 24~48 小时继续补液和进食。

2. 饮料。

（1）典型的碳水化合物中电解质溶液含量为 6% ~10%。

（2）对于持续不到 1 小时的运动，建议补水或无热量液体。

（3）品味的接受度对于依从性非常重要。

3. 水分过多。

（1）含超过 100mmol/L 氯化钠（NaCl）的饮料可暂时诱导过度水合，从而有助于补液。

（2）在一种典型的运动饮料中添加浓度为 1.0~1.5g/kg 体重的甘油，可引起过度水合。

（3）优点包括防止脱水和提高在炎热环境中的表现。

（4）风险包括头痛、视力模糊和胃肠道（GI）疾病。

4. 低钠血症（详见第 30 章）。

（1）风险因素。

A. 过度消耗低渗液体。

B. 环境条件比预期的要冷。

C. 跑步的速度较慢。

D. 由于出汗率和新陈代谢普遍较低，女性可能比男性面临更大的风险。

（2）预防。

A. 在耐力赛期间，速度较慢的运动员可根据口渴程度补水。

B. 参与激烈竞赛的运动员应根据上文提供的建议制订补水计划。

碳水化合物

根据能量消耗的目的来选择补充碳水化合物的来源

1. 为了更好地为身体提供充足的碳水化合物，来源于纯天然、未经加工的植物优于精加工、富含碳水化合物的食物。

2. 为了补充训练所需的能量，从胃中迅速排空并迅速进入血液的碳水化合物是最好的选择，而且引起胃肠道不适最少。

（1）对于高强度的训练者，选择补充剂是必要的，因为食物从胃中排出到血液的速度通常比来自精加工碳水化合物的补充剂要慢。

（2）胃排空的速度在食物和补充剂中都是高度可变的。

（3）高强度训练需要碳水化合物作为能量来源，比赛的具体回合和运动员的日常需要将决定是否应该在运动前、运动中和运动后食用富含碳水化合物的食物或碳水化合物补充剂。

赛事时间超过 1 小时补充碳水化合物

1. 许多研究显示，在长时间的耐力运动中，每 15 分钟需要补充消耗 6%~8% 的碳水化合物电解质溶液，以提高运动表现。

（1）补充 6%~8% 的碳水化合物电解质溶液是控制胃肠道不适的默认水平，但它可能不会为高强度、长时间的运动提供充足的能量。

（2）对于高强度训练 1 小时和 1~4 小时的常规运动，以 1.0 ~1.5g/（kg·h）的速度消化碳水化合物是理想的。

（3）运动中以固态的形式补充碳水化合物所产

生的氧化速度和峰值与液态或凝胶样的形式相同。据报道，在运动期间食用固态食物来补充碳水化合物会导致肠胃不适。

（4）与单独使用葡萄糖相比，含有多转运糖葡萄糖＋果糖和麦芽糖糊精的碳水化合物补充剂在运动期间导致更高的碳水化合物氧化率，但建议限制为每小时 70~80g，以避免胃肠道不适。

（5）与含有麦芽糖糊精的典型低分子量运动饮料相比，精英自行车运动员在消耗糖原的运动后，使用极高分子量淀粉补充物（Vitargo S2）可刺激更多的糖原再合成，并提高运动表现。

2. 在禁食状态下口服碳水化合物漱口液（不进食）可提高短时间（≤1h）、高强度耐力比赛中的体能，这对胃肠道系统敏感的患者可能有重要意义。

（1）在饱腹状态下没有任何优势。

（2）对于增加力量或持久力没有作用。

高碳水化合物

1. 推荐运动员将摄入高碳水化合物作为日常饮食的一部分，因为碳水化合物在维持肌肉糖原方面起重要作用，但它不应太高，以致取代蛋白质和必要脂肪。

2. 推荐无氧和有氧运动员每日摄入碳水化合物 5~10g/kg 体重，女性和力量型运动员要求摄入低水平的碳水化合物。

3. 在超负荷训练中，碳水化合物的摄入量可高达每天 10~12g/（kg·d）。

耐力型运动员与力量型运动员

1. 力量锻炼期间使用的肌肉碳水化合物／糖原较少。

2. 运动前、运动中和运动后的碳水化合物摄入，以及每天摄入高碳水化合物对长距离耐力型运动员有帮助。

3. 运动后摄入蛋白质和碳水化合物能够促进肌肉糖原、蛋白质修复和合成，比单纯摄入碳水化合物更有效。

男性与女性

与男性相比，女性在低至中等水平的耐力和力量运动中使用较少的糖原和更多的肌内甘油三酯（TG）。

1. 女性含有更多的肌肉蛋白质，主要是长链和中链脂肪氧化酶。

2. 在中等强度的运动中，女性所需的碳水化合物不如男性多。然而，在高强度的运动中，相对而言，女性所需的碳水化合物的比率与男性相当。

3. 研究表明，在黄体期，休息和中等强度运动条件下，碳水化合物的氧化会减少。因此，休息期和稳态训练期间对碳水化合物摄入的需求可能会减少。

蛋白质

蛋白质消耗量（表 10.2）

1. 运动员对蛋白质的需求增加。

2. 过量摄入蛋白质可能导致轻微脱水。摄入充足的水分能够将这些影响降至最低。

3. 患有肝脏和（或）肾脏损害的运动员，应避免摄入过量的蛋白质 [＞ 2.8g／（kg·d）]。

蛋白质品质

1. 优质蛋白质：含有所有必需氨基酸（EAA）和支链氨基酸（BCAA）的蛋白质（表 10.3）。

（1）通常是动物蛋白，包括肉类、蛋和牛奶。

（2）大豆蛋白也被归为优质蛋白质。

2. 低品质蛋白质：缺少一种必需氨基酸的植物蛋白质类。

3. 与植物蛋白相比，优质蛋白质的摄入导致正氮平衡，增加净体重和力量。优质蛋白质中的支链氨基酸直接刺激肌肉蛋白质合成。

表 10.2　蛋白质需求量

静坐	0.8g/kg
休闲活动	1.0~1.4g/kg
阻力训练	1.4~1.8g/kg
耐力锻炼	1.4~1.6g/kg
高强度冲刺	1.4~1.8g/kg
体重限制性运动	1.4~2.2g/kg

表 10.3　必需氨基酸、条件必需氨基酸和非必需氨基酸

必需氨基酸

异亮氨酸[a]	苯丙氨酸
亮氨酸[a]	苏氨酸
赖氨酸	色氨酸
蛋氨酸	缬氨酸

条件必需氨基酸

精氨酸	脯氨酸
半胱氨酸（胱氨酸）	牛磺酸
谷氨酰胺	酪氨酸
组氨酸	

非必需氨基酸

丙氨酸	谷氨酸
天门冬酰胺	甘氨酸
天冬氨酸	丝氨酸
瓜氨酸	

[a] 支链氨基酸。

Source: Adapted from Di Pasquale MG. Proteins and amino acids in exercise and sport, In:Driskell JA, Wolinsky I, eds. Energy-Yielding Macronutrients and Energy Metabolism in Sports Nutrition. CRC Press, 2000, 119–162.

氮平衡

1. 当氨基酸产生等于消耗时，被称为氮平衡。

2. 预防运动员出现负氮平衡是关键。

（1）过度训练和禁食刺激了负氮期。

（2）反映出肌肉蛋白质正在分解，并且阻碍肌肉增长。

3. 正氮平衡是构建净体重和促进身体功能提升的理想环境。

（1）消耗最适量的优质蛋白质。

（2）当 EA 缺乏时，蛋白质需求会增加。在体重下降或限制饮食期间，蛋白质需求量最高，运动员每天可能需要 2.2g/kg 体重才能保持正氮平衡。

4. 理想的蛋白质摄入时间是在运动前后，有助于维持氮平衡。

（1）运动后 30 分钟内摄入 20~25g 蛋白质（含碳水化合物）以恢复肌肉、增加力量和净体重。这是由 20~25g 蛋白质中的 3g 亮氨酸所刺激的。

（2）一些研究表明，运动前摄入蛋白质可能与运动后摄入蛋白质对于增加净体重具有同样的作用。如果导致胃肠道不适，则在运动前禁止摄入蛋白质，并将其纳入恢复奶昔或膳食中。

脂肪

1. 天然的、少加工的脂肪优于人造食品。

（1）良好的运动饮食中应包含动物和植物脂肪。

（2）陆地动物脂肪（肉类、家禽、乳制品）应与海洋动物脂肪（鱼类、海鲜、强化食品和补充剂）和富含脂肪酸的 LD-3 必需植物油相平衡。

2. 7 天以上高脂肪、低碳水化合物的饮食会增加脂肪氧化。在中等强度的运动中，这种饮食计划可能会延长疲劳的时间，但相反会降低高强度运动的表现和工作能力，并增加感知到的疲劳率。

3. 女性运动员从膳食脂肪中获得至少 30% 的热量，以确保快速补充储存的肌肉脂肪。这对于持续的运动表现是有益的。

4. 对提高运动表现有益的脂肪，有助于降低皮质醇和炎症标志物，同时促进恢复，包括：

（1）橄榄油和菜籽油中的油酸。

（2）海洋油中的长链 ω-3、二十碳五烯酸（EPA）和二十二碳六烯酸（DHA）。

（3）亚麻、胡桃、大麻和南瓜中的短链 -3 亚油酸。

（4）乳制品中共轭亚油酸（CLA）。

（5）椰子油中链甘油三酯（MCT）。

5. 充足和有益的膳食脂肪还有助于：

（1）改善骨关节炎和肌腱炎（减少炎症和软组织破坏）。

（2）保持性激素浓度。

（3）预防骨质疏松。

（4）预防过度训练引起的精神抑郁。

（5）提供脂溶性维生素（维生素 A、维生素 D、维生素 E、维生素 K）。

新陈代谢

专项运动的能量物质

1. 三磷酸腺苷（ATP）：直接能量物质。

2. 磷酸肌酸（CP）。

（1）ATP 可以通过向腺苷二磷酸（ADP）中添

加一个磷酸基来进行无氧再生，ADP 通常是由 CP 降解产生的。

（2）肌肉含有足够的 CP 能量，可为最大用力活动时提供 3~15 秒的能量。

3. 糖类。

（1）将碳水化合物分解为葡萄糖以获得能量，称为糖酵解。

A. 源自糖酵解的 ATP 足以进行持续 30 秒至 3 分钟的无氧运动。

B. 持续超过 3 分钟的运动需要有氧代谢以氧化磷酸化的形式重新合成 ATP。

C. 葡萄糖的有氧代谢为 3 分钟到 4 小时的运动提供能量。

（2）储存的葡萄糖被称为糖原，是运动中能量的主要来源。

A. 人体中可以储存一定数量的糖原。

B. 通过训练，一个人可以储存更多的糖原，并且由于对脂肪的依赖而避免使用糖原。

4. 脂肪。

（1）能够提供巨大的能量。

（2）以 TG（甘油 + 3 脂肪酸）的形式储存在肌肉中。

A. 当运动员在饮食中摄入足够的脂肪达到一定时间时，它可以成为一种重要的能量来源。

（3）缺点：代谢能量产生过程较慢。

A. 低强度。长时间运动的主要能量来源。

（4）运动员可以通过训练将脂肪而不是糖原作为能量主要来源，并具有与消耗碳水化合物时相似或更好的低强度运动表现。

（5）进行抗阻运动时，大量储存的肌内 TG 被消耗殆尽。

5. 蛋白质。

（1）运动中不作为主要能量来源的氨基酸。

（2）氨基酸可以发生糖异生作用。

（3）根据活动的强度和持续时间，以及个体的营养状况，氨基酸可以贡献所需能量的 6%。如果运动员缺乏可用的碳水化合物（如糖原）作为能量来源，则会使用氨基酸作为能量来源。

（4）蛋白质代谢对于运动时肌肉的修复和恢复尤为重要。

专项运动的能量底物

1. 短距离冲刺运动，持续 10~12 秒，使用等量的 ATP/CP（50%）和碳水化合物。

2. 持续 4~6 分钟的剧烈运动，主要依赖碳水化合物（约 94%）和少量 ATP/CP（6%）。

3. 中等强度的运动，如 10 000m 长跑（32~45 分钟），仍以碳水化合物为主要能量来源（60%），外加脂肪（40%）。

4. 马拉松比赛中，消耗约 75% 的碳水化合物，20% 的脂肪和 5% 的蛋白质。

5. 较长时间的低强度运动（如步行 5~8 小时）以脂肪为主要能量来源（65%），碳水化合物占 35%。

维生素 / 矿物质——微量营养素

1. 经常运动导致维生素和矿物质流失或代谢增加，所以对维生素和矿物质的需求增加。营养不良和能量摄入过少导致长期维生素和矿物质不足。

2. 维生素和矿物质作为抗氧化剂，可防止氧化损伤，减少自由基的产生，加速恢复，减少炎症，提高免疫功能。

B 族维生素

1. 维生素 B_1、维生素 B_2、维生素 B_6、烟酸、泛酸、生物素、胆碱。

2. 作为脂肪、蛋白质和碳水化合物代谢的辅助因子。随着运动对能量的需求和摄入量的增加，额外摄入特定 B 族维生素的需求也增加。

3. 维生素 B_1（硫胺素）。

（1）作为碳水化合物代谢的辅酶。催化丙酮酸转化为乙酰辅酶 a 进入三羧酸循环（TCA）。

（2）大量参与脂质和 BCAA 的代谢。

（3）建议（1998 年）。

A. 男性：1.2mg/d；女性：1.0mg/d。

B. 如果碳水化合物和蛋白质消耗量增加，需求可能增加。

4. 维生素 B_2（核黄素）。

（1）黄素单核苷酸（FMN）和黄素腺嘌呤二核

苷酸（FAD）的合成，对葡萄糖、脂肪酸、甘油和氨基酸的代谢很重要。

（2）参与将维生素 B_6 和叶酸转化为其活性形式。

（3）建议：男性为1.3mg/d；女性为1.1mg/d。

（4）运动量较大的个体需要额外消耗的维生素 B_2 可能高于当前推荐的摄入量。

5. 维生素 B_6。

（1）与运动过程中产生的能量直接相关。用于氨基酸的转氨、糖原中葡萄糖的释放及糖异生过程。

（2）目前的建议是男性和女性均为1.3mg/d。最近的证据表明，这一建议过低，可能需要更高的剂量。

6. 烟酸（维生素 B_3）。

（1）作为烟酰胺腺嘌呤二核苷酸（NAD）和NAD磷酸盐（NADP）的前体。

A. 通过糖酵解、TCA循环和电子传递链推动能量产生的辅酶。

B. 也对 β-氧化和氨基酸合成产生影响。

（2）通过饮食或内源性摄入适量的色氨酸（EAA）。

（3）推荐值以烟酸当量（NE）表示。男性为16NE/d；女性为14NE/d。

7. 泛酸（维生素 B_5）。

（1）参与各种代谢过程。

A. 在糖异生中起作用。

B. 合成类固醇激素、乙酰胆碱、脂肪酸、氨基酸和膜磷脂。

C. 蛋白质的降解。

（2）没有RDA设置，因为通过食物摄入足够。

8. 生物素（维生素 H）。

（1）代谢作用。

A. 糖异生和脂肪酸合成。

B. 生物素 H 的有效性影响葡萄糖和氨基酸的降解。

（2）没有公布的RDA，因为它在食品中广泛分布。

9. 胆碱：乙酰胆碱、磷脂和甜菜碱的前体。

（1）为成人提供足够的摄入量（AI），建议男性为550mg/d，女性为425mg/d。

（2）在美国，饮食中胆碱的主要来源是蛋黄。由于缺乏证据表明蛋黄与冠心病（CHD）风险增加有关，因此不能摄入蛋黄的做法显著降低了人体胆碱的摄入。目前的饮食建议包括每天1~2个全蛋。

运动中的多种维生素和矿物质

1. 维生素 E。

（1）由活性抗氧化化合物组成，如 α-生育酚和生育三烯酚。

（2）生物活性最强的抗氧化剂之一，在减少脂质过氧化反应中发挥着重要作用。反过来，这有助于稳定细胞膜并保护细胞结构免受氧化损伤。

（3）在普通人群中出现维生素 E 是罕见的；然而，对于经常运动的人来说，维生素 E 的需求量可能更高。

A. 在由25%~35%的脂肪组成的饮食中，所含有的维生素 E 水平足以维持需求。但在低脂饮食中可能缺乏维生素 E。

B. 高剂量（>400IU/d）与不良反应有关。

2. 维生素 C（抗坏血酸）：运动中的功能和作为重要的抗氧化剂。

（1）影响胶原蛋白的合成。

（2）在高压力（过度训练）条件下，对维持免疫系统有重要的潜在影响。可减少上呼吸道感染的症状。

（3）影响氨基酸的代谢。

（4）提高铁的吸收。

3. β-胡萝卜素和维生素 A。

（1）β-胡萝卜素是维生素 A 的前体。

（2）两者都有很强的抗氧化潜力。主要影响是通过减少脂质过氧化来维持脂质完整性。

（3）可使用补充剂，但大剂量补充维生素 A 可能会中毒。

（4）据报道，服用高剂量的 β-胡萝卜素会产生不良反应。

（5）β-胡萝卜素的 RDA 水平为3~6mg/d。少数研究显示，运动量较大的个体需要增加 β-胡萝卜素摄入。

4. 维生素 D。

（1）最新的数据表明，维生素 D 与多种生理作用有关。

（2）维生素 D_3 可激活骨骼肌内的受体，刺激收缩。

（3）充足的维生素 D 与快速收缩肌纤维的大小和数量的增加有关。

（4）最近的证据表明，大多数人可能有轻度维生素 D 缺乏症。

（5）室内训练、生活在高纬度地区、涂防晒霜和皮肤较黑的运动员更容易出现缺陷，特别是大学生运动员。

（6）建议的维生素 D 摄入量为 600IU/d。 最新的证据表明，摄入水平应提高为 1000~2000IU，尤其是运动量大的个体。

5. 铁。

（1）主要功能是在红细胞中输送氧气。

（2）也起到运动能量代谢的作用。

（3）运动增加了对铁消耗的需求。

（4）目前的建议：绝经前女性为 18mg/d，男性、绝经后女性和运动较少的人为 8mg/d。

（5）运动量较大，特别是女性运动员，耐力型跑者和素食运动员都存在缺铁的风险。

补充剂

以下几种补充剂已获得人体相关数据的支持。

1. β - 丙氨酸（BA）。

（1）一种天然的非必需氨基酸，通常在肉食（即鸡肉和火鸡）中发现。

（2）BA 是合成称为肌肽的二肽蛋白质所必需的限速底物。

（3）每天补充 4~6g，持续 4 周，肌肉肌肽浓度增加 64%。

（4）肌肉肌肽作为生理化学氢离子缓冲剂，延迟与无氧代谢相关的 pH 值下降。

（5）单独使用 BA 补充剂可以提高运动表现。

A. 在骑行和跑步期间缩短疲劳时间。

B. 延缓神经肌肉疲劳。

C. 增加通气阈值。

2. β - 羟基 - β - 甲基丁酸酯（HMB）。

（1）HMB 是 EEA 亮氨酸的代谢产物。

（2）长期补充 HMB 具有抗代谢特性。

（3）每天摄入 3g，与抗阻训练计划相结合，表明蛋白质分解代谢减少。

（4）这些结果在未经过训练的人中最为一致。

（5）在抗药性训练的个体中，服用补充剂没有改善蛋白质合成、最大力量或身体成分。

（6）对于运动的老年人的净体重有积极的影响。

3. 咖啡因。

（1）咖啡因刺激中枢神经系统并增强新陈代谢。

（2）多项研究表明，摄入咖啡因后运动时疲劳值降低。

（3）运动前补充咖啡因已被证明可增加脂肪氧化和节省肌糖原。

（4）能够缩短疲劳和恢复的时间。

（5）主要是为了提高有氧运动的能力。

（6）没有证据表明可以直接改善无氧和力量的运动表现。

（7）间接证据表明，在任何类型的运动前摄入咖啡因可能都是有益的。

（8）常规的有效剂量建议是在运动前 30~60 分钟补充 3~6mg/kg（1.4~2.7mg/lb bw）。

4. 肌酸（Cr）。

（1）少量的 Cr 在肝脏、胰腺和肾脏中由氨基酸精氨酸、蛋氨酸和甘氨酸内源合成。

（2）也来自优质蛋白质，如鱼和牛肉。

（3）超过 500 项研究表明通过补充剂可以增加肌内 Cr。

（4）每天补充 20g（4 × 5g），持续 5 天，显著增加肌肉内磷酸肌酸（PCr）的水平。

（5）增加 PCr 的初始量可以为运动提供大量且即效的能量来源，并提高 PCr 再生的速率。

（6）Cr 可以增加肌肉横截面积（Ⅰ型、ⅡA 型、ⅡB 型）和肌球蛋白重链表达。

（7）由于训练量增加，功能增进的效应导致肌肉生长和力量的增加，以及体脂率的改善。

（8）没有科学证据证明 Cr 补充剂有不利的短期或长期影响。

（9）一些研究表明，大量服用 Cr 补充剂（连续补充 5 天）后，只有男性的体重增加，但这些研究并不是模棱两可的，有些研究则显示体重无变化。

（10）增加肌肉 Cr 储存的最快方法是每天补充 0.3g/kg 的一水化肌酸，持续至少 3 天，之后每天补充 3~5g。

（11）摄入较低剂量的一水化肌酸（例如，每天 2~3g）将在 3~4 周内增加肌肉 Cr 储存量。

5. 乳清蛋白。

（1）是优质蛋白质和 BCAA 亮氨酸的来源，能够最有效地刺激蛋白质合成。

（2）是适合运动前和运动后恢复的补充剂，可同时配合碳水化合物使用。

（3）作为粉状蛋白质补充剂，可用于帮助运动员将更多的低成本、优质的蛋白质纳入日常膳食中。

（4）方便食用，并且味道可口。

6. 必需氨基酸（EAA）。

（1）研究表明，运动前后消耗 EAA 可增加氨基酸摄入和促进蛋白质合成。

（2）运动前将 EAA 与碳水化合物结合使用已被证明具有抗代谢作用，可降低肌纤维蛋白降解；然而，数据并不能确定运动前比运动后补充 EAA 能产生更实质性的蛋白质合成效果。

（3）可能存在 20g EAA 摄入的阈值，如高于该阈值，更大剂量的补充可能不会进一步改善蛋白质的合成。

（4）为了提高训练效果和改善恢复，建议在运动前 30 分钟（如果允许的话）和运动后 1 小时内服用 3~20g/d EAA。运动前服用蛋白质会引起胃肠道不适，所以建议应根据个人耐受程度决定剂量。

（5）如果在运动后摄入 6%~10% 的碳水化合物或 0.5~1g/kg 体重的碳水化合物，这些效果就会增强。

体重管理

1. 对运动员来说，重要的是决定成绩更重要，还是特定的身体成分更重要。

2. 运动员可以在保持优异表现的同时有益地改变其身体组成，但饮食因素是关键。

3. 不良的饮食选择，能量摄入不足或过量，以及不理想的营养组成，都将阻碍实现这些目标。

体重和脂肪减少

1. 在普通人群中，超重和肥胖的患病率显著增加，运动员也无法避免这一问题。

2 过度地摄入热量和加工食品可能造成了这些问题。

3. 大量缺乏能量的饮食会影响运动表现。不应该在能量不足或禁食的状态下训练，因为这样会降低预期的运动表现，增加生理应激反应，减少减脂增肌效果。

4. 确定能量可利用率（EA）与能量平衡（EB）。

（1）运动员，尤其是女性运动员，可能处于能量平衡的状态，但这可能无法满足他们的最佳能量需求。EA 过低会抑制生理过程，总能量或静息能量消耗的测量会低估能量的需求。

（2）因为 EB 是生理系统的输出而不是输入，所以它不包含关于能量需求的可靠信息。

（3）对运动员来说，EA 是饮食能量摄入减去高代谢需求的运动消耗的能量。剩余的能量是用来支持基本生理过程的。

5. 对于想消耗掉过量的、不健康的身体脂肪的运动员，应该首先检查他们的饮食，去掉加工的食品，取而代之的是未经加工的天然食品，如肉类、鱼类、乳制品（低糖、中等脂肪）、鸡蛋、蔬菜、水果、粗粮、豆类、坚果、种子和植物油。

（1）高蛋白、中等脂肪、中等碳水化合物的饮食有助于减少脂肪和体重。

（2）有肾功能不全的运动员应该避免消耗过量的蛋白质，减少简单的碳水化合物，增加大量有益的、高性能的脂肪。

（3）从全天获得的食物中减少 300~400kcal（1kcal ≈ 4.2kJ）摄入，在尽量减少净体重的同时减少脂肪。训练时维持充足的能量以达到最佳的运动表现。

6. 如果想要计算或估算热量和能量消耗，可以使用间接量热法计算静息代谢率（RMR），这两个方程具有良好的准确性。

（1）Mifflin-St Jeor 方程。

A. 男性：RMR（kcal/d）= 10[体重（kg）]+

6.25[身高（cm）] – 5（年龄）+ 5。

B. 女性：RMR（kcal/d）= 10[体重（kg）] + 6.25[身高（cm）] – 5（年龄）– 161。

（2）Owen 方程。

A. 男性：RMR（kcal/d）= 879 + 10.2[体重（kg）]。

B. 女性：RMR(kcal/d)= 795 + 7.2[体重（kg）]。

（3）对于 RMR，必须乘以活动因子来计算总能量消耗。

（4）非常轻的活动强度系数为 1.3；较轻的活动强度系数为 1.5；中等的活动强度系数为 1.6；高强度活动系数为 1.9。

7. 对于运动量非常大的运动员，也可以将当前的体重 ×（14~16）来确定减肥所需的热量摄入量。

A. 对于运动量适度的运动员，体重 ×（12~14）。

增重

运动员想要增加肌肉和体重，必须首先确保摄入大量高质量的食物。

1. 总能量摄入必须超过能量输出。

2. 必须保证每时每刻都有规律地进食，并应避免空腹运动或两次进食之间长时间（≥ 4 小时）运动。

3. 使用人工合成的运动营养饮料来促进训练和恢复营养。

4. 为了提供足够的热量，流质食物可能是必要的，如乳清蛋白奶昔加水、水果、坚果酱和（或）酸奶。

5. 为了帮助运动员在正常时间或不方便的时间摄入足够的能量，可能需要从膳食替代品和蛋白质粉补充剂中补充一些简单的碳水化合物。

6. 如果运动员很难增加体重和肌肉，并且有明显的胃肠道不适，妨碍了食物摄入或营养吸收，应排除食物过敏或不耐受。

7. 常见问题：乳糖不耐症、果糖不耐症、糖醇、发酵性低聚糖、双糖、单糖和多元醇（FODMAPS）。

（徐一宏　褚卫华　译）

推荐阅读

1. Brooks GA, Fahey TD, Baldwin KM. *Exercise Physiology: Human Bioenergetics and Its Applications*. 4th ed. New York, NY: McGraw Hill; 2005:31–41;59–92.

2. Di Pasquale MG. Proteins and amino acids in exercise and sport, In: Driskell JA, Wolinsky I, eds. *Energy-Yielding Macronutrients and Energy Metabolism in Sports Nutrition*. CRC Press, 2000, 119–162.

3. Driskell JA, Wolinsky I. *Nutritional Concerns in Recreation, Exercise and Sport*. Boca Raton, FL: CRC Press; 2009:91–114;145–161;235–265.

4. Greenwood M, Cooke MB, Ziegenfuss T, Kalman DS, Antonio J, eds. *Nutritional Supplements in Sports and Exercise*. 2nd ed. Switzerland: Springer International Publishing; 2015.

5. Jeukendrup AE. A step towards personalized sports nutrition: Carbohydrate intake during exercise. *Sports Med*. 2014;44(Suppl 1):S25–S33.

6. Kleiner SM. *Power Eating*. 4th ed. Champaign, IL: Human Kinetics; 2014.

7. Loucks AB, Kiens B, Wright HH. Energy availability in athletes. *J Sports Sciences*. 2011;29(S1):S7–S15.

8. McArdle WD, Katch FI, Katch VL. *Sports & Exercise Nutrition*. Philadelphia, PA: Lippincott Williams & Wilkins; 1999:275–276.

9. Stephens FB, Roig M, Armstrong G, Greenhaff PL. Post-exercise ingestion of a unique, high molecular weight glucose polymer solution improves performance during a subsequent bout of cycling exercise. *J Sports Sci*. 2008;26(2):149–154.

10. Tipton KD. Efficacy, consequences of very-high-protein diets for athletes exercisers. *Proc Nutr Soc*. 2011;70(2):205–214.

11. Yeo WK, Carey AL, Burke L, Spriet LL, Hawley JA. Fat adaptation in well-trained athletes: Effects on cell metabolism. *Appl Physiol Nutr Metab*. 2011;36(1):12–22.

第 *11* 章

运动方案、运动测试和运动检测

Jerome T. Nichols, Kenneth R. Mautner

运动方案的原则

1. 即使不改变有氧运动的能力, 定期规律地参加 3~6 代谢当量 (MET) 的活动能够促进身体健康。表 11.1 为活动与相关的代谢当量。

(1) 1MET 相当于成年人平均每分钟每千克体重摄取 3.5mL 氧气 (体重 70kg 的人每分钟消耗 1.2kcal)。

(2) 对于 65 岁以下的健康成年人, 美国心脏协会 (AHA) 和美国运动医学会 (ACSM) 建议:

A. 每周至少进行 150 分钟中等强度心血管运动。每天 30 分钟、每周 5 天的连续运动, 或者至少 10 分钟的多次短时间运动。

B. 或者剧烈的心血管运动至少 20min/d, 每周 3 天 (ACSM); 或至少 25min/d, 每周 3 天 (AHA); 以及主要肌肉群的力量训练, 每次 2~4 组, 每组重复 8~12 次, 每周 2~3 天。

2. 针对每名患者预期目标的个体化运动方案。

(1) 方案应注明 FITT 成分 (频率、强度、运动类型、时间/持续时间; 不论年龄、健康水平或有无并发症)。

A. 频率: 一周每天或大部分时间。

B. 强度: 有几种方式来计算。

a. Karvonen 公式:

目标心率 (HR) = (储备心率 × 训练强度) + 静息心率 [目标训练强度 =40%~80% 的 HR_{max} (220−年龄)]。

表 11.1 活动与相关代谢当量示例

体育活动	MET
轻度活动	< 3
睡觉	0.9
安静地坐着 (如看电视)	1.0
盘腿而坐	1.0
排队	1.2
坐着 (学习、阅读或写作)	1.8
在坚硬、平整的道路上以 2.0 英里/小时的速度步行	2.5
中度活动	3~6
在坚硬、平整的道路上以 2.5 英里/小时的速度步行	3.0
用杂货车购物	3.5
在坚硬、平整的道路上以 3.5 英里/小时的速度步行	4.0
洗手/汽车打蜡	4.5
滑板	5.0
跪着用手擦地板	5.5
网球双打	6.0
剧烈活动	> 6
劈柴	6.0
垒球、投球	6.0
轮椅篮球	6.5
以 5 英里/小时 (12 分钟/英里) 的速度跑步	8.0
健身 (如俯卧撑、仰卧起坐、引体向上)、负重、剧烈用力	8.0
铲土, 挖沟	8.5
跳绳	10.0
以 16~19 英里/小时的速度骑行, 无气流牵引 (> 16 英里/小时, 气流牵引)	12.0
攀岩	11.0
以 8.6 英里/小时 (7 分钟/英里) 的速度跑步	14.0
楼梯跑	15.0

注: 1 英里 ≈1.61km。

b. Borg 量表中的中度运动疲劳值（RPE）。

c. 对话测试：能够舒适地交谈。

C. 运动方式（如跑步、游泳、骑单车）。

D. 时间 / 持续时间：30~60 分钟。

（2）ACSM 指南还将运动的进阶作为其中的一部分。随着条件的改善，持续时间、强度、频率、活动类型也随之改变。

3. 只有在评估个人对运动的反应后才能制订最佳的运动方案，包括：

（1）心率。

（2）血压（BP）。

（3）RPE 利用 Borg 量表或 ACSM RPE 量表来评估患者运动时自我感觉的疲劳程度。

A. Borg 量表：范围从 6~20 分，6~11 分表示"极轻"的疲劳，12~14 分表示中等疲劳，16~20 分表示"高"到"极高"的疲劳。

B. ACSM RPE 量表：范围从 0~10 分，其中 0 分表示"无"，10 分表示"非常严重——几乎是最大值"。

（4）对运动的主观感受。

（5）可以在适当的时间进行心电图检查。

（6）最大摄氧量（VO_{2max}）。

体格检查和筛查

初步筛查应评估与心血管和肺部疾病相关的不良后果的可能性。

1. 评估患有冠心病的危险因素（表 11.2）。

2. ACSM 分为低风险、中等风险或高风险。

（1）低风险患者：

A. 男性：< 45 岁，不超过一个阳性危险因素（表 11.2）。

B. 女性：< 55 岁，不超过一个阳性危险因素。

（2）中等风险患者：

A. ≥ 45 岁的男性或 ≥ 55 岁的女性。

B. 具有两个或以上的阳性危险因素。

（3）高风险患者：

A. 存在已知的心脏、外周血管或脑血管疾病。

B. 存在某些肺部疾病 [慢性阻塞性肺疾病（COPD）或慢性哮喘、间质性肺病或囊性纤维化（CF）]。

C. 存在与心脏或肺部疾病相关的其他体征和症状（心绞痛、休息时或轻度劳累时呼吸困难、头晕或晕厥、足踝水肿、心悸或心动过速、间歇性跛行、端坐呼吸或阵发性夜间呼吸困难、异常疲劳或日常活动时呼吸困难、已知心脏杂音）。

3. 医生根据上文的危险因素进行分层，在执行运动计划之前对运动测试提出建议。

（1）低风险患者：无须进行运动测试。

（2）中等风险患者：如果计划参加高强度的运动项目，应进行运动测试。

（3）高风险患者：在中度（40% ~60% VO_{2max}）或剧烈强度的运动（> 60% VO_{2max}）前，建议进行运动测试。

（4）此外，建议对高风险患者进行亚极量最大运动测试，对中等或高风险患者进行极量运动测试。

表 11.2　冠心病的危险因素

年龄	男性 ≥ 45 岁，女性 ≥ 55 岁
家族史	男性亲属 < 55 岁或女性亲属 < 65 岁合并心肌梗死、猝死或冠状动脉手术
吸烟史	当前吸烟或戒烟不超过 6 个月
高血压	SBP ≥ 140mg/dL 或 DBP ≥ 90mmHg 或服用降高血压药
血脂异常	LDL ≥ 130mg/dL 或如果 LDL 不可测，HDL < 40mg/dL 或总胆固醇 > 200mg/dL；HDL ≥ 60mg/dL 具有保护性
高血糖	两次空腹血糖 ≥ 100mg/dL
肥胖	BMI ≥ 30kg/m^2 或男性腰围 ≥ 101.6cm，女性腰围 ≥ 88.9cm 或男性腰臀比 ≥ 0.95，女性 ≥ 0.86
缺乏运动的生活方式	每周大部分天数所进行的中等强度活动不超过 30 分钟

BMI，身体质量指数；DBP，舒张压；HDL，高密度脂蛋白；LDL，低密度脂蛋白；SBP，收缩压。

Source: Adapted from Thompson, PD. Preparticipation Health Screening. In: Pescatello LS, Arena R, Riebe D, Thompson PD, eds. ACSM's Guidelines for Exercise Testing and Prescription. 9th ed. Philadelphia, PA: Lippincott Williams & Wilkins; 2000:19–38.

4. 根据风险分层的结果进行运动测试和全面的既往史和检查史询问。

运动测试的禁忌证

1. 绝对禁忌证。

（1）最近的静息心电图有显著的变化，与明显的心肌缺血、急性心脏问题或近期梗死有关。

（2）近期并发心肌梗死（MI）。

（3）不稳定型心绞痛。

（4）不受控制的、有症状的心律失常。

（5）严重的主动脉瓣狭窄。

（6）不受控制的、有症状的心力衰竭。

（7）近期急性肺栓塞或梗死。

（8）心肌炎或心包炎。

（9）夹层主动脉瘤。

（10）急性感染。

2. 相对禁忌证。

（1）左冠状动脉主干狭窄。

（2）中度瓣膜狭窄。

（3）电解质异常（如钾、镁离子异常）。

（4）静息时收缩压（SBP）＞ 200mmHg 和（或）舒张压（DBP）＞ 110mmHg。

（5）快速性心律失常或缓慢性心律失常。

（6）肥厚型心肌病或其他流出道阻塞。

（7）运动加剧的神经肌肉、肌肉骨骼或类风湿疾病。

（8）精神或身体受损导致无法完全运动。

（9）高度房室（AV）传导阻滞。

（10）室性动脉瘤。

（11）不受控制的代谢紊乱（如糖尿病、甲状腺毒症、黏液性水肿）。

（12）慢性传染病（如单核细胞增多症、肝炎、艾滋病）。

运动性能测试

VO$_{2max}$（心肺健康公认的标准测量）

1. 最大心排血量（L/min）和动脉 - 静脉氧差（mL O$_2$/L）。

2. 不同患者 VO$_{2max}$（L/min）存在 2~3 倍的差异，

主要是由于最大心排血量不同。

3. 用于测量 VO$_{2max}$ 的开放式肺活量测定法。

（1）运动员通过低阻力阀呼吸（鼻子堵塞）。

（2）测量肺通气、呼气中 O$_2$ 和 CO$_2$ 的含量。

（3）如果不能直接测量 VO$_{2max}$，可进行亚极量和极量测试来确定。

4. 极量测试对于诊断无症状运动员的 CAD 更敏感。

5. 对大多数参与者来说，通常进行亚极量运动测试即可。

（1）亚极量运动测试的目的是确定该负荷下的反应心率，并使用任何可用方法和相关方程、测试结果来预估 VO$_{2max}$。

（2）理想情况下，应使用心电图、心率监护仪或听诊器进行测量，以确定心率。

（3）在可能的情况下，使用与运动员主要活动最一致的测试模式（如跑步机、自行车测速仪、踏板）。

6. 现场测试：现场测试通常模拟极量测试。

（1）受试者在给定的时间内走 / 跑完指定的距离（即 12 分钟跑测试、Cooper 1.5 英里跑测试、Rockport 1 英里跑测试）。

（2）能够同时测试大量的受试者。

（3）个人动机和起搏能力可显著影响测试结果，因为一些患者可能没有尽最大努力。

（4）不受监控的测试会增加心血管和肌肉骨骼并发症的风险。

乳酸阈值

乳酸（无氧）阈值是指运动强度增加到以无氧代谢而不是有氧代谢为主要能量来源的水平。

1. 通常发生在血乳酸为 4mmol /L 时。

2. 未经训练的人 VO$_{2max}$ 可能低至 40%，而经过训练的耐力型运动员 VO$_{2max}$ 可能高达 80%~90%。

3. 低于乳酸阈值的锻炼可以长时间连续进行，没有不适或疲劳；高于此水平的运动与全身性代谢性酸中毒和通气需求增加（呼吸性碱中毒）相关，导致疲劳和无法继续进行超过阈值的活动。

4. 通过二氧化碳输出量（VCO$_2$）与摄氧量（VO$_2$）（mL/min 或 VO$_{2max}$ 的百分比）的关系来绘制图形（图 11.1）。

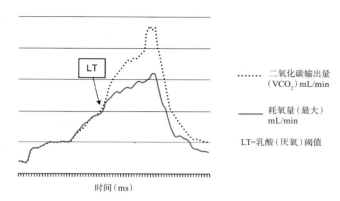

图 11.1　乳酸（无氧）阈值的二氧化碳输出量与耗氧量。

图例：
.... 二氧化碳输出量（VCO$_2$）mL/min
—— 耗氧量（最大）mL/min
LT=乳酸（厌氧）阈值
横轴：时间（ms）
图中标注：LT

儿童运动员

考虑到儿童运动员的正常生长发育，量身定制合适的运动方案和测试很重要。

体能测试

1. 常见于学校体育教育。

2. 通常进行 4~6 个简单的现场测试。

（1）体质测试标准和总的体能挑战测试是常用的工具。

（2）测量包括：

A. 有氧能力（如 1 英里步行 / 跑步）。

B. 肌肉力量和耐力（如卷腹、引体向上、俯卧撑）。

C. 柔韧性（如坐位体前屈、V 字坐位体前屈）。

D. 敏捷性（如往返跑）。

E. 身体成分（如 BMI、皮肤皱褶）。

临床运动测试

美国心脏病学会（ACC）和美国心脏协会共同公布了推荐儿童压力测试的理由。

1. 评估由运动诱发或加重的特定体征或症状。

2. 评估或确诊患有心脏、肺部或其他器官疾病的儿童的异常反应，包括心肌缺血和心律失常。

3. 评估特定药物治疗或手术治疗的疗效。

4. 评估休闲活动、运动锻炼和职业运动的功能水平。

5. 评估预后，包括基础和系列测试的测量。

运动方案

1. 超过 6 岁的儿童每周应参加超过 60 分钟的中度至剧烈强度的体育活动，剧烈活动建议每周至少 3 天。应关注幼儿的积极运动。

2. 通常情况下，不需要 HR 处方，因为儿童可以自我调整 RPE。

3. 如果运动计划和监护得当，抗阻训练计划对于儿童是安全的。

（1）肌肉力量的增加主要通过青春期前青少年的神经肌肉适应和青春期后的肌肉肥大来实现。

（2）在身体和骨骼发育成熟之前，儿童应避免举重、健美和极限抓举。

4. 力量训练的方案应明确强度、持续时间和频率。

（1）强度。

A. 重量应足够低，以允许在亚极量用力下每组重复 8~15 次，直到中等疲劳程度。

B. 首先，通过增加重复次数来增加负荷能力，然后再增加阻力。

（2）持续时间。

A. 每天 60 分钟或以上的运动。

B. 可以是无组织的体育活动。

（3）频率：每周训练超过 3 天。

特殊疾病儿童运动员的注意事项

1. 支气管哮喘。

（1）运动计划应关注运动的环境，减少运动引起的支气管痉挛和建立信心。

（2）运动应多样化，重点进行能量需求较低的运动。

（3）建议进行水上活动和长时间热身的间歇性活动。

2. 脑瘫。

（1）运动计划的重点应包括增加有氧能力、关节活动度（ROM）和体重控制。

（2）运动建议取决于运动后的剩余能力。

3. 囊性纤维变。

（1）训练呼吸肌，提高黏液清除能力。

（2）推荐慢跑、游泳、步行和其他精选的运动。

4. 糖尿病。

（1）运动目标是帮助控制新陈代谢和 BMI。

（2）推荐各种运动，重点是平衡每天的能量输出。

5. 血友病。

（1）活动建议旨在防止肌肉萎缩和可能的关节积血。

（2）避免接触性运动，推荐骑自行车、游泳等。

6. 智力和发育障碍。

（1）运动计划的目标应该强调社会化、提高自尊，防止出现去适应化症状。

（2）推荐各种休闲和间歇性活动。

7. 肌营养不良症。

（1）制订运动计划以增加肌肉力量和耐力，延长步行时间。

（2）活动建议应包括游泳、健美操和轮椅运动。

8. 肥胖。

（1）注重 BMI 和体脂的降低，改善身体状态，回归社会，提高自尊心。

（2）建议热量消耗高但适合儿童的活动（如步行、游泳、休闲游戏）。

9. 类风湿关节炎。

（1）制订运动计划，重点是预防挛缩和肌肉萎缩，增加日常功能。

（2）包括游泳、骑自行车、健美操等活动。

10. 脊柱裂。

（1）活动建议旨在增加上肢力量、控制体脂和 BMI，并增加最大有氧能力。

（2）训练应包括手臂训练和轮椅运动。

老年运动员

1. 与一般成年人相比，老年人冠状动脉疾病的发病率较高，因此更应进行运动测试。

2. 老年运动员在进行极量测试或参与剧烈活动之前，建议进行体格检查。

运动测试注意事项

1. 如果预估运动负荷能力较低，应先从低负荷运动开始，如 2~3MET 的运动。然后逐渐增加运动负荷，每次增加 0.5~1.0MET。

2. 注意老年人因运动而导致心律失常的发生率增加。

3. 这类人群通常会使用可能干扰血流动力学反应和心电图的药物。

4. 运动测试终止的标准在所有成年人群中都是相同的，不论年龄如何，运动方案的一般原则也是如此。

运动方案

1. 有氧运动。

（1）建议老年人累积进行 30~60 分钟的中等强度运动，每周运动天数超过 5 天，每周超过 150 分钟。

（2）建议采用保守的方法来增加运动强度。

（3）由于 65 岁以上的患者峰值心率变异性较大，老年人首选测量峰值心率更受青睐（与年龄预测值相比）。

（4）先增加运动时间而不是强度可能会更安全。

2. 抗阻 / 力量训练。

（1）至少一组 8~10 次的运动，包括所有主要肌肉群，每周至少 2 次（每次间隔 48 小时）。每组重复 10~15 次，RPE 值为 12~13 分（较困难）。

（2）刚开始最好是增加重复次数，以便增加运动负荷能力而不是阻力。

（3）如果一段时间没有训练，建议老年患者恢复到以前训练强度的 50% 或以下，然后再逐渐增加强度。

（4）在最初的 8 周的训练中，应进行严格的监督，使结缔组织适应的阻力最小。

患有心血管、脑血管疾病的运动员

心血管疾病运动员

1. 心脏康复的临床适应证。

（1）稳定的陈旧性心肌梗死。

（2）稳定型心绞痛。

（3）冠状动脉旁路术（CABG）。

（4）经皮冠状动脉腔内成形术（PTCA）。

（5）代偿性充血性心力衰竭（CHF）。

（6）心肌病。

（7）心脏或其他器官移植。

（8）其他心脏手术（如瓣膜、起搏器植入）。

（9）周围性血管疾病（PVD）。

（10）不适合手术治疗的高危心血管疾病患者。

（11）终末期肾病（ESRD）。

（12）有冠心病的危险，同时诊断有糖尿病、高脂血症、高血压等。

2. 心脏康复的临床禁忌证。

（1）最近心电图改变或心肌梗死。

（2）不稳定型心绞痛。

（3）静息 SBP ＞ 200mmHg 或者静息 DBP ＞ 110mmHg 需要逐项评估。

（4）有症状的直立性低血压，血压下降＞ 20mmHg（从仰卧位站立时）。

（5）严重的主动脉瓣狭窄。

（6）急性全身性疾病或发热。

（7）不受控制的心房或室性心律失常。

（8）不受控制的窦性心动过速（＞ 120 次 / 分）。

（9）无代偿性充血性心力衰竭。

（10）无规律的高度房室传导阻滞。

（11）活动性心包炎或心肌炎。

（12）近期有栓塞。

（13）血栓性静脉炎。

（14）静息 ST 段位移＞ 2mm。

（15）糖尿病（静息血糖＞ 400mg/dL）。

（16）无法运动的骨科疾病。

（17）其他特定的代谢疾病（如急性甲状腺炎、低钾血症、高钾血症、低血容量血症）。

3. 心脏康复的相对禁忌证。

（1）快速性心律失常。

（2）缓慢性心律失常。

（3）中度瓣膜病。

（4）肥厚型心肌病。

（5）左主干冠状动脉疾病。

4. 开始运动计划前进行心脏压力测试的适应证。

（1）有两种或两种以上冠心病危险因素的无症状人群（见表 11.2）。

（2）计划运动强度＞ 60% VO_{2max} 的男性＞ 45 岁，女性＞ 55 岁。

（3）根据已知的心脏症状来评估严重程度和预后。

（4）陈旧性心肌梗死的预后评估。

（5）可能因突发心血管疾病而影响公共安全的职业。

5. 当初步的运动测试不可行时，药物应激测试可能是有益的。

（1）通过多巴酚丁胺试验来测试最大心率，可用于确定运动方案的目标心率（THR）。

（2）其他补充方法（症状、动态心电图监测、心电图遥测、心率监测）可能有助于确定运动强度。

6. 心血管疾病的运动方案。

（1）强度。

A. 最大心率储备（HRR_{max}）的 40%~80%。

B. Borg 量表中 RPE 评分为 11~16 分（中等强度）。

C. 在基础冠心病患者中，高强度运动会使主要心血管事件的风险增加 10 倍。

D. 如果患者已经确诊心血管疾病，则应在低于缺血阈值的心率下运动。

（2）频率：超过 3 天 / 周。

（3）持续时间：每次有氧运动的总持续时间为 20~60 分钟。最初先以 1~10 分钟的短时间运动开始，然后逐渐增加运动时间。

（4）美国心脏协会关于降低血压和胆固醇的运动建议：每周进行 3~4 次平均 40 分钟的中等强度到高强度的有氧运动。

7. 运动疗程应超过 3 个月。

运动方案

1. 注意事项。

（1）评估力量、肌张力、关节活动度。

（2）对于高血压性脑血管意外患者，应重视对血压没有明显升高作用的运动。

（3）使用适当的辅具（踝足矫形器等），并确保良好的皮肤护理。

2. 运动的益处。

（1）改善患者情绪。

（2）提高心血管功能。

（3）改善卒中相关危险因素（高血压、高脂血症）。

患有糖尿病的运动员

1. 在一些 2 型糖尿病患者中，通过运动和减轻体重可较好地控制血糖。

2. 在服用胰岛素的糖尿病患者中，对运动的反应与血糖控制有关。

3. 如果在适当的控制下或仅有轻度的血糖升高而没有酮症，运动可降低血糖浓度和胰岛素使用剂量。

4. 运动前缺乏足够的胰岛素会损害葡萄糖向肌肉的转运，可能导致酮症并加重高血糖症状。

5. 运动前充分控制血糖是必要的。对于尿酮阳性的患者，血糖浓度 > 300mg/dL 是运动的相对禁忌证。

运动引起的低血糖很常见

1. 如果存在过多的胰岛素，并且注射部位的葡萄糖吸收加快，会导致低血糖。这两种情况都可能在运动中发生。可能在运动中或运动后 4~6 小时出现症状。

2. 运动前减少胰岛素剂量或增加碳水化合物摄入量可减少这种反应。

3. 如果胰岛素依赖型糖尿病患者运动前血糖 < 100mg/dL，应考虑额外摄入 20~30g 的碳水化合物。

4. 通过基本预防措施降低低血糖事件的风险。

（1）运动前、运动中和运动后均应测量血糖。

（2）避免在胰岛素作用的高峰期进行运动。

（3）在运动计划外进行运动，每运动 30 分钟，应补充 20~30g 的碳水化合物；如果需要，运动后可减少胰岛素的剂量。

（4）根据运动强度、持续时间和个人经验，应减少计划运动前后的胰岛素剂量。

（5）指导运动员准备易于吸收的碳水化合物，以便在锻炼期间补充。

（6）运动后可能需要食用富含碳水化合物的零食。

（7）确保运动员了解低血糖的体征和症状。

（8）建议与搭档一起锻炼。

运动方案

1. 注意可能与无症状性缺血、直立性低血压和（或）心脏对活动反应迟钝相关的自主神经病变。

2. 频率：3~7 天 / 周。

3. 持续时间：每阶段最少 10 分钟，每周最少 150 分钟。

4. 强度：PRE 为 11~13。

5. 在 2 型糖尿病的肥胖患者中，最大限度地增加热量消耗。

残疾运动员

1. 残疾运动员体育锻炼的好处。

（1）常规体育运动的常见好处（改善心血管能力、力量、VO_{2max}）。

（2）定期参加体育锻炼的残疾人，能够减少与残疾相关的医疗保健费用。

（3）与不经常运动的残疾人相比，就诊和住院的频次更少。

2. 对于一些残疾人来说，很难进行足够强度的运动以达到最佳的健康效益。

（1）使用交替的运动模式（如轮椅使用者的手摇车）可使残疾运动员更好地实现运动的最佳健康效益。

（2）虽然残疾运动员和非残疾运动员的许多运动方案类似，但了解不同残疾群体运动员的不同风险、能力和需求很重要。

患有纤维性肌痛的运动员

已经证实有氧运动对纤维肌痛（FM）的益处，同时对增强肌力也有一定益处。

1. 配合柔韧性训练（包括瑜伽）具有综合的效果。

2. 研究表明，步行及在温水中进行活动都具有较好的效果，已得到 FM 患者的认可。

运动对于纤维性肌痛的益处

1. 研究表明，疼痛评分、压痛点数量和症状严重程度均有改善。

2. 一些证据表明，有规律的运动可改善 FM 患者的认知功能（认知功能障碍通常被认为是 FM 患者最痛苦的症状）。

3.改善无氧功能、力量、心脏副交感神经张力和强度。

优化 FM 患者运动依从性的策略

1.了解患者既往病史，重点是疼痛、睡眠、疲劳、僵硬、情绪障碍和认知。

2.明确潜在的疼痛来源，如骨关节炎、脊柱病变、滑囊炎和肌腱炎，并调整运动方式以免加重病情。

3.尽量减少肌肉离心收缩以免拉伤肌肉。

4.低强度、多样化的运动计划是防止症状恶化的关键。

5.筛查和治疗自主神经功能障碍（严重疲劳、近晕厥发作、直立性低血压、慢性低血压）。

6.评估跌倒的风险，因为 FM 患者通常平衡能力较差。

患有艾滋病的运动员

运动对艾滋病的益处

1.多项研究表明，运动可改善艾滋病患者的有氧能力、上肢和下肢力量及 VO_{2max}。

2.减少焦虑和抑郁的症状。

3.多项研究表明，运动可改善艾滋病患者的体质。

4.关于运动可改善血清阳性患者 CD4 计数的相关数据存在争议。

5.有效的运动方案包括：

（1）进行持续或间歇性有氧运动，或者持续有氧运动与渐进性抗阻训练相结合，从至少每次运动 10 分钟逐渐增加到 30~60 分钟，每周运动 3~5 天，在增加运动强度和持续时间之前至少持续运动 5 周。

（2）抗阻训练每周进行 2~3 天，每次 30 分钟，包括 10~12 次涉及主要肌肉群的训练。

患有癌症的运动员

1.系统性回顾分析显示，在辅助治疗期间和治疗后，运动具有安全性和良好的耐受性。

2.将运动前筛查正式纳入标准程序，有助于肿瘤医生为患者提供安全和准确的运动指导。

3.运动对于癌症患者和幸存者的益处。

（1）作为治疗计划的一部分，有效治疗癌症相关性疲劳（CRF）。

（2）一些队列研究显示，在确诊为癌症后，体育活动水平的提高与生存率的显著改善有关。

（3）研究表明，运动可改善生活质量（QOL）、焦虑和抑郁。

癌症相关性疲劳

1.细胞毒性治疗和身体活动减少导致体能下降，使得在进行日常活动时身体容易疲劳。

2.有规律的运动可保持并增加身体功能和活动能力，提高运动耐力和心排血量，降低静息心率、减少疲劳。

运动方案

1.大多数研究表明，中等强度的有氧运动和力量训练对治疗癌症相关性疲劳有积极作用。

2.咨询患者的肿瘤医生和运动生理学家之后再制订方案。

3.根据患者的需求、年龄、并发症、身体状况和癌症治疗计划制订个体化方案。

4.ACSM 指南建议。

（1）每周 150 分钟的中等强度的运动（如快走、轻度游泳）或 75 分钟的剧烈运动（如慢跑、跑步、剧烈游泳）。

（2）这些指南建议可作为长期目标。

5.运动较少的患者如果不能达到 ACSM 的指导方针，应该从中等强度的运动开始，每次 20 分钟，每周 3 次。每 2~3 周重新评估一次，并根据最初的方案进行适当的进阶。

6.还应增加抗阻训练：上肢和下肢多关节练习，每次 2 组，每组重复 12~15 次，每次 20 分钟，每周 2 次。

患有骨关节炎（OA）的运动员

骨关节炎相关肌肉功能缺陷

1.肌肉具有帮助吸收肢体负荷、提供动态关节稳定性的功能。

（1）由于关节负荷增加，肌肉无力是疾病发展的潜在危险因素。

（2）研究表明，与健康对照组相比，膝关节 OA 患者股四头肌肌力相对减少 20%~40%。

（3）所测量的肌力丧失与多种因素有关，包括疼痛、焦虑、刺激、积液、肌肉萎缩和异常的关节力学。

（4）治疗时明确肌力丧失的原因具有重要指导作用，也就是说，如果肌力丧失是由肌萎缩引起的，单纯加强肌肉力量就足够了；如果肌肉激活不足是主要的诱因，那么去除抑制源应该是首要目标。

2. 本体感觉：与年龄相匹配的健康人群比较，膝关节 OA 患者的本体感觉存在缺失。

制订运动方案前必要的测试

无。

运动方案

1. 模式：对关节负荷较小的运动（如固定自行车、水上运动、力量训练），主要加强肌肉力量、柔韧性和功能。

2. 强度：根据患者的不同需求，高强度、关节低负荷的运动可能会获得更大的肌肉力量，完成同样的训练负荷的时间更少，但并不是所有人都能耐受。在一项针对膝关节 OA 患者的研究中，高强度抗阻训练被定义为最大体重的 60%，每次 3 组，每组重复 8 次。

3. 持续时间 / 频率：每天 30 分钟或以上，每周 3~5 天，目标是每周 150 分钟的有氧运动。

患有骨质疏松的运动员

1. 临床试验表明，有规律的体育锻炼可降低骨质疏松的风险，并延缓骨密度（BMD）的生理下降。

2. 运动方案。

（1）运动模式：负重有氧和抗阻运动。

（2）强度：中等至高强度有氧运动，以及中等至高强度抗阻运动。

（3）频率 / 持续时间：有氧运动 3~5 天 / 周，抗阻运动 2~3 天 / 周，每次 30~60 分钟。

3. 一些试验表明，抗阻运动或混合耐力 - 抗阻运动可增加老年男性和女性的骨量；而其他研究则表明，与对照组相比，仅减少骨质流失。

4. 运动还可降低老年人跌倒的发生率。

5. 全面的运动计划应该包括平衡、姿势、阻力和负重练习。

6. 严重的骨质疏松患者应在运动前进行 3 个月的药物治疗，以降低骨折风险。

患有肺部疾病的运动员

呼吸系统疾病患者的运动训练有助于增加耐力、提高功能状态、降低呼吸困难的严重程度和改善生活质量。

运动方案

1. 运动模式：任何涉及大肌肉群的有氧运动都适合肺部疾病患者。通常建议步行，但其他运动如自行车和划船也适合。

2. 强度：目前对肺部疾病患者的运动强度缺乏共识。

3. 两种经常使用的方法。

（1）在 50% 的最大摄氧量下进行运动：可使肺部疾病患者以健康成年人建议的最小强度进行运动，并可提高训练的依从性，同时可提高耐力并减轻呼吸困难的症状。

（1）在症状耐受的最大限度：中度至重度 COPD 患者能够在最大每分通气量的高百分比下维持通气数分钟，并可以以这种方式间隔训练，随着时间的推移，持续时间增加。

4. 频率：3~5 天 / 周。对于功能能力较低的患者，建议每天进行锻炼。

5. 持续时间：由于大多数患者在开始训练计划时无法承受 20~30 分钟的持续运动，所以先进行指定几分钟的运动强度，然后休息。

运动控制体重

1. 肥胖会增加多种健康风险（如心血管疾病、

糖尿病、癌症）。

2. 评估患者的体重、身高、腰围、BMI、慢性病的危险因素。重要的是要考虑体重史、饮食、运动水平、先前的减肥尝试。

3. 超重患者最初的减肥目标：体重减轻 ≥ 10%。

4. 一些人提倡每天进行 60~90 分钟中等到高强度的运动，每周运动超过 5 天，以达到或维持减肥目标。

5. 减肥过程中常见障碍和误区的应对策略。

（1）对于那些担心缺乏足够运动时间的患者来说，每次短时间的运动锻炼可能是有益的。

（2）重要的是，患者应在日常活动中找到增加体力活动的机会。

A. 使用计步器或踏步计数器可提高运动意识。

B. 每天 10 000 步可改善心血管功能和整体健康。

C. 每天平均步数是 6000~7000 步。

（3）由于患者往往因体重没有快速下降而气馁，因此医生有必要对患者进行教育，让他们明白即使体重没有减轻，运动锻炼仍可改善身体素质和身体活动能力（血压、胰岛素、脂质等）。

（4）重要的是阻止体重循环，以避免潜在的不良后果。应强调"现实"的终身减肥目标的概念。

（5）鼓励患者参加他们喜欢的任何活动，以增加他们保持长期体育运动的可能性。

（徐一宏　陆福男　译）

推荐阅读

1. Brell JM, Jones LW. Fatigue. In: Niederhuber JE, Armitage JO, Doroshow JH, et al, eds. *Abeloff's Clinical Oncology*. 5th ed. Philadelphia, PA: Churchill Livingstone, an imprint of Elsevier Inc; 2014:676–681.
2. Coral DM, Klaege K. Exercise and weight management. *Prim Care Clin Office Pract*. 2007;34:109–116.
3. Evans WJ. Exercise for successful aging. In: Garrett WE, Kirkendall DT, eds. *Exercise and Sport Science*. Philadelphia, PA: Lippincott Williams & Wilkins; 2000:276–284.
4. Gagné L, Maizes V. Osteoporosis. In: Rakel D, ed. *Rakel: Integrative Medicine*. 3rd ed. Philadelphia, PA: Saunders, an imprint of Elsevier Inc; 2012:353–363e4.
5. Luks AM, Glenny RW. Clinical exercise testing. In: Broaddus CV, Mason RJ, Ernst JD, et al, eds. *Murray and Nadel's Textbook of Respiratory Medicine*. 6th ed. Philadelphia, PA: Saunders, an imprint of Elsevier Inc; 2016:436–457e6.
6. O'Brien K, Nixon S, Glazier R, Tynan AM. Progressive resistive exercise interventions for adults living with HIV/AIDS. *Cochrane Database Sys Rev*. 2004;(4):CD004248.
7. Paridon SM, Alpert BS, Boas SR, et al. Clinical stress testing in the pediatric age group a statement from the American Heart Association Council on Cardiovascular Disease in the Young, Committee on Athersclerosis, Hypertension, and Obesity in Youth. *Circulation*. 2006;113(15):1905–1920.
8. Thompson, PD. Preparticipation health screening. In: Pescatello LS, Arena R, Riebe D, Thompson PD, eds. *ACSM's Guidelines for Exercise Testing and Prescription*. 9th ed. Philadelphia, PA: Lippincott Williams & Wilkins; 2000:19–38.
9. Webbon N, Trease L. The athlete with a disability. In: Brukner P, Bahr R, Blair S, et al, eds. *Clinical Sports Medicine*. 4th ed. Australia: McGraw Hill Australia Pty Ltd; 2012:960–970.
10. Wolfe F, Johannes JR. Fibromyalgia. In: Firestein GS, Budd RC, Gabriel SE, et al, eds. *Kelley's Textbook of Rheumatology*. 9th ed. Philadelphia, PA: Saunders, an imprint of Elsevier Inc; 2012:733–751.
11. Young V, Kannus P, Van Mechelen W, Blair SN. Quick exercise prescriptions for specific medical conditions. In: Brukner P, Bahr R, Blair S, et al, eds. *Clinical Sports Medicine*. 4th ed. Australia: McGraw Hill Australia Pty Ltd; 2012:1158–1173.

第 *12* 章

赛事管理

John C. Cianca

概述

大众参与活动时的医疗保障应遵循一些具体原则。主要原则是确保参与者和活动工作人员的安全。此外，医疗保障计划应与社区服务机构相互联系，从而共同制订医疗保障计划，防止社区服务机构因伤亡而承受过度的负担，或因事件而受到不良的影响。这涉及明确典型和非典型事件的医疗影响。医疗保障的目标必须在医疗团队的能力范围内，并与其拥有的资源保持一致。此外，外部紧急情况的预防计划已成为赛事管理的必要和重要组成部分。

人事管理

医疗主任（MD）

医疗主任领导医疗团队并将任务和责任委派给团队成员，以便建立一个团结一致的团队。医疗主任组织团队，负责制订医疗计划和医疗保障预算，担任赛事总监的顾问，采购必要的医疗设备，并在比赛前对参与者进行医疗教育。医疗主任可充当医疗护理人员，特别是在团队成员较少的小型活动中。然而，医疗主任最重要的角色是承担比赛日的危机管理者。医疗主任助理可参与监督大型区域，如赛事进程和医疗场所，以便医疗主任可自由地解决其他重大问题。

团队成员

医疗团队通常由来自不同医学学科的人员组成，包括医生、护士、急救医疗技术人员、运动教练、物理治疗师和按摩治疗师。具有信息技术（IT）技能的人员在帮助沟通和跟踪参与者和医疗资产方面也具有重要作用。

医疗计划

根据医疗资源、人力和社区应急服务能力的不同，医疗计划可能涉及分诊和转运方法或现场治疗、仅将紧急病例运送到当地医院的模式。分诊和转运模式的医疗计划涉及的医务人员较少，但在很大程度上依赖于社区应急响应系统来解决除简单急救病例以外的医疗问题。这种类型的医疗覆盖范围可应用于社区中的小型活动，这些社区的医疗基础设施可容纳和处理活动所带来的人员伤害。设计用于现场治疗的医疗计划则较为复杂，需要更多的医务人员。这种类型的医疗事件管理可显著减少参与者给社区带来的负担，大型活动最适合此类医疗计划。

组织

医疗主任指定医疗计划各方面的负责人。这些区域包括赛场和主医疗中心。赛场医疗人员包括救援站点医务人员、骑自行车的医务人员和终点线医务人员。主医疗中心可分为几个医疗区域，如分诊区、小型医疗区、重大医疗区和重症监护区。还有用于设备支付、通信，以及患者和资产跟踪的区域。

医疗规划

医疗规划至少应在赛事举办前几周开始。在此期间，医疗主任与各负责人举行会议，审查和制订医疗计划，以确定计划和委派任务，如招募医疗志愿者、采购设备和医疗区域的设计。规划最重要的方面之一是医疗团队制订治疗方案。

实施

建立医疗中心和储备医疗资源，以实施医疗计划。一旦活动开始，该计划就会付诸实施。这通常包括向赛事部署医疗人员和资源。使用救护车或其他类型的运输车辆将受伤的参赛者送往主医疗中心。大多数受伤的参赛者在赛后不久就会来到医疗区，但仍有必要在终点区域进行巡逻，以便发现比赛结束后身体不适的参赛者。根据规划阶段制订的协议分配主医疗帐篷内的护理。可能包括对水疱、擦伤和挫伤的皮肤护理。对于出现疼痛、抽筋和肌肉疲劳征兆的参赛者，可采取简单的预防性措施。对于脱水和中暑相关疾病的参赛者，应采取更多的医疗措施。重要的是，对可能出现的心血管或其他医疗紧急情况制订应急措施。在这种紧急情况下，可使用重症监护病房。

文件

应保存医疗记录，包括书面诊断、治疗报告和出院说明。常规情况下，这些是使用纸质"图表"来完成的。近年来，电子记录已被用于大型赛事活动中，储存在平板电脑或笔记本电脑上。电子记录虽然实施成本较高，但易于存档和分析数据。此外，该系统可与更广泛的跟踪应用程序相结合。该应用程序是一款采用密码保护并符合健康保险流通与责任法案（HIPAA）的合规性软件，可实时跟踪治疗的患者。

总结和评估

一旦赛事结束，医疗区域就会被解散，可重复

使用的医疗用品会被存储或返还给捐赠者。评估医疗操作的后续会议有助于发现和纠正医疗计划中的低效率或缺陷。应创建一个赛事医疗保障的分析报告，以供后续赛事参考。

地点

终点线

1. 位置：终点站医疗帐篷应位于终点线附近，是提供大多数医疗服务的地方。此外，在终点线设立一支医疗队驻扎，可帮助在终点线摔倒的运动员。如上文所述，由于终点线是发生心脏突发事件的常见区域，因此强烈建议在终点线部署一辆具有高级生命支持（ALS）能力的救护车。所有医疗服务的通信中心可以设在这里，也可以设在统一指挥中心。这个中心有社区机构和医疗通信人员。这一领域对于危机管理、协调社区资产和援助至关重要。

2. 设备：医疗帐篷的标准设备包括帆布床、椅子、轮椅、腿垫（仰卧时抬腿）和毛毯。此外，生命体征监测仪、自动电子除颤器（AED）和用于冷却或保暖患者的设备是必要的。AED 对于突发性心脏骤停具有重要作用，如果没有 ALS 救护车，可以用 AED 挽救生命。更复杂的仪器（如血液分析仪、高级心脏监测仪、用于静脉复苏的液体）和急救推车通常是医疗帐篷的一部分。

3. IT 支持：已经开发出能够跟踪医疗服务利用率和医疗资产位置的软件和电子设备。可以使用软件程序以图形方式显示床位的可用性、床的占用时间及实时处理的诊断结果。计时垫可在球场上跟踪参赛者。全球定位系统（GPS）单元可用于跟踪骑车医疗人员、救护车和配备 AED 的团队的位置。此外，这些模式可用统一的格式组合在一起，从而产生大量的实时信息，以帮助管理医疗和一般事件。此外，在紧急情况下，这些信息对于有效和适当地响应和确保参赛者的安全至关重要。

应用领域

1. 领域：医疗救助站常用于 5000m 跑和超马拉松比赛，主要作为第一急救站，在遇到紧急情况时非常重要。其他由医务人员组成的自行车团队可

以提供移动医疗服务，快速处理赛事中生病或受伤的参赛者。在初步评估确定响应需求后，将使用救护车进行更多的监护或运输。最后，医疗救助站或补水站可作为无法完成比赛并需要回到赛事终点区域的参赛者的接送点。

2. 设备："10×10"弹出式帐篷是一种非常可行的方法，可用于创建紧急援助站（图12.1）。每个救助站都配备了基本的急救设备和2~3名自行车医务人员。自行车医务人员通常两人一组。这些团队是部署AED的理想方法。建议在赛场上配备AED，以便在运动员倒下的3~5分钟内能进行抢救。

资产管理

资产跟踪是确保医疗运营计划中医疗设备适当放置的重要措施。此外，跟踪医疗设备是一种实用的安全措施，可防止损失。如果设备为医疗团队或活动主办方所有，存储设备是盘点和维护设备的一种有效方法。一旦部署到赛事活动中，设备应该被安放在中央供应区域，并根据需要部署到球场或主要医疗区域。

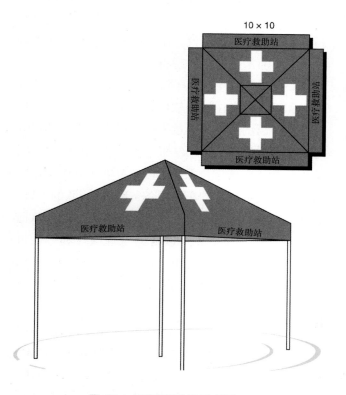

图12.1 医疗救助站示意图。

沟通

沟通必须在多个层面上进行优化，以确保赛事安全，并实现高效医疗。前方指挥中心是参与事件管理和应急响应的各方保持有效沟通和响应的最佳方式。

团队

医疗队可通过手机、双向无线电或业余无线电操作员来保持赛场人员和主要医疗中心之间的开放通信线路。中央调度员是确保快速、准确响应的重要中介。

事件

医疗主任需要通过上文提到的方法与其他比赛负责人保持沟通。

参与者

通过电子留言板、电子扩音器或警告标志系统（图12.2）与参赛者沟通天气变化或其他有关比赛进程的重要信息。

环境因素

天气是预测事件中医疗情况的最重要变量。温暖的天气，特别是潮湿的天气，比寒冷的天气更易导致突发事件。此外，活动开始时的高温可能预示着更多的人员伤亡。采用湿球温度（WBGT）来计算热应力。计算公式如下：

$$WBGT = 0.7T_{wb} + 0.2T_{bg} + 0.1T_{db}（直接阳光暴露）$$
$$WBGT = 0.7T_{wb} + 0.3T_{bg}（无直接阳光暴露）$$

式中：

T_{wb} = 湿球温度（湿度）

T_{bg} = 黑球温度（太阳辐射）

T_{db} = 干球温度（空气温度）

赛事安排时间

将赛事安排在一年中天气条件适中且天气变量较少的时候。此外，该赛事应在一天中的某个时间进行，通常是早晨，此时天气较凉爽，日晒较少。

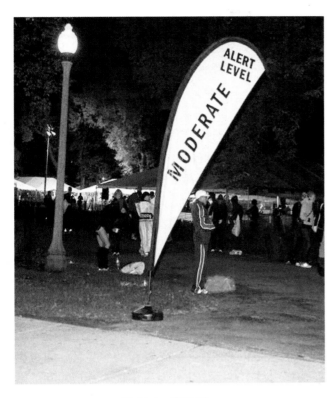

图 12.2 警示旗。

温度

对于大多数耐力赛事来说，低温至中等温度是首选。然而，值得注意的是，与环境温度相比，劳力性中暑等热病更取决于参赛者的努力程度。因此，即使在相对凉爽的条件下或在较短持续时间的事件中也可能发生。

湿度

正如 WBGT 公式所示，湿度是决定赛事热应力的最重要加权变量。湿度降低了蒸发热量的效率，从而降低了冷却效率，出汗可造成更大的液体和电解质损失。这可能直接影响水化状态。

暴露

阳光照射也是热应激的一个因素，因此在阳光暴晒的天气下选择一条阴凉的路线是有利的。但是，在较冷的天气下，更多的阳光暴露反而可能是一种优势。风雨天气会加剧热量损失，在中等或较低的温度下可能会增加低体温的风险，尤其是在耐力项目中。

应急计划和公共安全

公共安全必须与赛事计划一起考虑，并成为医疗计划的一部分。在赛事期间可能会出现异常或不安全的情况，因此有必要制订处理此类情况的应急计划。天气因素最有可能造成紧急情况的发生，但近年来除天气因素外，也出现了其他情况。这种准备工作超出了医疗团队的范围，涉及赛事所有的负责人和社区机构。

赛事突发事件预案

在相关赛事网站或信息中注明改变或取消赛事的计划。提前注明取消赛事的条件，包括如何重新调整赛事，以适应诸如极端高温等不安全状况。这些突发事件预案应由医疗主任来制订。

反应

了解可能存在的威胁，对于采取合理和正确的应对措施至关重要。面对紧急情况，赛事组织者和医疗团队的反应必须准确、周密。无论是通过模拟情景演练还是具体的操作手册，团队成员的角色都应该明确。与外部社区机构的适当互动成为应对和缓解紧急情况的关键因素。例如，赛场的疏散计划，这将允许参赛者安全地从赛场转移到一个更安全的位置。

准备工作

这是赛事医疗保障成功的重要因素，特别是在紧急情况下。允许团队提前考虑可能的情况并做好准备。包括异常或极端天气条件，途中障碍物或各种威胁。分阶段应急演练是排练和重新制订应急预案的有效方法。

社区互动

沟通是制订应急计划的重要环节。团队成员需要在团队内部及社区资源（如消防和警察部门，当地交通机构和社区医院系统）之间进行密切沟通。确保统一的指挥中心具有高效的执行力。此外，参赛者需要能够从官方活动中获得清晰的沟通，可以使用活动中的消息传递系统及赛事警报系统

（EAS）来完成。这种系统将利用简单的消息传递来传达风险等级和适当的应急措施（图12.3）。利用信息技术也有助于制订有效的事件管理策略。批量文本消息和其他形式的社交媒体发布可快速、有效地通知大量人员事件中的变化。

参赛者

在过去30年中，大型赛事活动数量迅速增加，参赛者范围广泛，他们表现出不同程度的经验水平和受伤风险。

精英赛

这类赛事的参赛者通常数量很少，受伤的风险也很低。他们训练有素，经验丰富。尽管如此，这

一人群仍会发生疾病和受伤，但数量远少于其他赛事参赛者。对于这类参赛者的医疗保障较少，但医疗团队必须高度警惕突发心脏病和热相关疾病。

业余赛

这一群体的准备程度和经验各不相同，但通常是参赛人数最多的群体，因此伤亡人数比其他群体高。此外，这类参赛者虽然有很强的表现动机，但很容易超过他们的能力负荷，因此更容易发病。与脱水相关的疾病、热相关疾病、肌肉痉挛和水疱在这一类参赛者中很普遍。

慈善赛

这类赛事的参赛者数量与其他赛事相比显著增加，可能包括业余参赛者，甚至精英级的参赛者，也可能包括缺乏训练和缺乏经验的参赛者。除了在业余赛中易出现的疾病外，由于训练不足和缺乏剧烈运动时的饮食经验，这些参赛者可能更容易出现与疲劳相关的问题和胃肠道问题。

教育

赛前教育是医疗主任工作的一部分，包括在当地俱乐部举办研讨会、赛事展览会上进行演讲。也可在赛前通过社交媒体、电子邮件和批量短信对参赛者进行教育，以便为参赛者提供可能发生的伤害和疾病的有价值和实用的信息。此外，利用这些机会，医疗主任可与参赛者沟通，了解在活动期间如何向他们传递信息，以及他们应该如何应对这些突发情况。

警告等级	赛事条件	建议的行动	潜在危险
极高	赛事取消/天气极端或危险	停止参与/遵守赛事官方指示	所有参赛者体温过高
高	危险天气	放慢比赛进程/观察天气变化/遵守赛事官方指示/考虑停止赛事	所有参赛者体温过高
中	潜在的险天气	放慢比赛进度/为恶化的情况做好准备	体温过高，尤其是对于高温较为敏感的人
低	良好的天气	享受比赛/保持警惕	用力过度伴随体温过高的风险
<10°C黄金天气预警	黄金天气条件	遮住手、脚和头顶	体温过低会随着温度的下降及风和湿气的增加而增加

图12.3　警示旗。

（徐一宏　褚卫华　译）

推荐阅读

1. American Coll. Sports Med. Position stand: Exercise and fluid replacement. *Med Sci Sports Exerc*. 2007;39(2):377–390.
2. Armstrong LE, Casa DJ, Millard-Stafford M, Moran D, Pyne SW, Roberts WO. ACSM position stand: exertional heat illness during training and competition. *Med Sci Sports Exerc*. 2007;39(3):556–572.
3. Biddinger P, Baggish A, Harrington L, d'Hemecourt P, Hooley J, Jones J, Kue M, Troyanos C, Dyer S. Be prepared—the Boston marathon and mass-casualty events. *N Engl J Med*. 2013;368:1958–1960.
4. Chiampas G, Troyanos C. Best practices for providing cardiac emergency care at marathons. *J Emer Med Ser*. 2010;(9):14–15.

5. Cianca JC, Roberts WO, Medical coverage of distance running events. In: O'Connor FG, Wilder RP, eds. *Running Medicine*. 2nd ed. Monterey, CA: Healthy Learning; 2014:1174–1227.

6. McCann DJ, Adams WC. Wet bulb globe temperature index and performance in competitive distance runners. *Med. Sci. Sports Exerc*. 1997;29(7):955–961.

7. McCarthy DM, Chiampas GT, Malik S, Cole K, Lindeman P, Adams JG. Enhancing community disaster resilience through mass sporting events. *Disaster Med Public Health Prep*. 2011;5(4):310–315.

8. Nicholl J, Williams B. Popular marathons: forecasting casualties. *BMJ*. 1982;285:1464–1465.

9. Roberts WO. Medical management of athletic events. In: Kibler WB, ed. *ACSM: Handbook for the Team Physician*. Baltimore, MD: Williams & Wilkins; 1996.

10. Roberts WO. A twelve year profile of medical injury and illness for the twin cities marathon. *Med Sci Sports Exerc*. 2000;32(9):1549–1555.

11. Roberts WO. Determinig a "Do not start" temperature for a marathon on the basis of adverse outcomes. *Med. Sci. Sports Exerc*. 2010;42(20):226–232.

12. Ross C, Mehmet B, Chan J, Mehrotra S, Smilowitz K, Chiampas G. Data value in patient tracking systems at racing events. *Med Sci Sports Exerc*. 2015;47(10):2014–2023.

第 *13* 章

支具和防护装备

Kelli M. Kyle, Jonathan T. Finnoff

支具

膝关节支具

1. 康复性支具：控制受伤后膝关节的运动。

2. 预防性支具。

（1）减少膝关节损伤的发生率。

（2）目前尚无证据支持常规使用。

3. 功能性支具：维持膝关节稳定 [如前交叉韧带（ACL）支具]。

4. 髌股关节支具：用于治疗髌股疼痛综合征、髌腱病和髌骨不稳定。

踝关节支具

1. 系带式踝关节支具。

（1）功能性踝关节支具。

（2）通常由结实的织物制成，如细棉布或皮革。

2. 带绑带的系带式踝关节支具。

（1）功能性踝关节支具。

（2）与系带式踝关节支具类似，有8字形绑带，绑扎脚踝时模拟脚跟锁定，因此具有更好的稳定性。

3. 马镫式踝关节支具。

（1）硬塑料面带有泡沫或充气垫，以稳定踝关节。

（2）适合踝关节伤后的即时保护。

4. 带铰链的马镫式踝关节支具。

（1）功能性踝关节支具。

（2）硬塑料面带有泡沫和踝关节的铰链。

（3）灵活性和稳定性的最佳结合。

腕关节支具

带有塑料或金属支架的中立位腕关节夹板，可保护手腕免受过伸和过屈造成的损伤。

眼部护具

面部护具

聚碳酸酯护具主要用于橄榄球和曲棍球中。可夹在头盔和面罩之间（如橄榄球），或者在不使用面罩的情况下部分或完全遮住运动员的面部（如曲棍球）。

护目镜 / 眼镜

1. 用于多种运动中对眼睛的保护：曲棍球、游泳、网球、篮球、壁球、滑雪等。

2. 运动中眼部损伤风险可分为三类

（1）极高风险：不能佩戴护目镜的格斗运动（如拳击）。

（2）高风险：具有以下一个或多个特征的运动。

A. 使用球棒或棍棒（如曲棍球）。

B. 要求进行可能导致无意接触的近距离攻击性比赛（如篮球、三项全能游泳）。

C. 使用球或冰球（如曲棍球）。

（3）低风险：其余所有运动。

3. 不同年龄段眼部损伤风险最高的运动。

（1）5~14 岁：棒球。

（2）15~24 岁：篮球。

（3）≥ 25 岁：游泳。

4. 哪类人需要使用防护眼镜？

（1）功能性单眼运动员（最佳矫正视力一只眼睛低于 20/40）。

A. 功能性单眼运动员不应该参加高风险运动。

B. 在所有醒着的时间内和所有运动中都应考虑佩戴防护眼镜。

（2）任何参加高风险运动的运动员。

5. 应该戴什么类型的护目镜？

（1）低风险运动：2mm 厚的聚碳酸酯镜片。

（2）高风险运动：3mm 厚的聚碳酸酯镜片，带有太阳穴保护的聚碳酸酯框架，以及坚固的边缘围绕镜片。

A. 考虑使用防雾镜片。

B. 这种类型的护目镜应由经验丰富的眼科医生或配镜师提供，并应符合美国试验与材料协会（ASTM）标准 F803。

头盔

认证

1. 由下列认证机构之一认证：根据运动项目，由国家运动设备标准操作委员会（NOCSAE）、曲棍球设备认证委员会（HECC）或加拿大标准协会（CSA）认证。

2. 认证机构确定测试方法，但所有头盔必须经过冲击测试。

3. 一旦通过测试，头盔就会贴上认证机构的印章和警告标签。

配件

1. 橄榄球头盔。

（1）取决于制造商和款式。一些以充气颌垫为特色，而另一些则使用不同尺寸的嵌套颌垫。

（2）所有头盔都有一个坚硬的聚碳酸酯或丙烯腈 - 丁二烯 - 苯乙烯外壳和内部泡沫或空气填充室

以吸收能量。

（3）头盔必须与面罩和下巴带贴合，并拧紧。在佩戴头盔之前，先将头发弄湿，以模拟头发对汗液的吸收和头部体积的相关变化。

（4）头盔的前垫应该大约在运动员眉毛上方 2.54cm 处。

（5）下颌垫应紧贴运动员的脸颊，以防止左右摆动。应该能够毫不费力地在运动员的脸颊和下巴之间插入一张索引卡。

（6）头盔的顶部和侧面填充物需要充气，直至头盔紧贴运动员的头部。

（7）头盔应向后覆盖枕骨，但在颈部伸展时不应撞击颈椎。

（8）正确佩戴头盔后，当头盔被握住且运动员试图转动头部时，头部在头盔内应是最小转动。

（9）面罩。

A. 边锋：带中间杆的全笼面罩，以减少眼睛受伤的风险。

B. 四分卫、跑卫和外接手：佩戴不太显眼的面罩，以提高视野。

C. 运动员可佩戴非彩色聚碳酸酯护罩。美国大学生体育协会（NCAA）禁止使用有色的护目镜。

2. 曲棍球头盔。

（1）佩戴带有面罩的头盔。面罩可以是钢丝支架、护面罩或组合。

A. 钢丝支架。

a. 覆盖整个面部的金属或复合材料护罩。

b. 不像面罩那样容易起雾。

B. 护面罩。

a. 高强度抗冲击塑料。

b. 没有金属线，整体视野更好。

c. 可涂上防雾涂层。

C. 组合：上半部分是塑料面罩，下半部分为钢丝支架，能够提供更好的视野和通风。

（2）下巴带应紧贴而不会束缚或挤压。

（3）头盔的耳洞应该与运动员的耳朵对齐。

（4）头盔后部应覆盖枕骨，但允许全颈椎活动度（ROM）。

（5）头盔的前垫和运动员的眉毛之间应该有 2.54cm 的距离。

（6）当下巴带固定时，头盔应限制头部侧向和上下运动。

（7）向头盔前部和上部施加向下的压力，以确保运动员不会感到头部或颈部不适。

（8）以相同的步骤调整守门员的头盔，此外，还需增加以下 3 个步骤。

A. 一个向下延伸的金属网，用来保护喉部、脸颊和下颌的前部。

B. 头盔覆盖整个头顶和头部的正面、颞部和后部。

C. 连接的喉部保护装置通常由聚碳酸酯制成。

3. 长曲棍球头盔：佩戴方式与曲棍球头盔类似。

4. 脑震荡和头盔：最新的头盔设计与老式的头盔相比减少了线性冲击力。然而，导致脑震荡的主要力量是旋转力。一些新式的头盔设计声称可减少旋转力，但头盔测试指标目前只需要评估线性力。因此，没有标准化的测试评估头盔减少旋转力的能力。无论如何，初步研究表明"脑震荡预防"头盔可能会降低运动相关脑震荡的发生率，但在得出最终结论之前还需要进一步研究。

防护垫

肩关节

1. 橄榄球。

（1）悬臂式。

A. 较大，通过悬臂带在更大的表面积上分散冲击力。

B. 绝大多数用于边锋。

（2）扁平式。

A. 对于肩关节活动范围限制较小。

B. 四分卫和外接手的首选。

（3）所有的橄榄球护垫都有一个坚硬的塑料盖在泡沫填充物上，以提高对直接打击的防护能力。

2. 曲棍球。

（1）比橄榄球护垫轻，允许自由移动。

（2）护垫上没有坚硬的塑料覆盖。

（3）防护垫覆盖肩部、胸部和上背部。护垫填充扩展可覆盖更多的背部。

（4）防守队员有更厚的垫子来防止飞来的曲棍球。

3. 长曲棍球：与曲棍球类似。

4. 特制的肩垫 / 支具。

（1）肩锁（AC）关节损伤防护垫：肩垫下方的额外垫，用于保护 AC 关节。

（2）肩关节防脱位支具：限制肩关节外展和外旋。

护胸

1. 用于可能发生胸部撞击的运动，如棒球、垒球、曲棍球和摩托车越野赛。

2. 一些棒球联盟已经强制要求佩戴护胸以防止心脏震荡，但研究表明护胸不能防止心脏震荡。

3. 在美国，目前不强制要求佩戴护胸。

肘垫

1. 适用于滑冰和滑板等运动。

2. 保护尺神经和尺骨鹰嘴以免受到直接撞击。

护腕

中立位护腕可保护手腕免受腕部过度屈曲或过度伸展导致的扭伤和骨折。

膝垫

用于垒球、排球、棒球、曲棍球和长曲棍球等可能对膝关节造成直接创伤的运动。

手套

橄榄球

1. 外接手使用手套来改善橄榄球的抓握力。

2. 保持手掌温度。

曲棍球

1. 保护手和手腕免受直接打击。

2. 守门员的手套更大。手套上有一个大的防护垫。另一方面，手套类似于棒球手套以便于抓住曲棍球。

长曲棍球

保护手和手腕免受直接创伤。

拳击

保护手部免受创伤。

分离式底座

1. 大多数垒球运动员受伤都是由滑动造成

的，分离式底座可将滑动相关损伤的发生率降低达 98%。

2. 使用吸盘将底座黏附到垒板上。

3. 如果对基座施加足够的剪切力，则底座将与垒板分离。

（徐一宏　译）

推荐阅读

1. Chang C. Protective equipment: Football. In: Mellion MB, ed. *Sports Medicine Secrets*. 3rd ed. Philadelphia, PA: Hanley and Belfus; 2003:131–142.

2. Collins M, Lovell MR, Iverson GL, Ide T, Maroon J. Examining concussion rates and return to play in high school football players wearing newer helmet technology: A three year prospective cohort study. *Neurosurgery*. 2006;58:275–286.

3. Daneshvar DH, Baugh CM, Nowinski CJ, McKee AC, Stern RA, Cantu RC. Helmets and mouth guards: The role of personal equipment in preventing sport-related concussions. *Clin Sports Med*. 2011;30:145–163.

4. Dunn L, Jones BJE. Bracing in athletics. In: Mellion MB, ed. *Sports Medicine Secrets*. 3rd ed. Philadelphia, PA: Hanley and Belfus; 2003:428–433.

5. Hockey protective equipment buyer's guide (n.d.). https://www.totalhockey.com/support.aspx?pg_id=74.

6. Hoshizaki TB, Post A, Oeur RA, Brien SE. Current and future concepts in helmets and sport injury prevention. *Neurosurgery*. 2014;75(4):S136–S148.

7. Jeffers J. Sports related eye injuries. In: Mellion MB, ed. *Sports Medicine Secrets*. 3rd ed. Philadelphia, PA: Hanley and Belfus; 2003:294–9.

8. McGuine TA, Hetzel S, McCrea M, Brooks MA. Protective equipment and player characteristics associated with the incidence of sport-related concussion in high school football players: a multifactorial prospective study. *Am J Sports Med*. 2014;43(10):2470–2478.

9. Naftulin S, Sherbondy P, McKeag DB. Protective equipment: Baseball, softball, hockey, wrestling, and lacrosse. In: Mellion MB, ed. *Sports Medicine Secrets*. 3rd ed. Philadelphia, PA: Hanley and Belfus; 2003:143–150.

10. Pietrosimone B, Grindstaff TL, Linens SW, Uczekaj E, Hertel J. A systematic review of prophylactic braces in the prevention of knee ligament injuries in collegiate football players. *J Athletic Training*. 2008;43(4):409–415.

11. Rowson S, Duma SM, Greenwald RM, et al. Can helmet design reduce the risk of concussion in football? *J Neurosurg*. 2014;120:919–922.

第 3 部分

运动损伤的诊断与治疗

第 *14* 章

肌肉和肌腱损伤

Alfred C. Gellhorn

肌腱损伤

慢性肌腱病

1. 定义：表现为肌腱疼痛、局部压痛和肿胀，进而影响运动功能。

2. 正常的肌腱结构由细胞、胶原束、基质（黏稠，富含蛋白聚糖）和水等基本元素构成。

（1）Ⅰ型胶原蛋白占干物质总量的 80%。

（2）水占肌腱总重的 70%。

（3）细胞：腱细胞（95%）、干细胞（2%）及软骨细胞（3%）。

（4）根据复杂性递增排序：原胶原蛋白（三螺旋多肽链）→纤丝→纤维束→肌腱。

（5）肌腱表面覆盖的腱鞘为松散的纤维鞘，有血管、神经和淋巴供应。

（6）疏松、含有脂肪和纤维组织的腱旁组织包绕腱鞘，内里光滑。

（7）腱周组织：腱鞘＋腱旁组织。

（8）一些摩擦较多的肌腱由两层滑膜鞘包裹，常见于手腕和足踝。

（9）肌腱连接处：肌腱最薄弱的部位。胶原纤维插入由肌细胞突起形成的凹槽内。

（10）骨腱结合处：包含 4 个区，即肌腱区、纤维软骨区、矿化纤维软骨区和骨骼区。

（11）3 种来源的血供。

A. 肌腱结合处：血管提供的血供不超过肌腱近端 1/3。

B. 骨腱结合处：仅在肌腱插入区有稀疏的血供。

C. 动脉分支腱旁组织或滑膜鞘：渗透到更深的腱内膜。主要给肌腱中部提供血供。

（12）神经支配：腱旁组织有丰富的神经丛，其分支贯穿腱鞘。

A. 很少有神经纤维进入肌腱主体。

B. 肌腱结合处含有大量机械感受器（高尔基肌腱器官），可检测压力 / 张力的变化。

肌腱生物力学

1. 应力－应变曲线（图 14.1）。应力是单位面积下的拉力，单位为 N/m^2 或帕斯卡（Pa）。应变为荷载下的延伸率（无量纲）。

（1）起始区：休息时，胶原纤维会产生皱褶。2% 的初始应变会使皱褶变平整。

（2）线性区：胶原蛋白呈三螺旋滑动。肌腱走行表现为线性。

A. 应变＜4% 时，肌腱富有弹性，荷载去除后恢复到原来的长度。

B. 应变为 4%~8% 时，肌腱产生微观损伤。

C. 应变为 8%~10% 时，肌腱产生宏观损伤。

（3）屈服区：肌腱损伤。当肌腱失去机械完整性时，很小的附加应力就会产生很大的应变。

2. 弹性模量（或杨氏模量）代表肌腱的硬度，可由应力－应变曲线的斜率测得。不同的肌腱和退变程度，其硬度也各不同。

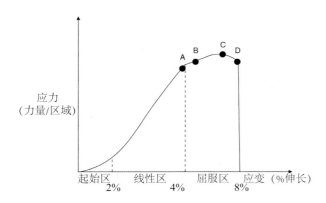

图 14.1　广义应力-应变曲线。在起始区，很小的应力即可使肌腱纤维伸展。在线性区，纤维排列整齐，伸长需要更大的应力。在该区的末端，额外的压力开始破坏胶原纤维之间的交联，导致胶原纤维撕裂，引起微观损伤。8%~10% 可发生宏观损伤。A，弹性极限。组织在进一步的应力作用下会发生塑性变形。B，屈服点。相对较小的应力产生较大的应变。C，材料极限强度。D，断裂。

3.受到快速、斜行作用力时，肌腱断裂的风险最高。在偏心肌肉收缩时肌腱受到的作用力最大。

肌腱病变的相关理论模型（病因尚不完全清楚）

1. Cook 和 Purdam 提出的连续理论共包括 3 个阶段。增加或减少负荷作为刺激因素，使得肌腱在不同阶段之间转变。正常肌腱通过变硬来适应正常负荷。在过度负荷下，肌腱逐渐向肌腱病演变。

（1）反应性肌腱病：急性过度负荷（拉伸或压缩）所产生的非炎性增殖反应。肌腱横截面积（CSA）的增加使得肌腱变粗，从而导致肌腱应力（单位面积力）降低。

A.通常源于突然参与不习惯的体育活动或直接打击，如髌腱着地。

B.蛋白质合成增加：蛋白聚糖与水结合，肌腱 CSA 增加。

C.过载刺激去除后，肌腱可恢复正常状态。

D.影像学检查显示肌腱弥漫性梭状增厚。

E.年轻运动员更为常见。

（2）肌腱修复失能。

A.基质破裂更加严重，细胞数量和蛋白质产生增加，胶原分离和基质解体。

B.多为局灶性病变，可能存在血管增多（多普

勒超声可见）和相关的神经生长。

C.超声或 MRI 显示局灶性改变：增厚、T2 信号增强（MRI）或低回声区（超声）。

D.肌腱较为僵硬、适应性较差的大龄运动员更为常见。

（3）退行性肌腱病。

A.细胞凋亡区穿插着多个细胞富集区。基质崩解程度高：大面积区域内含有少量胶原蛋白、大量血管及基质破裂产物。

B.在这个阶段，病理改变的可逆性很小。

C.病变仍为局灶性。在超声或 MRI 上清晰可见。

D.主要见于老年人，但也见于长期肌腱超负荷的年轻运动员。

E.由于肌腱拉伸强度变弱，因此肌腱在这个阶段容易断裂。

2.治愈反应失败理论：提示可能有不同的初始激发因素而非过度使用，常规的愈合可能被一系列的进程打断，但最终的临床表现是类似的。

（1）阶段 1：损伤。主要是胶原溶解性损伤。损伤所触发的愈合反应通常可完成，不会导致继续进展。

A.创伤。

B.长期过度使用：基质金属蛋白酶的释放和胶原蛋白的分解。

C.氟喹诺酮类药物会导致细胞死亡、氧化损伤和胶原分解。

（2）阶段 2：内在和外在因素的结合导致愈合失败。

A.内在因素。

a.遗传易感性（如 COL5A1、腱霉素 C 和 MMP3 基因变异与跟腱病相关）。

b.激素因素（糖尿病和血脂异常是跟腱病的危险因素）。

B.外在因素。

a.不利的力学环境。

●持续性超负荷。

●应力遮挡导致肌腱细胞刺激不足和胶原蛋白生产减少。

b.药理作用（如 NSAID、类固醇）。

●NSAID 导致前列腺素降低，白三烯 B4（LTB4）升高。LTB4 导致中性粒细胞浸润增加和白细胞活化。

●在动物模型中，腱内注射类固醇导致肌腱断裂的可能性更高，但在腱旁组织内注射类固醇并没有明显减弱肌腱强度。

（3）阶段 3：临床表现。尽管进展路线不同，但最终结果类似。

肌腱病变部位的运动特异性

1.跟腱。

（1）跑步、跳高，或者足球、手球和包括网球、羽毛球等运动在内的团体运动。

（2）中长跑运动员的患病率为 7%~11%。

（3）30% 为双侧肌腱病变。

2.膝跳跃：排球、篮球、跳高。

3.肘：网球、棒球、高尔夫球。

4.肩袖投掷运动：标枪、棒球、排球、网球、体操。

肌腱病变的危险因素

1.外在因素：错误的训练方式，包括距离或强度过大、上坡作业、技术、疲劳、赛场、鞋。

2.内在因素。

（1）遗传学：COL5A1、MMP3 和肌腱蛋白 C 基因变异与肌腱病变相关。

（2）年龄。

A.＜18 岁：问题通常发生在肌腱连接处而非肌腱本身。

B. 18~55 岁：跟腱和髌腱病的发病率增加，特别是在 30~35 岁。

C.＞55 岁：肩袖肌腱病变尤为常见。

D.肌腱的极限应变和抗拉强度随年龄的增加而下降。硬度增加。

（3）性别。

A.跟腱：男性 = 女性；髌腱：男性＞女性。

B.与跑步相关的肌腱病变男性占 60%。

（4）系统性疾病。

A.系统性红斑狼疮（SLE）、类风湿关节炎（RA）、银屑病与肌腱断裂相关。

B.糖原贮积症与跟腱病相关。

C.高脂血症与跟腱断裂相关。

病因（肌腱病变的病理生理机制尚不清楚）

1.机械负荷。

（1）小于肌腱断裂所需力量的重复劳损会导致胶原交联和血管破坏。

（2）恢复能力依赖于将新的蛋白质结构化的细胞外基质。

2.撞击。

（1）压缩或剪应力。

（2）可能发生软骨或骨化反应（如跟腱末端病）。

3.炎症的作用。

（1）慢性肌腱病变是否存在炎症仍有争议。

（2）炎症细胞确实参与了肌腱病的发病机制。

（3）慢性肌腱病无急性炎症细胞 [多形核白细胞（PMN）] 存在，但这并不等同于没有慢性炎性改变。

（4）与健康的肌腱相比，肌腱病变组织中的炎症细胞水平更高，包括巨噬细胞、肥大细胞、T 细胞。

（5）与完整的肌腱病组织相比，断裂的肌腱中炎症细胞水平降低。

4.缺氧：影响肌腱的细胞外结构，而不是细胞成分。

（1）腱细胞耐缺氧，在低氧环境中仍可增殖。

（2）缺氧时胶原合成减少。

（3）缺氧是一种强大的血管生成刺激，可能解释肌腱病中发现的血管新生。

5.神经。

（1）与肌腱连接处、骨腱连接处和腱旁组织相比，肌腱本身的神经支配较差。

（2）肌腱病变的神经长入伴随着血管新生。

（3）神经源性炎症：神经释放的神经肽。P 物质、降钙素基因相关肽（CGRP）可增加痛觉刺激和血管生成。

6.疼痛。

（1）肌腱病理并不总伴有疼痛。虽然几乎所有断裂的肌腱都有肌腱病变的迹象，但只有约 1/3 在断裂前有症状。

（2）肌腱病的无症状影像学表现在运动员中很常见。约 1/4 影像学表现可消退，1/4 有症状，其余一半在影像学上持续异常但运动员无明显症状。

7. 位置：大多数肌腱病发生在肌腱／骨交界处，但跟腱例外，后者倾向于发展为中段肌腱病。

（1）肌腱末端在结构和组织学上与肌腱主体不同。它含有矿化纤维软骨和非矿化纤维软骨等 4 个过渡层。肌腱末端的大部分纤维软骨无血管，但有丰富的 C 类神经纤维、A-δ 疼痛纤维和 P 物质神经纤维支配。

（2）肌腱末端的应力可能是肌腱中间部分的 4 倍。肌腱末端的骨组织可能对高负荷产生反应，可在 MRI 上出现骨炎的表现。

肌腱愈合

受伤后的正常反应有 3 个互相重叠的阶段。

1. 炎症阶段。

（1）前 24 小时：中性粒细胞进入损伤部位。单核细胞和巨噬细胞占主导地位。坏死物质被吞噬。

（2）血管生成开始。

（3）腱细胞增殖和Ⅲ型胶原开始生成。

2. 增殖阶段。

（1）几天后开始。

（2）Ⅲ型胶原的合成达到高峰，并持续数周。注意，这与正常肌腱不同，其主要是Ⅰ型胶原。Ⅲ型胶原具有较少的交联，因此结构缺乏硬度。

（3）糖胺聚糖和水含量居高不下。

3. 重塑阶段。

（1）大约 6 周后。

（2）细胞数量和胶原合成减少。

（3）腱细胞和胶原纤维的应力方向变得更加整齐。

（4）产生更高比例的Ⅰ型胶原。

（5）成熟的过程大约从 10 周开始，持续 1 年。纤维组织逐渐改变，形成更强的瘢痕。

慢性肌腱病的治疗原则

1. 运动：随着代谢和循环活动，以及基质合成的增加，肌腱对机械负荷做出反应。

（1）偏心负重和重缓耐力训练。

A. 在过去 10 年中，偏心负重已成为跟腱病的主要非手术治疗选择。

B. 重缓耐力训练对跟腱病同样有效，对髌腱病更有效。

2. 口服药物。

（1）NSAID：对短期疼痛缓解有效，但对功能改善无效。动物研究结果表明，其可能会干扰愈合。

（2）泰诺：与 NSAID 相比，疼痛减轻程度类似，但副作用小。

3. 外用硝酸甘油：理论基础包括一氧化氮刺激肌腱细胞增殖、分化和产生基质成分。

（1）单独使用或联合运动疗法的有效性目前证据不足。

（2）限制使用的副作用：头痛、低血压。

4. 类固醇注射：有争议。尽管有很长的临床应用史，但应尽量避免使用。

（1）体外实验证明对肌腱有副作用：降低细胞活力、细胞增殖和胶原合成。

（2）动物实验表明，体内胶原分解和坏死增加，力学性能降低。

（3）新的临床证据也支持避免使用。与安慰剂相比，外上髁关节炎患者注射类固醇 1 年后的完全恢复率更低。

（4）对于不适合手术治疗的老年退行性肌腱病变患者，短期使用仍是合理的。

（5）一些特殊的情况，如扳机指和桡骨茎突狭窄性腱鞘炎仍有明确的治疗效果。

5. 肌腱切断术：利用新的急性损伤提高愈合可能性。常与生长因子注射联合使用。生物注射富血小板血浆或自体血液。通过补充自体生长因子来改善局部愈合环境，通常用于肌腱切断术中。

急性肌腱损伤（肌腱断裂）

（1）除非肌腱存在的病变，否则肌腱不是骨 - 腱 - 肌链中的薄弱环节。

（2）最常见的急性肌腱断裂是跟腱断裂。

A. 由于老年人参与体育活动的比例增加，急性跟腱断裂的发生率逐渐上升。

B. 发病率最高为 30 岁和 40 岁男性。

C. 70% 的断裂发生在体育活动中。篮球是美国最普遍的运动。足球是加拿大和欧洲最普遍的运动。

D. 腓肠肌和比目鱼肌具有强烈的偏心收缩。

E. 表现为急性疼痛，可感受到"砰"的一声，体格检查可见肌腱强度减弱和局部空虚感。

F. 手术治疗还是非手术治疗仍存在争议。

a. 不同主动康复训练（包括早期 ROM）之间的结果差异很小。

b. 两种治疗方案的再断裂率都较低，手术治疗的再断裂率略低。

c. 手术治疗后功能恢复更快，但 12 个月后功能无差异。

G. 非手术治疗。

a. 穿楔形跟鞋，使足部保持跖屈。

b. 不严格限制鞋子负重。

c. 脱鞋后主动跖屈，避免背屈 6 周。

H. 手术治疗。

a. 肌腱末端采用切开缝合或小切口缝合。

b. 不负重状态下马蹄夹板固定 2 周，然后负重下穿楔形跟鞋 4 周。

肌肉损伤

肌肉拉伤

1. 肌肉损伤是运动中最常见的损伤。90% 以上由挫伤或过度拉伤引起。

2. 在短跑或跳跃运动中尤其常见。

3. 损伤通常位于或靠近肌腱连接处。

4. 常见于跨关节的肌肉，如股四头肌、腘绳肌、腓肠肌。

5. 临床和影像学分级系统。

（1）临床分类（O'Donoghue）。

A. Ⅰ级：无明显的组织撕裂。没有或仅有轻微的功能或力量丧失。炎症反应。

B. Ⅱ级：存在组织损伤，肌腱强度明显降低；残留部分功能。

C. Ⅲ级：肌腱完全撕裂，功能完全丧失。

（2）MRI 分类（Stoller）。

A. Ⅰ级：MRI 阴性。无结构损伤。肌肉信号增强提示水肿，伴或不伴出血。

B. Ⅱ级：MRI 显示 50% 以上的肌纤维撕裂。可

能是局灶性缺损和部分肌纤维挛缩导致的信号增强。

C. Ⅲ级：肌肉断裂。结构损伤 100%。完全撕裂，伴或不伴挛缩。

6. 与拉伤相关的血肿可位于肌肉内或肌肉之间。位于肌肉之间的血肿引起的疼痛较轻，这是因为肌肉内的压力没有明显增加。

7. 病理机制。剪切损伤：肌纤维丝和肌鞘撕裂。

（1）通常发生在强力偏心收缩时。

（2）跨关节肌肉具有更大的拉伸 / 应变能力。

A. 当肌 - 腱单位达到最大长度时最易损伤。

B. 在迈步后期，腘绳肌需要有力地收缩，以减小伸膝屈髋时所产生的伸展。在跑步的这一时期，股二头肌承受 10% 的拉力。

8. 愈合。

（1）炎症反应期（第 1 周）。

A. 血肿形成，肌纤维坏死，炎性细胞产生反应。

B. 并发症可能包括肌内神经分支破坏，导致部分肌肉去神经支配。

（2）修复重塑期（1 周至 6 个月）。

A. 吞噬坏死组织，卫星细胞再生肌纤维，毛细血管长入，产生新的结缔组织。

B. 在受伤后的 10~14 天，瘢痕是受伤肌肉最薄弱的部分。之后的重复性损伤将导致相邻的肌肉撕裂，而非瘢痕。

C. 重塑包括新的肌纤维的成熟、收缩及瘢痕组织的构建。

9. 治疗原则及重返运动。

（1）炎症反应期（第 1 周）：保护，RICE（休息、冰敷、加压、抬高），尽量减少拉伸和力量训练。行走时使用辅助装置。

（2）修复重塑期（1 周至 6 个月）。

A. 积极运动，以恢复全部力量和功能为目标。

B. 开始时采用静力性力量训练，随后采用向心性力量训练，最后采用偏心性力量训练。

C. 力量训练强度增加过快会导致再次受伤。

（3）重返运动。指导方针：正常的 ROM，正常肢体至少 90% 的力量，适当的有氧调节，在康复训练时进行适当的专项运动训练。

10. 预后：Ⅰ级和Ⅱ级拉伤通常在 6~18 周内完全恢复。

（1）也可能需要 6 个月才能完全恢复。

（2）同一块肌肉常有反复劳损。

（3）Ⅲ级预后较差。大的完全性撕裂可能需要手术，这是年轻运动员的首选治疗方法。

11. 肌肉拉伤的简要总结见表 14.1。

创伤性骨化性肌炎（MOT）

1. 定义：一种自限性良性骨化病变，于肌肉挫伤和肌肉内血肿之后发生，多为孤立病灶。

2. 肌肉挫伤的发生率为 9%~17%。

（1）当挫伤的症状在 2~3 周内没有缓解，或症状不但没有随着时间的推移改善，反而恶化时，应怀疑 MOT。

（2）病理生理学表现为成纤维细胞分化为成骨细胞或软骨细胞。

A. 骨骼肌损伤诱导局部炎症反应和细胞因子释放，包括骨形态发生蛋白 2 和 4（BMP-2, BMP-4）及转化生长因子（TGF）。

B. BMP-2、BMP-4 和 TGF 作用于骨骼肌内血管内皮细胞，引起内皮细胞向间充质干细胞转化，进一步向软骨细胞或成骨细胞分化。

（3）3 个经典的发展阶段：早期、中期、成熟期。

A. 早期：前 4 周，骨化前的炎性级联反应。钙化通常不明显。

B. 中期：4~8 周，影像学可见钙化。

C. 成熟期：8 周以后。

（4）临床表现。

A. 软组织钝性损伤后疼痛和关节僵硬，肌肉拉伤后疼痛持续时间长于预期。

B. 最常发生于年轻、活跃的男性。

C. 如果周围的神经血管结构受到压迫，可能会发生相关的感觉异常、无力、淋巴水肿和血栓栓塞性疾病。

（5）影像学表现。

A. 超声可区分囊性和实性病变。

B. 早期检查的良好手段。

C. 可观察到 3 个向心性区域：外层低回声区，中间高回声区对应钙化边缘，中心低回声区对应纤维化内部。

D. 由于缺乏骨化，前 2 周 X 线片通常呈阴性。

a. 软组织钙化在 3~4 周出现。

b. 6~8 周时，边缘出现致密钙化。

c. 可能与软组织肉瘤的外观相似。

E. MRI 表现因 MOT 分期而不同，偶然情况下无法诊断。

（6）治疗。

A. 大的囊性血肿可进行抽吸，以减少 MOT 的风险。

B. 成熟期（至少 6 个月）因局部肿块引起明显症状时，应手术切除。

软组织肿瘤

肌腱和腱鞘肿瘤

1. 腱鞘巨细胞瘤。

（1）两种类型：局灶型（常见）和弥散型（罕见）。

（2）局灶型：手部第二常见肿瘤，仅次于腱鞘

表 14.1　肌肉拉伤分级

肌肉拉伤	Ⅰ级	Ⅱ级	Ⅲ级
定义	＜5% 的肌肉纤维断裂	部分肌纤维断裂或肌腱撕脱	完全断裂
体格检查	肿胀，压痛，瘀斑，被动伸直疼痛、抗阻屈曲疼痛	同Ⅰ级	除Ⅰ、Ⅱ级之外，可触及挛缩的肌腹包块
超声	弥散低回声区	条状不均匀回升	Bell 征：挛缩的肌腱周围包绕低回声血肿
MRI	水肿，肌肉结构连续	肌肉纤维断裂，小血肿	假性肿块：挛缩的肌腹合并大量包裹积液
治疗	休息、冰敷、加压、抬高 侧重于活动度的物理治疗	同Ⅰ级	可手术 侧重于肌肉强度的物理治疗
预后	良好	康复时间充分时预后良好	断裂挛缩的肌肉不会自行愈合 预后根据手术效果或其他肌肉代偿能力而不同

囊肿。

A. 良性的，无恶化报道。

B. 最常见于 30~50 岁的患者，男女比为 3:2。

C. 伴有远指间（DIP）骨关节炎。

D. 表现为无痛、质硬、缓慢增长的肿块，通常位于手指掌侧。通常无症状，除了偶尔出现远端麻木和肿块导致 DIP 的 ROM 降低。

E. 组织学：可见巨细胞，伴含铁血黄素的黄色瘤细胞。单核细胞很常见。

F. 治疗方法为手术切除，但手术切除后局部复发率为 9% ~ 44%

（3）弥散型：色素沉着绒毛结节滑膜炎（PVNS）关节外扩张。

A. 病变最常见于膝关节周围，其次是踝关节和足部。

B. 50% 的患者小于 40 岁。

C. 通常为局部侵袭性，切除后多次复发。

2. 腱鞘纤维瘤。

（1）附着于肌腱或腱鞘、边界清楚的良性纤维瘤。

（2）尽管组织学表现不同，但其与巨细胞瘤具有相同的临床和影像学特征。同巨细胞瘤一样，纤维瘤多见于青壮年，位于上肢肌腱附近，无痛且固定。

（3）组织学：病变由紧密排列的梭形细胞组成，被胶原纤维包围。

3. 透明细胞肉瘤：一种罕见的恶性肿瘤，通常位于肌腱上。与恶性黑色素瘤有相同的组织病理学特征。

肌肉肿瘤

1. 良性肿瘤。

（1）横纹肌瘤：骨骼或心脏肌肉的良性肿瘤。

（2）硬纤维瘤：罕见，良性，但有局部侵袭性。

A. 与家族性腺瘤性息肉病相关。

B. 肌肉组织中成纤维细胞过度生长。

C. 最常见于肩、背、胸壁和大腿。

D. 肿块固定，质韧，活动性好。

E. MRI 信号增强，局部浸润周围组织。

F. 手术广泛切除 ± 放化疗。

2. 恶性肿瘤。

（1）软组织肉瘤。

A. 软组织肉瘤约有 50 种，起源于脂肪、肌肉、神经、纤维组织或血管。

B. 相对罕见，在美国，每年约有 1 万例，死亡约为 4000 例。

（2）横纹肌肉瘤：恶性肿瘤。

A. 儿童最常见的软组织肉瘤。成人非常罕见。

B. 软组织肿块生长快速。

C. 可伴有局部疼痛。

D. 影像学显示侵袭性肿瘤沿筋膜平面扩散。

E. 正电子发射断层扫描（PET）可根据转移进行肿瘤分期。

F. 手术广泛切除及辅助放化疗。

G. 预后。

a. 分化良好的非转移性肿瘤，5 年生存率为 98%。

b. 转移性肿瘤 5 年生存率＜ 20%。

（李朔　译）

推荐阅读

1. Cook JL, Purdam CR. Is tendon pathology a continuum? A pathology model to explain the clinical presentation of load-induced tendinopathy. *Br J Sports Med*. 2009;43(6):409–416. doi:10.1136/bjsm.2008.051193.

2. Dean BJF, Gettings P, Dakin SG, Carr AJ. Are inflammatory cells increased in painful human tendinopathy? A systematic review. *Br J Sports Med*. August 2015:bjsports–2015-094754. doi:10.1136/bjsports-2015-094754.

3. Järvinen TA, Kääriäinen M, Järvinen M, Kalimo H. Muscle strain injuries. *Curr Opin Rheumatol*. 2000;12(2): 155–161.

4. Mueller-Wohlfahrt HW, Haensel L, Mithoefer K, et al. Terminology and classification of muscle injuries in sport: The Munich consensus statement. *Br J Sports Med*. 2013;47(6):342–350. doi:10.1136/bjsports-2012-091448.

5. Woo SL-Y, Renström PAFH, Arnoczky SP, eds. *The Encyclopaedia of Sports Medicine: an IOC Medical Commission Publication, Tendinopathy in Athletes*. Oxford, UK: John Wiley & Sons; 2008. doi:10.1002/9780470757987.

第 *15* 章

骨损伤

Karie N. Zach, Anne Z. Hoch

骨基质

有机成分（占骨重量的 35%）

1. Ⅰ型胶原纤维（90%）＝骨的抗拉强度。
2. 基质：蛋白聚糖。
（1）蛋白聚糖-蛋白质复合物。
（2）促进矿化和骨形成。
（3）骨骼的抗压强度。

无机成分（占骨重量的 60%）：骨盐

1. 钙羟磷灰石。
（1）负责基质矿化。
（2）骨的抗压强度。
2. 磷酸钙。
3. 水：占骨重量的 5%，因年龄和部位而异。

骨的类型

皮质骨（密质骨）（占骨骼质量的 80%）

1. 基本结构单位：骨单位。
（1）应力导向：高度有序、紧密排列的骨单位，骨单位的集中决定了骨的机械强度。
（2）向心排列的片层围绕着纵向、含血管的 Haversian 管。
（3）Volkmann 管：水平方向连接骨单位。
2. 孔隙率：5%~10%。
3. 位置：长骨干；关节和椎骨末端包绕骨小梁

的外壳。
4. 编织骨。
（1）胚胎发育、骨折愈合和病理状态（甲状旁腺功能亢进、Paget 病）下形成的未成熟骨或病理性骨。
（2）结构不良：胶原束随意排列，血管间隙形状不规则；不含骨单位。
（3）非应力导向；高度矿化、易碎。

骨小梁（松质骨）（占骨骼质量的 20%）

1. 基本结构单位：骨小梁。
2. 骨板沿骨小梁纵向排列。
3. 孔隙率：50%~95%。
4. 比皮质骨更易弯曲——分散关节接触产生的负荷。
5. 位置：长骨末端；组成椎体的大部分。

细胞生物学

骨细胞

1. 骨基质包裹的成骨细胞。
2. 骨沉积能力较活跃的成骨细胞弱。
3. 控制细胞外钙磷浓度：直接由降钙素刺激，由甲状旁腺激素（PTH）抑制。

成骨细胞

1. 来源于间充质干细胞系的单核细胞。

2. 排列在骨表面：细胞层破坏可激活成骨细胞。

3. 负责骨形成：合成和骨基质沉积。

破骨细胞

1. 来自巨噬细胞系的多核巨细胞。

2. 负责骨吸收：分泌酸和酶（胶原酶）以分解骨基质。

3. 在凹陷、Howship 腔隙进行骨吸收，比骨形成更快。

骨重塑

Wolff 定律

骨的形成发生在任何有压力和张力的部位。

骨矿物质代谢

1. 骨骼储存着人体 99% 的钙和 85% 的磷酸盐。

2. PTH。

（1）调节血清钙：通过释放 PTH 降低血清钙浓度。

（2）刺激肾脏增加钙吸收；促进尿液中磷酸盐的排泄；刺激维生素 D 转化为活性状态。

（3）净效应：血清钙增加，血清磷酸盐减少。

3. 维生素 D——1,25 活性形式。

（1）来自皮肤（紫外线）或饮食的维生素 D 羟基化两次（1，肝；25，肾）。

（2）促生因素：PTH 升高，血清钙和血清磷酸盐减少。

（3）促进钙和磷酸盐的肠道吸收。

（4）净效应：增加血清钙和磷酸盐。

（5）运动员血清理想水平：> 40。

（6）如果血清钙较低，一般建议补充。每周 50 000IU，6~8 周，然后每天 600~800IU。

4. 降钙素。

（1）血清钙浓度升高会增加降钙素的分泌。

（2）直接抑制破骨细胞骨吸收。

（3）净效应：降低血清钙。

5. 雌激素：通过抑制骨吸收来防止骨丢失。

6. 糖皮质激素：通过减少肠道对钙的吸收来增加骨质流失，通过抑制胶原合成来减少骨形成。

7. 甲状腺激素：增加骨转换，骨吸收超过骨形成。

急性骨折

骨折位置

1. 骨骺：骨末端，形成相邻关节的一部分。

2. 干骺端：骨干末端向外延伸的部分，与骨干侧生长板相邻的区域。

3. 长骨的骨干。

骨折线的方向 / 范围

1. 横行骨折：与骨干垂直。

2. 斜行骨折：骨折线成角。

3. 螺旋骨折：多平面复合骨折。

4. 粉碎性骨折：超过两个骨折碎片。

5. 节段骨折：骨折线包绕的完全独立的骨段。

6. 关节内骨折：骨折线穿过关节软骨进入关节。

7. 隆起骨折：卡扣样骨折（多见于儿童）；压缩破坏。

8. 压缩性骨折：骨质被压缩。

9. 青枝样骨折：不完全骨折伴成角畸形（见于儿童）；张力破坏导致单侧皮质分离和反向弯曲。

10. 病理性骨折：因疾病或肿瘤导致骨质变差而发生骨折。

骨折移位

1. 无移位：骨折部分位于解剖位置。

2. 移位：骨折端偏离正常位置。

3. 成角：骨折端相互成角。

4. 嵌插：骨折远端与近端纵向重叠。

5. 分离：骨折远端与近端之间分离。

皮肤和软组织的完整性

1. 闭合性骨折：骨折附近皮肤完整。

2. 开放性骨折：骨折附近的皮肤存在破损或擦伤。

骨折愈合

1. 骨折一期愈合：骨折端皮质相连接；由坚固的固定（如钢板固定）产生的愈合。

2. 骨折二期愈合：骨折间隙通过骨痂进行桥接；是较为不稳定的治疗方法（如支具固定）产生的愈合。

血肿炎性机化期

1. 血肿形成：骨折部位出血提供造血干细胞，进而分泌生长因子，包括转化生长因子（TFG）-b 和血小板源性生长因子（PDGF）。

2. 在前列腺素介导下，炎性细胞和成纤维细胞浸润骨组织。

3. 由成纤维细胞、间充质细胞和骨祖细胞形成的纤维血管组织包绕骨折端。

4. 第 1 周使用抗感染或细胞毒性药物不利于骨折愈合（抑制环氧合酶途径）。

原始骨痂形成期

1. 原始骨痂在 2 周内形成。

2. 如果骨折端不连续，可形成桥接（软）骨痂。

（1）纤维软骨形成，稳定骨折端——软骨痂随后通过软骨内成骨被编织骨（硬骨）取代。

（2）桥接骨痂在最初的 4~6 周比较脆弱，需要充分保护。

3. 中央骨痂补充桥接骨痂。形成缓慢，发生较晚。

4. 骨痂形成的数量和类型取决于治疗方法（如手术治疗、支具等）。

（1）严格制动和解剖复位：骨皮质一期愈合，类似于正常的重塑。

（2）坚固固定的骨折（如加压钢板）：直接骨愈合或一期愈合，未见骨痂形成。

（3）闭合复位内固定：骨膜桥接后发生软骨内成骨，形成骨痂。

骨痂改造塑形期

1. 在愈合中期开始，骨折临床愈合后持续进行（长达 7 年）。

2. 根据所受的应力，骨骼开始恢复正常的形态和形状（Wolff 定律）。

3. 愈合阶段形成的编织骨被板层骨取代。

4. 骨髓腔的重新填充代表了骨折愈合的完成。

5. 骨组织常需要 3~6 个月才能达到足够的强度。

骨折愈合影响因素（表 15.1）

营养

适量全营养素饮食至关重要。缺乏钙和蛋白质的饮食可能会对骨折愈合产生负面影响。

促进骨折愈合的因素

1. 维生素 A、维生素 B，以及甲状腺素、生长激素、降钙素、胰岛素、类固醇。

2. 负重、锻炼和某些类型的电流刺激。

影响骨折愈合的负面因素

吸烟、NSAID、糖尿病、糖皮质激素、去神经支配、辐射。

应力性骨折

常见的过度使用损伤

部分或完全性骨折是由重复施加低于单次骨折所需的应力导致的。

表 15.1　影响骨折愈合的生物学和力学因素

生物学因素	力学因素
年龄	骨组织的软组织附着
并发症	稳定情况（不稳范围）
功能级别	解剖位置
营养状态	能量损伤程度
神经功能	骨缺损范围
血管损伤	
激素	
生长因子	
周围软组织	
清洁程度（开放性骨折）	
吸烟	
局部病理情况	
受累骨组织类型	
骨缺损范围	

Source：Adapted from Brinker MR. Basic science. In：Miller MD, Brinker MR, eds. Review of Orthopaedics. 3rd ed. Philadelphia, PA: WB Saunders; 2000:18.

发生率

占运动医学科所有患者的 0.7%~20%；在一般人群中不到 1%。发病率因运动员类型而异，跑步者为 13%~52%。

病因

1. 休息不充足的情况下突然增加运动时间、强度或频率。

2. 机械应力对骨重塑的影响：重塑的骨量和速度取决于负荷循环的次数和频率（Wolff 定律）。

3. 骨吸收和骨形成之间的不平衡使骨骼容易发生微骨折。

4. 在持续负荷作用下，微骨折可能发展为应力性骨折。

危险因素

1. 骨密度（BMD）降低。

2. 既往应力性骨折史。

3. 训练模式。

（1）强度：大训练量、训练突然中断或增加及每周跑步距离增加与发病率升高相关。

（2）路面：不平整的表面导致肌肉疲劳，并将负荷重新分布至骨组织，从而增加应力性骨折风险。水泥表面可以在冲击时将更高的机械应力传递至骨组织，进而增加应力性骨折的发生风险。

（3）鞋：穿旧鞋的运动员（＞6 个月）应力性骨折的发生率较高。

4. 女性 / 性激素：闭经 / 月经少→雌激素水平降低→破骨细胞活性增加→骨折风险增加。

5. 70% 的下肢应力性骨折患者的腿长存在差异。

6. 营养：体重低于理想体重的 75% 可增加应力性骨折的发生风险。钙含量降低与骨密度低相关，与应力性骨折无关。

7. 生物力学：过度旋前或旋后。

8. 肌肉量：力量和耐力下降与发病率增加有关。

症状

1. 局限性疼痛的出现最初与活动有关，随着活动的增加而加重。

2. 随后在较低强度活动时疼痛，最终在正常步行（下肢受伤）和休息时亦发生疼痛。

体格检查

1. 损伤处压痛，通常局限于损伤部位。

2. 浅表的应力性骨折部位可能有软组织肿胀；在慢性病例中偶见轻度红斑或骨痂。

3. 支点试验：在疼痛部位对骨组织施加应力可能有助于诊断。

4. 跳跃试验：单腿跳跃可能诱发骨折部位疼痛。

位置

1. 多见于下肢负重骨。

2. 不同运动员骨折易发部位不同。

（1）跑步：胫骨、跖骨。

（2）投掷：肱骨。

（3）体操：脊柱、足。

（4）高尔夫球、皮划艇：肋骨。

3. 双侧应力性骨折占 16%。

4. 常见部位。

（1）胫骨（49%）。

（2）跖骨（19%）。

（3）腓骨（12%）。

5. 高危部位：可发展为骨不连，有时需要手术干预。

（1）腰椎峡部。

（2）股骨颈：股骨颈上侧（张力侧）。

（3）胫骨：前皮质，胫骨中 1/3。

（4）内踝。

（5）距骨。

（6）足舟骨。

（7）第 5 跖骨近端。

（8）第 2 跖骨基底部。

影像学

1. 平片。

（1）敏感性差。

（2）前 2~3 周通常正常。

（3）骨膜反应、皮质增厚、硬化或出现骨折线均为阳性表现。

2. MRI（图 15.1）。

（1）确诊和鉴别诊断。

（2）有助于区分胫骨骨膜炎和胫骨应力性骨折。

（3）MRI 可在早期表现为继发于骨折周围水肿的信号增强。

（4）应力性骨折的 MRI 分级（表 15.2）。

3. 三相骨扫描：高度敏感，但非特异性。

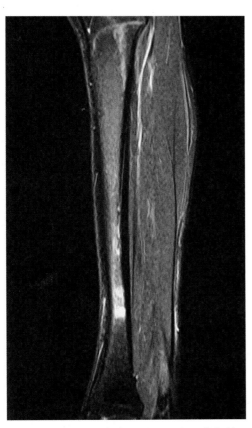

图 15.1 胫骨：短时反转恢复序列（STIR）显像阳性。

4. CT：广泛骨损伤时首选。

5. 单光子发射计算机断层扫描（SPECT）。

（1）消除周围软组织，改善检测和定位。

（2）轴向视图。

（3）常用于脊柱和骨盆的应力性骨折。

治疗

1. 早期干预对防止进一步损伤至关重要。

2. 低风险部位的保守治疗。

（1）通过减轻负重和（或）夹板保护骨折部位，改变活动方式。

（2）康复：活动度（ROM），本体感觉，强度，逐渐恢复活动。

（3）降低危险因素：评估女性运动员三联征。

3. 对高风险部位的骨不连或完全性骨折进行骨科会诊和手术干预。

骨软骨病

与次级骨化中心、骨突中心或副骨化中心发育相关的过度使用综合征（骨突或骨骺的过度使用损伤）。

1. 影响生长活跃的骨骺，可能局限于一个或多个骨骺。

2. 认为与供血不足有关：由创伤、感染或先天畸形所致。

儿童骨软骨病的常见部位

1. 少年棒球联合会运动员的肘部：肱骨内上

表 15.2 应力学分级

	X 线	CT	MRI	治疗
正常	正常	正常	正常	无
1 级	正常	局部信号增强，边界不清	STIR 信号增强	休息 3 周
2 级	正常	信号更强，但边界仍不清	STIR 及 T2 信号增强	休息 3~6 周
3 级	皮质不连续；不连续周围骨膜反应	局灶样或纺锤状边缘锐利的增强区域	T1 和 T2 信号增强，但无明确皮质断裂	休息 12~16 周
4 级	骨折或骨膜反应	横向局部信号增强	T1 和 T2 信号增强，骨折线	休息 > 16 周

Source: Adapted from Arendt E, Griffifi ths H. The use of MR imaging in the assessment and clinical management of stress reactions of bone in high-performance athletes. Clin Sports Med. 1997; 16（2）: 291–306. Copyright 1997, with permission from Elsevier.
STIR，短时反转恢复序列。

髁。反复投掷→内侧牵拉和外侧压缩→导致内侧上髁碎裂。

2. 胫骨结节骨骺炎：胫骨结节。

（1）由于重复的四头肌收缩－髌腱的重复牵拉应力导致胫骨粗隆处的显微性撕脱骨折。

（2）活动相关性疼痛，胫骨结节肿胀。

（3）更常见于早期积极参加体育活动的男性青少年。

3. 跟骨骨骺骨软骨病（Sever 病）：跟腱止点处有压痛。

4. 第2跖骨骨折比第3跖骨骨折更常见；骨坏死。

（1）局限性压痛，负重时疼痛。

（2）急性发作期：6个月至2年。

5. 第5跖骨牵引性骨突炎（Iselin 病）：第5跖骨基底。

（1）青春期早期伴有负重的足部外侧疼痛：10岁以上女孩，12岁以上男孩。

（2）腓骨短肌腱在第5跖骨近端的止点压痛明显，可能存在局部软组织水肿和红斑，前足内翻应力下疼痛加重，对抗外翻和背屈时疼痛加重。

（3）斜位 X 线片可显示骨骺肿大，常为骨骺碎裂。

治疗

调整活动（休息），症状严重者短期固定，随后对受累肌肉群进行康复训练。

骨肿瘤

症状

疼痛可能与活动有关；休息和夜间可能有进行性疼痛。

恶性肿瘤可表现为肌肉骨骼疼痛

1. 原发性骨肉瘤。

（1）青少年，男性多发。

（2）伴有疼痛、肿胀和压痛，最终 ROM 降低。70% 来自膝关节（应包括非创伤性膝关节疼痛的鉴别），15% 来自髋部或骨盆，10% 来自肩部。

（3）原发性骨恶性肿瘤最常见。

2. 软骨肉瘤。

（1）发病高峰：30~60 岁。

（2）多见于股骨近端、骨盆、肱骨近端、肩胛骨，表现为形状不规则、钝性疼痛和肿块。

3. 尤因肉瘤。

（1）常见于 5~25 岁，发病高峰为 10~20 岁，男性居多（2:1）。

（2）多见于骨盆、股骨、胫骨、肱骨、肩胛骨，表现为受累部位疼痛、肿胀、压痛及静脉扩张。

（3）体温升高，沉降率升高，可能与骨髓炎相混淆。

（4）洋葱皮样改变是 X 线检查的典型表现。

4. 巨细胞瘤。

（1）20~40 岁，女性发病率略高。

（2）伴有非特异性局部疼痛、压痛和功能障碍。

（3）股骨远端、胫骨近端、桡骨远端。

（4）肿瘤可以增大为可触及的肿块。

不同位置的肿瘤差异

详见表 15.3。

影像学

1. X 线片：确定病变部位。

2. CT：评估骨化和钙化；评估皮质完整性。

3. MRI。

（1）CT 替代选项。

（2）能够确定肿瘤大小、范围、解剖关系（骨 / 软组织）。

（3）对于一些特征性的肿瘤，如脂肪瘤、血管瘤、血肿、色素沉着绒毛结节性滑膜炎，可特异性诊断。

4. 骨扫描。

（1）确定病变的活性，是否存在单一 / 多发病变。

（2）假阴性可能是由于仅有骨破坏而无骨修复。

表15.3 不同位置骨肿瘤差异

骨骺	脊柱	多发损伤
成软骨细胞瘤（10~25 岁）	＞ 40 岁 骨转移瘤，多发性骨髓瘤，血管瘤，脊索瘤	组织细胞增多病
骨巨细胞瘤（20~40 岁）		内生性软骨瘤
透明细胞软骨肉瘤（罕见）	＜ 30	骨软骨瘤
尤因肉瘤（5~25 岁）	椎体：组织细胞增生症，血管瘤 后方结构：骨样骨瘤，成骨细胞瘤，动脉瘤性骨囊肿	骨纤维结构发育不良
淋巴瘤（成人）		多发性骨髓瘤
骨纤维结构发育不良（5~30 岁）		骨转移瘤
组织细胞增多病（5~30 岁）		血管瘤
		感染
		甲状旁腺功能亢进

Source: Adapted from Heck RK. Tumors. In: Canale & Beaty: Campbell's Operative Orthopaedics. 11th ed. 2007.

（李朔 译）

推荐阅读

1. Arendt E, Griffiths H. The use of MR imaging in the assessment and clinical management of stress reactions of bone in high-performance athletes. *Clin Sports Med*. 1997;16(2):291–306.

2. Bennell KL, Brukner PD. Epidemiology and site specificity of stress fractures. *Clin Sports Med*. 1997;16: 179–196.

3. Brinker MD, O'Connor DP, Almekinders LC, et al. Physiology of injury to musculoskeletal structures: 5. Bone injury. In: DeLee JC, Drez D, Miller MD, eds. *DeLee and Drez's Orthopaedic Sports Medicine*. Philadelphia, PA: Saunders/Elsevier; 2010:65–84.

4. Close GL, Russel J, Cobley JN, et al. Assessment of vitamin D concentration in non-supplemented professional athletes and healthy adults during the winter months in the UK: implications for skeletal muscle function. *J Sports Sci*. 2013;31:344–353.

5. Miller MD, Kaeding CC, eds. Stress fractures. *Clin Sports Med*. 2006;25(1):1–174.

第 *16* 章

软骨和关节损伤

Brandee Waite

骨关节炎

定义 / 病理学

1. 关节软骨退行性丢失。

（1）过度的负荷会使正常的关节发生退化。易感因素包括解剖异常、既往创伤或损伤。

（2）从浅表软骨区开始，向交界区进展，最终累及软骨下骨。

（3）软骨的其他变化：软骨细胞增殖减少，蛋白多糖含量减少，Ⅱ型胶原纤维体积缩小，黏多糖链缩短，硫酸角蛋白浓度降低，硫酸软骨素含量增加（表明为了再生软骨产生了不成熟软骨）。

（4）软骨基质渗透性增强，硬度降低。

2. 骨赘（纤维性、软骨性和骨性突起）：发生在关节周围（边缘骨赘），沿着关节囊插入（关节囊骨赘），或从退行性关节表面突出（中央骨赘）。

3. 可能形成囊状骨腔。

4. 滑液发生改变，黏度和弹性降低。

（1）正常分子量的透明质酸浓度降低。

（2）水分含量增加。

（3）炎性介质浓度增加。

5. 晚期病例关节周围肌肉失用性萎缩。

流行病学

1. 骨关节炎（OA）是美国最常见的关节炎。

2. > 25 岁和 > 65 岁的人群分别有 13.9% 和 33.6% 受到 OA 影响。

3. 危险因素：年龄、肥胖、既往外伤、骨性关节炎家族史、关节需要反复负重或从事重体力劳动相关职业。

4. 是导致美国成年人残疾、损伤和失业的主要原因。

5. 白种人 > 65 岁、女性 > 55 岁、超重、久坐或受教育少于 8 年的人群患病率较高。

6. 近 60% 的 OA 患者 > 65 岁，且发病率呈上升趋势。

7. 美国每年相关的医疗费用预计达 1280 亿美元，包括 808 亿美元的直接医疗费用和 470 亿美元的间接费用，如工作限制 / 休假，日常生活活动（ADL）限制 / 护工费用及生物心理社会学问题的治疗，如抑郁、焦虑等。

临床症状和诊断

1. 主观：关节疼痛，僵硬。

2. 客观：ROM 受限，畸形（如膝外翻或膝内翻），积液。

3. 美国风湿病学会（ACR）膝关节骨关节炎临床标准（表 16.1）。

体格检查结果 / 试验

1. 检查：检查力线、畸形、骨肿大、不对称、萎缩、积液（如果存在炎症，通常较为轻微，局限于受累关节，这与类风湿关节炎不同）。

2. 触诊：在关节边缘触诊有压痛，关节周围韧

表 16.1　美国风湿病学会膝关节骨关节炎临床诊断标准

＞50 岁

晨僵＜30 分钟

关节活动时伴有捻发音

骨性压痛

骨性增生

无类风湿结节

提示：上述症状至少符合 3 个。

带和肌腱也有压痛。

3. ROM：运动时伴有捻发音，ROM 受限，活动时疼痛或僵硬。

4. 肌力：可能受损。

5. 感觉 / 反射：一般正常，除非有可能导致神经功能损害的既往手术史。

6. 特殊试验：关节表面相互之间的压缩 / 轴向应力（有或没有施加摩擦）可能会引起疼痛。

影像学检查 / 实验室检查

1. X 线片：至少应获得关节两个角度的图像。对于膝关节骨关节炎，标准图像为正位片（摄片时需负重）和非负重侧位片。不同关节可采用特定位置的图像（如膝关节俯视图、髋部的蛙位图等）。骨性关节炎影像学表现包括关节间隙缩小、关节面

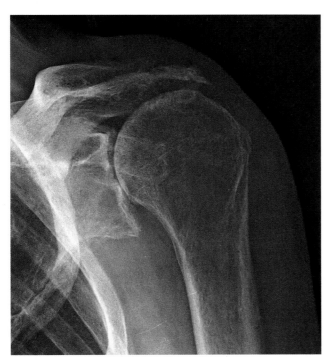

图 16.1　X 线片提示肩关节骨性关节炎。

不规则、骨赘、囊变、软骨下硬化（图 16.1）。

2. 晚期骨关节炎患者不需要高级影像学检查（MRI、CT），但轻度骨关节炎时，可用上述方法检查韧带、肌腱或非关节软骨（半月板、盂唇）。

3. 滑膜液分析不是必需的，但如果检查，结果应为：黏度高、清晰、稻草色 / 黄色、白细胞（WBC）为 200~2000/mm^3、% 中性粒细胞（PMN）＜ 25、革兰染色阴性、无结晶。

保守治疗

骨关节炎无法治愈；非手术治疗的目的在于减轻症状，改善生活质量，并减缓疾病的进展。

非药物治疗

1. 减重（如有超重）：Framingham 研究表明，高 BMI（≥ 25kg/m^2）的患者发生膝关节骨关节炎的风险增加。

2. 有氧运动和力量训练。

（1）已证明水上运动对严重关节炎患者或不习惯运动的患者有益。

（2）股四头肌强化练习可减轻膝关节的压力。

3. 物理 / 作业疗法：ROM 和肌肉强化练习。

4. 助行器（如手杖）。

5. 其他非药物治疗方法（表 16.2）。

药物治疗

1. 一线药物——对乙酰氨基酚：与 NSAID 类似，对乙酰氨基酚可缓解关节炎引起的轻中度关节

表 16.2　其他非药物治疗方法

1. 患者教育：解释自然病程和标准治疗 / 干预措施

2. 自我管理项目（如关节炎基金会自我管理项目）

3. 减重（如果超重）

4. 有氧和强化运动项目，包括水上运动

5. 物理 / 作业疗法

6. 行走和日常活动助行器

7. 髌骨贴扎

8. 合适的鞋；内侧或外侧楔形跟鞋

9. 舒适、有支撑作用的支具（如功能性免荷支具、护膝）

10. 关节保护（避免负重活动）

疼痛。胃肠道（GI）问题的风险更低。

2. 如果对乙酰氨基酚不能充分改善症状，建议使用 NSAID。可在 NSAID 治疗过程中加入胃保护剂（如米索前列醇、质子泵抑制剂），以降低胃肠道事件的风险。

3. 环氧合酶 -2（COX-2）抑制剂胃肠道副作用较少，但长期使用会增加卒中和心肌梗死的风险。

4. 其他镇痛口服药物：曲马多（同时抑制去甲肾上腺素和 5- 羟色胺再摄取的合成阿片类激动剂），阿片类药物。

5. 外用药物：辣椒素，NSAID 外用霜剂 / 乳膏。

6. 关节内治疗选择：糖皮质激素治疗急慢性骨关节炎疼痛；透明质酸（黏性补充）治疗慢性骨关节炎疼痛；骨科生物制剂，如目前正在研究的富血小板血浆（PRP）和干细胞（详见第 52 章）。

手术治疗

1. 手术指征：保守治疗失败、剧烈疼痛和日常活动的进行性限制。

2. 尚未证实采用关节镜清创术治疗仅有疼痛症状的膝关节骨关节炎有效，但可用其治疗有机械症状（如交锁）的患者。

3. 部分不适合行全关节置换术的患者，截骨术可缓解疼痛并防止骨关节炎进展。

4. 全关节置换术可减少疼痛，改善功能，对于符合适应证的骨关节炎患者来说是一种经济有效的治疗方法。

软骨病变

定义 / 病理学

1. 损伤或病理影响软骨结构。

2. 软骨缺乏血供，营养来源于弥散。

3. 软骨损伤通常指关节软骨损伤，但也包括半月板或盂唇撕裂。

4. 可为退行性（重复的过度使用）或急性（创伤）病理改变。

5. 旋转应力是急性损伤最常见的机制。

6. 损伤一般发生在关节软骨负重区，膝关节内

侧间室的损伤是外侧间室的 4 倍。

7. 在成人中，潮线区（位于透明软骨和软骨下骨之间）是上方软骨和下方软骨下骨之间的薄弱部位，因此，剪切损伤最常见的是软骨损伤而不是骨软骨损伤。

8. 可发生在任何关节，但最主要的是膝、髋、踝和肩关节。

9. 软骨损伤 Outerbridge 分类见表 16.3。

流行病学

60% 接受关节镜检查的患者有软骨或骨软骨病变。

1. 30% 是孤立性病变。

2. 髌骨关节面和股骨内侧髁是软骨病变最常见的部位。

3. 大部分＞ 30 岁的成人损伤为 Outerbridge Ⅲ级。

4. 最常见的相关病变是内侧半月板撕裂（37%）和前交叉韧带（ACL）损伤（36%）。

临床症状

间歇性闭锁，复发性关节积液，关节异响和持续性疼痛。

体格检查结果 / 试验

1. 检查：正常或有积液。

2. 触诊：关节面或关节线有压痛。

3. ROM：如果存在游离体或游离软骨，可能会受损。

4. 肌力：可能受损。

5. 感觉 / 反射：正常。

6. 特殊试验：McMurray 试验（＋）提示膝关节半月板撕裂；其他可使关节处产生"砰砰声"或不稳定感的负荷或动作可能提示软骨损伤。

表 16.3　软骨损伤 Outerbridge 分类

0 级：正常软骨
Ⅰ级：软骨软化、肿胀
Ⅱ级：表面撕裂的部分缺损，未达到软骨下骨或直径＞ 1.5cm
Ⅲ级：撕裂达软骨下骨，直径＞ 1.5cm
Ⅳ级：软骨下骨暴露

影像学检查 / 实验室检查

1. X 线片：病变程度低时无阳性结果，病变程度较高、骨软骨病变或有游离体时可显示缺损。

2. MRI（特别是 T2 相）对软骨病变的敏感性为 30%~85%，特异性为 85%~99%。

3. 关节镜检查是检测软骨病变的金标准。

保守治疗

1. 口服镇痛药或 NSAID 治疗疼痛。

2. 关节内注射激素治疗疼痛。

3. 支具减轻关节负荷（如膝外翻支具）。

手术治疗

1. 关节镜下清创术：移除疏松的软骨瓣可立即缓解症状，但效果可能不持久。其适应证是任何年龄，病变 < 1cm。

2. 微骨折：软骨下骨的外科骨折手术，使骨髓成分参与纤维软骨形成。

3. 马赛克成形术 / 自体骨软骨移植（OAT）手术。

（1）从膝关节非负重区采取小圆形（4~10mm）自体移植物，并将移植物（最好是 1~2 个大栓）移植到病变部位，直到骨软骨缺损被填满。

（2）适应证：年龄 < 45 岁，软骨 / 骨软骨缺损 < 2cm。

4. 同种异体移植。

（1）适应证：年龄 < 50 岁，软骨 / 骨软骨缺损 > 2cm。

（2）必须在死亡后 24 小时内摘取移植物。

5. 细胞治疗。

（1）二期手术：将一期诊断性关节镜活检取得的软骨放置于组织中培养扩张，随后进行二期开放手术植入。

（2）适应证：年龄 < 45 岁，缺损 < 2cm。

骨软骨病变

定义 / 病理学

1. 骨软骨缺损：关节软骨和软骨下骨完全或不完全分离。

2. 剥脱性骨软骨炎（OCD）：病因不明，特征是软骨下骨和关节软骨（可能）的变性和钙化。

（1）软骨下骨发生坏死，而上方软骨可能保持完整或与周围软骨分离。

（2）OCD 常发生在青少年中，由反复的创伤和遗传易感性的相互作用引起。

3. 骨软骨缺损：发生在骨发育成熟患者中的一种创伤性损伤，但也可能是尚未确诊的"顽固性"OCD。

4. 膝关节骨软骨缺损和 OCD 最常见的部位是股骨内侧髁的外侧，但也常见于距骨顶端和肱骨小头（如棒球运动员和体操运动员）。

流行病学

1. OCD 发生率：每 10 万人中有 15~30 例，多见于 10~20 岁的男性。

2. 女性和幼童 OCD 的发生率似乎有所增加，可能是因为参与运动的人越来越多。

3. 20%~30% 的病例为双侧。

临床症状

1. 疼痛和肿胀。

2. 如果有游离体，可表现为交锁。

体格检查结果 / 试验

1. 与软骨损伤相同。

2. 特殊试验：膝关节 OCD 患者行走时，患肢可能伴有胫骨外旋或 Wilson 征阳性（胫骨内旋，膝关节从 90° 屈曲至 0° 时引起疼痛）。

影像学检查 / 实验室检查

1. X 线片可显示骨软骨病变或游离体（图 16.2）。

（1）膝关节正位、后前（PA）位、侧位、俯视位。OCD 通常位于股骨内侧髁外侧，可在 PA 位图中看到。

（2）踝关节正位、踝穴位、侧位。踝穴位摄片时，可能需要踝关节跖屈或背屈，以识别距骨顶后部或前部的 OCD 病变。

2. Berndt 和 Harty OCD 量表（表 16.4）

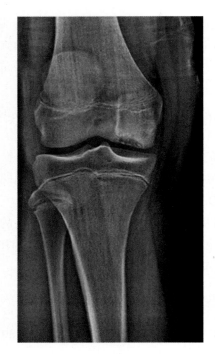

图 16.2 X 线片显示膝关节 OCD。

表 16.4 Berndt 和 Harty OCD 量表：骨软骨缺损的影像学分级

Ⅰ级：小面积压缩
Ⅱ级：部分游离的骨软骨病变
Ⅲ级：完全游离，碎片无移位
Ⅳ级：游离和移位的碎片

3. 如果 X 线片阴性，考虑在 2~4 周内复查 X 线片。

4. 如果 X 线片上存在明显的 OCD 病变，应进行阶段性的稳定性检查。MRI 对不稳定病变（深部有积液的无移位性骨软骨碎片或移位的骨软骨碎片）的检测敏感性为 97%。

5. 如果症状持续 8~12 周且 X 线片阴性，可进行骨扫描或 MRI 检查。

保守治疗

1. 对于稳定性病变，可对负重情况进行调整。

2. 保守治疗后，约有一半的病灶在 10~18 个月内消退。

3. OCD 预后随年龄增加和骨骺闭合而恶化。

手术治疗

1. 用于不稳定病变或持续性症状。

2. Berndt 和 Harty 分级Ⅲ级、Ⅳ级。

3. 关节镜下清创、微骨折、异体移植或游离体取出术。

软骨钙化病

定义 / 病理学

1. 由晶体沉积引起的急性关节炎（通常是单关节炎）。

（1）痛风：尿酸单钠晶体，与高尿酸有关。

（2）假性痛风 [又名焦磷酸钙二水合物（CPPD）]：CPPD 晶体；72% 的血色素沉着症病例中可能发生。可急性发作，无症状钙质沉着或更多无急性发作的慢性症状。

（3）痛风和 CPPD 最为常见，其他急性晶体诱导的单关节炎包括草酸钙（特别是在接受肾透析的患者中）和羟基磷灰石钙结晶。

2. 晶体激活体液和细胞的炎症反应。

流行病学

1. 假性痛风最常见于膝和腕关节，痛风最常见于拇趾和膝关节。

2. 年龄相关：发病率随人口老龄化而增加。

3. 没有明显的性别优势；急性发作更常见于男性；无痛、慢性症状在女性中更普遍。

临床症状

疼痛发作迅速；无损伤情况下，数小时至数天出现水肿和红斑，通常表明感染或晶体诱导的病程进展。

急性软骨钙化症的体格检查结果 / 试验

1. 诊视：积液。

2. 触诊：触痛，局部温热或皮温升高。

3. ROM：因疼痛和积液受限。

4. 肌力：可能因疼痛而受影响。

5. 感觉 / 反射：正常。

6. 特殊试验：对钙质沉着症无特异性检查。

7. 慢性表现类似骨关节炎。

影像学检查 / 实验室检查

关节穿刺术必须收集 / 分析关节液进行诊断。

1. 白细胞＞ $2000/mm^3$。

2. 痛风：中性粒细胞内含尿酸结晶。

（1）使用偏振光显微镜观察到的尿酸钠晶体是针状的负双折射晶体。

（2）如果关节液分析为阴性但高度怀疑痛风，应再次行关节穿刺术，5 小时至 1 天后再进行关节液分析。

3. 假性痛风 /CPPD：X 线片上显示的软骨或半月板的钙化是诊断假性痛风的常见依据。用偏振光显微镜观察到的 CPPD 晶体是呈菱形或棒状的正双折射晶体。

4. 双能 CT 扫描对检测痛风（图中绿色）和假性痛风（图中紫色）敏感且特异。可用于关节穿刺阴性但高度怀疑有痛风 / 假性痛风的病例。

保守治疗

1. 急性期治疗。

（1）NSAID：最适合急性发作的药物。通常首选吲哚美辛，但也可使用其他 NSAID。

（2）激素：关节内注射。仅在使用 NSAID 存在禁忌或无效时才系统性使用激素。

（3）秋水仙碱。

2. 假性痛风 /CPPD 的慢性非药物治疗类似于骨关节炎，只是增加了对某些并发症的筛查（见下文预防部分）。

3. 慢性药物治疗可防止发作。

（1）别嘌呤醇可用于痛风（可能是假性痛风）的慢性治疗。

（2）治疗痛风（可能为假性痛风）的抗晶体药物（丙磺舒或非布司他）。

手术治疗

痛风晚期可进行滑膜切除术或关节置换术。

预防

1. 假性痛风 /CPPD：筛查血色素沉着症、甲状旁腺功能亢进症、低镁血症、低磷酸酶血症、甲状腺功能减退症和家族性高钙血症。

2. 坚持慢性药物治疗可降低痛风急性发作的发生率。

缺血性骨坏死

定义 / 病理学

1. 也被称为 AVN、骨坏死或无菌性坏死。

2. 由于骨骼血液供应受损，导致骨性死亡 / 坏死。

3. 最初为骨细胞死亡，随后骨结构发生破坏。

4. 主要发生在血供不稳定的区域：股骨头、距骨体、舟状骨、月骨和第 2 跖骨头。

5. 长期使用激素、创伤（股骨颈骨折、髋关节脱位手术）、疾病 [（凝血病、痛风、糖尿病、镰状细胞病、Gaucher 病、减压病、股骨头骨骺滑脱（SCFE）、儿童股骨头缺血性坏死、移植后状态、HIV]、妊娠、放疗或长期饮酒 / 酗酒的后遗症。

流行病学

1. 髋关节 AVN 发病率：美国每年 10 000~20 000 例。

（1）30~50 岁多发，在 SCFE 或股骨头缺血性坏死的儿童 / 青少年时期发病。

（2）确诊 AVN 3 年后，70%~80% 的患者发生股骨头塌陷。

（3）髋关节 AVN 通常是双侧的。

（4）红斑狼疮和镰状细胞病患者的发病率增加。

2. Freiberg 病（跖骨头 AVN）最常见于第 2 跖骨，其次是第 3 和第 4 跖骨。

（1）青春期女性和男性比例是（3~4）∶1。

（2）若第 1 跖骨短于第 2 跖骨，则更为常见。

3. Kienböck 病（月骨 AVN）通常发生于体操运动员、男性体力劳动者，年龄在 20~40 岁，月骨骨折发生率为 20%。

临床症状

1. 髋关节：负重时疼痛，减痛步态，髋关节僵硬。

2. Freiberg 病：跖趾（MTP）关节疼痛、压痛、肿胀和僵硬；穿高跟鞋时疼痛。

3. Kienböck 病：手腕疼痛 / 僵硬，可能向前臂放射，握力减弱。

体格检查结果 / 试验

1. 视诊：可能正常。

2. 触诊：足部或腕部受累骨有压痛，但髋部可能无压痛。

3. ROM：受累关节受限（特别是髋关节内旋和腕伸）。

4. 肌力：可能受损。

5. 感觉 / 反射：正常。

6. 特殊试验。

（1）髋关节：屈曲、内收、内旋（FADIR）时，髋 / 腹股沟疼痛；屈曲、外展、外旋时疼痛（FABER）；抗阻直腿抬高时疼痛；Trendelenburg 步态。

（2）足部：触诊、挤压前脚掌、足尖走路和抬趾时疼痛。

（3）手腕：触诊、被动伸腕、被动伸中指时疼痛。

影像学检查 / 实验室检查

1. X 线片可显示 AVN 部位骨骼畸形。

（1）髋关节：正位片可显示股骨头变平、硬化；蛙位图可能显示新月征 /Caffey 征（提示皮质下 / 髓质骨塌陷）。股骨头 AVN Ficat 分期见表 16.5。

（2）Freiberg 病：跖骨头密度增加，变平，塌陷，囊性改变，跖趾关节间隙增宽。

表 16.5　股骨头 AVN Ficat 分期

0 期：临床前期	X 线片：正常 MRI：正常 临床症状：无
Ⅰ 期：影像学前期	X 线片：正常或轻度骨质疏松 MRI：骨髓水肿 骨扫描：摄取增加 临床症状：腹股沟疼痛
Ⅱ 期：塌陷前期（弥漫性骨质疏松症、硬化症、囊肿）	X 线片：骨质疏松（和）或硬化 MRI：骨缺损 骨扫描：摄取增加 临床症状：疼痛和僵硬
Ⅲ 期：塌陷期（股骨头轮廓破坏）	X 线片：新月征，股骨头最终塌陷 MRI：同 X 线片 临床症状：疼痛和僵硬 ± 膝关节放射痛 + 跛行
Ⅳ 期：骨性关节炎（股骨头扁平，关节间隙狭窄）	X 线片：伴随继发性退行性变的终末期 MRI：同 X 线片 临床症状：疼痛及跛行

（3）Kienböck 病：月骨硬化。

2. MRI 是诊断隐匿性 AVN 的首选方法，比骨扫描或平片更敏感（图 16.3）。非创伤性 AVN 双侧的发生率高，MRI 可在相对无症状时发现 AVN。

保守治疗

1. 髋关节：Ficat 的 Ⅰ、Ⅱ、Ⅲ 期，通常使用抗凝血剂（依诺肝素）和双磷酸盐（阿仑膦酸盐）。

2. Freiberg 病：初期治疗可选择穿鞋时在受累骨下放置前足弓垫；限制活动 4~6 周。对于严重的症状，可用短腿石膏或靴子固定足部直到症状消退，通常需要 3~4 周。

3. Kienböck 病：初期可固定腕关节 12 周，服用止痛药物。

手术治疗

1. 髋关节：钻孔减压和植骨、关节置换术（全髋或表髋置换）。

2. Freiberg 病：手术干预少见，用于保守治疗失败并伴有严重的持续性疼痛患者。

3. Kienböck 病：如有塌陷，可行桡腕融合术或

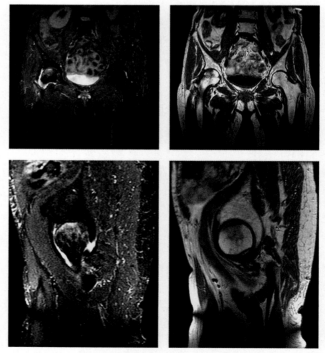

图 16.3　MRI 显示股骨头缺血性坏死（AVN）。

用假体替换月骨。

急性韧带损伤

定义 / 病理学

1. 创伤性扭伤或韧带撕裂，引起韧带纤维水肿或断裂。

2. 当受到的应力超过韧带的抗拉强度时，任何韧带都可能发生韧带内撕裂或撕脱。

3. 韧带损伤分级（表 16.6）。

流行病学

1. 因病变部位而有所不同，但常见于青少年和成人。

2. 如果关节已半脱位或脱位，急性韧带损伤的可能性很高；然而，剪切或扭转力下发生的韧带损伤，可能不会引起脱位。

临床症状

1. 急性疼痛、肿胀和不稳定感；可能有瘀斑。

2. 对于剧烈疼痛、受伤肢体迅速出现肿胀、冷或麻木、无法负重或有合并性疾病的患者，建议进行紧急评估。

体格检查结果 / 试验

1. 视诊：正常，或者可能有肿胀、畸形或瘀斑。

2. 触诊：韧带损伤部位有压痛。

3. ROM：可能由于疼痛、肿胀或半脱位 / 脱位而受限。

4. 肌力：可能因疼痛而受损。

5. 感觉 / 反射：应为正常。

6. 特殊试验：根据病变部位而不同；触诊韧带可感受到松弛。例如：

（1）肘关节或膝关节副韧带外翻和内翻应力试验。

（2）前交叉韧带的前抽屉试验。

（3）舟月骨不稳的 Watson 试验。

影像学检查 / 实验室检查

1. X 线片可能正常或显示力线异常。

2. MRI 是许多韧带损伤的影像学诊断金标准。

3. 超声可用于检查浅表韧带（如肘关节尺侧副韧带、膝关节内侧副韧带）。

保守治疗

1. 部分撕裂或某些完全撕裂的保守治疗（见具体章节）。

2. 保护、休息、冰敷、加压和抬高（PRICE）。

3. 通常在受伤 48~72 小时内开始主动 ROM 和等长收缩锻炼。

4. 随着疼痛消退，开始进行针对性的肌力训练、物理治疗、耐力训练、专项运动训练和提高功能稳定性的训练。

5. 辅助性矫形器 / 稳定支具可在整个保守治疗过程中使用，耐受后可逐步撤除这些辅助装置。

6. 韧带撕裂的骨科生物学治疗尚在研究中。

手术治疗

如果出现撕脱性骨折、单关节多韧带撕裂、严重不稳定及任何保守治疗失败的完全或部分撕裂，应尽早行外科治疗。

预防

适当的力量训练，活动时注意力线方向、正确的技术和适当防护。

慢性韧带损伤

定义 / 病理学

非创伤性，过度使用性韧带损伤，可引起水肿或断裂。

流行病学

1. 见于长期重复性韧带载荷 / 应力的患者。

表 16.6　急性韧带损伤分级

体征 / 症状	Ⅰ级	Ⅱ级	Ⅲ级
疼痛	轻度	中度	重度
肿胀	轻度	中度	重度
瘀斑*	不常见	常见	经常 / 全部
负重困难	无	常见	经常 / 全部
韧带撕裂	轻度	中度	完全

*深部韧带损伤可能无瘀斑。

2.糖尿病患者由于愈合过程受损，发病率可能会升高。

临床症状

1.受累关节屈曲、异响或不稳定感。

2.受累韧带运动相关的疼痛。

体格检查结果 / 试验

1.视诊：通常正常，可有轻微肿胀。

2.触诊：受累韧带有压痛。

3.ROM：可能超过正常范围。

4.肌力：可能受损。

5.感觉 / 反射：正常。

6.特殊检查：与急性韧带损伤相同。

影像学检查 / 实验室检查

与急性韧带损伤相同。

保守治疗

1.口服止痛药。

2.纠正活动方式，确保采用正常的运动模式 / 技术。

3.闭链训练和本体感受练习。

4.辅助性矫正器 / 支具。

手术治疗

当药物治疗不能充分解决患者的症状时，可行手术干预。

（李朔　译）

推荐阅读

1. Brophy RH, Silvers HJ, Mandelbaum BR. Anterior cruciate ligament injuries: etiology and prevention. *Sports Med Arthrosc.* 2010;18(1):2–11.

2. Crosby J. Osteoarthritis: Managing without surgery. *J Fam Prac.* 2009;58(7):354–361.

3. Daniels JM, Dorsey JK. *Arthritis Update. FP Essentials™.* Leawood, Kansas. American Academy of Family Physicians; 2010.

4. Eggebeen AT. Gout update. *Am Fam Physician.* 2007;76(6):801–808.

5. Gold GE, Chen CA, Koo S, Hargreaves BA, Bangerter NK. Recent advances in MRI of articular cartilage. *AJR Am Roentgenol.* 2009;193(3):628–638.

6. Ivins D. Acute ankle sprain: an update. *Am Fam Physician.* 2006;74(10):1714–1720.

7. Khanna D, et al. 2012 American College of Rheumatology guidelines for management of gout. Part 1: Systemic nonpharmocologic and pharmacologic therapeutic approaches to hyperuricemia. *Arthritis Care Res (Hoboken).* 2012;64(10):1447–1461.

8. MacMullen P, McCarthy G. Treatment and management of pseudogout: insights for the clinician. *Ther Adv Musculoskeletal Dis.* 2012;4(2):121–131

9. Peck D. Pelvis, hip and upperleg. In: McKeag D, Moeller JL, eds. *ACSM's Primary Care Sports Medicine.* 2nd ed. Philadelphia, PA: Lippincott Williams & Wilkins; 2007:447–460.

10. Pittman J, Bross M. Diagnosis and management of gout. *Am Fam Physician.* 1999;59(7):1799–1806.

11. Sitik T, Foye PM, Stiskal D, Nadler R. Osteoarthritis. In: DeLisa J, Gans B, Walsh N, eds. *Physical Medicine & Rehabilitation Principles and Practice.* 4th ed. Philadelphia, PA: Lippincott Williams & Wilkins; 2005:765–786.

12. Watson RM, Roach NA, Dalinka MK. Avascular necrosis and bone marrow edema syndrome. *Radiol Clin North Am.* 2004;42(1):207–219.

第 *17* 章

骨折和脱位的治疗

Ashley M. TeKippe, Christopher A. Gee, Stuart E. Willick

骨折的治疗

骨折治疗原则

介绍

1. 大约 70% 的基础医疗机构参与骨折的非手术治疗。

2. 高达 70% 的骨折可以非手术治疗。

3. 骨折和脱位占所有就诊人数的 1.2%，在基础医疗机构的前 20 个诊断中排名第 18 位。

4. 最常见的不良结果是漏诊，进而导致治疗延误和转诊。

5. 准确的骨折诊断是决定是否非手术治疗或转诊的第一步。

骨骼构成（详见第 15 章）

1. 由矿物质和有机物质及包埋在细胞外基质中的细胞组成。

2. 主要是 I 型胶原。

3. 骨外覆盖着由几层坚硬的纤维组织构成的骨膜。

骨折愈合：3 个阶段

1. 第 1 阶段：炎症反应期。最短阶段；由炎性介质和诱导炎性细胞的血管活性物质的释放组成。骨折端出血导致血肿形成。

2. 第 2 阶段：修复期。血肿与各种趋化因子一起作为支架，募集成纤维细胞在骨折部位周围形成柔软的骨痂。2~3 周后，随着成骨细胞形成新骨，软骨组织开始矿化。这一过程产生了坚硬的骨痂，从而进一步稳定骨折。

3. 第 3 阶段：重塑期。最后阶段，在受伤后 5~6 周开始。由板层骨或成熟骨取代不规则编织骨。破骨细胞去除不必要的骨组织，代替以更为合适的骨组织，以适应身体的荷载和张力。

影响愈合的因素

1. 年轻患者骨形成和愈合往往更快。

2. 污染（开放性骨折）：广泛的软组织、血管损伤，血供不足（继发于血管损伤和骨折位置，如舟状骨近端骨折），或骨折间隙软组织嵌插可能妨碍或延迟愈合。

3. 营养状况：骨折愈合需要摄入足够的蛋白质、维生素（C、D）和矿物质（钙）。

4. 并发症：影响血管系统的疾病（糖尿病、动脉粥样硬化）、骨质疏松症、吸烟和长期激素使用都会对骨愈合产生不利影响。

5. 通过夹板和石膏进行适当的固定，可改善愈合。

骨折并发症

1. 骨不连：骨折端不能形成坚固的骨桥。

2. 延迟愈合：骨折愈合超过正常时间。

3. 畸形愈合：骨折愈合位置不良。

骨折的影像学描述

描述很关键

1. 描述受累骨组织部位及左右（如右胫骨）。
2. 描述发现的解剖定位标志（茎突、结节、关节、踝、髌等）。
3. 描述位置：远端还是近端，外侧还是内侧，背侧还是掌侧 / 足底，长骨位置（骨干、远端、近端、2/3、骨骺、干骺端等）。
4. 描述骨折类型：成角、侧方、旋转和分离移位，简单骨折与粉碎性骨折，开放性骨折与闭合性骨折。

长骨解剖（图 17.1）

1. 骨干。
2. 骨骺：长骨的一端。
3. 干骺端：骨干侧靠近生长板的区域。
4. 髓腔。
5. 皮质：包围髓腔的致密的外部部分。
6. 骨内膜：骨髓腔内膜。
7. 骨膜：覆盖骨而非软骨的坚韧膜性组织。

力线（测角）

1. 骨长轴上骨折端的关系。
2. 骨折远端与近端的成角程度。

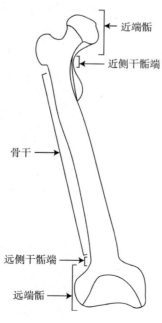

图 17.1　长骨解剖图。

位置（位移）

1. 定义为骨折端之间的相对接触面积。
2. 位移量为部分或全部。描述移位面（相较皮质）百分比（mm 或 cm）。

方向

1. 横行骨折：骨折线与骨长轴呈 90°。通常由直接作用于骨折部位的弯力产生。
2. 斜行骨折：骨折线与骨长轴的夹角 < 90°。由扭转应力施加于骨折部位造成的。
3. 螺旋骨折：由扭转或旋转应力产生。骨折线沿骨长轴呈螺旋状。

旋转

1. 通过观察骨折的肢体和 X 线片来进行临床描述。
2. 定义为围绕骨组织长轴的旋转性骨折。

缩短 / 分离

1. 骨折端覆盖彼此或骨折端之间存在间隙。
2. 嵌插：骨折端或两块骨组织挤压在一起。
3. 分离：骨折相互分离，骨折之间存在间隙。

其他骨折类型

1. 开放性和闭合性骨折：开放性骨折（复合性）与外界环境有接触。最常见于高能量创伤。感染风险高，需要在手术室进行紧急清创并使用抗生素。
2. 病理性骨折：这种类型的骨折发生在骨质疏松症、肿瘤或感染导致的骨质脆弱的部位。也称为"不完全性骨折"或"骨质疏松性骨折"。
3. 应力性骨折：由重复的过度使用和骨骼应力引起的微骨折。危险因素包括突然改变常规训练、鞋子、训练强度及骨密度、激素 / 营养因素（详见第 15 章）。
4. 青枝骨折：因儿童骨组织弹性增加而发生的不完全性长骨骨折。只有一个侧皮质骨折，另一侧完好。
5. 膨隆骨折（带扣状骨折）：由沿着儿童骨骼长轴的压缩力引起，本质上是皮质形成的带扣状骨折。由于形状类似古罗马圆柱末端的小半圆形凸起而得名。

骨折复位方法

方法

尽管存在许多不同的方法，但它们往往遵循同样的原则。复位的类型取决于许多因素。

1.医生得到的训练及熟练程度。

2.临床政策和资源（包括是否有便携式透视仪、患者监测的护理支持及现场骨科医生）。

3.存在神经血管损伤的紧急情况。

4.软组织的完整性。闭合性骨折可在麻醉后用手法复位。开放性骨折可能需要手术清创、固定和缝合。

麻醉

1.患者是否舒适是骨折复位成功的重要因素。麻醉不仅缓解疼痛，而且还有助于放松肌肉痉挛，使其更容易复位。

2.方法。

（1）局部神经阻滞：根据骨折的位置，在近端神经注射少量麻醉剂，为使区域去神经化，可在复位过程中充分缓解疼痛。

（2）血肿部位局麻：使用无菌技术将少量麻醉剂注射到骨折部位。当注射器进入骨折处时回抽，吸出少量血肿，从而确定正确的位置。对前臂骨折尤其有效。

（3）Bier 阻滞术：以 August Bier 命名，将血液从受伤的肢体中驱出，然后放置止血带。将麻醉剂注射至止血带远端的静脉中，对患肢进行麻醉，从而进行骨折复位。对于需要清创的软组织损伤尤其有效。

（4）程序镇静：尽管需要大量的医疗资源支持和密切的监测，但当遇到复杂且耗时较长的复位时，它可最大限度地控制疼痛和焦虑。通常在资源充足的医院环境中进行。可使用多种药物，包括芬太尼、咪达唑仑、异丙酚、氯胺酮等。

复位

1.患者体位：医生应确保患者处于最佳体位。通常是平躺在床上，这样即使患者失去意识，也不会倒在地上。重要的是，要确保合适的床高，以最

大化杠杆效应并减少对医生的伤害。

2.石膏 / 夹板：确保在复位之前准备所有必要的石膏或夹板。可参考未受累的对侧肢体来测量合适的夹板大小。通常情况下，夹板用于急性损伤，不会过度限制后续的肢体肿胀。

3.预复位牵引：如果可能，麻醉后将重物（2.3~6.8kg）悬垂于患肢上 15 分钟，可改善骨折力线，利于医生复位。

4.牵引 / 反牵引：一旦准备复位，由助手在骨折近端关节处进行反牵引。然后医生紧紧抓住骨折远端，"加重畸形"。通过损伤重建，医生可游离重叠的骨折碎片并使其复位。随后，医生进行轴向直线牵引，将骨折"拉回"到解剖长度。上述操作可能需要多次尝试，并且需要良好的感觉和充足的经验以了解骨折是否正确复位。当骨折累及生长板时，只可尝试一次，应由最有经验的医生进行复位。

5.检查复位位置：视诊是评估力线是否恢复的重要方法，也可使用其他有效方法。用便携式 C 臂机在两个平面上进行快速透视检查，可明确解剖复位。在某些情况下，床边超声可用于评估复位后皮层排列是否整齐。对医生来说，在检查复位位置过程中，应保持骨折处有一定的压力，以保持复位的稳定。

6.夹板固定。

（1）可使用玻璃纤维或石膏，但任何夹板都应做到以下几点。

A.完全覆盖骨折骨全长。

B.覆盖关节上下以确保最大限度地固定（对于不稳定骨折）。

C.充分填充保护骨突处。

D.将肢体固定于功能位置（如手功能位、肘部和踝关节呈 90°）。

（2）夹板固定后，需要 X 线片进一步评估复位是否充分。通常需要接近解剖复位。

7.在复位或使用夹板前后都应检查神经血管。

转诊指征

转诊

虽然大多数骨折可在没有专科咨询或转诊的情况下进行治疗，但是了解什么时候和哪些患者需要

转诊进行骨科评估非常重要。

转诊原则

1.避免在你的舒适区之外处理任何骨折。如果不确定如何处理骨折，应寻求一些帮助。

2.任何开放性骨折都应由骨科医生进行急诊清创修复。

3.任何有神经血管损伤的骨折都应由骨科医生紧急评估。

4.严重的粉碎性骨折通常需要骨科转诊。

5.复杂的关节内骨折通常需要切开，以充分复位和稳定关节表面。除非接诊医生能很好地处理关节内骨折，否则应该考虑转诊。

6.任何不能充分复位的骨折，通常都有软组织嵌顿，需要手术复位。累及关节表面的骨折即使是轻微移位，也可能无法充分复位。随着时间的推移，即使只有几毫米的移位也会导致严重的关节炎。

7.患者的考虑：任何不愿配合治疗的患者都可能选择转诊。包括那些高水平运动员，因为手术所需要的康复时间可减少1~2周，相对于非手术治疗对他们的职业可能更有利。

骨折急救

这些类型的骨折需要在一个有丰富处理经验的医疗中心进行紧急评估和固定。

开放性骨折

1.如果在骨折部位或附近有皮肤撕裂伤，则认为是开放性骨折。因为受伤时，骨折端可穿透皮肤，随后又再次回缩。应密切评估皮肤的完整性。

2.开放性骨折发生骨髓炎的风险很高，应积极治疗。包括在手术室对长骨骨折进行冲洗和清创，或者在急诊室或诊所对开放性趾骨骨折进行冲洗和清创。

3.开放性骨折患者应使用抗生素。较早用药对治疗效果有积极作用。还应进行破伤风预防治疗。

4.虽然开放性骨折可能会吸引注意力，但医生要对每例患者进行全面的评估，以确保没有其他损伤。为进行全面的创伤评估，医生应适当降低转诊标准。

5.使用夹板固定患肢可对患者起到很好的安抚作用。通常骨折的轻微移动就会引起剧痛，固定患肢有助于减少移动、降低疼痛。

血管损伤

1.每根骨头都有丰富的血管，这些血管可被骨折尖锐的边缘损伤。

2.静脉性出血缓慢，但后果可能很严重（如骨盆骨折引起的静脉丛撕裂，可导致大出血）。

3.长骨骨折后，软组织可大量出血。股骨骨折的血肿和周围区域可有2L出血。这可能导致患者血流动力学不稳。

4.动脉损伤是骨科急症。在肢体缺血之前，需要寻找和修复损伤的动脉。

（1）通过触诊和多普勒血管彩超（如有）来评估骨折远端血供。四肢之间的任何差异都需要紧急转诊至骨科或血管外科。

（2）四肢厥冷、苍白或发绀，毛细血管再充盈延迟。

（3）如果怀疑骨折畸形存在血管损伤，应立即尝试复位。骨折可能只是对血管造成挤压，恢复力线可能会缓解症状。复位后应在创伤中心进行全面评估。

（4）任何复位或操作前后，均应评估和记录动脉搏动。

神经损伤：常发生于骨科创伤

1.局部轻度感觉异常可能是由损伤过程中组织水肿或神经被暂时拉伸引起的。

2.大多数神经传导功能障碍可自愈。

3.伴有穿透性或开放性损伤的神经损伤，应紧急转至创伤中心。此外，神经功能完全丧失通常性质严重，需要骨科评估。

4.肱骨近端骨折常伴有神经损伤。

5.在复位和应用夹板前后，均应评估和记录远端神经功能。

骨筋膜室综合征

1.当筋膜间室的压力超过动脉压力，可导致肌肉灌注受损。出现肌肉坏死和缺血性神经损伤，最终导致缺血性肢体挛缩或截肢。

2.最常见于小腿或前臂，这些部位有许多独立的间室。然而，任何间室内都可能发生骨折。

3. 症状通常包括疼痛、苍白、无脉搏、瘫痪、肢体发冷和感觉异常。不幸的是，这些症状大多在晚期出现，患者通常仅主拆与体格检查结果明显不符的剧烈疼痛。

4. 应尽快检测筋膜室压力。可触及受累间室变硬，但深部间室通常难以触及。尽管有简单的床边检测设备，但临床高度怀疑骨筋膜室综合征时，应由急诊骨科会诊以便行筋膜切开术。

5. 出现筋膜间室综合征的患者，需要紧急行筋膜切开术并恢复肌肉 / 神经灌注。

皮肤隆起

1. 当骨折断端使皮肤移位明显时，可以发现皮肤被明显拉伸。这将导致表面皮肤变得苍白，有很高的风险成为开放性骨折。

2. 应进行紧急复位，将骨折复位到其解剖位置。

显著的软组织损伤

1. 当存在明显的软组织损伤时，可能无法充分实现骨折复位。这些损伤提示感染风险高、筋膜室综合征或皮肤破裂。此外，其他神经血管结构也可能受到影响。

2. 应考虑转诊至骨科。

危及生命的相关情况

急性骨折不仅导致疼痛和功能障碍，还可能导致其他相关损伤，包括脂肪栓塞、肺栓塞、气性坏疽或出血。当骨折伴随上述情况时，应进行专业咨询并住院治疗。

脱位治疗

关节脱位处理原则

介绍

1. 当两个（或多个）关节面之间的一致性被破坏，即为关节脱位。

2. 脱位意味着关节面完全分离，而半脱位只涉及部分分离。

3. 通常是由于巨大的暴力作用于关节。若关节存在既往损伤，则在很小的作用力下也可能发生脱位。

4. 诊断、复位和适当的康复是使脱位关节长期稳定的关键。反复发作的不稳可引起关节疼痛和功能受限。

5. 任何关节都有可能脱位，但最常见的部位是肩（占所有脱位的 45%）、指、膝、腕和肘关节。

6. 描述：当描述关节脱位时，注意描述远端和近端骨的位置（例如，髋关节前脱位：股骨脱位到髋臼前）。

关节组成

1. 软骨：关节表面覆盖着透明软骨，为关节提供了一个光滑的表面。滑膜覆盖于关节内部，在关节内分泌滑液。软骨是无血管的。

2. 关节囊：坚固的关节囊包裹着关节，在整个活动范围稳定关节。关节脱位会破坏和牵拉关节囊，导致关节不稳反复发作。相关韧带（膝关节内侧副韧带或外侧副韧带）通常位于关节囊内或关节囊附近，为关节提供额外的稳定性。

3. 静态约束：这些结构在每个关节的活动范围内提供限制。包括：

（1）骨性关节形态（髋关节广泛限制，肩关节部分限制）。

（2）关节囊：关节容积有限。

（3）稳定关节特定运动方向的相关韧带。

（4）既往损伤引起的粘连或融合也能提供静态约束。

4. 动态约束：关节周围的肌肉，它们通过收缩限制关节的活动范围。

（1）每一块肌肉都有一个力轴，根据其起止位置作用于关节。

（2）肌肉活力可能因既往损伤而受到抑制，可能需要康复训练来提高其动态约束能力。

影响复发的因素

1. 先天因素不仅导致关节松弛度增加，实际上还可能会增加关节运动功能。一些运动员的某些关节活动范围非常大，他们可能在所参加的运动项目中具有优势。然而，这些情况经常会导致关节脱位，在游泳运动员、排球运动员和棒球投手中尤其常见。

2.其他先天因素，如胶原松弛症（马方综合征）、年龄或骨骼结构也会使患者有复发性不稳定的风险。

复位方法

方法

存在许多不同的方法，但往往遵循同样的原则。复位方法的选择取决于许多因素。

1.医生得到的训练及熟练程度。

2.临床政策和资源（包括是否有便携式透视仪、患者监测的护理支持及现场骨科医生）。

3.存在神经血管损伤等紧急情况。

麻醉

1.舒适：患者是否舒适是骨折复位成功的重要因素。麻醉不仅缓解疼痛，而且还有助于放松肌肉痉挛，使其更易复位。

2.方法。

（1）局部神经阻滞：根据脱位的位置，在近端神经注射少量麻醉剂，使该区域去神经化，可在复位过程中充分缓解疼痛。

（2）关节注射：向关节间隙注射麻醉剂（如罗哌卡因，其软骨毒性最小），可充分缓解疼痛，以利于复位。肩关节腔隙较大，因此常用于肩关节脱位。

（3）程序镇静：尽管需要大量的医疗资源支持和密切的监测，但当遇到复杂且耗时较长的复位时，它可最大限度地控制疼痛和焦虑。通常在资源充足的医院环境中进行。可使用多种药物，包括芬太尼、咪达唑仑、异丙酚、氯胺酮等。

复位

1.体位：医生应确保患者处于最佳体位。通常是平躺在床上，这样即使患者失去意识，也不会倒在地上。重要的是，要确保合适的床高，以最大化杠杆效应并减少对医生的伤害。

2.预牵引：在脱位肢体（麻醉后）上悬挂重物（2.3~6.8kg）15分钟，可帮助缓解肌肉痉挛。尤其适用于不能镇静的肩关节脱位患者。患者取俯卧位，将重物悬挂于患肢手腕上。

3.牵引/反牵引：一旦准备复位，应由助手在脱位关节近端提供反牵引。医生进行轴向直线牵引，使关节周围的肌肉放松。通常经过上述牵引后可"解开"阻碍复位的骨突。当关节复位时，医生和患者经常会感到或听到咔嗒声，患者的疼痛随之明显减轻。

4.吊带/支具：确保在复位前准备好所有必要的吊带或支具。通常情况下，可参考健侧肢体确定吊带尺寸。一旦复位成功，应用吊带或支架固定，然后进行X线检查以进一步评估复位是否成功。向患者重点强调复位后应限制关节活动，以防脱位再次发生。

5.神经血管检查：复位前后均应检查。

转诊指征

骨科转诊

虽然大多数脱位可在没有专科咨询或转诊的情况下进行治疗，但了解什么时候和哪些患者需要转诊进行骨科评估非常重要。

转诊原则

1.避免在你的舒适区之外处理任何脱位。如果不确定如何处理脱位，应该寻求一些帮助。

2.大多数与骨折相关的脱位应由骨科医生进行评估。

3.任何有神经血管损伤的脱位应由骨科医生急诊处理。

4.任何不能充分复位的脱位，通常有软组织嵌顿，需要手术复位或麻醉下复位。

5.患者的考虑：任何难以配合治疗的患者可能被转诊。

脱位急救

大多数脱位可以急诊复位，并通过康复训练和改变活动方式来治疗。但某些情况下，损伤诊治较为急迫，建议紧急骨科评估。

动脉损伤

外科急诊需要在肢体缺血之前识别和修复损伤

的动脉。

1. 通过触诊和多普勒血管彩超（如有）来评估脱位远端血供。四肢之间的任何差异都需要紧急转诊至骨科或血管外科。

2. 四肢厥冷、发白或发绀，毛细血管再充盈延迟。

3. 如果怀疑有血管损伤，应立即进行复位。血管可能只是由于肢体脱位而发生扭转，恢复正常关节位置可能会缓解缺血。复位后应在创伤中心进行全面评估。

4. 复位前后均应评估并记录患肢脉搏。

脱位经常伴发神经损伤

1. 局部轻度感觉异常可能是由损伤过程中组织水肿或神经暂时被拉伸引起的。

2. 大多数神经功能传导障碍可自愈。

3. 伴有穿透性或开放性损伤的神经损伤应紧急转诊。此外，神经功能完全丧失后果严重，需要骨科进行评估。

4. 肩关节脱位常伴有腋神经损伤，表现为三角肌外侧麻木或三角肌无法活动。

5. 复位前后均应评估和记录远端神经功能。

膝关节脱位

1. 胫股关节脱位罕见，通常需要巨大暴力。患者可能将髌骨脱位描述为膝关节脱位，应重点区分两者。

2. 腘动脉损伤发生率高（高达 1/3 ）。

3. 确诊膝关节脱位后，应密切观察并行血管造影以评估动脉损伤。

4. 膝关节多韧带损伤很可能是由于遭受了严重的暴力。

5. 复位前后严密评估患者神经血管的完整性。

（李朔　译）

推荐阅读

1. Bucholz RW, Heckman JD, Court-Brown CM, Tornetta P, eds. *Rockwood and Green's Fractures in Adults*. Vol. 1. Philadelphia, PA: Lippincott Williams & Wilkins; 2010.
2. Eiff MP, Hatch RL, Calmbach WL. *Fracture Management for Primary Care*. 2nd ed. Philadelphia, PA: Elsevier Science (USA); 2003.
3. Koval KJ, Zuckerman JD. *Handbook of Fractures*. 2nd ed. Philadelphia, PA: Lippincott Williams & Wilkins; 2002.
4. Patel DR. Fracture management for primary care. *JAMA*. 2012;307(17):1866–1867. doi:10.1001/jama.307.17.1866.

第 *18* 章

颈椎损伤

Abby Cheng, Monica E. Rho

结构与功能

解剖学

1. 椎体（VB）。

（1）颈椎共 7 节，生理性前凸。

（2）C1：寰椎。

（3）C2：枢椎——下颌骨角后方可触及其横突。齿状突/齿状突与寰椎前弓相连。

（4）C3：舌骨后。

（5）C4、C5：甲状软骨后方。

（6）C6：环状软骨后方。

（7）C7：其颈椎棘突触诊时最突出。

2. 椎管（SC）。

（1）大小存在个体差异。

（2）颈椎椎管正常的前后（AP）直径：侧位片上为 14~22mm。

（3）颈部后伸时最窄。

3. 脊神经根（图 18.1）：共发出 8 对脊神经。

4. 椎间盘。

（1）纤维环：外部纤维环。

（2）髓核：被纤维环包裹在内的胶状物质。

5. 关节。

（1）关节突关节，又称为 Z 形关节或小关节突关节。

A. 滑膜关节。

B. 与冠状面夹角为 45°（在颈椎处）。

C. 限制前移。

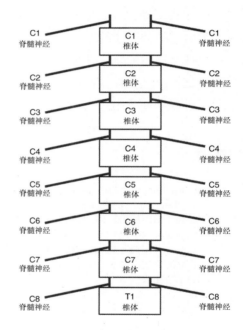

图 18.1 颈椎神经根解剖图。

（2）钩椎关节。

A. 非滑膜关节。

B. 位于 VB 的后外侧边缘。

C. 仅存在于 C3-C7。

6. 韧带（图 18.2）。

（1）翼状韧带：限制头部旋转。从颅骨枕骨大孔到 C2。

（2）寰枢椎前韧带：限制颈椎后伸，仅从 C1-C2。

（3）寰枢椎后缘：限制颈椎屈曲，仅从 C1-C2。

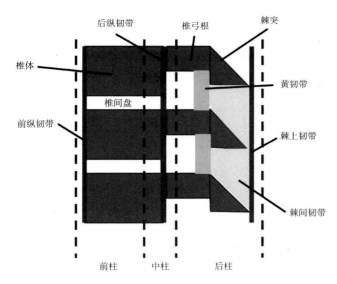

图 18.2　颈椎及其韧带矢状面图，显示了脊柱稳定性的三柱理论。

（4）横韧带：防止 C1 相对 C2 前移，从 C1 到 C2 的齿状突。

（5）项韧带：限制颈椎屈曲。

A.仅位于颈椎：棘上韧带的延续。

B.保持脊柱后柱的完整性。

（6）关节囊：限制颈椎侧屈和旋转。保持脊柱后柱的完整性。

（7）前纵韧带（ALL）：限制颈椎后伸。

A.沿长轴方向止于骶骨。

B.保持脊柱前柱的完整。

（8）后纵韧带（PLL）：限制颈椎屈曲。

A.沿长轴方向止于骶骨。

B.保持脊柱中柱的完整性。

（9）棘间韧带：防止过度旋转和限制屈曲。

A.沿长轴方向止于骶骨。

B.保持脊柱后柱的完整性。

（10）横突间韧带：限制侧向屈曲。

A.沿长轴方向止于骶骨。

B.保持脊柱后柱的完整性。

（11）黄韧带：限制颈椎屈曲。

A.沿长轴方向止于骶骨。

B.保持脊柱后柱的完整性。

7.肌肉。

（1）头夹肌、颈夹肌、颈棘肌。

A.头部和颈部后伸。

B.侧屈和一侧肌肉收缩使头转向同侧。

（2）头半棘肌、颈半棘肌。

A.头部和颈部后伸。

B.侧屈和一侧肌肉收缩使头转向对侧。

（3）斜方肌。

A.肩胛内收和旋转。

B.头部和颈部后伸。

C.单侧收缩，头 / 颈部侧屈至同侧。

D.单侧收缩，头 / 颈部旋转至对侧。

（4）胸锁乳突肌。

A.单侧收缩，头部 / 颈部旋转至对侧。

B.头部和颈部屈曲。

（5）斜角肌。

A.前、中斜角肌：抬高第 1 肋骨。

B.后斜角肌：抬高第 2 肋骨。

C.单侧收缩，颈部侧屈至同侧。

运动学

1.颈椎是脊椎活动度最大的部位。

2.屈曲 / 后伸。

（1）屈曲 80°~90°，后伸 70°~85°。

（2）活动初始于 C6-C7。

（3）C5-C6 活动度最大，占颈椎屈伸活动度的 25%。

（4）寰枕关节的主要活动（15°~20°）。

3.旋转。

（1）每侧 90°。

（2）C1-C2 旋转度最大。

A.寰枢关节的主要运动。

B.每侧 45°。

（3）每个关节的旋转度从上到下依次减少。

4.侧屈。

（1）每侧 40°。

（2）C3-C4 和 C4-C5 屈曲角度最大。

颈部疼痛

既往史

1.损伤机制。

2.疼痛的强度、性质、部位和持续时间。

（1）是否存在无力、麻木或刺痛？

（2）是否存在神经根症状？

（3）累及多少个肢体？

3. 颈部既往损伤史。

4. 已知颈部结构异常。

5. 肠道和膀胱异常。

体格检查

1. 视诊。

（1）姿势。

A. 正常的颈椎前凸消失。

B. 明显的胸椎后凸。

C. 脊柱侧凸。

D. 圆肩。

E. 肩胛带变窄（通常在优势侧）。

（2）头部位置不对称。

2. 触诊。

（1）解剖标志（如枕骨、棘/横突）和椎旁肌肉压痛。

（2）肌肉痉挛和扳机点。

3. 主动运动度（AROM）：如果认为存在韧带损伤或骨折导致的脊柱不稳，应避免被动 ROM（PROM）。

4. 徒手肌力测试、感觉和反射（表 18.1 和表 18.2）。

5. 特殊试验。

（1）提示神经根病变。

表 18.1　颈神经肌肉检查

肌肉	节段	检查方法
三角肌	**C5**，C6	肩关节外展
肱二头肌	**C5**，C6	屈肘，旋后
肱桡肌	C5，C6	屈肘，旋后
旋前圆肌	C6，C7	前臂旋后
桡侧腕短伸肌	C6，C7	伸腕
肱三头肌	C6，**C7**，C8	伸肘
指总伸肌	C7，C8	伸指
尺侧腕屈肌	C7，**C8**，T1	屈腕，尺偏
指深屈肌	C8，T1	远指间关节屈曲

注：加粗的脊神经是肌肉收缩的主要支配神经。

表 18.2　颈神经的感觉神经支配及反射

神经节段	感觉支配区	反射
C5	上臂外侧	肱二头肌，肱桡肌
C6	前臂外侧，拇指，示指	肱二头肌，肱桡肌
C7	前臂背侧，示指/中指/无名指背侧和掌侧	肱三头肌
C8	无名指/小指，前臂内侧	—
T1	上臂内侧	—

A. Spurling 压颈试验：可出现神经根症状。

B. 颈部牵拉试验：神经根症状缓解（怀疑颈椎不稳时禁用）。

C. 神经动力学（硬脑膜张力）测试：可出现神经根症状，包括正中神经、尺神经和桡神经。

（2）提示脊髓病变——Lhermitte 征：颈部屈曲过程中出现"电击"感。

（3）考虑采用特殊试验来评估胸廓出口综合征。

诊断

1. X 线片（图 18.3）。

（1）评估骨折、脱位、不稳定或椎间孔狭窄。

（2）方位：正位，侧位，斜位，张口位（齿状突），屈伸位。

A. 屈伸位用于评估韧带损伤/不稳定。

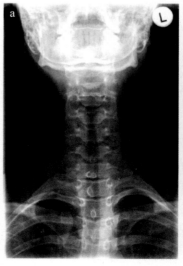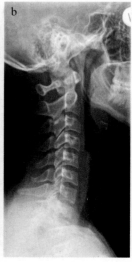

图 18.3　（a）颈椎正位/侧位片。（b）侧位片显示正常的颈椎前凸丧失。

B. 斜位评估椎间孔狭窄。

2. CT：更详细地评估骨性结构（评估 C1 和 C2 损伤可能有必要使用 CT 检查）。

3. MRI。

（1）评估软组织：椎间盘、神经、肌肉、韧带和脊髓。

（2）评估间隙：椎间孔、中央管和功能储备量（脊髓周围的脑脊液）。

4. 电生理诊断（神经传导研究和肌电图）。

（1）评估周围神经传导及神经和肌肉功能。

（2）将损伤部位定位至神经根、周围神经、神经肌肉接头或肌肉水平。

（3）通常在初次受伤后 3~4 周才会出现异常；因此，不能用于评估急性损伤。

颈椎功能紊乱

刺痛和灼热感

1. 定义。

（1）持续数秒至数分钟的短暂性神经系统表现。

（2）以单侧上肢疼痛、灼烧感和（或）感觉异常为特征，有时还伴有无力。

（3）臂丛上干（C5、C6）受累最常见。

2. 流行病学。

（1）在涉及抢断的接触性运动中最常见；是足球运动中最常见的颈椎损伤类型（常见于前锋和防守）。

（2）预计每年有超过 50% 的大学生足球运动员发生刺痛，87% 会复发。

3. 损伤机制。

（1）颈部强制性侧屈压迫对侧肩部时，臂丛或神经根受到牵引而损伤。在颈部肌肉组织不发达的年轻运动员中更常见。

（2）颈部后伸侧屈时，神经根椎间孔受压。

A. 资深运动员更容易发生颈椎退行性变。

B. 颈部后伸使颈神经孔狭窄，而颈部旋转可使该间隙进一步狭窄。

（3）锁骨上窝 Erb 点的臂丛直接创伤。

4. 诊断。

（1）体格检查。

A. 如果臂丛上干受到影响，则可能导致三角肌、二头肌和冈下肌无力。

B. Spurling 试验和 Erb 点的 Tinel 试验可能诱发神经根症状。

C. 上肢的感觉和反射通常正常。

D. 颈椎 ROM 是帮助决定何时重返运动（RTP）的参考依据。

（2）影像学检查（很少需要）。

A. 如有持续的体征 / 症状（24~36 小时）或反复发作刺痛，可行影像学检查。

B. X 线检查。

a. 如果出现严重的颈部疼痛、局灶性压痛和颈椎 ROM 受限，应行 X 线检查以排除骨性损伤。

b. 对刺痛的诊断价值有限，但可能发现易导致损伤的结构异常。

C. MRI。

a. 颈椎：评估是否存在使患者容易发生刺痛的椎间孔狭窄或椎间盘突出。

b. 臂丛：很少需要，但可以评估压迫臂丛的病变。

D. 电生理诊断。

a. 仅考虑有持续性神经症状的患者。

b. 伤后 3 周内诊断率最高。

c. 有助于区分是神经根还是臂丛病变。

d. 预后不良：正尖波和纤颤波表明轴索损伤，将延迟 RTP。

e. 预后良好。

● 无正尖波和纤颤波。

● 感觉神经动作电位存在，尤其在躯干上部，包括前臂外侧皮神经、示指正中感觉神经、桡侧感觉神经。

5. 治疗。

（1）停止体育运动，使用 NSAID 和镇痛药，对有持续症状的运动员进行物理治疗。

（2）症状持续时间通常短暂且有自限性；但建议定期复查。

（3）确保正确的抢断技术。

（4）考虑对青少年运动员进行颈部强化训练。

6. RTP 指南。

（1）仅在颈椎 ROM 充分、上肢力量充分及无神经系统症状时考虑 RTP。在同一场比赛中，如果症状在 15 分钟内消失，并且本赛季没有出现过刺痛感，可以 RTP。

（2）相对禁忌证：症状 > 24 小时，或 ≥ 3 次既往刺痛感 / 烧灼感发作史。

A. 如果在一个赛季中有两次刺痛感发作，不要在同一场比赛中 RTP。

B. 如果赛季中出现第三次刺痛，应在 RTP 前进行影像学评估，不要再在本赛季里上场。

（3）绝对禁忌证：持续性颈痛伴 ROM 降低，神经功能障碍时间延长（即使最终缓解），或有不稳表现。

颈脊髓神经功能失用症（CCN）和短暂性四肢瘫痪（TQ）

1. 定义。

（1）多肢体出现短暂性运动功能丧失和（或）感觉障碍。

（2）自限性：症状通常持续 < 15 分钟，但有报道称成人症状持续 2 天，儿童持续 5 天。

（3）"灼手综合征"：典型的 CCN 的初始表现，与中央索综合征一致。

2. 流行病学。

（1）罕见，但在高速运动中最常见，如足球、橄榄球和曲棍球。

（2）全国大学生体育协会（NCAA）足球发病率为 7.3/10 000。

（3）成人 RTP 后复发率为 56%。儿童无复发。

（4）与成人颈椎管狭窄有关，但与儿童无关。

3. 损伤机制。

（1）颈椎过伸。

A. 造成功能性颈椎管狭窄。

B. 既往椎管狭窄是永久性脊髓损伤的重要危险因素。

（2）轴向负重。

A. 当颈椎轻度屈曲或丧失正常的生理前凸时，轴向负重可发生损伤（图 18.3）。

B. 骨折脱位。

C. 在中央型椎间盘突出中，轴向负重时前脊髓和脊髓前动脉有短暂受压的风险。

4. 诊断。

（1）体格检查。

A. 肌力减弱。

B. 节段性感觉丧失。

C. Lhermitte 征阳性。

（2）X 线片。

A. 评估急性改变（骨折、脱位、不稳定）。

B. 颈椎管比（Torg 比）（见颈椎狭窄部分）。

（3）MRI（图 18.4）。

A. 必须评估颈椎狭窄和（或）脊髓损伤 / 后遗症。

B. 用于评估颈椎管"功能储备"（即脊髓周围是否有 CSF）。

5. 治疗。

（1）停止体育运动，症状往往可自愈。

（2）在排除严重的脊髓损伤之前，先进行全颈椎预防治疗（详见第 19 章）。

6. RTP 原则：运动员不应该在同一天 RTP。

（1）RTP：首次发作，颈椎 ROM 不受限，上

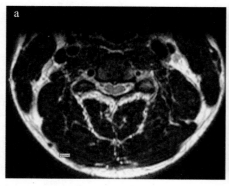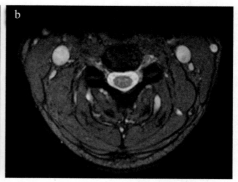

图 18.4　颈椎 MRI 轴位图像。（a）MRI C3-C4 T2 加权图像显示脊髓功能储备或可用空间减少。（b）C3-C4 T2 加权图像显示脊髓正常的功能储备或可用空间。

肢力量无减弱，无残余神经症状，颈椎稳定，MRI 显示无颈椎狭窄。

（2）相对禁忌证：之前发作一次，轻度至中度颈椎狭窄。

（3）绝对禁忌证：之前不止一次发作，持续性神经功能障碍，或 MRI 显示脊髓水肿、韧带不稳定和（或）严重颈椎狭窄。

（4）关于 RTP 治疗颈椎狭窄的争议。

A. RTP 前，评估和纠正运动员的特定运动技术，以减少复发损伤的风险。

B. 可以向运动员及其父母建议转型从事非碰撞的低风险运动项目。

颈椎管狭窄

1. 定义。

（1）中央椎管狭窄。

（2）可能是先天性的或由退行性变引起，如骨赘、椎间盘突出和（或）黄韧带肥大。

（3）"功能性颈椎狭窄"：椎管狭窄导致脊髓周围 CSF 丢失（即丧失"功能储备"）。功能性狭窄是狭窄风险增加的最重要的临床指标。

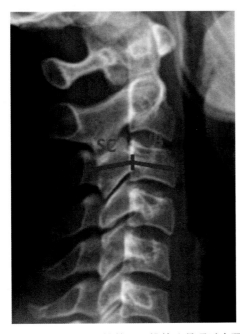

图 18.5　颈椎侧位片显示椎管比。椎管比是通过在颈椎侧位片上测量椎管（SC）和椎体（VB）来计算的。SC 为 VB 后侧的中点到相应的棘突椎板线最近点之间的距离。VB 是 VB 上下面中点之间连线的距离。椎管比 < 0.8 为颈椎管狭窄。

2. 诊断。

（1）症状。

A. 可能无症状。

B. 有症状的运动员表现为颈部疼痛，以及单侧或双侧上肢潜在的神经根症状。

（2）颈椎侧位片。

A. 矢状管直径。

a. 直径 < 14mm。

b. 摄片时的位置和距离会对测量结果产生影响。

B. 颈椎管比（Torg 比）：椎管直径与椎体直径的比（图 18.5）。

a. < 0.8 为狭窄。

b. 足球运动员的阳性预测价值很低，因为他们的椎体通常较大。

c. 已被 MRI 替代。

（3）颈椎 MRI（图 18.4）：缺乏"功能储备"，脊髓周围缺乏脑脊液信号，诊断为功能性狭窄。

3. 治疗。

（1）对颈椎 ROM 和肌肉强度进行物理治疗。

（2）存在持续性神经症状或脊髓水肿的狭窄，可能需要手术干预。

4. RTP 指南。

（1）存在争议。

（2）无症状功能性颈椎狭窄可使颈椎创伤后发生永久性神经损伤的风险增加。既往无症状狭窄通常在运动员遭受外伤性颈椎损伤（如 CCN 或脊髓损伤）后回顾时发现。

（3）如偶然发现且无颈部损伤史：可以 RTP，或告知运动员和（或）其父母继续参与碰撞 / 接触性运动会增加患严重颈椎损伤的风险，可考虑改变体育运动。

（4）有症状和（或）运动员发生外伤性颈椎损伤，一般认为是 RTP 禁忌证。

椎间盘病理学

1. 定义。

（1）椎间盘退变：水分减少、纤维化、椎间盘间隙狭窄或纤维环弥漫性膨出。

（2）纤维环裂隙：纤维环撕裂。

（3）椎间盘突出：椎间盘超出椎间盘间隙的移位。

A. 突出。

B. 脱出。

C. 游离。

（4）不一定引起疼痛或其他症状。

（5）椎间盘源性疼痛：直接由椎间盘损伤引起的疼痛（不是由于继发颈神经根刺激）。

2. 流行病学。

（1）高达 30%~40% 的无症状成人 MRI 显示椎间盘退变。

（2）最常见节段：C5/C6 和 C6/C7。

3. 损伤机制：椎间盘退变是衰老的正常表现，但创伤会加速退变。

4. 椎间盘源性疼痛的诊断。

（1）病史。

A. 轴向性颈痛，常因长期固定体位而加重。

B. 与肌肉痉挛 / 紧张有关。

C. 如果有相关的神经根炎 / 神经根病，疼痛可以放射至手臂。

（2）体格检查。

A. 若无神经根受压，则无神经功能障碍。

B. 颈椎活动时疼痛。

（3）影像学检查：可帮助诊断，但很多存在椎间盘病变的患者并无症状。

A. X 线片可显示与退变相关的椎间盘高度减小。

B. MRI 可鉴别椎间盘病变。

5. 治疗。

（1）仅需要对有症状者进行治疗。

（2）包括 NSAID、止痛药和物理疗法。

6. RTP 指南。

（1）RTP：颈椎活动全程无痛。

（2）绝对禁忌证：伴随神经根症状、神经功能受损和（或）功能性颈椎狭窄的椎间盘突出。

脊神经根炎 / 神经根病

1. 定义。

（1）疼痛和感觉异常通常始于颈部，由于脊神经根的刺激而向下放射（也可放射至肩胛骨）。

A. 脊神经根炎：无相关的力量或反射受损。

B. 神经根病：有力量、反射和（或）感觉受损。

（2）最常见的病因是椎间盘突出或椎间孔狭窄。

2. 流行病学。

（1）最常见节段：C6/C7。

（2）最常见的病因是脊椎病（70%）或髓核突出（20%）。

3. 诊断。

（1）体格检查。

A. 颈椎 ROM 有限。

B. Spurling 试验阳性和（或）神经张力征。

C. Bakody 征：有症状侧手臂置于头上时，症状缓解。

（2）影像学检查。

A. X 线检查：评估是否存在椎间盘间隙狭窄和（或）骨赘。

B. MRI：评估是否有椎间盘膨出 / 突出、椎间孔狭窄和（或）椎管狭窄。

（3）电生理诊断。

A. 有助于区分神经根病（异常表现）和神经根炎（正常表现）。

B. 能定位特定的受累神经根。

C. 可排除其他病因（如神经丛病、周围神经卡压等）。

4. 治疗。

（1）如果有持续性的神经功能受损，应停止体育运动。

（2）NSAID 和神经性镇痛药物。

（3）口服激素和（或）短期阿片类药物（用于剧烈疼痛）。

（4）物理治疗：体位矫正、颈椎牵引和（或）McKenzie 疗法。

（5）在 X 线透视引导下进行颈椎硬膜外激素注射，用于严重疼痛限制康复训练时。

（6）手术：如果出现进行性神经功能障碍或脊髓病体征（如无力、协调性差、步态障碍、肠 / 膀胱改变或上运动神经元反射改变），或者运动员因持续性疼痛而失能。

5. RTP 指南。

（1）RTP：颈椎活动全程无痛，上肢力量正常，无神经功能障碍。

（2）接触性运动的相对禁忌证。

A. 颈椎单节段或双节段融合。

B. 职业运动员即使经过适当治疗，仍可能有轻微疼痛 / 麻木 / 无力残余。如果稳定的话，可以 RTP。

（3）接触性运动的绝对禁忌证。

A. 多节段融合、颈椎椎板切除术或 C1/C2 融合。

B. 颈椎脊髓病变。

C. 明显的疼痛或无力。

"拦截者"脊柱

1. 定义（必须满足所有 4 个标准）。

（1）颈椎管狭窄。

（2）在中立位的直立侧位片上，颈椎持续僵直或反弓。

（3）颈椎 X 线片显示轻度创伤后异常。

（4）使用"拦截摔人"技术：头部向下、颈部屈曲位进行抢断或阻挡（见安全注意事项部分）。

2. 损伤机制。

（1）头朝下的"矛形"姿势导致颈部轻微屈曲并丧失正常的颈椎前凸曲线，从而降低了脊柱的减震能力。

（2）有意或无意的头部向下的接触行为，导致颈椎承受轴向负荷并发生损伤。

（3）当颈椎承受轴向负荷时，极大地增加了运动员发生颈髓神经功能传导障碍、四肢瘫痪和严重不可逆脊髓损伤的风险。

3. 治疗。

（1）可尝试通过治疗和（或）手法来恢复正常的颈椎生理前凸。

（2）可指导运动员正确抢断。

4. 接触性运动 RTP 指南。

（1）有争议。

（2）通常认为是绝对禁忌证，即使无症状。

（3）允许 RTP 的情况：

A. 恢复正常的颈椎生理前凸。

B. 运动员避免使用"拦截摔人"技术。

骨折

1. 流行病学。

（1）体育运动中，最常见于下椎体（C4-C7）。

（2）在美国国家橄榄球联盟（NFL）中，骨折最常发生在拦截和抢断过程中。

（3）骨折的高危站位，从最大到最小：进攻边锋，防守后卫，防守边锋，后卫。

2. 诊断。

（1）病史：了解损伤机制（如屈曲、屈曲 - 旋转、伸展、压迫）以缩小可能骨折的鉴别诊断范围。

（2）影像学。

A. X 线片：英国国家急救 X 线影像学研究机构（NEXUS）低风险标准。如果满足以下所有标准，则不需要进行 X 线摄片（阴性预测值 99.9%）。

a. 颈部后中线无压痛。

b. 没有神经功能减退。

c. 敏感性正常。

d. 非醉酒状态。

e. 无散在的疼痛性损伤。

B. CT/MRI：复杂和不稳定骨折。

3. 治疗。

（1）取决于脊柱的稳定性。

（2）排除可能导致不稳定的伴随的韧带损伤。

（3）脊柱稳定性的三柱概念：如果至少有两柱被破坏，则为脊柱不稳定（见图 18.2）。

A. 前柱：前纵韧带（ALL），椎体前 2/3。

B. 中柱：椎体后 1/3，后纵韧带（PLL）。

C. 后柱：椎弓根、横突、小关节突、椎板、棘突。

（4）稳定性骨折的治疗。

A. 颈托固定直至无疼痛。

B. 疼痛症状缓解后，复查屈伸位侧位片，以确认脊柱稳定性。

（5）不稳定骨折的治疗：迅速复位，稳定，手术转诊。

4. 骨折类型。

（1）稳定性骨折。

A. 棘突骨折。

a. 可能由斜方肌或菱形肌强烈收缩或过度屈曲时撕脱导致。

b. C7 棘突骨折：Clay-shoveler 骨折。

B. C1 后弓骨折：由过伸引起。

C.碎片或小楔形/压缩性骨折：由过度屈曲引起。

D.单侧椎体骨折：由屈曲、牵拉和旋转引起。也可能发生孤立的关节突脱位。

（2）不稳定骨折。

A.因过伸导致双侧 C2 峡部骨折（Hangman 骨折）。

a.最常见的颈椎骨折。

b.如果没有明显移位，只需要颈托固定。

c.不稳定，但很少导致脊髓损伤，因为该水平椎管 AP 直径较大，且椎弓根骨折可进行减压。

d.伴 C2 关节突脱位时不稳定。

B.爆裂性骨折：由压缩引起。

a.前柱和中间柱断裂，后柱破坏程度不一。

b.通常稳定，但后侧移位的骨折碎片可能压迫脊髓，引起脊髓前综合征。

c.如有下列情况则为不稳定：

● 椎体高度压缩＞50%。

● 多个相邻椎体被压缩。

C.C1 爆裂性骨折（Jefferson 骨折）。

a.骨块侧方移位＜6.9mm 时稳定（横韧带完好），需要使用支架固定。

b.骨块侧方移位＞6.9mm 时不稳定（提示韧带断裂），需要复位和颈托固定。

D.齿状突骨折：暴力屈伸导致；X 线片张口位评估（图 18.6）。

a.Ⅰ型：位于横韧带上方的顶部撕脱。罕见，

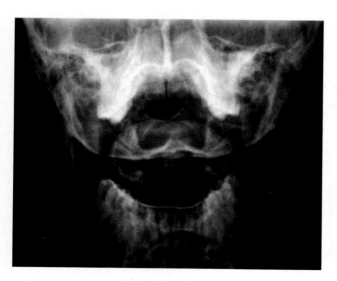

图 18.6　齿状突开口位片。

稳定。

b.Ⅱ型：齿状突基底部骨折。最常见，不稳定。

c.Ⅲ型：齿状突轴向断裂。可能不稳定，但较Ⅱ型稳定。

（3）不稳定骨折（和脱位）。

A.屈曲位泪滴样骨折：严重的屈曲和挤压导致椎体与下方椎体发生碰撞，引起上椎体前下部分楔形"泪滴"样骨折碎片前移。

B.过伸位泪滴样骨折。

a.过伸导致，可造成前下方骨折碎片撕脱移位。

b.常发生于潜水时，往往发生在较低的颈椎水平。

c.可能与黄韧带屈曲引起的脊髓中央综合征有关。

d.屈曲时稳定，后伸时高度不稳定。

C.寰枕关节脱位：由屈曲或屈曲－旋转引起。

D.寰枢椎旋转脱位：由过度屈曲引起。

E.双侧关节突脱位：导致韧带断裂的极端形式的半脱位。

5.RTP 指南。

（1）RTP：8~10 周骨愈合后。活动不受限，无压痛，无神经功能障碍。

（2）相对禁忌证：RTP 前需要有愈合/融合的影像学证据。

A.已愈合的后柱骨折（不包括棘突骨折，该型骨折可随时 RTP）。

B.已愈合的轻度移位的压缩性骨折。

C.已愈合的上颈椎骨折（无移位的 Jefferson 骨折，Ⅰ型或Ⅱ型齿状突骨折，或 C2 侧方骨折）。

（3）绝对禁忌证。

A.骨折愈合伴永久性颈椎后凸、冠状面异常或脊髓受压。

B.寰枕融合或寰枢旋转固定。

C.持续的不稳定或神经受损。

（4）不稳定骨折后，即使手术或颈托稳定后愈合，也要谨慎 RTP。周围生物力学的持续性改变和正常活动范围的丧失增加了运动员受伤的风险。

扭伤和拉伤

1.定义。

（1）扭伤：影响脊柱韧带或小关节突关节囊结构的韧带牵拉损伤。

（2）拉伤。

A. 肌肉牵拉损伤，通常发生在肌腱连接处。

B. 常累及斜方肌、菱形肌、肩胛提肌、斜角肌、竖脊肌和胸锁乳突肌。

2. 诊断。

（1）病史。

A. 常表现为局限性颈部 / 上背部疼痛、压痛、无力和（或）有限的活动范围，无神经功能障碍。

B. 姿势不良和肌肉不平衡造成的累积性微创伤容易受到这种损伤。

（2）体格检查。

A. 因有韧带松弛导致不稳的风险，因此不要检查被动活动范围。

B. 利用主动活动范围或轻度等长收缩评估松弛。

（3）影像学。

A. X 线片。

a. 表明是否有外伤史、骨突压痛、活动范围受限或既往颈椎手术史。

b. 排除骨折、半脱位或韧带不稳定。

B. 韧带松弛的影像学表现。

a. 诊断标准。

● AP 移位＞ 3.5mm 或 20%，或旋转＞ 11°。

● 矢状面旋转＞ 20°。

b. X 线片诊断的局限性。

● 被动活动为禁忌证，因此无法获得良好的屈伸位摄片。

● 主动活动可能由于疼痛和痉挛而被限制。30%~70% 的摄片由于总的活动范围不足而无法确定不稳定性。

● 可能需要 MRI/CT 确诊。

● 青少年常有 C2-C4 生理性高活动度（假半脱位）。

3. 治疗。

（1）如果运动员活动范围受限，应停止体育运动；如果有韧带损伤和（或）不稳定，应对颈椎进行固定。

（2）可使用 NSAID 和物理治疗。

（3）如果没有伴随骨折 / 脱位 / 半脱位。利用 C 形颈托固定至急性症状消退（7~10 天），然后进行活动度和等长训练。

（4）如果伴有半脱位：

A. C 形颈托固定 2~4 周。

B. 如果复查屈伸位 X 线片未发现病程进展或症状已消退，则存在重大损伤的可能性较小，可 RTP。

4. RTP 指南。

（1）RTP：颈椎活动不受限且无痛，上肢肌力正常。

（2）绝对禁忌证：颈椎不稳，如无症状韧带松弛。

挥鞭样损伤

1. 定义。

（1）挥鞭样损伤：加速 - 减速机制导致的颈部损伤。

（2）挥鞭样损伤相关疾病（WAD）：挥鞭样损伤导致的骨或软组织损伤。可包括运动功能改变、慢性广泛性感觉过敏、创伤后应激反应和生物心理社会功能障碍。

2. 流行病学：体育运动中最常见于室内足球、篮球、摔跤和跳水。

3. 损伤机制。

（1）通常是由于突然受到来自后方的作用力，导致颈椎过伸或屈曲 / 后伸。

（2）损伤是由关节突异常后移而非生理性滑动造成的。

4. 诊断。

（1）病史。

A. 颈部疼痛 / 僵硬，可能延迟至伤后 24~48 小时出现。

B. 可出现活动度降低、头痛、头晕和（或）持续不超过 24 小时的视力模糊。

C. 疼痛 / 僵硬可能会持续几天 / 几周。

（2）体格检查：通常无神经功能障碍，但可表现为一过性视力改变、Horner 综合征或脑神经损伤。

5. 治疗。

（1）休息、冰敷、加压、抬高（RICE）治疗，可使用 NSAID。

（2）与 C 形颈托固定相比，早期、轻柔、无痛的活动度锻炼可更快康复。

（3）如果不考虑骨折、脱位或不稳定，可进行深层组织按摩或治疗。

（4）如果患者＜ 35 岁，受伤后即刻症状严重程度度低，无头痛／颈部疼痛，发生 WAD 的风险更低。

6. RTP 指南：活动度不受限且活动全程无痛，肌力正常。

先天性畸形

1. 由唐氏综合征引起的寰枢不稳定。

（1）定义：寰枢椎横韧带、椎体形状异常导致的寰枢椎松弛。

（2）流行病学。

A. 10%~20% 的唐氏综合征患者存在先天性畸形。

B. 高达 1%~2% 的唐氏综合征患者有症状。

（3）诊断。

A. 病史／体格检查：颈部疼痛，活动度减少，斜颈，上运动神经元体征。

B. 影像学。

a. X 线片（屈伸位）：寰齿突距离增加（正常上限为 3~4mm）。

b. 如果有症状，可行 MRI。

c. 随着时间的推移，影像学异常可以进展或消失。

（4）治疗：如有症状，建议手术以稳定病情。

（5）RTP 指南。

A. 特殊奥林匹克运动会强制进行赛前检查，在任何情况下都建议在体育运动前进行检查。

a. 颈椎 X 线片：如果寰齿距离成人＞ 3.5mm 或儿童为 4~5mm。

　● 禁止接触性项目，如自由式曲棍球、足球、跳高、高山滑雪、深蹲举重、体操、跳水、需要转身／跳水出发／蝶泳的游泳项目。

　● 可参加非接触性运动，如越野滑雪、长跑、保龄球等。

b. 由于不清楚摄片是否利于预防脊髓损伤，因此存在争议。

B. 禁忌证：有症状的不稳定。

2. Klippel-Feil 综合征。

（1）定义。

A. 一个或多个节段相邻颈椎先天性融合，轻微创伤导致脊髓损伤的风险增加（类似于颈椎融合术的影响）。

B. 通常与发际线低有关。

C. 心、肺、泌尿系统或其他系统畸形的风险增加。

（2）流行病学：发病率为 1:40 000，以女性为主。

（3）诊断：X 线片，包括屈伸位片。

（4）治疗。

A. 如有症状，限制活动和（或）使用支具。

B. 手术：如果不稳定进展或存在神经损伤。

（5）RTP 指南。

A. 单节段融合且不涉及 C0/C1 关节，可以 RTP。定期 X 线摄片观察相邻节段的稳定性。

B. 绝对禁忌证。

a. 有症状。

b. 多节段 Klippel-Feil 异常。

c. 寰枕融合。

d. 脑干体征，如 Arnold-Chiari 畸形或颅底凹陷。

血管损伤

1. 定义：钝性脑血管损伤（BCVI）通常包括颈动脉或椎动脉闭塞或夹层。

2. 流行病学。

（1）外伤性 BCVI 的发生率尚不清楚，因为如果对侧血供充足，单侧损伤可能无症状。

（2）在患有创伤后神经功能障碍的运动员中更常见。

（3）椎动脉血栓形成伴颈椎骨折的发生率：13%~24%。

（4）未治疗患者的缺血性卒中发生率高达14%~54%。

（5）90% 的狭窄最终可消退，67% 的血管闭塞可再通。

3. 损伤机制。

（1）通常是与其他运动员或周围环境碰撞造成的，但也有报道发生在剧烈的举重和反复 Valsalva 动作后。

（2）可因血管闭塞或血栓栓塞引起脑缺血或卒中。

4. 诊断。

（1）病史。

A. 颈椎损伤的 BCVI 发生率较高：小关节脱位、经横突孔骨折、C1-C3 骨折和颅颈牵张。

B. 如果运动员在相对轻微的颈部创伤后出现迟发性、急性、局灶性神经功能障碍（特别是累及颅脑神经），则应怀疑为 BCVI。

（2）影像学。

A. 颈部 CT 或 MR 血管造影。

a. 考虑作为多发性创伤后影像学检查的一部分。

b. 如运动员有关节突或横突孔脱位，强烈建议进行该项检查。

B. 丹佛 BCVI 放射学分级标准。

a. Ⅰ级：血管壁不规则或剥离 / 壁内血肿，狭窄＜ 25%。

b. Ⅱ级：壁内血栓或血管内膜升高或剥离 / 壁内血肿伴＞ 25% 狭窄。

c. Ⅲ级：假性动脉瘤。

d. Ⅳ级：血管闭塞。

e. Ⅴ级：血管横断。

5. 治疗。

（1）存在争议。

A. 肝素、阿司匹林和氯吡格雷预防 BCVI 血栓栓塞事件的有效性尚未得到充分研究。与单纯使用药物相比，血管内支架 / 弹簧的有效性也没有得到充分的研究。

B. 一项研究显示阿司匹林和抗凝剂在临床结果上没有区别。

（2）早期治疗可改善长期疗效。

（3）考虑对任何 BCVI 进行抗凝，除非存在禁忌证（例如，同时存在损伤）。

（4）处理流程。

A. Ⅰ级：无治疗，或先抗凝再抗血小板治疗

（无论有无症状）。

B. Ⅱ～Ⅳ级：抗凝和（或）血管内手术（支架或弹簧）。

C. Ⅴ级：抗凝和血管内或开放手术。

（5）骨折复位可以减少血液湍流，并将血栓形成的风险降至最低。

6. RTP 指南。

（1）无已发表的指南。

（2）可 RTP，如果：

A. 神经功能障碍恢复。

B. 影像学证实血管损伤恢复。

（3）相对禁忌证：持续抗凝或抗血小板治疗。

安全注意事项

装备：项圈、颈托

1. 足球运动员佩戴，以限制颈部活动范围，防止刺痛 / 灼热感。

2. 使用有争议。

3. 没有充分的证据表明其有效性。

4. 限制颈部后伸可能导致超出期望的颈部屈曲，这可能会潜在地增加运动员发生严重脊髓损伤的风险。

技术：拦截摔人

1. 拦截摔人是足球中的一种抢断和拦截技术，其特点是用头盔的顶部与对手进行最先接触。

2. 在运动中，拦截摔人的高冲击接触是导致严重颈椎损伤的主要机制。

3. 美国全国大学生体育协会和高中管理机构在 1976 年禁止使用拦截摔人技术，从而显著降低了严重颈椎损伤的发生率。

4. 正确的抢断技术：头部抬起，躯干弯曲 45°，用肩膀最先接触。

颈椎运动风险分类

1. 高危接触 / 碰撞性运动。

（1）橄榄球、曲棍球、长曲棍球、滑雪、单板滑雪、撑竿跳、体操、啦啦队及摔跤。

（2）长期参与接触性运动可能与过早（影像

学）骨关节炎的发展直接相关。

2. 中等风险接触性运动：足球、篮球、棒球、马术。

3. 低风险的非接触性运动：跑步、游泳、骑自行车。

RTP 原则

1. 由于损伤发生率相对较低且缺乏随机试验，

许多颈椎损伤的治疗指南仍存在争议。

2. 大多数 RTP 指南主要适用于高风险运动。非接触性运动通常不会增加颈椎损伤的风险。

3. 一般来说，当运动员无痛、活动度不受限和肌力正常或接近正常时，可行 RTP。

（李朔　译）

推荐阅读

1. Cantu RC, Li YM, Abdulhamid M, Chin LS. Return to play after cervical spine injury in sports. *Curr Sports Med Rep.* 2013;12(1):14–17.

2. Dailey A, Harrop J, France J. High-energy contact sports and cervical spine neuropraxia injuries: what are the criteria for return to participation? *Spine.* 2010;35(21 Suppl):S193–201.

3. Gill SS, Boden BP. The epidemiology of catastrophic spine injuries in high school and college football. *Sports Med Arthrosc.* 2008;16:2–6.

4. Herzog RJ, Wiens JJ, Dilingham MF, Sontag MJ. Normal cervical spine morphometry and cervical spine stenosis in asymptomatic professional football players: plain film radiography, multiplanar computed tomography, and magnetic resonance imaging. *Spine.* 1991;16(Suppl):178–186.

5. Kjellman K, Oberg B. A randomized clinical trial comparing general exercise, McKenzie treatment and a control group in patients with neck pain. *J Rehabil Med.* 2002;34(4):183–190.

6. Pavlov H, Torg JS, Robie B, Jabre C. Cervical spinal stenosis: determination with vertebral body ratio method. *Radiology*, 1987;164:771–775.

7. Pumberger M, Druschel C, Disch AC. Transposition of the vertebral artery after a unilateral C1 lateral mass fracture: a case report and review of the literature. *Clin J Sport Med.* 2015;25(3):59–61.

8. Samartzis DD, Herman J, Lubicky JP, Shen FH. Classification of congenitally fused cervical patterns in Klippel-Feil patients: epidemiology and role in the development of cervical spine-related symptoms. *Spine.* 2006;31(21):798–804.

9. Tassone JC, Duey-Holtz A. Spine concerns in the Special Olympian with Down syndrome. *Sports Med Arthrosc.* 2008;16:55–60.

10. Torg JS, Naranja RJ, Pavlov H, Talinat BJ, Warren R, Stine RA. The relationship of developmental narrowing of the cervical spinal canal to reversible and irreversible injury of the cervical spinal cord in football players. *J Bone Joint Surg Am.* 1996;78:1308–1314.

11. Triantafillou KM, Lauerman W, Kalantar SB. Degenerative disease of the cervical spine and its relationship to athletes. *Clin Sports Med.* 2012;31(3):509–520.

12. White A, Punjabi M. *Clinical Biomechanics of the Spine.* 2nd ed. Philadelphia, PA: JB Lippincott; 1990:67–71, 184–186.

第 *19* 章

颈椎损伤的紧急评估和治疗

Leah G. Concannon, Anthony DiGirolamo, Mark A. Harrast

介绍

总的来说，7%~10% 的脊髓损伤发生在运动过程中。

1. 运动事故是脊髓损伤的第四大常见原因，仅次于机动车事故、暴力犯罪和跌倒。

2. 在 30 岁以下的人群中，运动事故是导致脊髓损伤的第二大常见原因。其中绝大多数为四肢瘫，约 60% 为完全损伤。

高风险运动

1. 接触性运动：美式橄榄球、冰球、橄榄球、长曲棍球。

2. 高能量运动：滑雪、体操、跳水。

3. 休闲潜水的事故发生总数最多，专业体育项目中最多的是美式橄榄球。

4. 长曲棍球、体操和冰球的发病率高于足球。

5. 在美式橄榄球运动中，高中运动员脊髓损伤的数量最多，但脊髓损伤的发生率随着运动员水平的提高而升高。

（1）高中每 10 万人中有 0.52 人。

（2）大学每 10 万人中有 1.55 人。

（3）职业足球中每 10 万人中有 14 人。

损伤机制

1. 在美式橄榄球中，脊髓损伤通常是暴力导致的过度屈曲造成的，如拦截摔人。自从 1976 年改变规则禁用拦截摔人后，永久性脊髓损伤的发生率已经下降。

2. 过伸和轴向负荷也是原因之一。

3. 后方阻截是冰球比赛中的风险因素之一，目前属于犯规动作。

紧急行动计划

为提供安全有效的医疗，必须在体育赛事前制订紧急行动计划（EAP）。

1. EAP 涉及制订和实施一项标准化的院前管理方案，包括以下内容：

（1）建立明确的指挥链。

（2）头颈部稳定技术。

（3）转移受伤球员至脊柱固定板。

（4）组织现场管理所需的所有设备。所需的设备至少应包括一个脊柱固定板、摘除运动面罩的工具和 CPR 设备。

（5）运动装备的管理包括何时、如何摘除装备。

（6）气道管理。

2. 选择就诊的医院。

（1）在赛季开始前，建立队医 / 教练员与急诊医疗服务及急诊部门人员之间畅通的沟通渠道。

（2）对急诊科人员进行季前运动装备拆除技术培训。

（3）所选择的医院应该能够照顾严重受伤的运动员，并有脊柱外科医生。

3. 在每一项体育赛事之前，应提前检查 EAP 和可用设备。

存在意识改变的接触性运动运动员的场上评估

1. 关于心肺复苏术和潜在心源性晕厥运动员的护理具体见第 33 章，关于意识状态丧失运动员的其他病因见第 30 章。

2. 在证实有其他原因之前，所有无意识的运动员都应推测为颈椎损伤。

3. 有意识改变或严重损伤的运动员，可能的损伤机制也应考虑是颈椎损伤。有以下情况时，考虑潜在的颈椎损伤：

（1）机制与潜在的损伤一致：拦截摔人，颈椎轴向负荷，过度屈曲或后伸。

（2）颈椎中线疼痛或存在压痛。

（3）双侧症状或体征，包括感觉异常或无力。

（4）脊柱明显畸形。

4. 早期治疗应包括颈椎固定。

5. 应对包括心肺复苏和气道管理在内的情况进行紧急处理。

对受伤的接触性运动运动员的初步评估

创伤救治的 ABCDE

1. 气道（A）。

（1）应尽快取下护嘴器和面罩。

（2）见下文对气道管理技术的进一步描述。

2. 呼吸（B）：颈椎高度损伤可能抑制膈神经传导，需要进一步的气道管理和通气。

3. 循环（C）。

（1）更新后的指南强调将恢复循环作为 CPR 的主要目标，但如果没有原发性心血管事件，则很少存在灌注不足。

（2）脊髓损伤时可发生神经源性休克。

A. 低血压和心动过缓。

B. 平均动脉血压（MAP）应维持在＞85mmHg，可能需要补液甚至使用升压药。

4. 残疾（D）（如神经系统状况）。

（1）意识和定位能力。

（2）疼痛、感觉改变或无力。

（3）检查四肢感觉和运动功能。

（4）脑神经检查。

（5）如上述情况正常，对颈椎进行触诊。

A. 异常 / 疼痛：采取颈椎预防措施。

B. 正常 / 无疼痛：辅助下检查轻微的主动活动范围（AROM）。

a. 接下来，无辅助情况下检查 AROM。

b. 正常情况下，运动员可以坐、站。

c. 在场边 / 训练室进行全面检查。

（6）任何部位的任何异常都需要颈椎的防护。

5. 充分暴露（E）：剪开运动衫和垫肩，以便进行胸部听诊。

6. 即使是危及生命的心源性或肺源性晕厥患者，也应尽可能保持对颈椎的预防措施。

立刻中立位稳定颈椎，不进行牵引

1. 主要目的是稳定颈椎。运输时应使用脊柱固定板或其他固定装置。

2. 牵引可导致牵张并可能引起进一步损伤，因此不推荐使用。

3. 头部 / 颈部稳定者应直接进行抢救。

4. 如果运动员是俯卧位，需要将其翻转至仰卧位以便气道管理。

（1）需要 4~5 个人。

（2）如果可以，直接在脊柱固定板上完成，避免二次移动运动员。如果出现以下情况，应避免将脊柱调整至中立位。

A. 移动加重疼痛。

B. 神经系统症状增加或改变。

C. 气道受累。

D. 调整时有阻力。

（3）身体固定于脊柱固定板后，将头盔也固定于板上，使用泡沫垫进行支撑（图 19.1）。由于超重，不再推荐使用沙袋。

（4）然后用胶带固定额头和下颌。

（5）保持手臂自由状态，以便静脉注射，但双

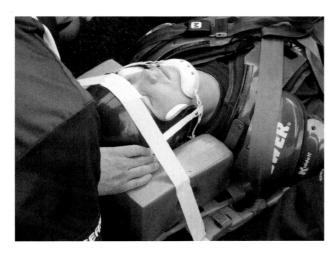

图 19.1 头盔用胶带和泡沫垫固定。

手/拇指应固定在一起，以防止手臂在运输过程中从木板上脱落。

5. 如果运动员为仰卧位，采用抬 - 滑技术比滚动能更少地移动运动员的头颈部。原先推荐的 6 人抬举现应增加为 8 人抬举（图 19.2）。

6. 还可选用真空垫为运动员提供更贴合、更舒适的环境，床垫下仍然需要一个脊椎固定板来提供稳定支持。也可用于伴有骨盆或股骨骨折的患者。

运动专用装备的相关注意事项

1. 以前的建议认为美式橄榄球和冰球比赛的运动员转运应该戴着头盔、下颌带和垫肩。美国国家运动训练师协会（NATA）最近发布了一份声明，建议训练有素的专业人员在适当的情况下，可在转运之前将运动员的防护装备移除。

（1）应首先摘除面罩，以便开放气道。

（2）如果需要听诊和心肺复苏术，通常需要剪

断垫肩的带子，以便开放胸部。

2. 如果需要在场地上拆除装备，对于美式橄榄球和冰球运动员而言，应采用"全或无"原则。贴合的头盔和垫肩共同帮助脊柱维持中立位。装备的移除至少需要 3 名训练有素和经验丰富的医疗成员。头盔和垫肩应一起卸下。

（1）摘除头盔、保留垫肩会导致颈椎过伸/前凸。

（2）如果头盔脱落，应在头部下放置填充物以保持脊柱中立，直至移除垫肩。

（3）摘除头盔后，必须使用牢靠的颈托固定颈部。在将运动员放置在脊柱板上并固定头部之前，应手动固定头部。

3. 将运动员送往急症室后，在没有足够的固定的情况下，不应移除头盔和垫肩，但在某些情况下（表 19.1），需要在现场将头盔和垫肩移除。

4. 在其他运动中，现场急救的目标是保持脊柱中立位。

（1）对于妨碍这一主要目标实现或不能帮助提供稳定性的装备，应由训练有素的专业人员拆除。

（2）长曲棍球和冰球的垫肩可能不足以将躯干抬高至与戴头盔的头部相同的高度。这种情况下，需要将头盔和垫肩全部摘除。在转移到脊柱固定板之前，应放置颈托。

表 19.1 现场装备拆除指南

以下情况需要在转运前卸下头盔和垫肩：
1. 头盔佩戴不当，头部可单独移动
2. 口罩不能在合理的时间内摘除，阻碍呼吸道插管
3. 即使在摘除口罩后，头盔的设计也不允许进行插管
4. 垫肩妨碍充分的心肺复苏，需要摘除
5. 全或无原则：在橄榄球和冰球比赛中，头盔和垫肩应该一起摘除

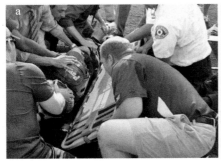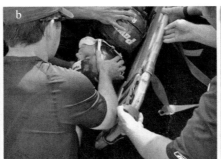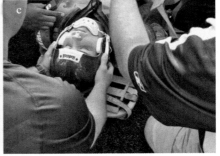

图 19.2 （a~c）抬举技术（顺序图）。注意，控制头部/颈部的救援人员正在指挥救援。

运动专用装备的拆除

1. 推荐 3 人合作拆除；一人拆除装备，一人保持患者颈椎稳定，另一人在拆除头盔时从下方稳定（图 19.5 和图 19.6）。

2. 队医或教练应陪同运动员至急诊室，以确保在转运和拆除装备时为颈椎提供持续性稳定。

面罩

1. 初步评估时，应将其移除以开放气道。

2. 下颌带和头盔面颊垫应该保留。

3. 应使用组合工具去除面罩。

（1）通常无线动力螺丝刀最有效，移动次数最少（图 19.3）。

（2）始终准备备用剪切工具，以防螺丝刀失效（图 19.4）。与动力螺丝刀相比，这些工具可造成更大范围的头颈部活动。

（3）正确的保养和穿戴设备是迅速拆卸的关键。螺丝生锈或剥落、下颌带位置不正确将使拆卸更加困难。

头盔

1. 在美式橄榄球和冰球比赛中应该和垫肩一起摘除。唯一的例外是受伤时头盔意外移位。

2. 需要从前面固定颈椎。

3. 头盔内的耳垫应每次只取一侧（图 19.5）。

4. 充气头盔在拆卸前可能需要用 18 号针头放气。

5. 取出时，需要将头盔向前滚动以避开枕骨（图 19.6）。

6. 然后迅速将垫肩取下，取前需要将包括前部和腋部的固定处解开或剪开。

7. 摘除头盔后，戴上颈托。

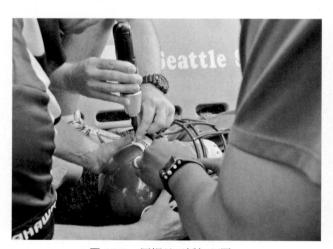

图 19.3　用螺丝刀拆卸面罩。

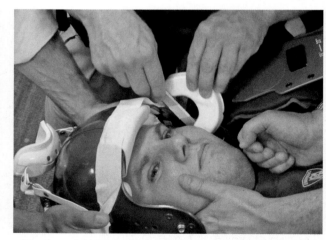

图 19.5　急诊用压舌板取出耳垫。注意持续颈椎的稳定。

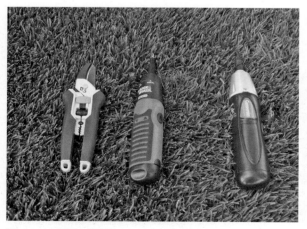

图 19.4　拆除面罩的工具：一个标准切割工具和两个不同的无线动力螺丝刀。

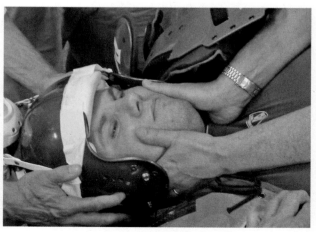

图 19.6　急诊室摘除头盔。

8. 在急诊科对患者进行影像学检查之前或之后，可将装备摘除。

（1）头盔，特别是垫肩，对 X 线有遮挡，无法充分显示。CT 则没有这种限制。

（2）MRI 非首选检查方法，因为时间久且受头盔内金属伪影影响。

气道管理

1. 气道管理应该由最有技巧和经验的人员来操作。没有明确的文献说明哪种操作对颈椎活动的影响最小，医生应该使用最熟悉的方法。

2. 不摘除面罩也可以进行推颌和抬颚。应避免头部倾斜，以防进一步损伤颈椎。

3. 取下护齿和面罩。

4. 口袋型呼吸面罩有时可以在不摘除面罩的情况下使用。带面罩的球 - 瓣膜呼吸装置一般足以在现场提供通气支持。

5. 先进的气道管理技术可以减少颈椎运动，但需要训练有素的人员来操作。明确的气道管理通气指征，包括呼吸暂停、无法维持氧合、误吸高风险和严重的闭合性头部损伤。

（1）喉罩可安全地插入戴头盔的运动员的气道。

（2）戴头盔时很难进行气管插管（ET）。

（3）对于戴头盔的运动员，食管气管联合管（ETC）比 ET 更容易和有效地插入。

转运后的进一步治疗

1. 尽管有所争议，但高剂量甲泼尼龙已被用于脊髓损伤的初始治疗。对于最初研究的数据分析和结论存在争议。可作为一种治疗选择，而不是必须项。

（1）一项调查显示，急性非穿透性外伤性脊髓损伤后，91% 的神经外科医生使用甲泼尼龙进行治疗。

（2）国家急性脊髓损伤研究 II（NASCIS II）使用 30mg/kg 静脉滴注（IV）超过 15 分钟，然后休息 45 分钟，最后 5.4mg/（kg·h）持续 23 小时。

A. 如果在受伤后前 8 小时内用药，伤后 6 周和 6 个月的神经测试分数将有所改善。

B. 如果伤后 8 小时用药，神经评分与服用安慰剂的患者没有显著差异。

C. 无功能评分相关数据。

（3）NASCIS III 建议，如果在 3 小时内开始给药，则应遵循 NASCIS II 方案。对于伤后 3~8 小时内接受甲泼尼龙治疗的患者，他们建议持续治疗48 小时。8 小时方案发生肺炎和脓毒症的风险较高，但未超过全因死亡率。

2. 低温疗法可作为一种实验性治疗，尽管目前的证据不足以证明其有效性。

（1）现已证明低温疗法可降低脑损伤和心肌梗死的发病率。

（2）其机制尚不清楚，可能与减缓新陈代谢、减少氧气需求和防止炎症级联反应有关。

（3）可能发生的并发症包括脓毒症、出血和心律失常。

（4）复温也会因低血压而更加复杂。

（李朔　译）

推荐阅读

1. Banerjee R, Palumbo MA, Fadale PD. Catastrophic cervical spine injuries in the collision sport athlete, part 2: principles of emergency care. *Am J Sports Med.* 2004;32(7):1760–1764.
2. Bell K. On-field issues of the C-spine-injured helmeted athlete. *Curr Sport Med Rep.* 2007;6(1):32.
3. National Athletic Trainers' Association executive summary: appropriate prehospital management of the spine injured athlete (updated from 1998 document). Available from http://www.nata.org/sites/default/files/Executive-Summary-Spine-Injury.pdf. Accessed September 26, 2015. Update 8/5/15 available from http://www.nata.org/nr06242015. Accessed September 26, 2015.
4. Swartz EE, Boden BP, Courson RW, et al. National Athletic Trainers' Association position statement: acute management of the cervical spine-injured athlete. *J Athl Train.* 2009;44(3):306–331.
5. Waninger KN, Swartz EE. Cervical spine injury management in the helmeted athlete. *Curr Sports Med Rep.* 2011;10(1):45–49.

第 **20** 章

腰椎损伤

Rebecca A. Dutton, Byron Schneider, David J. Kennedy

概述

解剖

腰椎评估最好根据解剖模式进行

　　1. 在怀疑骨折的创伤中，采用三柱模型来评估胸腰椎的稳定性（图 20.1 和图 20.2）。

　　（1）前柱：前纵韧带和椎体前 2/3。典型的脊柱屈曲性损伤。

　　（2）中柱：椎体后 1/3 至后纵韧带。很少单独受伤，但如果伴有前柱或后柱损伤，将导致不稳定损伤。

　　（3）后柱：后纵韧带到棘上韧带。典型的脊柱后伸性损伤。

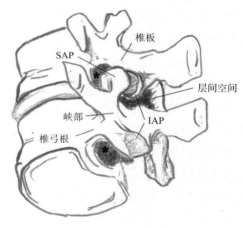

图 20.2　后柱构成。后柱的后外侧观。*，表示椎间孔；IAP，下关节突；SAP，上关节突。

　　（4）当累及两个或以上柱时，通常提示脊柱不稳。

　　2. 无骨折和（或）脊柱不稳的情况下，使用解剖模式进行诊断时应考虑疼痛产生的潜在因素。

　　（1）骨组织。

　　A. 椎体。

　　B. 棘突（SP）。

　　C. 横突（TP）。

　　D. 椎弓峡部及上下关节突。

　　E. 椎弓根。

　　F. 骶骨。

　　G. 尾骨。

　　（2）软组织。

　　A. 椎间（IV）盘。

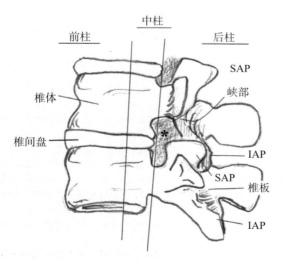

图 20.1　腰椎解剖图。腰椎分为前柱、中柱和后柱。*，表示椎间孔；IAP，下关节突；SAP，上关节突。

a. 纤维环（AF）：椎间盘受神经支配部分，由斜行的纤维软骨组成。

b. 髓核（NP）：由胶质基质和促炎症成分组成的椎间盘内核，神经支配不良。

B. 韧带。

a. 前纵韧带。

b. 后纵韧带。

c. 棘间韧带。

C. 肌肉。

a. 竖脊肌。

b. 腰方肌。

c. 臀肌。

d. 梨状肌。

（3）神经：脊神经。

3. 脊椎变异。

（1）当肋骶骨之间有 4 或 6 块完整腰椎时，可能易于发生退行性变。

A. 4 块腰椎 =L5 椎体骶化。

B. 6 块腰椎 =S1 椎体腰椎化。

（2）最尾侧腰椎 TP 的单侧或双侧增大可与骶骨或髂骨关节相连或融合，易发生 L4/L5（以上水平）退行性变，称为 Bertolotti 综合征（常见于部分 L5）。

背痛的流行病学和概述

95% 的人一生中至少会有一次背痛。

1. 在美国，每年的发病率为 5%~10%。

2. 虽然复发率高，但一般是自限性的。

运动员腰背痛

1. 约 30% 的运动员存在腰背痛；不同的体育项目的发病率不同。

2. 常见的原因包括：

（1）纤维环撕裂和（或）椎间盘突出。

（2）峡部裂（青少年运动员腰痛的最常见原因）。

（3）轻微骨折。

（4）肌肉韧带损伤。

3. 运动员腰痛的危险因素。

（1）既往背部损伤。

（2）解剖因素。

A. 躯干长。

B. 腰椎不灵活。

C. 下肢不灵活。

D. 运动控制异常。

（3）涉及重复过伸、轴向负荷、扭转或直接接触性运动（如足球、体操、摔跤、划船）。

评估

1. 腰痛的原因因年龄而异（表 20.1）。

2. 病史。

（1）需要尽快评估红色信号。

A. 肠道和（或）膀胱功能障碍。

B. 鞍区麻木。

C. 癌症史或免疫功能低下。

D. 不明原因的体重减轻（可能提示隐匿的恶性肿瘤）。

E. 发热、发冷或盗汗。

F. 暴力创伤史。

（2）黄色信号表明可能对基础治疗的反应不佳。

A. 人格障碍。

B. 睡眠障碍。

C. 情绪障碍。

D. 工作不满。

E. 社会支持不足。

F. 赔偿和（或）诉讼问题。

G. 运动恐惧症。

3. 体格检查。

（1）神经肌肉评估可提示病理水平（表 20.2）。

表 20.1 按年龄划分的下腰痛的常见原因

儿童	青少年	大学生	成年人	老年人
股骨头骨骺滑脱（或其他髋关节疾病）恶性肿瘤	峡部裂 恶性肿瘤	纤维环撕裂 椎间盘突出 峡部裂 韧带和肌肉拉伤	纤维环撕裂 椎间盘突出 椎小关节病 椎间盘退变 腰椎管狭窄 机械性腰痛	压缩性骨折 椎小关节病 椎间盘退变 腰椎管狭窄 恶性肿瘤

（2）视诊观察姿势偏好。

A. 前 / 中柱（即椎间盘）病变通常因躯干屈曲而加重；休息时患者可能喜欢站立或后倾。

B. 后柱（即小关节突）病变通常因躯干后伸而加重；休息时患者可能喜欢坐位或前倾。

（3）运动链评估：检查骨盆 / 下肢以评估 ROM、力量、下肢长度差异。

全面、多模式治疗

1. 物理治疗。

（1）机械诊断和治疗（MDT），重点关注神经根疼痛集中部位。

（2）松解。

（3）腰椎稳定：可根据患者的耐受性，在中立、屈曲或后伸时开始。

（4）盆底疗法：加强骨盆带肌肉组织。

（5）认知行为疗法，尤其在黄色信号明显时特别有效。

2. 药物治疗。

（1）抗炎药：口服皮质类固醇已被证明无效。

（2）阿片类止痛药。

（3）神经调节药物。

A. 抗惊厥药（如加巴喷丁）。

B. 抗抑郁药（如阿米替林、去甲色胺、文拉法辛、度洛西汀）。

（4）解痉药。

A. 环苯扎林：通过阻断中枢性 5- 羟色胺能通路抑制 α 运动神经元。

B. 提扎尼定：α2- 肾上腺素能激动剂，增加运动神经元的突触前抑制，减少肌肉痉挛。

3. 介入治疗：多种介入性治疗（包括注射和手术）可用于各种原因的腰痛。后面的章节将根据诊断的适应证进行讨论。

表 20.2　脊神经评估

神经根	肌肉活动[a]	感觉缺损区[a]	相关反射
L2	屈髋	大腿前方	
L3	伸膝	膝内侧	髌腱反射
L4	踝背屈	踝内侧	髌腱反射
L5	伸踇趾[b]	第 3 跖趾背侧	内侧腘绳肌反射
S1	踝跖屈[b]	足跟外侧	跟腱反射

[a] 肌肉动作和感觉缺损区来自 ASIA 标准。
[b] 神经肌节的附加功能检查包括侧卧位髋外展（L5）和抬趾（S1）。

重返运动（RTP）

1. 对于大多数累及腰椎且不需要立即手术干预的疾病，治疗初始进行一段时间的活动调整和（或）相对休息，但很少要求患者完全卧床休息。

2. 此后，通常需要进行分步 RTP 方案。

（1）一旦患者日常活动时疼痛消失，并且能够在无痛的情况下进行简单的强化练习（如卷腹），就可以开始核心强化练习。

（2）然后，根据运动项目进行肌肉强化训练。

（3）在疼痛得到改善或缓解并完全恢复活动度之前，运动员不应 RTP。

具体诊断

髓核突出（HNP）

总论

1. 多见于 50 岁以下的患者。随着年龄的增长，髓核脱水变干，不易发生疝出。

2. 超过 90% 发生在 L4/L5 或 L5-S1。

3. 病理生理学。

（1）神经根炎：神经根性疼痛按特定支配区域向下延伸至下肢。由髓核本身引起的炎症，导致神经根刺激和疼痛。

（2）除了神经根疼痛外，神经根病相应的节段性神经功能障碍。神经根的机械压迫导致神经功能障碍。

（3）椎间盘的纤维环受神经支配，因此，无髓核疝出的纤维环撕裂可因脊神经未受累而产生无神经根症状的轴向疼痛。

4. 椎间盘突出的解剖学描述。

（1）根据相关结构轴向描述。

A. 中央型 / 旁中央型：不影响该节段穿出的神经根，但可能影响一个或多个下行神经根。

B. 关节下型：通常会影响从该节段穿出的神经根，但也可能影响突出处的神经根。

C. 椎间孔型：影响该处穿出的神经根。

D. 椎间孔外型：影响该处穿出的神经根。

（2）形态定义。

A. 膨出：占椎间盘周长的 50%~100%，从定义上讲并不是突出。

B. 椎间盘突出。

a. 突出：任何平面，突出部分基底部宽度大于突出远端的宽度。可以是广基型（占椎间盘周径 25%~50%）或局灶型（占椎间盘周径 0~25%）。

b. 挤出：在至少一个平面内，椎间盘突出部分的基底部宽度小于突出远端的宽度。

c. 游离：椎间盘突出部分已与椎间盘母体离断。

诊断

1. 病史。

（1）最初疼痛可能是轴向的，但可沿与受累神经根对应的节段向下肢延伸。

（2）可能有主观力量减弱或感觉障碍。

2. 体格检查。

（1）与病变水平相对应的神经功能障碍（表 20.2）。

（2）神经牵拉试验阳性。

A. 直腿抬高试验（L4-S1 神经根）。

B. Slump 试验（L4-S1 神经根）。

C. 股神经牵拉试验（L1-L3 神经根）。

3. 影像学。

（1）X 线片：对评估和排除非 HNP 的病理改变最有帮助。

（2）MRI：HNP 是 MRI 上常见的意外发现。

A. 重要的是比较临床和影像学结果（即 HNP 的水平和形态是否与患者的症状相符）。

B. 与突出相比，挤出和游离更可能产生症状。

4. 神经根病的电生理诊断：特异性高，敏感性低。

（1）椎旁肌的肌电图 5 天后才会产生针状改变，下肢肌肉甚至 2~3 周内都不会产生改变。

（2）运动神经轴突损伤后，运动神经传导或肌电图才会显示异常。

治疗

1. 非手术治疗。

（1）行为调整：切忌绝对休息，但应避免加重症状的活动（腰椎屈曲）。

（2）物理治疗。

A. 以下肢放射痛为中心的腰椎后伸练习（McKenzie 疗法）。

B. 腰椎稳定 / 强化，以减少椎间盘和椎体的机械应力。

（3）口服药物，见上文。

（4）注射：硬膜外类固醇注射，主要目的是缓解症状，使其自然康复。

A. 直接在有炎症的脊神经附近注射抗炎皮质类固醇。

B. 现有的证据强烈支持使用经椎间孔硬膜外类固醇注射治疗 HNP 引起的神经根疼痛。

a. 大约 60% 的患者 1~2 个月内疼痛缓解至少 50%。

b. 减少手术，具有成本 - 效益。

2. 手术。

（1）用于治疗神经根性疼痛，而不是轴性疼痛。

（2）指征。

A. 显著或逐渐加重的神经功能障碍。

B. 其他治疗方案无效。

C. 需要尽快 RTP（根据症状的严重程度）。

（3）最常见的技术是通过微创椎间盘切除进行神经根减压。

A. 成功率高：90%~95%。

B. 再突出的风险约为 10%。

骨折

压缩性和爆裂性骨折

1. 总论。

（1）通常由轴向压缩引起，有或无过屈。

A. 压缩性骨折是由脊柱前柱塌陷引起的。

B. 爆裂性骨折表现为前柱和中柱同时塌陷。

a. 椎弓根变宽，骨碎片向后突入椎管。

b. 据报道，神经系后遗症高达 60%。

（2）常发生在胸腰椎交界处。

（3）风险因素包括：

A. 骨质疏松症。

B. 老龄。

C. 社会习惯：饮酒和吸烟。

D. 低体重。

E. 缺乏钙和维生素 D。

F. 使用皮质类固醇。

G. 恶性肿瘤：最常见的是多发性骨髓瘤或骨转移。

2. 诊断。

（1）影像学。

A. X 线片。

a. 压缩性骨折表现为椎体前方的楔形压缩，常发生在下胸椎或上腰椎。

b. 爆裂性骨折显示椎体高度降低，可能危及后方结构 / 力线。

B. 高级影像学检查。

a. 当 X 线片阴性但临床高度怀疑骨折时，CT、骨扫描、单光子发射计算机断层扫描（SPECT）或 MRI 可增加对压缩性骨折的敏感性。

b. 爆裂性骨折时，CT 或 MRI 可能有助于评估后方结构骨折或脱位，以及椎间孔和所包含结构的完整性。

（2）对于那些损伤机制不明确的患者，必须进行进一步的评估以明确原因。包括明确继发性骨质疏松症病因，以及根据患者的表现对可能存在的感染或恶性肿瘤进行检查。

3. 治疗。

（1）非手术治疗。

A. 行为调整。

B. 物理治疗：专注于 ROM 和核心强化。

C. 口服药物：见上文。

D. 支具：胸腰骶矫形器（TLSO）。

a. 可作为压缩性骨折的辅助治疗。

b. 对于非手术治疗的爆裂性骨折建议佩戴 3 个月。

E. 对进展性畸形或神经状态的变化进行密切随访，可能需要手术干预。

（2）下列情况可考虑手术：

A. 椎体前缘高度降低＞ 50%。

B. 后凸畸形＞ 25°。

C. 关节后方半脱位。

D. 棘突间距增加。

E. 椎管损伤＞ 50%。

F. 神经功能障碍。

G. 适当的非手术治疗后，仍有顽固性疼痛。

SP 和 TP 骨折

1. 总论。

（1）通常是由脊柱后方直接创伤造成的。

A. 暴力屈曲和旋转可能导致 SP 骨折。

B. 大腰肌剧烈收缩可能导致 TP 骨折。

（2）很少伴有神经功能障碍，但可并发腹部损伤，如腹膜后出血或脾脏、肝脏或肾脏撕裂伤。

2. 诊断。

（1）通常表现为局部疼痛。

A. 通常发生在直接创伤或暴力伸髋后。

B. 髋关节屈曲时疼痛可能提示 TP 骨折。

（2）影像学。

A. X 线片可显示骨折；但对 TP 骨折相对不敏感。

B. CT 扫描可确认诊断及评估并发骨折、软组织损伤或腹部出血。

C. 只有在有神经症状的情况下才行 MRI 检查。

（3）对于 TP 骨折，应重点关注可能伴随的内脏损伤。

A. 体格检查应包括全面的腹部检查。

B. 尿常规检查红细胞对于筛查相关的泌尿生殖损伤很有价值。

C. 如果怀疑腹部脏器受损，可考虑 CT 检查。

3. 治疗。

（1）非手术治疗。

A. 行为调整。

B. 冷冻疗法。

C. 口服药物，见上文。

D. 可以考虑物理治疗来维持 / 恢复核心控制和腰椎力线。

（2）孤立性 SP 或 TP 骨折不需要手术治疗。

（3）当运动员活动不受限且没有疼痛时，一般认为可以 RTP。

腰部劳损

总论

1. 腰椎肌肉、肌腱和（或）韧带损伤。

2.虽然人们普遍认为这是运动员腰痛的主要原因，但相关文献很少，甚至有人质疑其真实性。

（1）认为受伤是由过度使用、加速－减速、创伤和（或）重复的偏心负荷造成的。

（2）已证实周期性韧带负荷可引起促炎细胞因子释放。

诊断

1.病史。

（1）典型表现为椎旁局部压痛和肌肉痉挛。

（2）弯腰、转身和负重时疼痛加重。

2.体格检查。

（1）可触及局灶性椎旁压痛和痉挛。

（2）可触及肿胀、水肿、红斑或瘀斑。

A.明显的挫伤可能表明潜在的 TP 骨折或肾损伤。

B.无相关神经功能障碍。

3.影像学。

（1）一般阴性，但可用于排除其他疾病。

（2）症状持续（＞ 30 天）或出现红色信号时应考虑诊断。

治疗

1.行为调整，尽量避免卧床休息。

2.冰敷或热敷；深组织按摩。

3.物理治疗：强调下肢（特别是髋和腘绳肌）的灵活性，腰椎 ROM 及腰椎稳定。

关节突关节痛

总论

1.发病率随着年龄增加的退行性病变。

2.轴向腰痛的常见病因（高达 40%）。

3.解剖学和病理生理学。

（1）滑膜关节由两侧脊神经后支的内侧支支配。最常受累的水平是 L4/L5 和 L5-S1。

（2）与所有其他滑膜关节一样，变性会导致滑膜炎症和关节肥大。

诊断

1.病史。

（1）通常由腰椎后伸和旋转引起轴向腰痛。

（2）患者主诉俯卧、伸懒腰或久站时疼痛。

（3）可能是指腹侧、臀部、腹股沟或大腿的非皮节分布。

2.体格检查。

（1）没有可诊断关节突关节的检查动作。

（2）经常采用关节突负重动作（腰椎后伸－旋转）进行检查，但敏感性和特异性较低。

3.影像学。

（1）X 线片、MRI 和 CT 常显示广泛的退行性变，包括小关节突肥大和硬化。影像学上的退行性变与症状不符。

（2）骨扫描 /SPECT 可以识别活跃的炎症，并可能更好地预测治疗性注射的临床效果。MRI T2 脂肪抑制的相应变化也可能与治疗性注射的临床反应有关。

4.诊断性治疗——内侧分支阻滞（MBB）：诊断小关节突关节疼痛最被接受 / 最有效的方法是对相应内侧分支进行麻醉阻滞。

治疗：非手术治疗

1.物理治疗。

（1）注重腰椎 / 核心稳定。

（2）提高屈髋肌群的柔韧性，减少腰椎前凸。

（3）避免腰椎下段后伸。

2.口服药物：见上文。

3.介入性治疗。

（1）关节内类固醇注射。

A.向关节突注射类固醇以减少滑膜炎和炎症。

B.支持关节内类固醇注射治疗的证据有限。

C. SPECT 或 MRI T2 脂肪抑制阳性的患者可能对关节内类固醇注射有更好的反应。

（2）内侧分支射频消融（RFA）。

A.分别对内侧分支进行射频消融，以阻断痛觉传入信号。

B.在合适的患者（即 MBB 阳性）中进行射频消融，腰椎射频消融后 12 个月，大约 60% 的患者症状可缓解 80%，大约 80% 的患者可预缓解 60%。目前还没有专门针对运动员的研究。

C.如果症状复发，可再次进行射频消融，通常可达到初次射频消融术的缓解程度。

骶髂关节骶髂复合疼痛

总论

1. 骶髂关节疼痛的患病率取决于如何定义该病，与其他腰背痛和臀部疼痛相比，其发病率相对较低。

2. 解剖学和病理生理学。

（1）骶骨与髂骨连接，将体重分布到骨盆。

（2）神经支配包括 L5 背支、骶神经外侧支，也可能有关节前囊的前侧神经支配。

（3）正常的骶髂关节允许骨盆在多个平面上进行小范围运动。

（4）疼痛可来自滑膜关节本身或骶后韧带。

（5）机械性疼痛的易感因素包括双下肢长度差异、老龄、脊柱手术史和妊娠。

（6）骶髂痛的非机械性原因包括直接创伤和风湿性 / 炎性关节炎。

诊断

1. 病史：骶髂关节疼痛的临床表现通常是非特异性的，包括臀部（94%）、下背部（72%）和大腿（48%）疼痛。

2. 体格检查。

（1）SI 关节触诊压痛，Fortin 征阳性。

（2）屈曲、外展、外旋疼痛（FABER）。

（3）Gillet 试验：单腿站立时骶髂关节活动度高 / 活动度低。

（4）5 种动作中有 3 个以上骶髂关节牵拉痛：牵拉髂骨、屈髋冲压试验、Gaenslen 试验、挤压骶髂关节、俯卧骶骨冲压试验。

3. 影像学。

（1）在没有创伤或风湿性骶髂炎的情况下，疼痛和影像学之间没有相关性。

（2）风湿病时，X 线片可能显示骶髂关节硬化，MRI 可能显示软骨下水肿。

4. 诊断性治疗：关节内麻醉注射通常用于辅助诊断。

（1）由于无法诊断后方韧带疼痛，敏感性低。

（2）假阳性率约为 20%。

保守治疗

1. 物理治疗。

（1）如果疼痛由运动过度引起，应注重稳定腰椎 - 骨盆，加强臀部和盆底肌肉。

（2）如果疼痛由活动障碍引起，应注重关节的手法 / 活动度治疗。

2. 盆腔交叉带可用于辅助性治疗。

3. 介入性治疗。

（1）关节内类固醇注射。

A. 对风湿性脊椎病患者的疼痛治疗有效。

B. 对 SI 关节机械疼痛的有效性尚不确定，最近的荟萃分析表明，超过 50% 的患者在 4~6 周内至少获得 50% 的缓解。

（2）骶外侧支热射频消融。

A. 现有研究的异质性使得很难准确评估其真正的有效性。

B. 保守治疗和关节内类固醇注射均失败时可考虑该方法。

脊柱侧凸

总论

脊柱侧凸是指脊柱在冠状面出现异常的侧弯。

1. 脊柱侧弯程度用"Cobb 角"来表示（图 20.3），侧弯上端椎上缘和下端椎下缘平行线的交角即为 Cobb 角。

（1）Cobb 角 ≥ 10° 则为脊柱侧弯。

（2）弯曲曲线的方向即为凸出的方向。例如，一条向右凸出的曲线被称为"右"侧凸。

（3）曲线的顶点决定了脊柱侧凸的水平（或位置）（表 20.3）。

（4）脊柱侧凸通常伴随着旋转，根据正位（AP）X 线片或 CT 上椎弓根与中线的角度来分级。

2. 在普通人群中，脊柱侧凸的患病率为 2%~3%。脊柱侧凸 > 30° 的患病率为 0.3%。

3. 分型和病因。

（1）先天性：先天性异常导致椎体不对称（如

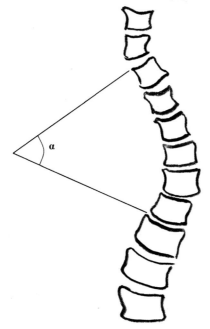

图 20.3　Cobb 角。角 α 为头侧端椎上缘的垂线与尾侧端椎下缘的垂线的交角。

表 20.3　脊柱侧凸定位

侧弯顶点	侧凸水平
C2–C6	颈椎
C7–T1	颈胸椎
T2–T11	胸椎
T12–L1	胸腰椎
L2–L4	腰椎
L5 或以下	腰骶椎

半椎体或先天性融合）。

（2）神经肌肉性：继发于潜在的神经或肌肉骨骼疾病（如脊柱裂、脑瘫或肌肉营养不良）。

（3）综合征性：与某些遗传疾病相关（如马方综合征和神经纤维瘤病）。

（4）特发性：原因不明。

A. 最常见；然而，必须是排除性诊断。

B. 按发病年龄分类：幼儿（0~3 岁）、儿童（4~9 岁）、青少年（≥ 10 岁）。

C. 青少年特发性脊柱侧凸（AIS）最常见，占特发性脊柱侧凸的 80%~85%。

诊断

1. 注意可能提示脊柱侧凸的潜在表现（先天性异常或神经肌肉疾病）。

（1）病变的潜在表现包括：

A. 侧弯进展快速。

B. 显著的、限制功能的疼痛。

C. 相关症状（虚弱、肠 / 膀胱失禁、头痛等）。

D. 不常见的侧弯模式：右胸或右胸左腰双向侧弯是特发性脊柱侧弯的典型弯曲模式。

（2）阳性家族史可能有利于特发性脊柱侧弯的诊断。

2. 病史：疼痛往往不突出。

（1）疼痛通常发生在侧弯顶点，并可能与曲线的严重程度成正比。

（2）剧烈的疼痛应考虑非特发性脊柱侧弯。

3. 体格检查。

（1）视诊：脊柱明显弯曲或姿势不对称 [例如，肩部两侧高度差异和（或）AIS]。

（2）Adams 前屈试验：患者站立位两脚并拢，双腿伸直，腰部向前弯曲，双手触碰脚趾。一侧可见胸椎或腰椎突出，提示脊柱侧凸。

（3）注意患者身高、体重和 Tanner 分级。生长期侧弯进展的风险最大。

4. 影像学。

（1）X 线片：站立位、全长后前位（PA）和侧位片有助于评估。以下可能提示先天性或神经肌肉原因的异常。

A. 侧弯形态（曲线方向及位置）。

B. 侧弯度（Cobb 角）和旋转。

C. 骨龄和 Risser 征：Risser 征是髂骨骨化和融合程度的视觉测量。Risser 征越低，说明生长潜力就越大。

（2）通常每 4~6 个月进行一次摄片，直到骨骼发育成熟，以监测侧弯进展。

治疗

1. 脊柱侧凸的治疗目标是骨发育成熟后侧弯 < 40°。

2. 治疗时需要着重考虑的因素包括侧弯程度和侧弯进展的风险。侧弯进展高风险与下列因素相关。

（1）骨骼不成熟，特别是 Risser 0 级或 1 级。

（2）女性。

（3）年龄 < 12 岁。

（4）初始 Cobb 角＞20°。

（5）双向侧弯或胸椎侧弯。

3. 非手术治疗通常适用于＜40°的 AIS（或神经肌肉性脊柱侧弯＜35°）。

（1）侧弯＜25°的物理治疗及随访。每6个月进行一次临床随访，直到骨成熟。

（2）侧弯25°~40°使用支具。

A. 支具用于预防侧弯的发展，而非矫正侧弯。

B. 支具类型。

a. 颈胸腰骶矫形器（CTLSO）（如 Milwaukee 支具）用于顶点高于 T8 或胸椎的双向侧弯。

b. 低位侧弯使用胸腰骶矫形器 TLSO（如 Boston 支具）。

C. 在骨成熟之前，支具每天至少要佩戴18~23小时。

D. 每3~6个月随访一次，直到骨成熟。

4. 以下情况下需要手术（通常是融合）：

（1）特发性脊柱侧弯。

A. 骨未成熟时侧弯＞40°。

B. 骨成熟时侧弯＞50°，或侧弯持续进展。

（2）神经肌肉性脊柱侧弯。

A. 侧弯＞35°。

B. 肺功能进行性丧失。

RTP

1. 非手术治疗的脊柱侧弯运动员可以参加运动。

（1）体育运动（包括体操、游泳、摔跤和标枪等涉及严重扭力的运动）不会加速或恶化已存在的脊柱侧弯畸形。

（2）通常建议接受支具治疗的患者在运动过程中佩戴支具。

（3）训练应强调脊柱和腘绳肌的灵活性，以及加强核心力量。

2. 手术治疗后是否重返赛场存在争议，通常由负责诊疗的外科医生决定。

（1）对于脊柱融合后直接恢复运动没有正式的指南。

A. 6个月后可允许参加非接触性运动。

B. 1年内不应重返碰撞性运动。

C. 一些专家建议不要无限期地恢复接触性运动。

（2）手术融合后成功重返赛场与下列因素有关：

A. 远端融合。

B. 更高的健康相关生活质量。

退行性椎管狭窄

总论

1. 退行性变随着年龄的增长而发生。尽管是退行性变，但随着时间的推移，许多患者的症状最终会稳定甚至改善，只有一部分患者会出现进展性症状。

2. 症状多样。

（1）神经源性跛行：疼痛和感觉异常沿臀部和大腿向下放射，行走时发作，休息后缓解。

（2）腰椎神经根性疼痛：疼痛沿皮节分布，伴或不伴有与受压神经根相关的神经症状。

3. 病理生理学：退行性变导致椎管狭窄，从而造成神经组织受压。

4. 解剖因素。

（1）中央管狭窄：压迫脊髓、脊髓圆锥和（或）马尾。

（2）椎间孔狭窄：压迫神经根、背根神经节（DRG）和（或）椎管外的脊神经。

（3）无论狭窄位置如何，患者都可能出现神经根症状或跛行症状。

诊断

1. 腰椎后伸，尤其是走路时，背部、腿部或臀部疼痛，坐位、前倾时疼痛减轻。

2. 可通过几个症状与血管性跛行相区分。

（1）通常在骑自行车（坐位）、上坡行走或借助辅助腰椎屈曲的设备时得到改善（购物车征）。

（2）体格检查通常显示脉搏正常。

3. 影像学。

（1）X 线片常显示多水平的退行性变。

（2）MRI 或 CT 等高级成像应显示相应的神经受压区域。中央管狭窄可累及经该水平下行的任何神经根（L2/L3 中央管狭窄可导致 L5 症状）。

（3）影像学检查排除其他原因（如硬膜外转移性疾病）也很重要。

治疗

1. 非手术治疗。

（1）物理治疗（传统的屈曲运动）和口服药物。

（2）介入性治疗：硬膜外类固醇注射。

A. 当保守治疗失败时可以考虑。

B. 与治疗 HNP 引起的神经根疼痛相比，治疗狭窄导致的神经根疼痛效果较差。

C. 尚不清楚对神经源性跛行是否有效。

2. 手术减压。

（1）根据症状的严重程度，适用于保守治疗失败或进行性神经功能障碍。

（2）多种入路，可联合消融术。

峡部裂

总论

1. 峡部裂指上下关节突之间狭小部分的骨折。

（1）常为过度使用损伤，导致应激性骨折。

（2）在急性负荷过重的情况下很少发生创伤性骨折。

（3）与椎体滑脱有一定相关性。

2. 青少年运动员腰痛的最常见原因。有症状的青少年运动员的发病率可高达 47%。

3. 发病部位。

（1）最常见于 L5（85%~95%）和 L4（5%~15%）。

（2）约 80% 的病例累及双侧。

4. 危险因素。

（1）参加需要反复进行腰椎后伸和躯干旋转的运动（如摔跤、体操、舞蹈、足球、田径和网球）。

（2）骨不成熟。

（3）腰椎前凸增加及腹肌无力和屈髋肌僵硬等相关表现。

（4）男性（男女比为 2∶1）。

诊断

1. 病史：腰痛，后伸、俯卧、双臂上举及运动时加重。

2. 体格检查。

（1）活动时疼痛，特别是脊椎后伸时。

（2）单腿脊柱后伸试验：患者单腿站立，腰椎过伸。负重处出现疼痛表明试验为阳性。敏感性为 50%~73%，特异性为 17%~46%。

（3）相关表现可能包括腰椎前凸增加、腹部核心肌群无力、屈髋肌群和腘绳肌僵硬。

3. 影像学。

（1）X 线片可作为首次检查方法，但可能无法显示骨折，特别是在早期症状性应激反应时。

A. 站立正位和侧位片：屈伸位有助于评估骨异常和伴有不稳定的腰椎滑脱。

B. 斜位片可显示"狗戴项圈"征，项圈处为骨折部位。然而，通常不需要进行斜位摄片，会显著增加辐射暴露。

（2）对于 X 线片阴性的患者，如果治疗无效，高级影像学检查可帮助确认诊断。关于评价峡部裂的最佳影像学检查存在争议。大多数专家建议进行 SPECT 或 MRI 检查。

A. SPECT。

a. 优势。

● 新的症状性应激反应发生后约 1 周可出现变化。

● 敏感性高、症状相关性更高（可帮助区分症状性峡部裂和无症状性峡部裂）。症状性峡部裂显示受累区域摄取增加，而无症状性峡部裂则无摄取增加。

b. 缺点。

● 特异性较低。SPECT 在恶性肿瘤、感染和关节炎等其他情况下也可能呈阳性。假阳性率约为 15%。

● 与辐射暴露显著相关。

B. MRI。

a. 优势。

● 可显示包括骨髓水肿在内的应激反应的早期征象，有助于及时诊断和防止发展为真正的峡部裂。

● 有助于对周围软组织进行评估。

● 无相关辐射暴露。

b. 缺点。

● 敏感性和特异性尚不明确。

● 标准 MRI 序列敏感性较低。适当的序列敏感性可能接近 SPECT 和 CT。为了优化诊断效果，MRI 检查应包括有骨髓水肿和皮质骨敏感序列的斜矢状面图像，峡部应采用薄层扫描（层厚＜ 4mm）。

C. CT 扫描。

a. 优势。

● 可良好显示骨性缺损，同时对可能产生疼痛的邻近结构进行评估。因此，当 SPECT 呈阳性但又无法确诊时，CT 可以发挥作用。

● 可区分急性和慢性病变。

● 可能有助于监测愈合情况。

b. 缺点。

● 假阴性率较高，特别是在评估早期症状性应激反应时。

● 与辐射暴露显著相关。

治疗

1. 骨愈合的可能性与损伤程度和诊断时间有关。

（1）早期（骨裂）：73%~94% 愈合。

（2）进展期（骨折增宽伴间隙）：约 40% 愈合。

（3）晚期（假关节）：不太可能愈合。

2. 大多数病例以保守治疗为主；即使无法愈合，也可改善症状。

（1）相对休息：患者应避免运动和其他非日常活动所必需的剧烈活动。理想的相对休息时间尚不明确；许多人认为，骨折早期至少需要休息 3 个月，而慢性骨折则需要更长时间来完全缓解症状。

（2）支具：有人提倡使用硬性支具或软胸衣，但对于支具的效果尚无定论。支具可加强对活动限制的依从性，如果运动员在休息 2~3 周后仍有持续性症状，最好使用支具支撑。

（3）物理治疗：注重核心稳定、综合运动链原则及下肢 / 腰椎柔韧性。

3. 有以下情况可考虑手术治疗。

（1）经过 6 个月的适当非手术治疗后仍持续疼痛。

（2）神经功能障碍。

（3）脊柱不稳定；见下文。

椎体滑脱

总论

1. 椎体滑脱是指一个椎体相对于下一个椎体在矢状面上的前后移位。

（1）前滑脱：椎体相对于下一椎体的前移。

（2）后滑脱：椎体相对于下一椎体的后移。

2. 使用 Wiltse 分类来定义椎体移位的病因（表 20.4）。

3. 崩裂性椎体滑脱最常见于运动员。

（1）最常累及 L5。

（2）双侧椎体滑脱的风险更高。

诊断

1. 常表现为腰痛，向臀部和大腿后侧放射。

（1）通常运动时疼痛加重，特别是后伸时。

（2）疼痛可能与神经根症状有关。

2. 体格检查。

（1）腰椎 SP 压痛。

（2）明显移位时可扪及阶梯样畸形。

（3）相关发现可能包括腘绳肌紧绷和椎旁肌痉挛。

3. 影像学。

（1）X 线片可评估位移；评分见表 20.5。

A. 屈伸位评估节段稳定性。

B. X 线片提示不稳定：

a. 屈曲和后伸位之间椎体平移＞ 5mm。

b. 屈曲和后伸位之间旋转＞ 15°。

（2）如果怀疑有其他共存疾病或明确神经受累，可用 MRI 或 CT 评估周围结构。

表 20.4　椎体滑脱的 Wiltse 分类

类型	名称	滑脱病因
I	发育不良性	第 1 骶椎上表面先天性圆形发育异常
II	峡部裂性	由腰椎滑脱和继发的椎弓根峡部裂分离（IIa 型）或延伸（IIb 型）导致
III	退行性	由于腰椎退行性变导致节段性不稳引起
IV	创伤性	由高能量性创伤和后续对除椎弓根峡部裂以外的骨性和韧带损伤引起
V	病理性	与全身性骨性疾病有关，如骨质疏松症、类风湿关节炎、感染或恶性肿瘤

治疗：不同分级的治疗方法见表 20.5

1. 非手术治疗一般适用于Ⅰ级和Ⅱ级椎体滑脱。

（1）行为调整：相对休息和减轻负重。

（2）如果行为调整后症状持续，可考虑使用支具。

（3）物理治疗：注重腰椎和下肢的灵活性和核心稳定。

（4）每 6~12 个月进行一次影像学检查以监测病情进展，特别是快速生长期。

2. 以下情况可考虑手术治疗：

（1）运动无力或马尾综合征。

（2）适当的非手术治疗后，Ⅰ级或Ⅱ级症状持续。

（3）症状性Ⅲ级椎体滑脱。

（4）Ⅳ级或Ⅴ级椎体滑脱。

3. 特殊分级的治疗方法见表 20.5。

表 20.5　椎体滑脱的分级及治疗

分级	移位	治疗
1	＜ 25%	保守治疗，休息，核心稳定
2	26%~50%	保守治疗，休息，核心稳定 ±TLSO 支撑治疗，持续 3~6 个月
3	51%~75%	无症状：保守治疗（如上）[†] 症状性：手术治疗（如下）
4	76%~100%	手术治疗：最常见的是后外侧融合术，必要时进行减压
5	＞ 100%	手术治疗：最常见的是后外侧融合术，必要时进行减压

[†] 无症状Ⅲ级峡部椎体滑脱应考虑手术转诊，特别是如果运动员仍处于生长期。
TLSO，胸腰骶支具。

（李朔　译）

推荐阅读

1. Dolan AL, Ryan PJ, Arden NK, Stratton R, Wedley JR, Hamann W, et al. The value of SPECT scans in identifying back pain likely to benefit from facet joint injection. *Br J Rheumatol.* 1996;35(12):1269–1273.

2. Dunn IF, Proctor MR, Day AL. Lumbar spine injuries in athletes. *Neurosurg Focus.* 2006;21(4):E4.

3. El-Hawary R, Chukwunyerenwa C. Update on evaluation and treatment of scoliosis. *Pediatr Clin North Am.* 2014;61(6):1223–1241.

4. Kim HJ, Green DW. Spondylolysis in the adolescent athlete. *Curr Opin Pediatr.* 2011;23(1):68–72.

5. Laslett M, Aprill CN, McDonald B, Young SB. Diagnosis of sacroiliac joint pain: validity of individual provocation tests and composites of tests. *Man Ther.* 2005;10(3):207–218.

6. Lawrence JP, Greene HS, Grauer JN. Back pain in athletes. *J Am Acad Orthop Surg.* 2006;14(13):726–735.

7. MacVicar J, King W, Landers MH, Bogduk N. The effectiveness of lumbar transforaminal injection of steroids: a comprehensive review with systematic analysis of the published data. *Pain Med Malden Mass.* 2013;14(1):14–28.

8. Meleger AL, Krivickas LS. Neck and back pain: musculoskeletal disorders. *Neurol Clin.* 2007;25(2):419–438.

9. Standaert CJ, Herring SA. Spondylolysis: a critical review. *Br J Sports Med.* 2000;34(6):415–422.

第 *21* 章

肩关节损伤

Sathish Rajasekaran, Mederic M. Hall

解剖

骨（图 21.1）和肌肉（图 21.2 和图 21.3）解剖结构。

骨折

锁骨

1. 大多数 23~25 岁之前的损伤实际上是骺骺损伤。

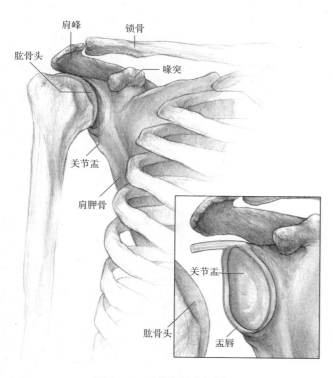

图 21.1 正常肩关节解剖。

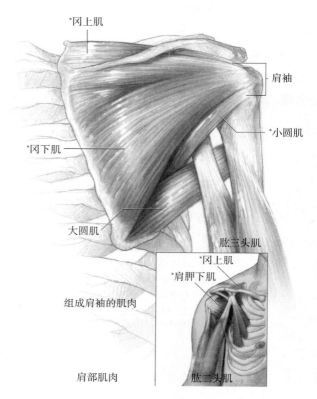

图 21.2 肩关节肌肉。* 表示该肌肉参与构成肩袖。

2. 大多数骨折由直接打击导致，也可发生于伸直手臂摔倒时。

3. 占所有骨折的 5%~15%，占所有肩关节骨折的 50%。

4. 大多数骨折位于锁骨中部（80%），15% 位于远端，5% 位于内侧。

5. 体格检查。

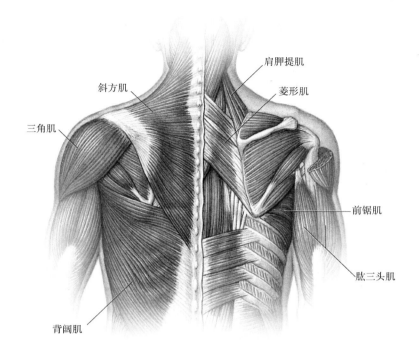

斜方肌

三角肌

背阔肌

肩胛提肌

菱形肌

前锯肌

肱三头肌

图 21.3　肩胛稳定肌。

（1）局部疼痛肿胀，健侧手支撑患侧肘部。开放性骨折罕见。

（2）中、内 1/3 骨折时，皮肤呈牵拉状。

（3）神经血管损伤在中 1/3 骨折中最常见。

（4）临床上外 1/3 骨折比中、内 1/3 骨折难诊断。可与肩锁关节（ACJ）扭伤或关节炎混淆。

6. X 线片。

（1）正位和头侧斜位（Zanca 位）及穿胸位可以最好地定位 3 个平面。CT 检查可更好地显示细节。

（2）缩短移位是一种多平面现象，X 线片无法测量。可采用三维（3D）CT。

7. 分类。

（1）有几种骨折分类系统，大多数将骨折分为中、内或外 1/3。

（2）根据移位与非移位、粉碎与非粉碎及是否累及喙锁韧带（CCL）的外侧 / 远端，每一种类型的骨折可进一步划分为 3 个亚型。

8. 治疗。

（1）非手术：患侧肘部 45° 吊带持续悬吊 4~6 周，直至骨性和临床（无痛）愈合。然后逐渐

RTP。

A. 无移位 / 微小移位，定义为移位＜ 100%，缩短＜ 15mm。

B. 不推荐闭合复位术（CR），因为复位不牢靠。吊带悬吊和绷带"8"字效果类似。

C. 必要时复查 X 线片以确保没有发生移位。

D. 非手术治疗导致骨不连的发生率为 15%~25%。在治愈的患者中，高达 50% 可能有一些长期症状和（或）活动受限。

（2）手术：悬吊 4~6 周，避免抬高＞ 90°，临床和影像学随访。需要取出内固定物。

A. 锁骨中 1/3 骨折的手术指征包括：

a. 神经血管损伤、开放性骨折、骨折畸形导致皮肤损伤、多发性创伤、浮肩损伤，以及患者不能耐受 / 遵从吊带悬吊、美观要求高。

b. 尽管仍有争议，但有新的证据表明，年轻健康成人中 1/3 骨折手术固定可能比保守治疗有更好的结果。

c. X 线片：移位＞ 100%，缩短＞ 15mm，蝶形骨片。

B. 手术方法包括使用钢板、螺钉或髓内钉固

定。钢板和螺钉较为常用，但美观性较差，血管损伤风险高，且需要第二次手术取出。与钢板固定相比，髓内钉固定难度大，旋转控制少，但易于取出，并发症发生率低。

C. 锁骨远端骨折（较少见，多见于老年患者）。

a. 与锁骨中段骨折不同，由于失去 CCL 支持（撕裂或附着在锁骨远端骨折片上，使得锁骨骨折内侧端移位），导致锁骨不稳定。

b. 通常需要 45°头斜位摄片评估；必要时可行 CT 检查。

c. 治疗方式存在争议。如无移位，建议行悬吊密切观察。如有移位，则建议手术。另一些专家认为，由于该类型骨折高度不稳定和骨不连，需要早期手术，否则许多患者将因无法复位而进行手术治疗。

d. 最常见的手术固定是用喙锁螺钉或缝线进行弹性固定，取出内固定时手术创伤较小。

关节盂

见创伤性不稳定部分。

肱骨

见创伤性不稳定部分。

脱位或半脱位

肩锁关节

1. 解剖学和生物力学。

（1）肩锁关节关节囊和肩锁韧带（ACL）（特别是后侧）稳定前后平面，而 CCL 稳定上下平面。

（2）肩锁关节上提时可有 5°~10° 旋转——低于胸锁关节（SCJ）。

（3）第二常见关节脱位（仅次于肩关节盂）。

2. ACJ 疼痛综合征。

（1）包括急性创伤性分离、锁骨远端骨溶解和退行性关节病（DJD）。

（2）体格检查：ACJ 疼痛，围巾征阳性（平举 90° 内收疼痛），O'Brien 试验肩锁关节疼痛。可能存在畸形。

（3）锁骨远端骨溶解：认为是创伤后造成的，由重复的挺举、宽握卧推等造成的微小创伤。锁骨远端不规则伴 DJD。最常见于举重运动员。

（4）Geyser 征：移位的肱骨头与肩锁关节下骨赘逐渐侵蚀肩锁关节囊，致盂肱关节内积液由肩峰-三角肌下囊蔓延至肩锁关节及肩峰下滑囊，有时可合并浅表的滑膜囊肿。

3. 肩锁关节分离分型。

（1）Ⅰ型：ACL 扭伤，关节间隙变宽，但喙锁关节间隙（CCD）不增加。

（2）Ⅱ型：ACL 撕裂，CCL 扭伤，ACJ 间隙变宽，CCD 略有增加（< 25%）。

（3）Ⅲ型：ACL 和 CCL 撕裂，但三角斜方肌筋膜完好。肩锁关节间隙变宽，达 CCD 的 25%~100%。

（4）Ⅳ型：锁骨后方移位，通常最痛。

（5）Ⅴ型：CCD 增宽 100%~300%，三角斜方肌筋膜撕裂。

（6）Ⅵ型：喙下脱位。

4. X 线片：正位、穿胸位或 Zanca 位；应力位无益，且会对患者造成伤害；跨身内收位可显示更大程度的不稳，但通常不采用。MRI 只用于复杂病例的检查。

5. 治疗。

（1）Ⅰ~Ⅱ型：保守治疗；悬吊、药物治疗及康复训练。

（2）Ⅲ型：保守治疗或早期手术干预存在争议。

（3）Ⅳ~Ⅵ型：手术复位，用钢丝（较弱，但不需要拆除）或螺钉（较强，但需要拆除）固定。

（4）接触性运动运动员的再损伤风险较高，退役后再行手术治疗可能更适合。

（5）非手术治疗中根据症状决定 RTP。在手术稳定后，通常需要悬吊 4~6 周，随后 6 周增加活动；8~12 周后拆除悬吊，RTP 前需要再进行 6 周的康复训练。

6. 儿童的特殊处理。

（1）看起来像是肩锁关节分离，但通常是骨膜套袖样撕脱。CCL 附着于骨膜且完整，锁骨穿透套袖的浅表部分。

（2）大多数病例采用观察、疼痛控制和康复治疗。袖套样损伤愈后良好。

GHJ

见创伤性不稳定部分。

肩关节不稳定

1. 肩关节症状性松弛。松弛并不等于不稳定。

2. 可能表现为疼痛、不稳、无力、运动和工作的耐力 / 速度 / 控制丧失，以及 RC 综合征（继发性撞击）。

3. 主要根据不稳定的病因和方向进行分类。

（1）创伤性单向不稳定。

（2）非创伤性不稳定（通常是多方向的，但也可主要表现为单向）。

（3）也可根据程度（半脱位与脱位）、时间（急性、慢性、复发）和是否存在自发的半脱位 / 脱位进行分类。

4. 肩关节稳定通过静态和动态约束的相互平衡作用实现。静态稳定主要在活动尾程发挥作用。

（1）肱骨头和关节盂的骨性匹配。

（2）盂唇。

（3）关节囊及韧带。

A. 当肩关节外展和外旋时（典型的前脱位位置），盂肱下韧带（IGHL）前束限制其前方移位。盂肱中韧带（MGHL）限制肩关节位于中立位。

B. 肩关节处于中立位时，上肩胛盂肱骨韧带（SGHL）和喙肱骨韧带（CHL）限制其向下移位。下方不稳罕见（提物时出现症状）。

（4）动态稳定的相关结构主要在活动中程发挥作用。包括肩袖、二头肌腱和稳定肩胛的肌肉。作为诊断和治疗的一部分，所有这些都必须进行评估和康复治疗。

创伤性脱位

1. 前下位（又名前位）：最常见。

（1）摔倒时肩外展和外旋，三角肌失去正常饱满圆钝的外形，肩峰突出。

（2）超过 90% 有 Bankart 损伤，大部分包括盂肱韧带复合体前束损伤。如行手术治疗，通常需要

同时进行 Bankart 修复和盂唇缝合。

（3）最常损伤的神经是腋神经（高达 7%）；损伤随着脱位持续时间和年龄而增加。

（4）肩关节脱位手法复位。

A. 禁忌证包括怀疑存在神经血管损伤或肱骨颈骨折，或患者症状有所延迟（> 1 周）。

B. 良好的复位技术应该简便易行，通常需要适当镇痛、协助或牵引。

C. 复位前后应进行神经血管检查。

D. 据报道，Kocher 和 Hippocratic 法并发症发生率较高。

E. Stimson 法：患者取俯卧位，前臂 / 手腕远端悬挂重物（2.27~4.5kg）；可结合旋转肩胛骨进行复位。

F. Boss-Holzach-Matter 自主复位法：患者取坐位，膝关节屈曲，手指 / 双手交叉于膝前，身体后倾进行自我牵引（建议患者轻柔地自主复位）。

G. Cunningham 法：患者取坐位，患肢屈肘内收搭于术者对侧肩部。从按摩三角肌和其他肩部肌肉开始，帮助放松。然后按摩二头肌，指导患者耸肩（肩胛收缩）。患者完全放松后，肩关节会自行复位。

H. FARES（快速、可靠、安全）/ 有节奏的握手：患者取仰卧位，患肢内收，肘部伸直，拇指向上。握住患者的手，向尾侧进行牵引。牵引时慢慢将肩关节外展至 90°，同时进行垂直振荡运动。当肩膀外展至 90° 时，外旋肩关节并继续外展。

（5）脱位的 X 线片（不管病因如何）应至少包含 2 个方位，最好是 3 个。

A. 至少应包含正位和腋位片（西点腋位可更好地识别骨性 Bankart 损伤）。腋位 / 西点位可观察肱头相对于关节盂的位置。内旋（IR）正位可识别 Hill-Sachs 损伤，但喙突正位片是诊断 Hill-Sachs 损伤的最佳摄片方式。

B. 冈上肌出口位 / 肩胛侧位 / 肩胛 Y 位：侧位片也可显示肱头相对于肩胛盂的位置，有助于识别肩胛骨骨折。

C. MRI 可显示软组织和骨组织异常，但急性脱位通常不需要进行 MRI 检查。

（6）并发症（随着年龄和脱位时间的增加而加重）。

A. 腋神经损伤：通常在 3~6 个月后恢复。评估三角肌功能和肩外侧感觉。

B. RCT：＜ 40 岁的患者发生率为 15%，＞ 50 岁的患者发病率＞ 15%。

C. 肱骨近端骨折：50 岁以上患者高达 40%。注意无移位的大结节骨折。

（7）非手术治疗。

A. 制动对预后的影响很小。

B. 早期研究表明，在 24~48 小时内使用外旋（ER）支具可降低复发风险，但后续研究未能再次得出上述结论。

C. RC 和肩胛骨稳定训练。

D. 非手术治疗后复发性脱位的风险：年龄是第一预测因素。

a. ＜ 20 岁：65%~95%。

b. 20~40 岁：60%。

c. ＞ 40 岁：10%。

（8）手术治疗。

A. 主要指征是症状性脱位，保守治疗无效并伴有结构性异常。

B. 高强度运动员提倡早期手术，降低复发率。据报道，非手术治疗的复发率高达 95%。

C. 关节镜手术和开放手术一样具有较低的发病率。手术应将撕脱的关节囊、肩袖及韧带进行缝合。接触性运动运动员的复发率为 5%~15%。

D. 手术失败的常见原因是关节囊处理不当。

E. 如果有明显的骨组织损伤，除了前面提到的手术外，还需要进行骨组织修复手术。

a. 如果关节盂骨折＞ 20%（大型骨性 Bankart 损伤），需要行内固定术或 Latarjet 术 /Bristow 术（关节盂喙突移植）或髂骨移植。

b. 大型 Hill-Sachs 损伤（＞ 30% 肱骨头）可能在外旋时损伤关节盂，需要植骨或截骨。

2. 后脱位：不常见。

（1）急性脱位：向前摔倒，手臂伸直，或癫痫大发作或电击（如雷击）后。手臂明显外旋，三角肌前方轮廓消失，喙突外侧凹陷（由于喙突突出）。

（2）慢性复发性半脱位 / 脱位：疼痛 / 推物时产生症状（如橄榄球前锋）。

（3）体格检查（PE）：后方移位伴或不伴有沟槽征、肩胛运动障碍或肩关节后脱位恐惧症。

（4）评估和治疗与前脱位类似，但以下情况例外：

A. X 线片显示反向骨性 Bankart 损伤（肩胛盂后骨折）或反向 Hill-Sachs 损伤（肱骨头前方）。

B. MRI 显示反向 Bankart 损伤（后盂）。

（5）治疗。

A. 通常采用非手术治疗，较前脱位效果好。关于是否需要制动，以及需制动多久没有明确的证据支持。

B. 如果需要手术，通常进行后方 Bankart 损伤修复术、关节囊紧缩移位术和肩袖修复术；可采用开放手术或更常见的关节镜下手术；复发率为 8%~10%。

非创伤性不稳

1. 通常是多方向不稳，但可能只有某一个方向有症状。可能是特发性的或者重复使用造成的，如过肩类项目运动员。

2. 疼痛、无力和（或）伴有多种活动相关症状。

3. 体格检查：多个方向松弛（前后移位，沟槽征），可能有恐惧感（前 / 后恐惧试验阳性）。

4. X 线片和 MRI 通常正常，但 MRI 可能显示关节囊增大（如果使用钆造影）或非特异性表现（如肌腱病变、上盂磨损）。主要依靠临床诊断。

5. 治疗：康复训练；80%~90% 的患者可无症状 RTP。如果需要手术，下关节囊转位术成功率高（失败率为 8%~10%），但患者之间的结果差异较大。

支具稳定

1. 用于限制"危险"姿势。主要用于前方不稳。由于限制活动，可能不适用于运动员。

2. 虽然常规建议运动员佩戴支具 RTP，但并非强制规定。需要权衡收益 / 风险和功能 / 依从性。

肌肉 / 肌腱损伤

近端肱二头肌肌腱

1. 可能与肩袖损伤有关。很少单独损伤。

2. 稳定结构：肩袖间隙和肩胛下肌。

（1）肩袖间隙：包含肱二头肌长头腱、CHL、SGHL。

（2）如果二头肌肌腱不稳定，怀疑是肩胛间隙或肩胛下肌撕裂。

3. 可能受腱鞘病或腱鞘炎的影响。

4. 症状 / 体格检查：肩前痛，肩屈曲疼痛，肱二头肌长头腱沟压痛，Speed 试验阳性（前臂旋后，肘部伸直，患臂前屈 90°，检查者施加一定阻力，嘱患者继续前屈臂部，可出现肱二头肌长头腱沟处疼痛），Yergason 试验阳性（屈肘 90°，阻力下用力屈肘、外旋、外展时结节间沟出现疼痛）。

5. 断裂分为急性和慢性。急性断裂时，患者可感受到"砰"的声响并出现淤青。> 45 岁的患者常伴有肩袖病。肱二头肌短头完整。患者会出现"大力水手"征（肱二头肌隆起）。肱二头肌断裂导致 20% 的旋后肌和 8% 的屈肌肌力丧失，大多数患者的功能损伤很小。部分患者存在持续痉挛性疼痛（特别是旋转 / 旋后时）。

（1）X 线片通常正常。超声（US）或 MRI 可帮助诊断。US 无法对关节囊内肱二头肌肌腱和关节盂进行评估。

（2）治疗方法：> 40 岁的患者大多采用非手术治疗。年轻的患者可选择肌腱固定术，但即使缺少肱二头肌长头腱也可以成为优秀的运动员。

A. 非手术治疗同肩袖治疗。

B. 如果 > 50% 的肌腱受影响，可行肌腱切除术或肌腱固定术。肌腱切除术适用于活动要求较低的老年人。如果 < 50%，可行清创术。

C. 治疗相关疾病（肩袖、上方盂唇前后向撕裂）。

胸大肌

1. 止于结节间沟外侧。锁骨部起点浅表且靠下，而胸骨部起点深（部分覆盖锁骨部分）且靠上。断裂的定义类似于肩袖损伤 [部分（累及表层或深层）对全层（累及两层）]。

2. 正确识别断裂是关键。通常为急性，伴有疼痛、瘀斑、内收和内旋无力，由于胸大肌缺失导致腋窝前侧畸形。

3. 首选 MRI，但最近的证据支持使用 US。

4. 几乎所有的完全撕裂都需手术治疗。通常在 2~3 个月内进行手术修复，否则肌腱萎缩 / 挛缩后需要移植。肌腱撕裂直接行手术修复；肌肉或肌腱损伤可能需要移植，预后较差。

（1）如果不修复，内收强度可能降低 50%。

（2）术后恢复可能需要 4~6 个月。

肩袖（RC）

1. 肩袖肌肉：冈上肌、冈下肌、肩胛下肌、小圆肌。肱二头肌长头腱由于具有稳定作用，通常被认为是"第五块"肩袖肌肉。

2. 肩袖疾病。

（1）肌腱炎 / 肩袖病变。

（2）部分撕裂。

A. 肩袖关节侧撕裂：最常见。

B. 肩袖肌腱内部撕裂。

C. 肩袖滑囊面部分撕裂：常更疼痛。

（3）全层撕裂（常发生在 > 40 岁的患者跌倒后）。

3. 肩袖病变亚型。

（1）原发性撞击综合征：缘于肩峰前方或喙肩穹下的结构性狭窄。最初由 Neer 提出。年轻人很少见。

A. 钩型（Neer 出口位可见）或外侧倾斜型肩峰与 RCT 之间存在一定联系。

B. 肩峰撞击的 Neer 分期。

a. Ⅰ期（急性）：水肿和出血。

b. Ⅱ期（慢性）：瘢痕形成和纤维化。

c. Ⅲ期（慢性）：骨赘，撕裂。

（2）继发性撞击：过肩运动疼痛和肩袖综合征，但无结构损伤。因无法控制肩胛盂内的肱骨头所致。肱骨头向上移位导致肩峰下间隙动态性狭窄并刺激肩袖。可能存在潜在的盂肱不稳、肩胸不稳（导致盂肱不稳定）或肩袖功能障碍（如肌腱病、撕裂、神经损伤）。最常见于年轻人，特别是运动员。

（3）后 - 上撞击 / 关节内内撞击：冈上 - 冈下交界处下表面与后上盂唇之间的病理接触。这两处生理上有正常的接触，但也可能导致病理性改变并产生症状。可能导致部分关节侧 RCT 及盂唇后上方撕裂。常见于投掷运动员（与盂肱关节内旋不足有关）。

A. 表现为肩关节后上方疼痛，特别是投掷时。

B. 前方恐惧试验时可出现疼痛，复位试验或肩胛回缩可减轻疼痛。

4. 病史。

（1）隐匿性或创伤性。常见病因为过度使用。

（2）三角肌、肩峰、三角肌连接处的深部疼痛。排除 ACJ 障碍，因为该区域是 ACJ 常见的牵涉痛部位。关节内撞击时，疼痛部位偏后。

（3）活动时疼痛增加，特别是过肩运动（撞击综合征）。可有夜间疼痛。

5. 体格检查。

（1）肩袖萎缩或束化：提示全层、慢性撕裂或肩胛上神经病变。

（2）肩峰下间隙有压痛。

（3）中度外展时疼痛。

（4）疼痛伴或不伴无力。

A. 满罐试验：肩关节外展 90°，同时前臂极度外旋。

B. 抗阻外旋：重点检查冈下肌和小圆肌。

C. 抬离试验：将患者的手放在腰椎上，手掌朝外。将手从背部抬起，疼痛表示试验阳性，提示肩胛下肌撕裂。

（5）撞击体征。

A. Hawkins：手臂屈曲 90°，肘关节屈曲 90°，检查者内旋患者手臂。疼痛则提示试验阳性。

B. Neer：手臂矢状面最大程度屈曲，随后内旋。疼痛则提示试验阳性。

（6）Neer 撞击试验：向肩峰下间隙注射利多卡因后复查有无撞击。疼痛消失证实外侧撞击。

6. 诊断性评估。

（1）X 线片：至少进行两个正交位摄片，典型的 AP 位（ER 和 IR）和腋位。出口位有助于观察肩峰形状和 ACJ 骨赘。评估 GHJ 和 ACJ 退行性关节疾病（DJD）。肩峰骨——未融合的肩峰骨化中心，腋位可提供最佳视图，可引起撞击。大结节不规则提示包括撕裂在内的肩袖病变。肩峰肱骨间隙缩小 < 7mm，提示全层 RCT。

（2）MRI 和 US 可良好地评估肩袖。

7. 非手术治疗。

（1）休息，冰敷，行为调整。

（2）泰诺、NSAID。

（3）肩袖和肩胛稳定训练。最好先采用肩胛骨稳定训练，然后是冈下肌 / 小圆肌和肩胛下肌，之后再进行针对冈上肌和三角肌的强化训练。

（4）注射：通常不是一线治疗方法。单独使用时复发率高。文献报道其能短、中期改善疼痛和活动。

8. 手术：适用于可手术治疗的结构性病变或保守治疗失败的患者。经典术式包括 RCT 修复、肩峰下滑囊切除术，或采用肩峰下减压术和肱二头肌长头腱切断固定术。

（1）急性 RCT 可能适合早期手术干预。

（2）慢性或损伤时长不确定的肩袖撕裂是否适合手术治疗，主要取决于撕裂大小、受累肌腱数量和多种患者因素。在大多数情况下，进行密切随访的保守治疗较为合适。

（3）对于经验丰富的专科医生而言，关节镜下肩袖修复术和开放手术的效果相当，前者并发症更低、疼痛较轻，切口更小，没有三角肌撕脱的风险（已知的开放手术并发症）。最终愈合时间与开放手术类似。

（4）无论采用何种技术，通常需要 4~6 个月才能恢复活动。

9. 肩袖钙化性肌腱炎。

（1）在运动员中不常见，常见于中年人。最常见的是冈上肌，但也可发生在冈下肌和肩胛下肌。存在于 6%~8% 的无症状个体中。

（2）可有超急性表现，伴有剧烈疼痛，包括静息痛，偶有发热。

（3）病因尚不清楚，但涉及形成期（肿块效应）和吸收期（炎症期）的羟基磷灰石钙沉积。

（4）治疗方法包括物理治疗、皮质类固醇注射、US 引导下的抽液加药注射法和手术。US 引导下的抽液加药注射和外科手术同样有效。

盂唇撕裂

缩略语和定义

1. HAGL：盂肱韧带在肱骨上的撕脱骨折。

2. Bankart 损伤：后脱位时前下唇盂撕裂。

3. 骨性 Bankart 损伤：后脱位时前下盂唇骨折。

4. 反向 Bankart 损伤：后脱位时后下盂唇撕裂。

5. GRID：由于后关节囊/肩袖紧张，容易导致过肩运动员上盂唇自前向后（SLAP）撕裂，以及其他病理改变。

6. Buford 复合体：条索状增厚的盂肱中韧带（MGHL）直接附着在肱二头肌前方的上盂唇，盂肱上韧带（SGHL）缺如。

7. 肩胛下孔或中央窝：位于肩胛盂前上象限的正常变异小孔，应与盂唇撕裂相鉴别。

8. SLAP 撕裂：肱二头肌长头腱起点的上盂唇撕裂。有多个类型，但最常见的是 II 型（见下文）。

（1）病理病因。

A. 后翻现象：外展 - 外旋时，肱二头肌起点向后牵拉，盂唇反复受力，最终撕裂。

B. 棒球投球的重复性牵引力也与之有关。

（2）可能是创伤或过度使用导致（如过肩投掷）。

（3）常伴有病理状态。

（4）类型。

A. I 型：退行性磨损（可能无症状）。

B. II 型：盂唇撕脱，附带完整的肱二头肌肌腱。

C. III 型：上盂唇桶柄样撕裂。

D. IV 型：II 型损伤累及肱二头肌。

（5）MRI 关节造影可对此进行诊断，但最近证实，3T MRI 具有类似的准确性，且后者不需要注射造影剂。关节镜检查仍然是诊断的金标准。

（6）大多数患者可通过肩袖和肩胛稳定训练等保守治疗方法成功治愈，也可通过拉伸后关节囊来纠正 GIRD。

（7）手术治疗通常需要放置一个或多个带线锚钉，必须考虑所有致病的病理情况。可能需要 3~6 个月才能 RTP。

粘连性关节囊炎

1. 疼痛，肩关节活动度（ROM）受限，早期 ER 丧失，X 线片正常；中年女性发病率＞男性。

2. 通常为特发性，但可能与糖尿病、炎性关节炎、创伤、长期固定、甲状腺疾病、卒中、心肌梗死或自身免疫性疾病相关。也可能继发于肩袖或其他疾病。

3. 最初 1~3 个月为第 1 阶段，有疼痛症状，但很少影响运动。第 2 阶段 3~9 个月，疼痛减轻，但运动障碍增加，尤其是 ER。第 3 阶段 9~15 个月，ROM 逐渐恢复。

4. X 线检查正常，但关节造影显示关节囊体积明显缩小。病理：由于肩袖间隙的炎症较关节囊重，导致关节囊紧张。

5. 在第 1~2 阶段，可采用行为调整、镇痛药/NSAID，GHJ 注射来减少炎症和疼痛，促进康复并缩短病情持续时间。剧烈运动可使病情恶化，尽量避免。

6. 通常 12~14 个月后功能恢复正常/接近正常。对于 4~6 个月后仍未好转的患者，可行麻醉下手法操作或关节镜下粘连松解术。影像引导下 GHJ 扩张和用皮质类固醇对肩袖间隙进行封闭治疗也有效。

投掷肩

投掷运动时间约为 2 秒，其中 75% 是准备动作和击发。

1. 准备动作。

2. 击发早期。

3. 击发晚期：抬起臂外展（AB）和 ER，肩胛骨回缩，由于 AB-ER 位置而产生最大的前方剪切力和最大化的肩关节扭矩。

4. 加速：从偏心向同心的转变，只有 1/3 的动能作用于球上，其余通过运动链消耗；击发和加速与 SLAP 撕裂有关。GHJ 的内旋速度为每秒 7000°。

5. 减速：此时关节受力最大，包括等同于体重的压缩应力，后方剪切应力 400N，下方剪切应力＞300N，压缩应力＞1000N。减速过程中的牵拉是造成 SLAP 撕裂的另一原因。

6. 击球后的弧形动作。

肩袖（见上文讨论）

1. 外侧撞击罕见。

2. 许多投掷者表现出关节松弛和 ROM 增加。松弛＋过度使用导致肩袖功能障碍（继发性撞击）。

3. 在击球后的弧形动作中，牵拉应力可对肩袖肌肉造成急性或慢性损伤。同样的牵拉应力可能会对肩关节囊后下方产生积累性应力，造成 Bennet 损伤（见下文）。

4. 如前所述，如 3~6 个月仍无好转，应考虑手术治疗。

5. 后上 / 关节内内撞击：见上文讨论；需要注意，如果出现肩关节 ER 增加，前方不稳定，在击发晚期 / 加速期肩胛收缩不良及后关节囊紧张（GIRD），则表明症状加重。

SLAP 撕裂

1. 通常为 Ⅱ 型。

2. 击发晚期 / 加速期外展外旋时，肱二头肌肌腱作用于后盂唇的应力及减速期的牵拉应力引起的损伤。

3. 无最佳诊断试验：O'Brien 试验、曲柄试验及复位试验等。

4. 康复训练对大多数人有效。

5. GRID：注意肩关节后方紧张 [内旋和（或）水平内收功能丧失] 与后盂唇现象和 SLAP 撕裂的相关性。采用拉伸训练等保守治疗，必要时可行关节囊松解术。

6. Bennett 病变：盂肱下韧带后束的骨化，在 X 线腋位片上最常见，通常无症状。病变大小与症状无关。可选择包括注射在内的对症治疗，必要时可手术切除。

其他损伤

胸锁关节（SCJ）

1. 躯体与上肢之间仅有的骨连接。由强壮的韧带支撑。很少严重受伤，一旦受伤，通常由暴力造成。胸锁韧带是关节抬高和旋转时的主要稳定结构。

2. 骨关节炎：创伤后发生，或是绝经后女性和优势臂的特发性关节炎。

（1）手术治疗前至少进行 6~12 个月的对症治疗（如行为调整、NSAID 和注射）。

（2）手术方式为关节置换术。

3. 败血症：静脉注射（IV）毒品，免疫功能低下；可能远处播散；属外科急症；可扩散至纵隔。

4. 非创伤性不稳：年轻、过度松弛，不常见。

5. 锁骨内侧骨质增生：通常是 SAPHO 综合征（滑膜炎、痤疮、脓疱病、骨质增生、骨炎）等综合征的一部分。

6. 创伤性不稳：最常见的机制是外侧肩关节摔伤导致的间接损伤。受力的方向和手臂的位置（屈曲和伸展）决定前 / 后脱位。直接损伤不常见，通常由自前向后的应力导致后方半脱位 / 脱位。

（1）前脱位：多见（2/3），明显疼痛，肿胀，ROM 受限。

（2）后脱位：少见（1/3），临床症状具有一定迷惑性（不要将左侧 SCJ 后脱位误诊右侧 SCJ 前脱位）。可压迫气道或邻近血管结构（检查患侧手臂的静脉扩张）。

（3）评估。

A. X 线片应包括正位和胸部侧位，但"巧合位"（serendipity view）对诊断最有帮助（以 SCJ 为中心的 45° 倾角摄片），可显示锁骨相对于胸骨柄的位置。

B. CT 是首选的影像学检查方式，可以与 CT 血管造影相结合来评估邻近大血管的状态。

C. 通常不需要进行 MRI 检查，对骨组织成像也不理想。

（4）治疗。

A. 7 天内可尝试闭合复位肩袖。

B. 前脱位手法复位通常不能保持复位。"8"字固定优于标准悬吊。

C. 后脱位手法复位只能在可控环境下进行，复位前后应进行血管评估，现场具备急救和血管手术的条件。复位后固定 6~10 周。

D. 如果肩袖失败，需要切开复位固定。在 SCJ 中放置钢丝、克氏针等内固定物都影响关节活动，因此不宜使用。

E. 如果为慢性前脱位，对症治疗 6~12 个月通常会好转。如果不是慢性前脱位，应采用锁骨内端切除关节成形术。后脱位通常采用，通常采用切开复位和锁骨内端切除关节成形术。锁骨移位可导致大血管破裂。

F. 骨未成熟的情况下，更有可能造成骨骺损伤。骺（生长）板直到 24 岁才闭合。锁骨生长80% 源自内侧，因此损伤后极有可能会重塑，仅需要观察。

肩胛上神经病变

1. 疼痛（后上），无力，肌肉萎缩。

2. 非卡压。

（1）无大面积损伤。病因未知，但可能由重复的过肩运动和内收活动牵引导致。排球运动员很常见，但所有过肩类运动员都可发生。症状可能非常轻微。

（2）通常只影响冈下肌（可能与冈盂切迹处牵拉有关）。

（3）预后良好，休息后可康复。多数无症状，可有明显的萎缩。需要行冈盂切迹减压的情况较少见。

（4）应与 Parsonage-Turner 综合征（急性臂丛神经炎）相鉴别。

3. 卡压。

（1）通常由盂唇撕裂相关的盂唇旁神经节囊肿引起。

（2）可同时累及冈上肌和冈下肌（肩胛上切迹受压），或仅累及冈下肌（冈盂切迹受压更为常见）。

4. 体征 / 症状：后侧症状，肌萎缩，无力＞疼痛，首先影响冈下肌，上盂唇可能受累。

5. 评估：超声或 MRI 可对囊肿进行诊断；MRI 关节造影更适合于盂唇。

6. 多数需要手术干预。可经皮穿刺引流，但复发风险高。

四边孔综合征（QSS）

1. 由腋神经（神经源性 QSS）和（或）旋肱后动脉（PCHA）（血管性 QSS）的卡压或牵拉导致，两者均由四边孔穿行。四边孔边界包括肱三头肌长头、肱骨颈、大圆肌和小圆肌。

2. 大多数患者＜ 40 岁。无具体流行病学报道，但可能男性更常见。

3. 神经性 QSS。

（1）继发于压迫而非牵拉。

A. 纤维带是最常见的原因，继发于显性或隐性的反复微创伤，导致四边孔周围组织发生瘢痕粘连。

B. 其他原因包括肌肉边界肥大、神经走行异常、盂唇囊肿、盂旁囊肿、神经节、骨折血肿或肱骨骨软骨瘤。

（2）临床症状：肌肉萎缩，无力，感觉异常，肩痛定位不明确，四边孔压痛，非皮节分布的神经根痛。

（3）诊断性检查。

A. 没有诊断的金标准。

B. 有些可在 MRI 上发现小圆肌萎缩，这是 QSS 的表现，但也可能是无症状人群中的一种正常变异。

C. 针状肌电图（EMG）也有所应用，但敏感性较差。有助于排除其他诊断（如神经痛性肌萎缩、肩胛上神经病变或颈神经根病变）。

D. 在某些情况下，US 引导下麻醉（± 皮质类固醇）不仅可以诊断，还可以治疗。

（4）治疗。

A. 先采取保守措施（物理治疗、投掷生物力学等）。

B. 影像引导下注射有效（详见前文）。

C. 对于顽固性病例，可考虑行四边孔减压手术。

4. 血管性 QSS。

（1）继发于牵拉而非压迫。重复牵拉（肩外展、ER）导致 PCHA 血流紊流，造成内膜增生、血栓栓塞、动脉瘤及附壁血栓形成。

（2）临床症状：上肢发冷，畏寒，苍白，发绀或裂片形出血。

（3）诊断性检查：CT 血管造影和 MR 血管造影具有诊断价值，但数字减影血管造影是诊断金标准。

（4）治疗。

A. PCHA 结扎 ± 溶栓或血栓栓子切除术。

B. 抗凝 3 个月。

神经痛性肌萎缩症（Parsonage-Turner 综合征）

1. 命名：文献有多个别称，如急性臂丛神经病变、急性臂丛神经炎、Kiloh-Nevin 综合征、臂丛神经病变、特发性臂丛神经病变、特发性臂丛神经炎、局限性肩带神经炎、肩带多发性神经炎、麻痹性臂丛神经炎、肩带综合征。

2. 流行病学。

（1）发病率为每 10 万人 20~30 例。

（2）可发生于任何年龄，多数为 30~70 岁，男性发病率稍高。

3. 病因。

（1）病因不明，但可能与自身免疫性疾病相关（病毒感染后）。

（2）遗传形式（常染色体显性）存在，但罕见。

4. 临床症状。

（1）突然出现肩胛带严重的持续性疼痛，并向上肢放射，持续数小时至数周

（2）10%~30% 的病例双侧受累。

（3）疼痛消退后，会出现肌肉无力、肌肉萎缩和感觉障碍等症状。某些神经（最常见的是肩胛上神经和腋神经）和相关支配肌肉首先出现症状，双侧受累的患者症状不对称。

5. 诊断性检查。

（1）诊断性影像学检查（X 线片、超声、MRI）对于排除其他诊断（颈椎间盘疾病、颈神经根病、颈脊髓病、肩袖疾病等）至关重要。

（2）神经传导研究和针状肌电图有助于确认诊断，并可排除其他神经肌肉疾病（多灶性运动神经病变，易致压迫性瘫痪的遗传性神经病变及卡压性神经病变）。

6. 治疗。

（1）有文献报道口服类固醇，但没有证据支持。

（2）大多数患者在 3 个月内好转。

（3）3 个月后疼痛持续且无运动恢复表明预后不良。

（4）特发性疾病复发率（26%）低于遗传性疾病（74%）。

（李朔　译）

推荐阅读

1. Braun S, Kokmeyer D, Millett PJ. Shoulder injuries in the throwing athlete. *J Bone Joint Surg.* 2009;91:966–978.
2. Brown SA, Doolittle DA, Bohanon CJ, et al. Quadrilateral space syndrome: the Mayo Clinic experience with a new classification system and case series. *Mayo Clin Proc.* 2015;90(3):382–394.
3. Cox CL, Kuhn JE. Operative versus nonoperative treatment of acute shoulder dislocation in the athlete. *Curr Sports Med Rep.* 2008;7(5):263–268.
4. Dala-Ali B, Penna M, McConnell J, Vanhegan I, Cobiella C. Management of acute anterior shoulder dislocation. *Br J Sports Med.* 2014;48(16):1209–1215.
5. Greiwe RM, Ahmad CS. Management of the throwing shoulder: Cuff, labrum and internal impingement. *Orthop Clin North Am.* 2010;41:309–323.
6. Mautner BK, Blazuk J. Overuse throwing injuries in skeletally immature athletes—diagnosis, treatment, and prevention. *Curr Sports Med Rep.* 2015;14(3):209–214.
7. Pujalte GG, Housner JA. Management of clavicle fractures. *Curr Sports Med Rep.* 2008;7(5):275–280.
8. Rios CG, Mazzocca AD. Acromioclavicular joint problems in athletes and new methods of management. *Clin Sports Med.* 2008;27(4):763–788.
9. Sambandam B, Gupta R, Kumar S, Maini L. Fracture of distal end clavicle: a review. *J Clin Orthop Trauma.* 2014;5(2):65–73.
10. Tjoumakaris FP, Anakwenze OA, Kancherla V, Pulos N. Neuralgic amyotrophy (Parsonage-Turner syndrome). *J Am Acad Orthop Surg.* 2012;20(7):443–449.
11. Wilk KE, Obma P, Simpson CD, Cain EL, Dugas JR, Andrews JR. Shoulder injuries in the overhead athlete. *J Orthop Sports Phys Ther.* 2009;39(2):38–54.

第22章

肘部和前臂损伤

Steve J. Wisniewski

解剖学

肘骨：肱骨、桡骨、尺骨

1.肘关节是肱骨远端与桡骨、尺骨近端之间的铰链关节。

（1）正常活动范围（ROM）为屈曲 0°~140°。

（2）棒球投手的优势侧常见轻微的屈曲挛缩。

2.桡骨头和桡尺关节可以旋前 / 旋后。

（1）正常 ROM 为旋前 75°，旋后 85°。

（2）环状韧带支撑桡尺关节。

肘韧带

1.外侧或桡侧副韧带复合体。

（1）包括桡侧副韧带、环状韧带、辅助副韧带和后外侧（尺侧）副韧带。

（2）提供内翻支持；运动员受伤较少。

2.内侧或尺侧副韧带复合体。

（1）三束：前束、后束和横向斜束。

（2）肘关节屈曲 30°~120°时，前束是肘关节外翻应力的主要抑制因素。

肘部肌肉

1.肘关节屈曲：肱肌、肱桡肌和肱二头肌。

2.肘部伸直：三头肌和肘肌。

3.内侧屈肌 / 旋前肌。

（1）手腕 / 手指屈肌：桡侧腕屈肌、掌长屈肌、尺侧腕屈肌、指浅屈肌和指深屈肌。

（2）前臂旋前：旋前圆肌、旋前方肌。

4.外侧伸肌 / 旋后肌。

（1）手腕 / 手指伸肌：桡侧腕长伸肌、桡侧腕短伸肌、指伸肌、小指伸肌、尺侧腕伸肌。

（2）前臂旋后：旋后肌（肱二头肌也有助于前臂旋后）。

神经

1.正中神经：向前越过肘部，被肱二头肌肌腱膜覆盖。然后经过旋前圆肌的两个头部之间，在前臂的指浅屈肌之间移动。

2.尺神经：行走于内侧上髁后方，进入肘管。肘管由尺侧腕屈肌的两个头构成。

3.桡神经：在肱肌和肱桡肌之间的肘部前面移动。分为骨间后神经（PIN）和桡浅神经。PIN 穿过旋后肌的两个头部，然后进入前臂后部，而桡浅神经则在肱桡肌下方的前臂向远端走行。

流行病学、诊断和治疗

骨折

1.桡骨头。

（1）损伤机制：前臂旋前，落到伸出的手上。

（2）排除副韧带损伤。

（3）体格检查显示桡骨头压痛，前臂旋转疼痛。

（4）骨折分类。

A. Ⅰ型：非移位性骨折。

B. Ⅱ型：骨折伴移位、凹陷或成角。

C. Ⅲ型：粉碎性骨折。

D. Ⅳ型：桡骨头骨折伴肘关节脱位。

（5）治疗。

A. Ⅰ型：肘关节铰链夹板／支撑，早期 ROM 练习。

B. Ⅱ型：手术治疗——切开复位内固定（ORIF）与骨块切除术。

C. Ⅲ型：桡骨头切除术。

D. Ⅳ型：脱位复位，根据上文讨论的分类治疗骨折。

2. 髁上。

（1）损伤机制：通常是直接外伤或摔倒时手撑地。

（2）儿童常见骨折。

（3）需要密切监测神经血管状况。观察可能的骨筋膜室综合征。

（4）骨折分类。

A. Ⅰ型：无移位。

B. Ⅱ型：前间隙，旋转力线受限。

C. Ⅲ型：无皮质连续性，不稳定。

（5）治疗。

A. Ⅰ型：长臂石膏或夹板固定，经常随访，以确保对齐。

B. Ⅱ、Ⅲ型：复位固定。

3. 鹰嘴。

（1）损伤机制：肘关节屈曲时直接击打肘关节后部，或者摔倒时手撑地伴肘关节屈曲，导致三头肌收缩和撕脱伤。

（2）分类：已经描述了多种分类系统；下面使用的分类系统是基于位移量、粉碎量和肘关节的稳定性。

A. Ⅰ型：移位＜2mm，粉碎性极小，肘关节稳定。

B. Ⅱ型：移位＞2mm，肘关节稳定。

C. Ⅲ型：骨折与肘关节不稳定有关。

（3）治疗。

A. Ⅰ型：长臂石膏／夹板与 ORIF。

B. Ⅱ型：手术治疗。

C. Ⅲ型：鹰嘴切开复位内固定。

4. 桡骨／尺骨中段。

（1）可发生在直接外伤或继发于摔倒时手撑地；儿童常见骨折。

（2）需要密切评估神经血管和观察室间隔综合征。

（3）治疗。

A. 儿童／青少年无移位时石膏固定；需要密切随访观察移位情况。

B. 成人运动员或儿童移位：切开复位内固定。

肘关节脱位

1. 最常发生在足球、摔跤和体操中。经常发生于摔倒时手撑地。

2. 骨科急症需要尽快复位。

3. 分类。

（1）脱位方向：后（最常见）、后外侧、后内侧、内侧、外侧或分散。

（2）如果没有骨折称为"简单"脱位，如果合并骨折称为"复杂"脱位。

4. 应获得复位前后的 X 线片，以确定相关骨折。

5. 应密切监测神经血管状况。

6. 治疗取决于不稳定的程度，因为损伤发生在尺骨和桡骨副韧带。

7. 肘关节脱位的治疗：

（1）肘关节屈曲短期夹板固定（＜1周）。

（2）早期保护 ROM 并戴铰链支架（防止挛缩形成）。

（3）如果没有骨折或神经血管损伤，可能在4~6周内恢复活动；脱位后常见外翻不稳。

（4）复杂脱位或复发性脱位：推荐外科手术。

不稳定／韧带损伤

1. 尺侧副韧带损伤。

（1）前束是外翻应力的主要抑制因素，尤其是在投掷加速阶段。这使运动员容易受到急性（投掷时突然"砰"的一声）或投掷造成的慢性韧带损伤。

（2）症状：肘部内侧疼痛，投掷时更为严重。

（3）体格检查：触诊时有压痛感，尤其是在尺骨插入处，可发生大部分撕裂。肘关节屈曲

20°～30°时的外翻应力（打开鹰嘴）可能会导致疼痛，与非肘关节相比，肘关节松弛度增加（尽管运动员过顶投掷时肘关节通常会增加外翻松弛度，但不会造成损伤）。

（4）平片可显示尺侧副韧带内的钙化。MRI 和（或）诊断超声可能有助于确认尺侧副韧带撕裂。

（5）尺侧副韧带的慢性不稳定/损伤常导致尺神经病变。

（6）尺侧副韧带损伤的非手术治疗。

A. 可能在非创伤性运动员或轻度损伤的运动员中取得成功。

B. 相对静止（即不投掷），冰敷。

C. 铰链式肘撑可用于保护肘关节免受外翻应力。

D. 肘部的伸展和加强训练（特别是加强腕屈肌和前臂旋前肌）、肩袖、肩胛稳定肌和核心肌。

E. 识别运动链缺陷，回顾投掷机制。

F. 当疼痛消失、完全 ROM 恢复、力量恢复或潜在的缺陷得到适当恢复时，逐渐恢复投掷计划。

（7）尺侧副韧带损伤的手术治疗。

A. 适用于尺侧副韧带完全撕裂或部分撕裂，并且适当的康复后仍有症状的运动员。

B. 尺侧副韧带重建。

2. 后外侧旋转不稳（外侧尺侧副韧带损伤）。

（1）继发于外侧副韧带复合体损伤的肱骨桡骨一过性后外侧旋转性半脱位。

（2）症状：疼痛的肘关节锁定和爆裂；可能有肘关节外伤或脱位史。

（3）体格检查：侧移试验阳性。

（4）MRI 扫描有助于确定外侧尺侧副韧带损伤。

（5）保守治疗：肘关节支具，康复，避免刺激性动作。如果失败，手术治疗的重点是重建外侧副韧带复合体。

外翻伸展超负荷

1. 在空中投掷过程中，高外翻应力和肘关节伸展造成鹰嘴后内侧尖和鹰嘴窝之间的撞击，引起滑膜炎、骨赘形成，可能还有游离体。

2. 症状：持续投掷阶段，肘关节后内侧疼痛。

3. 体格检查：外翻负荷时，肘关节完全伸展疼痛。

4. 非手术治疗。

（1）停止投掷动作。

（2）恢复肘关节（包括改善肘屈肌的偏心力量）、肩关节和运动链，以纠正力量和柔韧性缺陷。

（3）当症状消失且上述缺陷恢复后，逐渐恢复投掷。

5. 手术治疗。

（1）如果非手术治疗失败。

（2）骨赘切除及游离体探查术。

（3）术后恢复肘、肩、动力链，纠正力量和柔韧性缺损。

肌肉/肌腱损伤

1. 肱二头肌远端断裂。

（1）屈曲肘部的偏心载荷常导致断裂。

（2）症状：突然出现肘前疼痛和肿胀，常伴有"砰"的一声，随后出现瘀斑。

（3）区分部分撕裂和完全撕裂很重要，因为完全撕裂最好早期手术治疗。

（4）体格检查：远端肱二头肌肌腱触诊有压痛、水肿、瘀斑、钩试验异常（屈肘、前臂旋后时手指不能"钩"在远端肱二头肌肌腱周围）、旋后无力大于屈肘无力。

（5）MRI 可以区分部分撕裂和完全撕裂。

（6）部分撕裂的非手术治疗：保护/休息/冰敷/加压/抬高（PRICE），重建正常 ROM，尽可能增加强化训练。

（7）完全断裂建议手术治疗。

2. 外上髁病。

（1）通常是普通伸肌腱起源的过度使用/退行性损伤（即肌腱病），而不是炎症（即肌腱炎）。最常累及桡侧腕短伸肌腱。组织病理学过程称为血管成纤维细胞增生。

（2）症状：肘部外侧疼痛，可能放射至前臂。

（3）体格检查：外上髁及其远端有压痛。腕关节伸展阻力或被动屈曲会加剧疼痛。

（4）治疗方法：休息、冰敷、前臂反力支具、物理治疗，以纠正肘部、肩部和运动链潜在的柔韧性和力量缺陷。建议对腕伸肌进行偏心加强。纠正

不理想的运动技术 / 设备很重要。皮质类固醇注射可短期缓解疼痛，但长期可能是有害的。如果症状是慢性的（超过 6 个月），经皮穿刺肌腱切开术加或不加富含血小板血浆是一种治疗选择。

（5）如果上述治疗没有改善，可能需要手术治疗。

3. 内上髁病。

（1）通常是退行性而不是炎症性的，类似于外上髁病。

（2）症状：肘部内侧疼痛，可能放射至前臂近端。

（3）体格检查：内上髁前部压痛。腕关节屈曲 / 前臂旋前阻力或前臂旋后被动伸腕会加剧疼痛。

（4）治疗方法：休息、冰敷、NSAID、前臂反力支具和物理治疗，以纠正肘部、肩部和运动链中潜在的柔韧性和力量缺陷。纠正不理想的运动技术 / 设备。皮质类固醇注射可短期缓解疼痛，但长期可能是有害的。如果症状是慢性的（超过 6 个月），经皮穿刺肌腱切开术加或不加富含血小板血浆是一种治疗选择。

（5）如果上述治疗没有改善，可能需要手术治疗。

4. 三头肌肌腱病。

（1）重复性过度使用损伤（即退行性而非炎症性）。

（2）体格检查：当肱三头肌远端肌腱插入鹰嘴时，可有触痛。肘关节伸展阻力或被动屈肘加剧疼痛。

（3）治疗：冰敷、NSAID 和物理治疗，以纠正潜在的力量和柔韧性缺陷。检查运动技术 / 设备对于防止再次损伤很重要。

鹰嘴滑囊炎

1. 损伤机制。

（1）肘后直接损伤致急性出血性滑囊炎。

（2）慢性滑囊炎与反复运动或频繁刺激法氏囊有关（压力）。

2. 临床表现。

（1）急性滑囊炎：迅速肿胀，囊内充满血液。

（2）慢性滑囊炎：滑囊炎肿胀，常有轻微疼痛。

3. 体格检查：鹰嘴关节外肿胀 / 积液。

4. 如果存在感染问题，需要进行穿刺 / 实验室评估。

5. 治疗：压迫，NSAID，冰敷，夹板。肘垫。急性滑囊炎可进行穿刺。皮质类固醇注射可用于治疗亚急性 / 慢性病例，但可能增加感染风险。

6. 很少需要手术切除法氏囊。

急性室间隔综合征

1. 间质压力升高，导致微血管损害。如果治疗不及时，可能导致组织坏死和神经血管损伤（Volkmann 缺血性挛缩）。

2. 可能发生在肱骨骨折或前臂骨折后；合并肱骨和前臂骨折时发生率较高。

3. 患者主诉前臂和手部疼痛加剧、紧绷和感觉异常。

4. 体格检查。

（1）手部感觉减退。

（2）前臂触诊时有坚实的木质感觉。

（3）被动伸指疼痛。

（4）苍白和脉搏消失是晚期发现。

（5）神经症状（虚弱、感觉异常）。

5. 腔室压力测量可以确认诊断。

6. 治疗包括前臂筋膜切开术。

（周天平　译）

推荐阅读

1. Ahmad CS, El Attrache NS. Valgus extension overload syndrome and stress injury of the olecranon. *Clin Sports Med*. 2004;23(4):665–676.
2. Cain EL, Dugas JR, Wolf RS, Andrews JR. Elbow injuries in throwing athletes: a current concepts review. *Am J Sports Med*. 2003;31(4):621–635.
3. Coombes BK, Bisset L, Brooks P, Khan A, Vicenzino B. Effect of corticosteroid injection, physiotherapy, or both on clinical outcomes in patients with unilateral lateral epicondylalgia: a randomized controlled trial.

JAMA. 2013;309(5):461–469.

4. Gomez JE. Upper extremity injuries in youth sports. *Pediatr Clin North Am.* 2002;49:593–626.

5. Gosens T, Peerbooms JC, van Laar W, den Oudsten BL. Ongoing positive effect of platelet-rich plasma versus corticosteroid injection in lateral epicondylitis: a double-blind randomized controlled trial with 2-year follow-up. *J Am Coll Sports Med.* 2011;39(6):1200–1208.

6. Griggs SM, Weiss APC. Bony injuries of the wrist, forearm, and elbow. *Clin Sports Med.* 1996;15(2):373–400.

7. McFarland EG, Gill HS, Laporte DM, Streiff M. Miscellaneous conditions about the elbow in athletes. *Clin Sports Med.* 2004;23(4):743–763.

8. Rettig AC. Elbow, forearm and wrist injuries in the athlete. *Sports Med.* 1998;25(2):115–130.

9. Safran MR. Elbow injuries in athletes. *Clin Orthop Relat Res.* 1995;310:257–277.

10. Sellards R, Kuebrich C. The elbow: diagnosis and treatment of common injuries. *Primary Care: Clin Office Pract.* 2005;32:1–16.

第 *23* 章

手和腕关节损伤

Joseph Michael Ihm

临床解剖学

1. 远端桡尺关节（DRUJ）允许前臂和手旋前和旋后，以及三角纤维软骨复合体（TFCC）、尺侧腕伸肌、骨间韧带、旋前方肌和相关前臂肌肉提供稳定性。

2. DRUJ 的桡骨部分与近侧一排腕骨连接，但远侧尺骨不直接与腕骨连接，而是作为构成尺腕的多个稳定韧带的附件。

3. 桡侧腕关节生物力学处理 75%~80% 的腕部轴向负荷。

4. TFCC（图 23.1）。

（1）TFCC 分为中央关节盘部分（相对无血管）及背侧和掌侧桡尺侧韧带，后者更具血管性，为DRUJ 提供稳定性。

（2）腕掌侧尺侧韧带从 TFCC 和尺骨茎突周围延伸至月骨和三角骨。

（3）TFCC 由尺侧伸肌下梢和尺侧副韧带

（IJCL）构成。

（4）尺侧腕部的三角纤维软骨较薄，增加了损伤的风险。

5. 尺骨变异与尺桡骨长度的关系有关。

（1）中立：尺骨和桡骨长度相同。

（2）正变异：尺骨比桡骨长。

（3）负方差：尺骨短于桡骨。

6. 手腕由 8 块腕骨组成（图 23.2）。

7. 腕管（图 23.3）。

（1）腕管边缘。

A. 前界为腕横韧带，深至掌骨，从内侧的钩骨

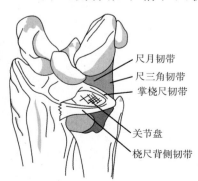

图 23.1　三角纤维软骨复合体。

尺月韧带
尺三角韧带
掌桡尺韧带
关节盘
桡尺背侧韧带

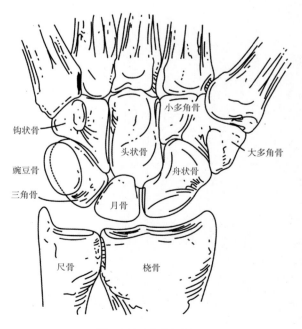

图 23.2　腕骨解剖。

钩状骨
豌豆骨
三角骨
月骨
小多角骨
头状骨
舟状骨
大多角骨
尺骨
桡骨

和豌豆状韧带到外侧的舟状骨和梯形韧带。

B. 后缘由腕骨组成。

（2）腕管内容物。

A. 正中神经：为第 1 和第 2 蚓状肌及大鱼际肌（拇短屈肌深部除外）提供运动神经支配，并为大鱼际隆起、第 1~3 指的掌侧和第 4 指的外侧半提供感觉神经支配。

B. 指浅屈肌、指深屈肌（FDP）和拇屈肌腱。

8. 尺神经和尺动脉穿过 Guyon 管。

（1）尺神经为第 3 和第 4 蚓状肌、掌侧和骨间背侧、小鱼际肌、拇短屈肌深部和拇内收肌提供运动神经支配。

（2）尺神经为第 5 指和第 4 指内侧提供感觉神经支配。

（3）桡动脉和尺动脉为手部提供血管供应。

9. 桡神经对手无运动神经支配，但为第 1~3 指背和第 4 指侧半提供感觉神经支配。

特定损伤和疾病的流行病学、诊断及治疗

骨折

1. 桡骨远端。

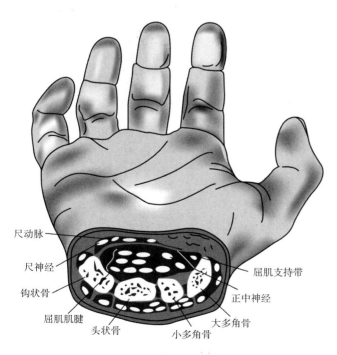

尺动脉
尺神经
钩状骨
屈肌肌腱
头状骨
屈肌支持带
正中神经
大多角骨
小多角骨

图 23.3 包围正中神经和屈肌肌腱的腕管。

（1）通常发生在摔倒时，导致手腕过度伸展，从而影响桡骨远端。

（2）浮球感征阳性提示远端桡尺关节不稳。

（3）平片：正位、侧位和斜位。

（4）治疗。

A. 非手术治疗：非移位性关节外骨折采用长臂石膏内固定或旋后固定治疗 4~6 周。

B. 手术治疗。

a. 移位和粉碎。

b. 关节内。

c. 桡侧倾角＜ 15°，背侧倾角＞ 20°，或关节阶跃＞ 2mm。

d. 可能需要紧急手术治疗的表现包括开放性骨折、血管损伤或急性腕管综合征。

2. 尺骨远端骨折不常见，但也有应力反应的病例报道，可采用固定治疗。

3. 舟状骨。

（1）最常见的损伤是腕骨；发生在伸出的手上，导致手腕过度伸展。

（2）约占运动员腕关节骨折的 75%，是仅次于桡骨远端骨折的常见腕关节骨折。

（3）最常见于 15~30 岁人群。

（4）体格检查结果包括：无法运动，肿胀，桡骨背侧和桡骨掌侧腕关节疼痛，尺骨偏位疼痛，舟状骨掌侧结节、腕掌关节和解剖鼻烟窝触诊压痛；最敏感的发现是解剖鼻烟窝触诊压痛。

（5）结合多种体格检查结果（如鼻烟窝压痛、舟状骨结节压痛和纵向压迫痛），可增加准确诊断舟状骨骨折的概率。

A. 解剖鼻烟窝是指尺侧拇短伸肌（EPB）和桡侧拇外展肌（APL）肌腱之间的沟。

B. 舟状骨结节是指在腕关节远端屈肌皱襞水平上可触及的突起。

C. 纵向压迫性压痛是通过在检查者的拇指和示指之间夹住延伸的中外展拇指，并向舟状骨方向按压而引起的。

（6）影像学检查包括正位、斜位、侧位和尺偏斜正位。

（7）如果最初的 X 线片是阴性的，但高度怀疑骨折，可固定于拇指夹板上，并在 2 周内重新成像；

如果需要确认诊断，可在精英或专业运动员损伤早期进行 MRI 或骨扫描，但阳性诊断可能需要 1~3 天。

（8）舟状骨骨折稳定性的定义是一个重要的（尽管有争议）概念，因为治疗依赖于稳定性。

（9）不稳定骨折包括移位超过 1mm 的骨折、力线不良或相关的腕关节不稳定。

A. 需要手术固定治疗，以尽量减少骨不连或畸形愈合的风险。

B. 术后夹板固定的持续时间取决于术中获得的稳定性程度。

（10）急性稳定骨折可采用短臂或长臂石膏固定，拇指外伸，桡侧微偏，掌侧屈曲，8~12 周内愈合率达 90%~100%。

（11）一些稳定骨折可通过手术治疗，以便运动员能够在使用石膏板的情况下尽早恢复运动。

（12）只有在 ROM 正常且完全康复的情况下，才允许无保护的恢复运动。

（13）由于血管解剖的原因，近端骨折比远端骨折愈合更差（图 23.4）。

A. 舟状骨通过背侧血管接受大部分血液供应（包括整个近端极），其中 70%~80% 由桡动脉分支从舟状骨腰部逆行提供。

B. 由于腕舟骨近端的逆向流动，这部分骨的骨折会对血流产生不利影响，从而增加缺血性坏死的风险。

4. 钩状骨折。

（1）占所有腕关节骨折的 2%~4%；常见于高尔夫、棒球和曲棍球运动。

（2）表现为手尺侧隐痛，尝试握紧时疼痛。

（3）症状的持续时间可能会延长，有些患者可能已经看过几位医生而没有诊断。

（4）活动关节，时小鱼际隆起的钩状钩上痛觉敏感。

（5）激发试验是钩子牵引试验。

A. 这是一种动态测试，将手腕置于完全尺偏位置，患者的手指弯曲；然后检查者拉动两个尺指，患者抵抗拉力。

B. 这项测试将引起患者手腕的中度至重度疼痛，有时通过手掌辐射，疼痛的焦点在钩骨钩形区域。试验的前提是尺侧手屈肌腱以钩骨钩形区域为滑轮，负载时会使骨折移位，引起疼痛。

（6）平片（包括腕管视图）可能无法显示骨折；CT 扫描被认为是评估骨折的金标准，尽管

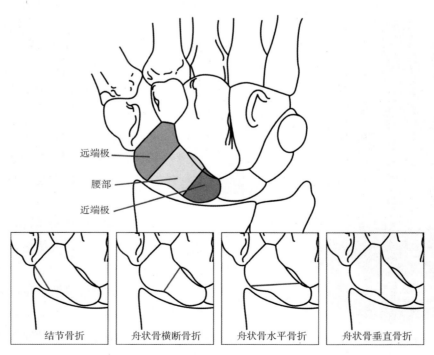

图 23.4　舟状骨解剖：近端极骨折预后较差。

MRI 可能显示有或无骨折线的钩骨损伤迹象。

（7）虽然非手术治疗和手术固定都可以考虑，但对于持续或衰弱的症状，切除钩状钩被认为是治疗选择。

5.掌骨。

（1）掌骨骨折约占所有手部骨折的 30%，大多数（70%）发生在 20~30 岁。

（2）评估。

A.通过掌指关节屈曲（即握拳）检查掌骨头，以评估短缩情况；虽然尚未确定绝对值，但大多数患者可以耐受长达 5mm 的短缩。

B.桡侧或尺侧畸形以手指伸直来评估；背侧成角以"关节下垂"来表示。

C.手指轻微弯曲时，评估手的掌侧，手指重叠（又名剪刀）或指甲板旋转提示旋转不良；受伤的手应与未受伤的手进行比较。

D.平片：后前位（PA）、侧位和斜位。

（3）轴断裂：横向。

A.最常见。

B.典型的机制：握球时落在握紧的拳头上，或直接击打头盔。

C.由于骨间肌肉的掌侧牵拉，不稳定的掌骨干和颈部骨折将会与指向背侧的顶点成角。

D.治疗。

a.下列情况中需要减少：

●示指和长指掌骨角度＞ 10°。

●无名指掌骨角度＞ 20°。

●小指掌骨角度＞ 30°。

b.稳定的非移位性骨折可通过捆绑、支具或夹板固定进行治疗，以防止旋转不良，但每周应随访以评估是否有移位。

c.不稳定的移位骨折需要切开复位内固定（ORIF）与经皮穿刺固定。

（4）轴骨折：斜形和螺旋形。

A.高风险骨折，通常会旋转和缩短。

B.典型机制：摔跤中的徒手或直扭动作。

C.治疗。

a.非手术治疗：非移位性骨折。

b.手术：任何旋转的骨折，缩短超过 5mm 或粉碎。

（5）颈部骨折。

A.拳击手骨折：小掌骨。

B.常伴有背角。

a.指环和小掌骨的角度是可变的，角度≥ 40° 需要手术治疗。

b.如果示指和长掌骨的角度＞ 10°，建议进行手术。

C.示指和长手指的角度和旋转不良可通过胶带固定或手术固定进行纠正。

（6）拇指掌骨骨折。

A. Bennett 骨折。

a.拇指掌骨底关节内非微小骨折。

b.超过 25% 的掌骨骨折

c.由于创伤后关节炎的风险较高，通常使用 ORIF 治疗。

B. Rolando 骨折。

a.拇指掌底关节内粉碎性骨折。

b.与 Bennett 骨折相比预后更差。

c.一般用内固定或外固定治疗。

C.关节外骨折：一般采用闭合复位加 Spica 夹板固定 4~6 周，多发生在近端 1/3 的骨干。

（7）掌骨底骨折少见，治疗方法也有争议。

（8）职业运动员或精英运动员可在 2 周内戴石膏或夹板重返赛场，但过早重返赛场的风险（如固定丧失或再次手术）还需要讨论。

6.指骨（图 23.5）。

（1）可能与肌腱损伤有关，如锤状指或束状畸形。

（2）由于受伸肌机制和外侧带背侧移位的影响，骨折的近节指骨将与指尖成角。

（3）由于受指浅屈肌伸入中指骨的影响，中指骨近端骨折与掌侧顶点成角，远端骨折与掌侧顶点成角。

（4）位于伸肌插入点和屈肌插入点之间的远端指骨骨折和 Physeal 骨折，由于两个肌腱的相反作用力，常常是不稳定的。

（5）远端指骨骨折可以用夹板治疗，除非不稳定，然后需要复位和固定。

7.掌侧钢板在背侧 MCP 关节脱位后，钢板的远端仍附着在近节指骨上，其余部分皮瓣位于掌骨背侧，这可能最终阻碍闭合复位，如果存在，则需

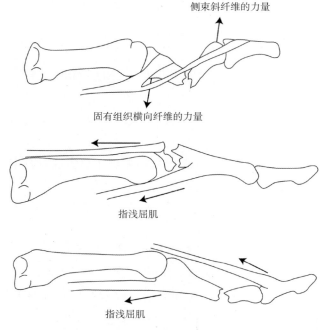

侧束斜纤维的力量

固有组织横向纤维的力量

指浅屈肌

指浅屈肌

图 23.5　骨折位置对指骨骨折成角的影响。

要手术治疗。

移位

1. 远尺桡关节。

（1）常继发于前臂伸直、旋前，导致背部脱位。

（2）前臂旋后导致掌侧不稳。

（3）通过平片来评估相关骨折。

（4）如果没有骨折并发症，治疗方法是闭合复位固定 6 周。

（5）如不能复位关节，应立即插入软组织，如尺侧腕伸肌肌腱。

2. 月骨和月骨周围。

（1）腕部月骨周围或掌侧脱位是桡腕过度伸展和尺偏斜加腕骨间旋后所致；正中神经受压是常见的并发症。

（2）真正的侧位平片很容易做出诊断。

A. 月骨周围脱位时，头状骨在月骨背侧移位。

B. 月骨掌侧脱位时，月骨掌侧移位至腕管。

（3）建议手术治疗，同时进行闭合或开放复位。

3. 掌指关节。

（1）MCP 关节背侧脱位不常见，通常发生在示指或拇指。

A. 有时被称为"不可复性脱位"，因为掌骨头被推过 MCP 关节的掌侧板夹在带纽扣孔效应的屈肌肌腱和长屈肌肌腱之间；防止闭合复位最重要的因素是掌侧钢板在近节指骨底和掌骨头之间的插入。

B. 当检查发现受累的 MCP 关节过度伸展，手指尺侧偏斜与相邻手指重叠时，应怀疑此损伤。

C. 通过平片来评估相关骨折。

D. 虽然闭合复位可能成功，但可能需要开放复位。

E. 复位后，运动员应戴夹板 5~6 周，允许完全屈曲，但防止 MCP 关节最后 30° 伸展。复发性脱位罕见，通常达到接近完全的 ROM。

（2）冠状面脱位和掌侧脱位非常少见，前者可以闭合复位，后者一般需要开放复位。

4. 近指间（PIP）关节（教练的手指或卡住的手指）。

（1）手部最常见的韧带损伤。

（2）常见于接球或击球的接触性运动中；运动员通常会报告在阻止摔倒或接球或轻击球时卡住或抓住手指，使皮关节受到过度伸展和角形损伤。

（3）背侧脱位比掌侧脱位更常见。

A. 一般来说，其中一条副韧带与掌侧板一起受伤。

B. 应获得平片（一些更倾向于透视）以确定相关骨折并评估稳定性。在中指骨掌侧唇常可见一个小的撕脱碎片，该碎片附着在掌侧板上。

C. 治疗取决于稳定性，稳定的损伤可按症状治疗，并通过将受伤的手指与受损韧带相邻的未受伤的手指贴在一起进行管理。

D. 不稳定损伤通常与中指骨基底关节内骨折有关，影响 40% 或更多的关节面，可以用背部伸展块夹板治疗，夹板和手指每周递增伸展，持续 4 周或直至完全伸展。

a. 应在夹板的约束范围内进行主动和被动 ROM，以尽量减少瘢痕粘连。

b. 如果不能通过闭合的方法达到或维持复位，不稳定损伤可以通过手术治疗。

（4）PIP 掌侧脱位不常见，通常需要手术复位；这些脱位常与伸肌机制的中央滑脱损伤有关，应视为束状畸形。

5.远指间（DIP）关节。

（1）经常出现在控球和接触性运动中。

（2）通常发生在背部，与掌侧皮肤撕裂伤有关；最常见的原因是球击致手指过度伸展；槌状指（见上文）可与掌侧倾角关节脱位一起发生。

（3）屈指关节处的副韧带损伤罕见；必须评估屈肌肌腱功能，因为这种损伤可能发生撕脱伤。

（4）通过平片来评估骨折情况。

（5）牵引和屈曲通常能达到立即稳定复位，在10°屈曲的情况下，用夹板固定关节3周，尽管有些人认为紧密包扎足够了。

不稳定（韧带损伤无脱位）

1.肩胛月骨/背侧夹层节段性不稳定。

（1）最常见的腕关节韧带损伤。

（2）腕部过度伸展和尺侧偏斜伴腕骨间旋，如落在旋前的手上；因此，舟状骨掌屈、月背和头状肌向近侧移动。

（3）腕关节活动度和负重能力可能在这种损伤后受损，疼痛发生在关节软骨剪切和滑膜炎后。

（4）舟状骨移位试验疼痛（Watson征，图23.6）：当手腕从尺侧移动到桡侧偏斜时，对舟状骨远端极施加背向负荷；再现疼痛±听到砰砰声构成阳性试验，提示舟状骨韧带功能不全。

（5）平片（应与未损伤的手腕进行比较）。

A.正位和旋前握拳视图。

a.间隙＞3mm时为正值。

b.舟状骨缩短并伴有环状征，这可能是远极皮

质投射在更垂直的位置所致。

B.侧视图。

a.正常肩胛月骨角度：30°~60°。

b.肩胛月骨角度增大（＞70°）。

（6）MR关节造影可能有帮助，但有些人认为腕关节镜是诊断腕骨间韧带损伤的标准方法。

（7）治疗。

A.急性（3~4周）：建议开放手术治疗。

B.慢性（＞3个月）：当解剖复位可能时，可进行外科修复；如果解剖复位不可能或存在骨关节炎，则进行部分腕关节融合术。

2.月骨/掌侧夹层节段性不稳定性。

（1）比肩胛月骨损伤更为少见，是手腕伸展和径向偏离时轴向负荷的结果；也可能是重复应力的结果。

（2）尺侧腕部疼痛通常随着活动而加重，尤其是需要旋转和尺偏的腕部运动。

（3）在豌豆状骨（和三角肌）上施加背向力，在月骨上施加掌向力，用咔嗒声再现疼痛，表明试验阳性。

（4）标准X线通常正常；MR关节造影检查可能显示骨间韧带撕裂，但关节镜检查是评估动态不稳定性和分级不稳定性的必要手段。

（5）治疗包括最初几周的固定＋皮质类固醇注射；如果没有改善，则继续手术治疗。

3.第1掌指尺侧副韧带（滑雪者的拇指，游戏管理员的拇指）。

（1）损伤机制为第1掌指关节过度牵引和桡偏。

（2）尺侧副韧带上方触诊压痛，常发生在插入

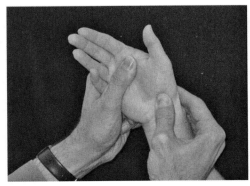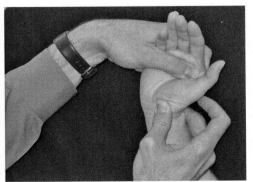

图23.6 Watson征：从患者腕部开始，尺骨偏斜，轻微伸展。在对舟状骨粗隆施加前后压力的同时，将手腕从尺侧移动到桡侧。如果引起疼痛，则测试为阳性。

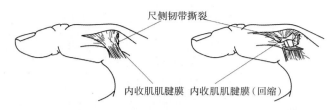

图 23.7　尺侧副韧带完全断裂导致狭窄病变；远端附着体已从骨中撕脱。

近节指骨底部时。

（3）需要确定是否存在狭窄病变。

A. 可见和（或）可触及肿块 ± 大体不稳定。

B. 疑似病例占 50%~70%。

C. 最好采用开放解剖修复进行急性治疗，但可在损伤后延迟 3~4 周。

（4）平片。

A. 在应力视图之前获取正位和侧位片，以评估骨折情况。

B. 应力视图，如果在初始平片上没有看到断裂。

C. MCP 关节伸直和屈曲 30° 时应用的径向偏差；如果关节在屈曲和伸展视图中张开超过 30°（或与未损伤侧相比超过 15°），则发生完全断裂。

D. 如果只是屈曲松弛，则闭合治疗可能是足够的。

（5）MRI 和（或）诊断超声可用于评估尺侧副韧带的损伤程度。

（6）治疗。

A. 稳定的非手术治疗（临床和放射学）

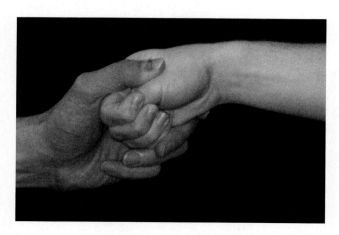

图 23.8　Finkelstein 试验：当患者主动握紧拇指时，检查者将手腕移到尺骨偏斜处。如果疼痛是在手腕外侧和（或）前臂远端，则提示 De Quervain 腱鞘炎。

a. 短臂拇指套固定 4 周。

b. 短臂石膏取出后，可拆卸 Spica 夹板 2~4 个月。

B. 手术治疗。

a. 不稳定。

b. 狭窄病变。

c. 近节指骨基底部较大移位性撕脱骨折。

肌肉／肌腱损伤

1. 克氏腱鞘炎（第 1 背侧室狭窄性腱鞘炎）。

（1）腱鞘炎最常见于运动员的手腕，是拇短伸肌和拇长展肌反复滑动所致。

（2）发生在需要用力抓握尺骨的活动中，如高尔夫、钓鱼和一些球类运动。

（3）拇短伸肌肌腱与拇长展肌在一个单独的隔室中穿行的发生率高。

（4）通过触诊和 Finkelstein 试验（图 23.8），手腕桡侧再现疼痛——当桡侧前臂和手腕远端的拇长展肌和拇短伸肌处出现疼痛时，拇指被握在拳头内，手腕被动尺偏斜。

（5）治疗。

A. 休息和固定是最初的治疗方法，25%~72% 的患者症状可得到缓解。

B. 皮质类固醇注射对大多数人都有帮助。

C. 手术治疗很少用于顽固性病例。

2. 交叉综合征（伸肌腱鞘炎）。

（1）位于拇短伸肌和拇长展肌与桡侧腕伸肌的交叉点，距桡腕关节／李斯特结节近端 4~6cm。

（2）经常出现在需要重复伸展手腕的运动员中：划桨、举重训练和球类运动。

（3）通常对休息、夹板固定和 NSAID 有反应，顽固性病例可注射皮质类固醇。

3. Jersey 手指。

（1）指深屈肌撕脱伤，常发生在远节指骨处；足球比赛中，当球员在抢断时试图抓住对方球衣或当手指主动弯曲时，手指被迫伸直。

（2）无名指最常受累（75%），但任何手指都可能受伤。

（3）不能主动屈曲 DIP，在保持 DIP 伸直的同时进行测试；由于屈肌腱鞘可能会收缩，因此压痛可能集中在受伤部位或手掌附近。

（4）平片评估骨折。

（5）MRI 或超声检查可以确定肌腱是否收缩。

（6）在急性病例中，手术是首选治疗方法，应在 7~10 天内考虑；在慢性病例中，功能损害和疼痛通常是最小的，因此首选观察。

4. 锤指（图 23.9）。

（1）末端伸肌肌腱在远端指骨的插入处断裂所致，最常见的原因是指尖撞击球或另一物体，导致屈伸关节受力，但也可能是轴向力所致。

（2）常见于棒球、篮球和足球接球。

（3）示指不太可能受累。

（4）无法主动伸展 DIP。

（5）应进行平片检查，最好从侧面观察相关骨折。

（6）治疗。

A. 用夹板固定 DIP6 周；然后在晚上再固定 4 周。

B. 如果相关骨折涉及 40% 以上的 DIP 关节面或远端指骨掌侧半脱位，则考虑手术治疗。

5. 扳机指（屈肌腱鞘炎）。

（1）常发生在球类和俱乐部运动中。

（2）结节形成的原因是过度使用或直接压迫屈肌腱鞘，从而导致在掌指关节 A1 滑车部分卡压。

（3）向结节或增厚的腱鞘内注射皮质类固醇可以改善 90% 的症状；修改球拍手柄或握柄可以促进恢复。

6. 束状畸形（图 23.10）。

（1）伸肌插入中指骨基底部时中央滑脱断裂。

（2）原因是对近端指间关节背侧的直接创伤、DIP 急性屈曲力，或更常见的是近端指间关节掌侧脱位导致中央滑脱和副韧带损伤。

（3）最常见于篮球运动员和排球运动员。

（4）不能主动伸展屈曲 DIP 关节，但如果手指被动地放在那里，则能够保持伸展姿势。

（5）常见手指姿势：指尖弯曲，DIP 伸展。

（6）治疗。

A. 在急性损伤中，如果近端指间关节处出现完全被动伸展（无屈曲挛缩），则用夹板将近端指间关节伸直（无下陷）6 周。

B. 在慢性情况下，连续支具或夹板固定较长时间可能需要纠正屈曲挛缩。

C. 如果伴有移位（＞ 2mm）的撕脱骨折碎片，则需要手术治疗。

三角纤维软骨复合体损伤

1. 可能是急性创伤的结果，例如，在手腕旋前或过度伸展时摔倒，或者过度使用或重复性创伤（如球类运动中）。

2. 必须与尺腕疼痛的其他原因相鉴别，如尺侧损伤和尺伸肌腱疾病。

3. 体征 / 症状。

（1）腕部尺侧缘豆状骨和尺茎突之间的凹陷处触诊疼痛。

（2）前臂完全旋后抬起物体或推开手掌伸开手腕时，疼痛再现。

（3）当用拇指将豌豆状物向背侧推动，而示指和中指向掌侧平移尺骨头时，三角纤维软骨剪切试验将再现疼痛。

4. 诊断成像。

（1）平片可显示尺骨变异。

（2）MRI 加 3T 磁体或 MR 腕关节造影接近关节镜的诊断准确率，关节镜仍是论断三角纤维软骨

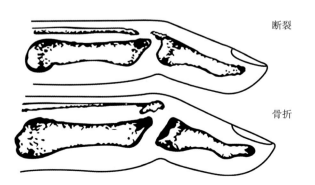

图 23.9　锤状指：损伤机制为破裂或撕脱骨折。

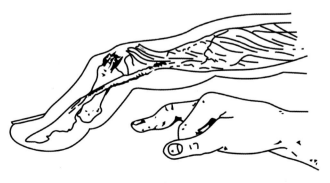

图 23.10　束状畸形。

复合体损伤的金标准。

5. 治疗。

（1）中立手腕夹板 4~6 周。

（2）手术。

A. 中央撕裂（最常见）：清创术。

B. 周边撕裂：考虑修复。

C. 更多慢性损伤和尺骨变异阳性：尺骨缩短术。

桡骨骨骺炎（体操运动员手腕）

1. 见于年轻体操运动员（12~14 岁）反复背屈（训练＞ 35 小时 / 周）造成桡骨远端损伤、

2. 平片可能显示桡骨骨骺增宽或干骺不规则；如果正常，考虑骨扫描或 MRI 进一步评估体质。

3. 治疗。

（1）改变活动。

（2）抗过度伸展：夹板或绷带。

（3）很少需要手术治疗。

甲床损伤

1. 对于以下任何甲床损伤，应进行平片检查以寻找指骨骨折。

2. 甲下血肿：积聚疼痛性血肿，可烧灼或用 18 号针减压。

3. 简单和复杂的甲床撕裂伤。

（1）简单：取下甲板缝合修复，修复后更换甲板。

（2）复杂：常伴有远端指骨骨折，所以两者都需要处理。

4. 指甲撕脱伤和复合伤伴甲床丢失：均采用手术修复。

神经节囊肿

1. 与相关腱鞘或关节间隙相通的滑膜囊肿，最常见于肩胛月骨间隙；通常无痛；可发生于任何年龄。

2. 如果有症状，主要主诉是手腕疼痛和 ROM。

3. 可能存在肿胀，但不应依赖其做出诊断。

4. 腕关节外伤史伴有背神经节（15%）。

5. 如有必要，可通过超声或 MRI 来确诊。

6. 有持续症状的治疗包括观察、抽吸后注射皮质类固醇、手术切除。

（周天平　译）

推荐阅读

1. Chauhan A, Jacobs B, Andoga A, et al. Extensor tendon injuries in athletes. *Sports Med Arthrosc Rev*. 2014;22: 45–55.
2. DeLee JC, Drez D, eds. *DeLee and Drez's Orthopedic Sports Medicine: Principles and Practice*. 2nd ed. Philadelphia, PA: Saunders; 2003.
3. Hile D, Hile L. The emergent evaluation and treatment of hand injuries. *Emerg Med Clin N Am*. 2015;33: 397–408.
4. Kirchberger MC, Unglaub F, Muhldorfer-Fodor M, et al. Update TFCC: histology and pathology, classification, examination and diagnostics. *Arch Orthop Trauma Surg*. 2015;135:427–437.
5. Mallee WH, Henny EP, van Dijk CN, et al. Clinical diagnostic evaluation for scaphoid fractures: a systematic review and meta-analysis. *J Hand Surg Am*. 2014;39(9):1683–1691.
6. McMurtry JT, Isaacs J. Extensor tendons injuries. *Clin Sports Med*. 2015;34:167–180.
7. Morgan WJ, Slowman LS. Acute hand and wrist injuries in athletes: evaluation and management. *J Am Acad Orthop Surg*. 2001;9:389–400.
8. Padegimas EM, Ilyas AM. Distal radius fractures: emergency department evaluation and management. *Orthop Clin N Am*. 2015;46:259–270.
9. Rettig AC. Athletic injuries of the wrist and hand: part I: traumatic injuries of the wrist. *Am J Sports Med*. 2003;31:1038.
10. Rettig AC. Athletic injuries of the wrist and hand: part II: overuse injuries of the wrist and traumatic injuries to the hand. *Am J Sports Med*. 2004;32:262.
11. Shafel ND, Capo JT. Fractures of the digits and metacarpals: when to splint and when to repair? *Sports Med Arthrosc Rev*. 2014;22:2–11.
12. Slutsky DJ, Trevare J. Scapholunate and lunotriquetral Injuries: arthroscopic and open management. *Sports Med Arthrosc Rev*. 2014;22:12–21.
13. Wright TW, Moser MW, Sahajpal DT. Hook of hamate pull test. *J Hand Surg*. 2010;35A:1887–1889.

第 *24* 章

骨盆、髋关节和腿部损伤

Heidi Prather, Devyani Hunt

解剖学

1.髋关节内疾病包括髋关节骨软骨韧带和关节囊损伤。

2.髋关节外疾病包括骨骼、肌肉、肌腱、髋关节韧带和骨盆带的损伤。

流行病学、诊断和治疗

骨折

1.股骨颈应力性骨折。

（1）5%的应力性骨折通常发生于成人，这是外展肌反复收缩导致的。

（2）分类：功能不全型（异常骨正常生理应力）和疲劳型（正常骨过度生理应力）。

（3）两个部位：压迫侧（股骨下颈）和张力侧（股骨上颈）。

（4）病史：隐匿性腹股沟或髋关节外侧疼痛，负重加重，近期活动强度或活动量可能发生变化，或设备/环境发生变化。

（5）体格检查（PE）：止痛步态、Patrick/FABER 疼痛测试（髋关节屈曲、外展和外旋）和髋关节滚动（图24.1）。

（6）诊断：前后位（AP）和斜位髋关节 X 线

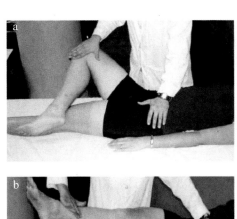
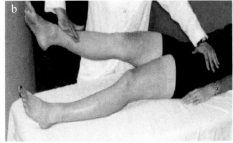
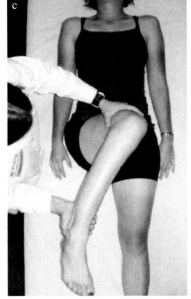

图 24.1　髋关节体检。（a）FABER。（b）抗阻直腿抬高。（c）髋关节撞击试验。

片，但通常在症状出现后 2~3 周内呈阴性，此后可能出现骨膜反应、骨折线或硬化；三期骨扫描 = 骨折部位摄取增加，敏感但不具特异性；MRI= 骨水肿 ± 骨折线，敏感而具体。

（7）治疗方法：压迫侧减轻负重，应在愈合后康复。张力侧即使负重受限，也常进展至移位，可能需要手术干预。移位的骨折需要切开复位内固定。

2. 股骨干应力性骨折。

（1）股骨干应力性骨折并不常见，占运动员应力性骨折的 2.8%~7%。

（2）病史：训练后大腿前隐隐疼痛。

（3）PE：跳跃试验和支点试验均为阳性。

（4）诊断：股骨 X 线片、MRI 或三相核骨扫描。

（5）治疗：初期不负重，进展为负重。只要症状没有持续，活动就会逐渐增加。

3. 耻骨支应力性骨折。

（1）发生在耻骨联合附近的下支。

（2）最常见于橄榄球运动员和跑步者。

（3）病史：活动中及活动后腹股沟疼痛。

（4）PE：髋内收和内旋疼痛，耻骨联合触诊。

（5）诊断：经骨扫描或 MRI 证实的骨盆正位片。

（6）治疗方法：用拐杖或助行器减轻负重。一旦骨性愈合明显，患者无痛，康复包括加强骨盆带和恢复运动或进行特定活动。

4. 骶骨应力性骨折。

（1）占跑步者应力性骨折的 1.25%。

（2）病史：隐匿性骨盆 / 骶骨疼痛伴负重活动加重。

（3）体格检查：止痛步态，单腿站立 / 跳跃疼痛。

（4）诊断：X 线片（骨盆正位）、骨扫描或 MRI（见髋部应力性骨折部分）。

（5）治疗方法：改良负重，允许愈合，然后逐步康复。

5. 股骨干骨折。

（1）骨干骨折的发生是由于高速创伤，往往与其他骨盆骨折相关。

（2）在体育运动中很少见。

（3）诊断：股骨和骨盆的 X 线片。

（4）治疗：切开复位内固定。

（5）重返运动的时间一般不会超过 1 年，而且运动能力通常会下降。

髋关节脱位

1. 骨科急诊（需要快速复位以减少缺血性坏死的可能）；通常伴有骨折，脱位通常发生在后方。

2. 病史：臀部跌倒或屈膝后向直接打击。

3. 体检：髋部疼痛，腿部内旋 / 缩短。

4. 诊断：髋关节正位和侧位片。建议复位后 CT 检查以确定骨折或游离体。

5. 治疗：早期减重（通常需要镇静），保护负重，随着疼痛的缓解进行康复计划；相关骨折 / 游离体通常需要外科治疗。

肌肉 / 肌腱损伤

1. 髋屈肌（髂腰肌肌腱复合体疾病）。

（1）髂腰肌肌腱复合体由 3 块肌肉组成：腰大肌、腰小肌和髂骨。

（2）腰大肌的近端纤维起源于第 12 胸椎和腰椎的椎体，穿过骨盆与髂骨的纤维连接，形成髂腰肌腱，并插入小粗隆。

（3）髂腰肌是主要的髋屈肌，为髋关节、骨盆和脊柱提供功能稳定性。

（4）病史：髋关节前疼痛或腹股沟疼痛，髋屈肌向心或偏心收缩更严重。剧烈的髋关节屈曲或内收运动引起的疼痛；行走；从坐位至站位。跑步者可能会描述在速度训练或上坡跑中试图延长步幅时腹股沟前部疼痛。

（5）体格检查：主要发现包括偏心或向心收缩时肌腱触诊疼痛、ROM 和 FABER 试验。

（6）腰大肌可能因补偿或保护潜在的关节内紊乱而导致功能障碍。在动态运动中检查负重髋关节也很重要，可进一步评估导致重复性过度使用损伤的异常运动模式。

（7）诊断：正位和蛙腿侧位片可用来排除潜在的骨异常。MRI 或超声（US）可以评估肌腱和腰大肌下囊的病理变化。

（8）治疗方法：见下文"髋关节折断综合征"的治疗方法。

（9）髋关节折断综合征。

A. 髋关节折断综合征的主要特征是髋关节处或周围可听到折断声。

B. 该综合征分为 3 种类型：外部、内部和关节内。

C. 外咬合髋是最常见的类型，当臀大肌肌腱或髂胫束（ITB）在大转子上折断时发生。髋关节折断可由多种原因引起，其中最常见的是髂腰肌滑脱，在肌腱下来回折断，或髂腰肌腱在骨突上折断，如髂股沟突、髂前下棘（AIIS）、股骨头或小转子。

D. 当髋关节从屈曲到伸展或髋关节环切时，会发生折断或弹出，通常与疼痛有关。

E. 肌腱外观通常正常，但长度缩短（即紧）。较少见的是肌腱增厚。

F. 很可能是髂腰肌慢性功能障碍连续体的一部分。

G. 关节内型是指关节内可听见或可触及的、常伴有疼痛的啪啪声的来源。

H. 关节内来源包括游离体、滑膜骨软骨瘤病、唇裂、软骨瓣、骨软骨骨折或暂时性髋关节半脱位，这些都可能发生在关节过度活动的情况下。

I. 诊断：应进行 X 线片检查以评估骨折、畸形、AVN 和骨关节炎（OA）。超声可评估肌腱的完整性、滑囊炎和肌腱的动态断裂。MRI 可评估肌腱的完整性，并提供关节内或骨异常的基本评估。

J. 当诊断仍有疑问时，可在影像引导下（荧光镜或超声）向法氏囊或肌腱内注射麻醉剂。如果需要排除关节内异常，也应考虑诊断性关节内注射。

（10）治疗。

A. 髋关节内折断：减少导致折断的活动，需要显著的髋屈肌收缩或过度拉伸肌腱复合体。

B. 可考虑口服或外用消炎药。

C. 物理治疗应以髂腰肌腱为重点，以优化肌腱复合体的长度和强度为目标。

D. 如果运动员经 3 个月的保守治疗仍失败，可考虑在影像引导下向腰大囊注射利多卡因和皮质类固醇，或进行腱周注射。如注射类固醇后肌腱断裂，应谨慎使用。

E. 手术治疗疼痛的髂腰肌肌腱复合体疾病适用于顽固性的内折断病例，包括延长或释放髂腰肌肌腱。影像引导下诊断性肌腱注射的阳性反应可预测手术释放的反应。一般在 3~6 个月后可以恢复到完全活动状态。

F. 外咬合髋：伸展髂胫束、臀大肌和阔筋膜张肌。加强骨盆肌肉组织，重点放在髋外展肌和外旋肌上。偶尔注射到大转子囊可缓解疼痛。很少需要手术释放髂胫束。

2. 梨状肌。

（1）梨状肌疼痛被认为与肌肉抑制或功能障碍有关，而梨状肌综合征包括坐骨神经卡压。

（2）梨状肌综合征的诊断可通过坐骨神经的电诊断研究（肌电图）或影像引导下的梨状肌注射来证实，以缓解症状。

（3）治疗包括解除肌筋膜限制，平衡骨盆 / 髋带肌肉的柔韧性和力量，以及髋内收肌、外展肌和伸肌的神经肌肉再训练。如果疼痛缓解不完全，可以考虑在影像引导下梨状肌注射类固醇和（或）肉毒毒素。

（4）在罕见的难治性病例中，可考虑手术松解梨状肌。

3. 股四头肌挫伤 / 劳损 / 肌炎。

（1）股四头肌劳损（股直肌是最常见的）发生在需要股四头肌向心和偏心收缩的运动中（如短跑、足球、足球）。

（2）病史：大腿剧烈疼痛，随后功能丧失。

（3）体格检查：肌肉活动受阻、被动拉伸和触诊拉伤的肌肉都会导致疼痛。评估是否有明显的缺陷。开始时检查强度可为进一步的诊断测试和治疗提供了方向。

（4）诊断：当临床检查不清楚时，可使用 X 线片、超声和 MRI。

（5）治疗：最初建议休息、冰敷、加压和抬高（RICE）。对于 2~3 级损伤，应固定股四头肌。肌肉激活在后 3~5 天开始，并随疼痛改善和力量增强。

（6）股四头肌挫伤是对股四头肌的直接打击而导致肌肉撕裂。

（7）对拉伤的诊断和治疗是相同的，但有一个例外：损伤后应将股四头肌屈曲 24 小时，以减少肌肉内骨化的可能性（即骨化性创伤性肌炎）。

（8）骨化性创伤性肌炎发生在 9%~17% 的挫伤

中，在 2~3 周内表现为挫伤区疼痛。膝关节屈曲减少，肿胀持续。

（9）诊断：最早可在 3 周内从 X 线片上看到。超声对早期 MOT 的诊断可能比 X 线片更敏感。

（10）治疗：吲哚美辛，拉伸，ROM，强化。对于伤后 12~24 个月的顽固性病例，可考虑手术切除，以确保 MOT 有足够的时间成熟。

4. 腘绳肌。

（1）腘绳肌拉伤、不完全撕裂和完全撕裂是关节外髋关节和后骨盆疼痛的另一个来源，这种疼痛可能是隐匿的，也可能是创伤的结果。

（2）与其他肌肉一样，腘绳肌拉伤可能连续发生。过度使用可能导致肌肉紧张和（或）效率低下，使得插入部位摩擦，从而导致滑囊炎。炎症消退，并可发展为肌腱炎。最终会导致反复使用疼痛，甚至撕裂。

（3）在膝关节伸展和（或）髋关节屈曲期间，腘绳肌的创伤性偏心收缩 / 拉伸超出其生理屏障，可导致不完全或完全撕裂。这些撕裂发生在肌腱连接处或坐骨插入处，最常累及股二头肌。

（4）滑水者最易发生腘绳肌损伤，但短跑运动员、中长跑运动员和接触性运动运动员也有风险。如前所述，任何涉及该装置的运动都可能造成伤害。

（5）病史：急性撕裂时，运动员经常感觉到"砰"的一声，并可能想象大腿后部有瘀伤。

（6）体格检查：局部压痛，有时当运动员处于俯卧位时，触诊可以感觉到肌肉缺损。膝关节屈曲或髋关节伸展受阻也可能引起疼痛。

（7）治疗方法：休息、冰敷和使用拐杖 3~5 天，然后进行康复治疗，以恢复腘绳肌的力量和柔韧性。

（8）手术治疗：急性外伤性撕裂可以手术治疗，如果没有骨性坐骨撕脱伤、肌腱健康且完整，修复可在伤害发生数周内完成。

5. 髂胫束。

（1）髂胫束疼痛和功能障碍可表现为沿髂骨嵴和大转子的近端疼痛，以及沿外侧膝关节近端和插入 Gerdy 结节处的远端疼痛。

（2）诊断是基于临床信息，包括触诊疼痛的起源和插入部位。在 Ober 测试中，可发现髂胫束紧绷。

（3）治疗包括伸展髂胫束和相关肌肉（即臀大肌和阔筋膜张肌），加强髋关节的外侧旋转肌和外展肌。参见上文关于髋关节折断综合征和下文关于大转子疼痛的内容。

6. 内收肌。

（1）内收肌劳损是运动员腹股沟疼痛的一个重要原因，腹股沟疼痛需要强大的内收肌离心收缩。

（2）内收肌群由大腿内侧的 6 块肌肉组成，它们起源于耻骨的各个点，并插入股骨内侧。

（3）在开链活动中，该肌群的主要功能是髋关节内收。在闭链活动中，它们与下腹部一起在步态的站立阶段稳定骨盆和下肢。单个肌肉在股骨屈曲和旋转中具有次要作用。

（4）由于其机械性能较差，长收肌是最常拉伤的肌肉。据推测，由于起点处的肌腱肌肉比例低，其更容易受伤。

（5）病史：内收肌拉伤的运动员表现为腹股沟疼痛或大腿内侧疼痛，活动时疼痛更严重。发病可能是急性（创伤性病因）或隐匿性（过度使用病因）。

（6）体格检查：内收肌在病理部位触诊时疼痛，在被动牵拉或刺激时疼痛。在创伤性病例中，应考虑急性骨折或骨撕脱伤。也会出现肌肉群肿胀和髋关节内收无力。

（7）诊断：髋关节 X 线片通常不能证实诊断，但可识别骨盆和髋关节相关的骨异常，如耻骨骨炎、骨突撕脱骨折或骨盆或髋关节应力性骨折。肌肉骨骼超声评估可进一步可视化肌腱和骨附着部位、肌肉、韧带和神经。MR 可评估髋关节的软组织和骨结构。

（8）治疗：相对休息，冰敷，镇痛。康复的重点是平衡内收肌和其他骨盆带肌肉（侧髋旋转肌和腘绳肌）之间的柔韧性和力量。

（9）手术治疗：如急性、全层肌腱撕裂，可考虑手术治疗。据报道，开放式缝合锚钉修复有良好的效果。

滑囊炎

1. 大转子。

（1）髋关节外侧疼痛通常被诊断为大转子滑囊炎。目前的文献开始否认滑囊炎是主要诊断。更可能是发展连续的疾病，被称为大转子疼痛综合征（GTPS）。

（2）GTPS 被一些人称为"伟大的模仿者"，因为它经常被误认为或与其他疼痛来源有关，如腰椎神经根病或髋关节内病变。

（3）研究发现，GTPS 与许多其他疾病有关，这些疾病可改变髋外展肌因无力或步态力学改变而产生的剪切力和张力。

（4）GTPS 包括外侧髋关节区域的肌腱和囊，如臀中肌（最常见）和小肌。

（5）大转子区有 3 个主要的囊：臀中肌下囊、臀小肌下囊和臀大肌下囊。臀大肌下囊被认为是"大转子囊"。另外有 11 个囊在臀部周围。

（6）臀中肌（更常见）和臀小肌撕裂越来越被认为是髋关节外侧疼痛的来源。

（7）外侧髋关节疼痛也可能与关节内和关节外髋关节疾病有关。关节内来源包括唇部疾病、髋关节畸形和骨性关节炎。关节外来源包括来自骶髂关节（SIJ）和髋部肌肉的疼痛。

（8）病史：患侧（偶尔也包括健侧）睡眠、爬楼梯、从椅子上坐起坐下、交叉患腿或患肢单腿负重时疼痛。疼痛可沿着臀部外侧放射到膝关节。

（9）大转子疼痛在女性中更为常见，男女比约为 3∶1 或 4∶1。40~60 岁较常见。

（10）体格检查：负重侧髋疼痛，髋关节外展阻力试验，大转子触诊，FABER 试验。

（11）诊断：影像学检查有助于评估急性创伤和慢性重复性超负荷，但并非一致阳性。骨骼扫描或 MRI 有助于排除应力性骨折。MRI 和超声也可用于检测软组织（MRI 和 US）或骨性（MRI）病理，如滑囊炎、肌腱病、末端病和髋关节外旋肌或外展肌撕裂。

2. 髂腰肌 / 髂腰肌滑囊：髂腰肌滑囊（也称为髂腰肌囊或腰大肌囊）可能因髋屈肌功能障碍而产生炎症和疼痛，导致其穿过骨盆前缘时摩擦，从而造成滑囊炎。更多信息可参见髂腰肌部分。

3. 坐骨滑囊：可能因直接压迫或腘绳肌功能障碍而产生炎症和疼痛，导致腘绳肌起源部位摩擦，从而造成滑囊炎。更多信息参见腘绳肌部分。

运动性耻骨痛

1. 病因学：有人描述耻骨联合处插入的腹直肌过度伸展损伤。另一些描述腹股沟后壁隐匿性疝气，未见撕裂迹象。

2. Gilmore 腹股沟是外斜腱膜和联合肌腱的撕裂。

3. 需要重复旋转大腿和躯干的运动，如冰球、足球和橄榄球，运动员容易产生运动性耻骨痛。重复的躯干过度伸展和大腿过度外展导致耻骨联合处的剪切。

4. 强壮的大腿近端肌肉和相对较弱的腹部肌肉之间的肌肉失衡也会增加损伤的风险。

5. 病史：隐匿性腹股沟疼痛伴活动。因咳嗽、打喷嚏或剧烈宫缩而恶化。与短跑或踢腿有关的疼痛。

6. 腹股沟浅环、腹股沟后管、耻骨结节或联合肌腱触诊压痛（TTP），无明显疝气。仰卧起坐、髋关节主动内收或 Valsalva 动作可能引起疼痛。

7. 诊断：MRI 是推荐的影像学检查，具有良好的敏感性和特异性。

8. 治疗：保守治疗失败至少 6~8 周后考虑手术探查。采用开放式和腹腔镜两种方法。手术过程取决于潜在的病因。真正的疝气在使用或不使用补片的情况下进行修补，运动员在 6 周内进行腹腔镜修补术和开放修补术后可以重返赛场。其他外科手术包括修复内收肌 / 腹直肌腱膜板和内收长肌腱切断术或松解术。

唇部损伤和髋关节炎前髋关节疾病

1. 退行性变发生前的关节内髋关节疾病，包括髋臼唇、关节软骨、关节突、滑膜、骨结构和关节中的游离体异常。

2. 髋臼撕裂。

（1）纤维软骨环环绕关节，密封关节，提供稳定性，并有助于将力从关节面转移（图 24.2）。

（2）病史：唇部异常可导致运动员髋关节和腹股沟前部疼痛。上唇可因外伤事件而受伤，但更常见因累积性微外伤所致的上唇损伤。重复负荷、旋转和扭转髋关节的运动会损伤上唇。症状包括髋关

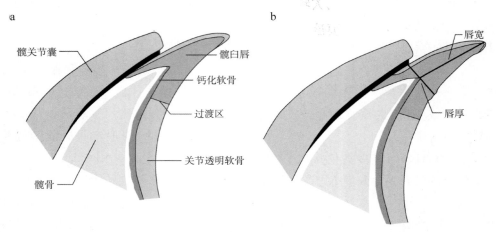

图 24.2 髋臼唇示意图。髋臼唇横截面。（a）唇附着，（b）唇宽和唇厚。

节前部、腹股沟或髋关节外侧疼痛、爆裂、咔嗒声或交锁等机械性症状，以及行走、旋转和撞击时疼痛加重。

（3）体格检查：正常步态无痛，髋关节屈曲和内旋疼痛，髋关节撞击和 FABER 试验呈阳性（图 24.1）。

（4）诊断：骨折或畸形的放射学评估（图 24.3）。建议的视图包括站立正位骨盆、正位髋关

节、蛙腿侧位、Dunn、交叉桌外侧和假侧位视图。

（5）髋唇撕裂通常与髋关节畸形有关。关节镜检查时发现，49%~90% 的唇裂与髋骨畸形有关。

（6）磁共振关节造影在检测髋唇和软骨异常方面比普通 MRI 更具特异性和敏感性。大多数髋唇撕裂发生在前上唇，15%~20% 的髋唇撕裂在磁共振关节造影图像上未显示。

（7）影像引导下关节内诊断性髋关节注射用于

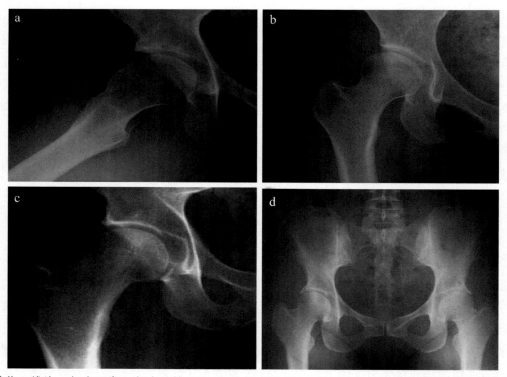

图 24.3 髋关节 X 线片。（a）正常，（b）凸轮 FAI，（c）钳夹 FAI 和（d）DDH。DDH，发育性髋关节发育不良；FAI，股骨髋臼撞击。

确认疼痛是关节内的，以及疼痛的减轻是否与磁共振关节造影结果相关。

（8）治疗：包括保守治疗试验，必要时进行手术治疗。

　A. 保守治疗：相对休息，NSAID，重点物理治疗，改善股骨头在关节内的运动，髋关节周围的生物力学。

　B. 如果有软骨病或关节软骨磨损，应考虑在影像引导下关节内注射类固醇。

（9）保守试验失败后应考虑手术治疗，包括：

　A. 髋关节镜下清理或修复髋唇。

　B. 潜在的骨性髋关节畸形应该得到解决，可能需要开放手术。

　C. 较严重的软骨病或关节软骨磨损可能会预后不良。

3. 股骨髋臼撞击（FAI）。

（1）FAI 是由股骨近端和（或）髋臼的形态异常引起的，这些异常会导致髋臼边缘和股骨头颈部连接处异常接近。有症状的 FAI 通常发生在年轻、活跃的个体中。

（2）FAI 分为三类。

　A. 当髋关节屈曲 / 内旋时，异常的股骨头颈部交界处（即股骨头颈偏移距离减小，"手枪柄畸形"）撞击髋臼，对前上缘区域的髋唇 / 关节软骨造成损伤，则会发生 CAM 撞击。

　B. 钳夹撞击是指正常股骨颈撞击突出的髋臼前上方，压迫上唇，造成周边微创伤。

　C. 也可能发生凸轮和钳子撞击的组合。

（3）如果不治疗和有症状，FAI 可能导致继发性髋关节 OA。

（4）病史和体格检查：与关节内髋关节紊乱一致，与疼痛、髋关节屈曲和内旋活动度降低有关。

（5）诊断：骨盆正位片、斜位片、侧位片和轴位片是确定畸形程度和相关骨性关节炎的关键。

　A. 凸轮型：手枪柄畸形，正位片或斜位片显示股骨头颈偏移距离 > 7mm，α 角（从股骨头颈部交界处到股骨头中心的线，然后在轴位片上从股骨头中心沿着股骨头颈轴线）> 60°。

　B. 钳夹型：髋臼前突（股骨头向骨盆正上方中线内侧延伸）、髋臼深部（髋臼凹向骨盆正上方中线内侧延伸）、外侧中心边缘角（髋臼外侧缘向股骨头中心的线，然后从骨盆正侧股骨头中心垂直到股骨头头端部中心）> 40°。

（6）治疗：如果骨性畸形轻微或骨关节炎明显，可保守治疗。髋臼成形术（对于钳形 FAI）、唇部修复术（如果撕裂）或股骨成形术（对于 cam 型 FAI）适用于关节面保持良好且关节软骨无损伤的年轻运动员。如果保守治疗失败，晚期骨性关节炎患者可能需要进行全髋关节置换术。

4. 发育性髋关节发育不良（DDH）。

（1）DDH 是指由于髋臼浅、关节面上外侧倾斜和外侧髋关节中心导致股骨头的前外侧覆盖不足（图 24.3）。

（2）股骨头覆盖不足导致髋臼负荷过大，随着时间的推移可导致软骨退变和继发性骨关节炎。

（3）病史和体格检查：表现与关节内髋关节紊乱一致。髋关节屈曲、内外旋转活动度增大在 DDH 中很常见。

（4）诊断：影像学分析对于确定畸形程度和骨性关节炎的存在至关重要。

（5）治疗：根据畸形的严重程度选择保守治疗。保髋手术适用于关节间隙保持良好、关节软骨无损伤的年轻运动员。

耻骨骨炎

1. 退化性耻骨联合改变与反复超负荷、创伤、妊娠、风湿病或感染有关。更常见于髋关节活动受限，以及需要反复用力旋转和踢腿的运动（如足球）。

2. 病史：隐匿性或急性腹股沟疼痛 ± 大腿内侧 / 前侧或腹部放射，随活动增加，休息后缓解。

3. 体格检查：耻骨联合或耻骨支触诊疼痛，被动髋关节内旋或被动或主动髋关节内收疼痛。

4. 诊断：骨盆正位片可见耻骨联合正常、增宽或变窄，伴有骨质硬化 / 囊性改变。单腿负重 X 线片可见骨盆不稳。骨扫描可见耻骨吸收增加。MRI 可见耻骨骨水肿，有助于排除其他原因引起的耻骨疼痛。

5. 治疗：相对休息，骶骨关节带，纠正骨盆周围的力量 / 柔韧性失衡，偶尔耻骨联合皮质类固醇注射。

缺血性坏死（AVN）

1. 髋关节缺血性坏死是指股骨头血供中断导致坏死。髋关节是缺血性坏死最常见的部位。

2. 病因：创伤、股骨头骨骺滑脱（SCFE）、Legg-Calve-Perthes 病、皮质类固醇、过量饮酒、血液系统恶性病、气压异常（深海潜水员）、股骨颈应力性骨折。

3. 病史：典型的隐匿性髋关节前、腹股沟或髋关节外侧疼痛，伴有疼痛性跛行或无力负重。

4. 体格检查：符合髋关节内紊乱。

5. 诊断：骨盆正位、蛙腿侧位和交叉侧位的影像学评估。X 线检查阳性需要 3 个月，新月征（+）（股骨头边缘以下放射弧），90% 的病变位于股骨头前部和上部。

6. 骨骼扫描敏感，但非特异。MRI 具有 95% 的敏感性和特异性。CT 是确定塌陷和骨梗死程度的最佳方法。

7. 考虑通过血脂水平、蛋白质 C 和 S、抗凝血酶Ⅲ、纤溶酶原激活物抑制物 -1 对缺血性坏死病因进行实验室评估。

8. 分类（表 24.1）。

9. 治疗：取决于分期、软骨下塌陷、关节面受累和关节炎改变程度。

（1）对于无症状的病变、X 线或 MRI 发现的病变及无关节塌陷的小病变（无症状且负重受限），可考虑保守治疗。非手术治疗也适用于有明显软骨下塌陷和关节受累的年轻患者、不能接受股骨头减压或游离带血管腓骨移植物（FVFG）且年龄太小不能考虑全髋关节置换术的患者。电磁骨刺激器可以作为保守治疗的辅助手段。

（2）双膦酸盐，如阿仑膦酸每周 70mg，持续 3 个月，已被证明可改善非手术的结果。纠正血脂和凝血异常（如果有的话）。

（3）有保护的负重是必不可少的，直到症状消失，然后进行负重，并在康复后恢复运动，进行康复训练和专项运动训练。

（4）髓芯减压术：治疗越早，病变越小，预后越好。髋关节未见退行性变时可进行髓芯减压术。

（5）术后 6 周保护性负重，康复后恢复运动，进行康复训练和专项运动训练。

（6）可在缺血性坏死早期和晚期考虑。

（7）从腓骨中取出血管结构完整的健康骨，取出坏死骨后植入股骨。

（8）截骨术仅适用于无软骨下塌陷症状的患者。

（9）如果运动员表现出严重的软骨下塌陷伴严重退行性变和其他保守措施无效，可行髋关节表面置换术或全髋关节置换术。

退行性关节病

1. 髋关节软骨退行性变，伴有滑膜、软骨下骨和关节边缘的改变。

表 24.1　分类表

AVN 分类	OA 分类
骨循环研究会 (ARCO)	Tonnis
0 期：X 线片、MRI、骨扫描正常，骨活检显示 AVN	0 级：没有 OA 迹象
Ⅰ 期：放射图像正常、骨扫描或 MRI 阳性	1 级：硬化增加，关节间隙轻微狭窄，头部球形无或轻微丧失
Ia：＜ 15% 的股骨头受累	
Ib：15%~30%	2 级：小囊肿，关节间隙中度狭窄，头部球形性中度丧失
Ic：＞ 30%	
Ⅱ 期：X 线片显示硬化、囊变、骨质减少或股骨头密度改变，无软骨下塌陷或髋臼受累，骨扫描 /MRI 阳性	3 级：巨大囊肿，关节间隙严重狭窄或闭塞，头部严重畸形
Ⅱ a：＜ 15% 的股骨头受累	
Ⅱ b：15%~30%	
Ⅱ c：＞ 30%	
Ⅲ 期：放射造影显示新月征，骨扫描 /MRI 阳性	
Ⅲ a：＜ 15% 的股骨头受累或＜ 2mm 的股骨头凹陷	
Ⅲ b：15%~30% 或 2~4mm 凹陷	
Ⅲ c：＞ 30% 或＞ 4mm 凹陷	
Ⅳ 期：X 线片显示关节表面变平，关节间隙变窄，髋臼改变，骨赘	
Ficat 分期	Kellgren–Lawrence 分类
0 期：无症状髋关节，无放射学改变	0：无骨赘，关节间隙正常
Ⅰ 期：轻度斑片状骨质疏松，轻度透明性丧失	1 级：微小骨赘，意义可疑
Ⅱ a 期：骨质疏松症、硬化症、囊肿	2 级：骨赘，关节间隙完好
Ⅲ 期：新月征提示软骨下塌陷，股骨头塌陷	3 级：关节间隙适度缩小
Ⅳ 期：股骨头关节面平坦化塌陷，变性改变	4 级：软骨下骨硬化症，关节间隙严重受损

2. 由于遗传易感性，原发性骨性关节炎不常见。

3. 在一些研究中，占继发性骨性关节炎 80%，包括 SCFE、Legg-Calve-Perthes 病、创伤、FAI、DDH、唇裂、软骨损伤、炎性关节炎、AVN、感染。

4. 病史：典型的隐匿性腹股沟疼痛，但也可表现为髋关节前、髋关节外侧和臀部疼痛。

5. 体格检查：与关节内过程一致，疼痛和髋关节活动度降低，尤其是内旋和屈曲。

6. 诊断：骨盆正位、蛙腿侧位和交叉侧位 X 线检查显示关节间隙狭窄、硬化、软骨下囊肿和骨赘。

7. 分类（表 24.1）。

8. 保守治疗方案包括：

（1）相对休息，避免髋关节内旋、屈曲和旋转。

（2）NSAID。

（3）可考虑补充葡萄糖胺 / 软骨素。研究表明有些疼痛和功能没有改善。

（4）加强骨盆带肌肉的物理治疗，特别是考虑在无痛活动度内工作。

（5）影像引导下髋关节注射皮质类固醇可暂时改善髋关节骨关节炎的症状。

（6）虽然没有得到美国食品药品管理局（FDA）的批准，但关节内注射黏性补充剂是另一个潜在的治疗选择。

9. 保守治疗失败时考虑手术治疗：髋关节表面置换术。

急性股间隔综合征

1. 当大腿腔室内的压力超过毛细血管充盈压力（12~32mmHg）时，会发生股间隔综合征。如果不治疗，可能导致肌肉坏死、纤维化和神经损伤。

2. 急性股筋膜室综合征通常是直接创伤的结果（外科紧急情况），可影响前筋膜室。

3. 病史：进行性疼痛和肿胀，组织肿胀增加，被动活动进一步加重。

4. 诊断：间隔内压力测试（> 15mmHg 为异常）。

5. 早期手术会诊可尽量减少长期损伤。

（朱戈　译）

推荐阅读

1. Anderson K, Strickland SM, Warren R. Hip and groin injuries in athletes. *Am J Sports Med*. 2001;29(4):521–533.

2. Burnett RS, Della Rocca GJ, Prather H, Curry M, Maloney WJ, Clohisy JC. Clinical presentation of patients with tears of the acetabular labrum. *J Bone Joint Surg Am*. 2006;88(7):1448–1457.

3. Byrd JW. The role of hip arthroscopy in the athletic hip. *Clin Sports Med*. 2006;25(2):255–278.

4. Clohisy JC, Beaule PE, O'Malley A, Safran MR, Schoenecker P. AOA symposium hip disease in the young adult: current concepts of etiology and surgical treatment. *J Bone Joint Surg Am* 2008;90(10):2267–2281.

5. Clohisy JC, Carlisle JC, Beaulé PE, et al. A systematic approach to the plain radiographic evaluation of the young adult hip. *J Bone Joint Surg Am*. 2008;90(Suppl 4):47–66.

6. Clohisy JC, Knaus ER, Hunt DM, Lesher JM, Harris-Hayes M, Prather H. Clinical presentation of patients with symptomatic anterior hip impingement. *Clin Orthop Relat Res*. 2009;467(3):638–644.

7. Minnich JM, Hanks JB, Muschaweck U, Brunt LM, Diduch DR. Sports hernia: diagnosis and treatment highlighting a minimal repair surgical technique. *Am J Sports Med*. 2011;39(6):1341–1349.

8. Nunley RM, Prather H, Hunt D, Schoenecker PL, Clohisy JC. Clinical presentation of symptomatic acetabular dysplasia in skeletally mature patients. *J Bone Joint Surg Am*. 2011;93(Suppl 2):17–21.

9. Peterson L, Renström P. Groin and thigh. In: LRP Peterson, ed. *Sports Injuries: Their Prevention and Treatment*. London, England: Taylor & Francis; 2001:247–266.

10. Prather H, Hunt D. Hip and pelvic injuries in sports medicine. *Sacroiliac Joint Problems*. G. C. Philadelphia, PA: Lippincott Williams & Wilkins; 2010:200–206.

第**25**章

膝关节损伤

Ashwin N. Babu, Cheri A. Blauwet

临床解剖学

关节

1. 胫股关节：铰链关节。

（1）胫股内侧和外侧间室。

（2）正常关节活动度（ROM）：屈曲135°，过伸5°~10°，内/外旋10°。

（3）旋锁机制：膝关节伸展末期20°时，锁定膝关节。

A. 动力学随开链与闭链的不同而发生变化。

a. 开链：胫骨外旋和前移。

b. 闭链：胫骨内旋和前移。

B. 通过激活腘绳肌解锁膝关节。

2. 髌股关节：滑动关节。

（1）内侧稳定结构。

A. 动态：股内侧肌（VMO）。

B. 静态：股骨内侧髁，内侧支持带，特别是髌股内侧韧带（MPFL）。

（2）外侧稳定结构。

A. 动态：股外侧肌，髂胫束（ITB）。

B. 静态：股骨外侧髁，外侧支持带。

（3）Q角：髂前上棘（ASIS）到髌骨中部的连线，以及髌骨中部到胫骨结节的连线的交角。

（4）髌骨负荷不同，因此症状与活动有关。

A. 步行：0.3~0.5倍体重。

B. 上楼梯：2~4倍体重。

C. 下楼梯：3.5倍体重。

D. 下蹲：7~8倍体重。

3. 胫腓骨近端关节：滑膜关节，由腓骨头前后韧带稳定。

韧带

1. 前交叉韧带（ACL）。

（1）起自股骨外侧髁的后内侧，向前内侧延伸，止于髁间棘前侧。

（2）两束。

A. 前内侧：屈曲紧张。

B. 后外侧：伸直紧张。

（3）功能。

A. 主要：防止胫骨相对股骨前移。

B. 次要：限制内翻/外翻和旋转，防止过伸，承载本体感觉，帮助实现旋锁机制。

2. 后交叉韧带（PCL）。

（1）起自股骨内侧髁前外侧，经后外侧止于胫骨后上方。

（2）两束。

A. 前外侧：约占PCL的65%，屈曲紧张。

B. 后内侧：约占PCL的35%，伸直紧张。

（3）功能。

A. 主要：防止胫骨相对股骨后移。

B. 次要：限制内翻/外翻，承载本体感觉，帮助实现旋锁机制。

3. 内侧副韧带（MCL）。

（1）两层。

A.浅层：起源于内上髁，止于关节线下 5~7cm 处的胫骨近端。

B.深层：与内侧半月板相邻，由半月板胫骨韧带和半月板股骨韧带组成。

（2）主要限制外翻。

4.外侧副韧带（LCL）。

（1）起于股骨外侧髁，止于腓骨头。

（2）主要限制内翻。

5.后外侧复合结构（PLC）：前外侧韧带（ALL）。起于股外侧髁，向前下方走行，止于腓骨和 Gerdy 结节之间。

（1）腘肌腱。

（2）腘腓韧带。

6.半月板股骨韧带。

（1）沿外侧半月板后角至股髁内侧走行。

（2）由于解剖变异，可能位于 PCL 前方（Humphrey 韧带）或后方（Wrisberg 韧带）。

半月板

1.内侧半月板。

（1）类似"C"形，覆盖 50%~60% 的内侧胫骨平台。

（2）由于 MCL 深层部分的附着，比外侧半月板活动范围小。

2.外侧半月板。

（1）类似"O"形，覆盖 70%~80% 的外侧胫骨平台。

（2）外移多于内侧半月板。

（3）盘状半月板：外侧半月板增厚、卵圆形变异、无后角附着，活动范围增加，易损伤。

3.血管供应。

（1）外 1/3 有良好的血供（红色区域）和愈合能力。

（2）内 2/3 的血供较差（白色区域），愈合能力有限。

4.功能：传递应力、稳定膝关节、本体感觉。

关节囊

1.由膝关节周围的韧带和肌腱组成。

2.内层覆盖分泌滑液的滑膜。

3.滑膜皱襞：滑膜的冗余皱襞；在胎儿发育过程中，皱褶是一种将膝关节分隔成多个隔间的膜，通常在妊娠中期会缩小，但有可能退化吸收不完全。其位置见于髌内侧（最常见）、髌上、外侧及髌下。

膝关节损伤

骨折

1.髌骨骨折。

（1）类型。

A.直接创伤（髌骨着地）：常致粉碎性骨折，但通常无移位；关节软骨经常受损。

B.间接创伤（如股四头肌剧烈收缩）：较少为粉碎性骨折，但更有可能发生骨折移位；关节软骨损伤小。

（2）影像学：X 线片。

A.正位（AP）：难以显示髌骨，且容易将周围骨折误认为二分髌骨。

B.侧位：可显示粉碎或移位性骨折。

C.轴位：可显示纵行骨折。

（3）治疗。

A.保守治疗：微小或非移位性骨折，关节面破坏小，伸膝机制存在。

a.伸直位夹板固定。

b.愈合过程中逐渐增加屈曲范围。

B.手术：伸膝结构撕脱，移位性横行骨折。

（4）并发症：感染，缺血性坏死，髌股间室创伤后关节炎，股四头肌无力。

2.胫骨平台骨折。

（1）类型。

A.运动相关：常伴有韧带损伤。

B.低能量 / 骨质疏松性：常为凹陷性骨折。

C.高能量：通常是由于机动车事故，常为双侧平台骨折。

（2）治疗。

A.轻度移位或凹陷性骨折采用非手术治疗。避免负重，支具固定 6 周。

B.手术治疗。

a.绝对适应证：开放性平台骨折，骨筋膜室综合征，相关血管损伤。

b. 相对适应证：移位性双侧平台骨折，移位性内侧平台骨折，外侧平台骨折伴关节不稳。

3. Segond 骨折。

（1）特点。

A. 胫骨平台外缘撕脱性骨折。

B. 膝关节内翻畸形合并胫骨内旋所致。

C. 可能伴有 ACL 撕裂（75%~100%）和（或）半月板损伤（66%~75%）。

D. 也可伴有腓骨头或 Gerdy 结节撕脱。

（2）治疗：因有伴随性损伤，通常需要手术干预。

4. 应力性骨折。

（1）类型。

A. 髌骨：骨不连导致高风险性应力性骨折。

B. 胫骨平台内侧：常被误诊为鹅足滑囊炎。

（2）诊断应及时评估低能量可用性。

脱位

1. 髌骨脱位：髌骨外侧移位脱出滑车沟。

（1）类型。

A. 外伤性：常发生于扭转或跳跃过程中，表现为关节积血。

B. 非创伤性：主要发生于全身韧带松弛的年轻女性。

（2）特点。

A. 与内侧支持带损伤相关，特别是止于内收肌结节的 MPFL。

B. 1/3 的病例有骨软骨骨折。

C. 通常随膝关节伸直而自动复位。

D. 危险因素包括滑车沟浅、全身韧带松弛、高位髌骨、股骨前倾、内侧支持带松弛或外侧支持带紧张。

（3）体格检查重点：外侧恐惧试验。膝关节伸直时被动外推髌骨，患者伴有强烈恐惧感。

（4）影像学。

A. 复位后应进行 X 线片检查，以评估骨软骨骨折或撕脱伤（正位、侧位和轴位）。

B. 如果 X 线片显示骨软骨缺损，症状持续，或需要对反复脱位的内侧支持带 / MPFL 进行评估，应进行 MRI 检查（图 25.1）。

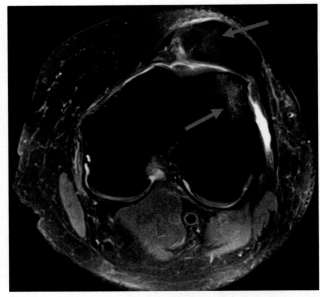

图 25.1　髌骨脱位患者膝关节轴位 T2 加权 MRI 图像。注意滑车外侧和髌骨内侧的信号强度增加，这是髌骨外侧脱位的特征性骨挫伤表现（箭头所示）。

（5）治疗。

A. 非手术治疗：急性期可使用膝关节支具 / 固定器伸直位固定，然后再进行康复治疗。

B. 手术治疗：适用于复发性髌骨脱位或骨软骨缺损。

2. 膝关节脱位。

（1）类型：根据胫骨相对于股骨的位置进行临床描述。

A. 前脱位：发生于过伸性损伤。

B. 后脱位：仪表盘损伤。

C. 也可发生内侧、外侧和旋转脱位。

（2）特点。

A. 高能量损伤常伴有严重的多韧带损伤、神经损伤（腓神经）、血管损伤（腘动脉）、骨折。

B. 应立即行动脉造影，以评估腘动脉（急诊）。

（3）治疗。

A. 急诊手术治疗：开放性脱位、腘动脉损伤、不可复位性脱位、骨筋膜室综合征。

B. 延迟治疗：韧带重建。

肌肉 / 肌腱损伤

1. ITB 摩擦综合征（跑步膝）。

（1）特点。

A. 通常发生于重复膝关节运动的运动员，如跑步、骑自行车、划船。

B. 患者表现为膝外侧疼痛，休息时通常无疼痛。

C. 传统上认为是 ITB 经过股外侧上髁时其深处的黏液囊摩擦刺激引起的，但现有的证据不支持上述推论。

（2）体格检查重点。

A. ITB 压痛，通常位于关节止点和外侧关节线近端 3cm 处。

B. Ober 试验（髂胫束试验）：显示髂胫束紧张。

C. Noble 试验：屈曲 90° 时被动伸直膝关节，同时触诊股骨外上髁，伸直至屈曲 30° 时发生外侧疼痛。

（3）治疗。

A. 主要是保守治疗，包括生物力学评估、行为调整、设备评估和局部抗炎症治疗。

B. 手术干预：只适用于顽固性病例，有几种手术选择。

2. 髌腱末端病（跳跃膝）。

（1）特点。

A. 通常见于年轻运动员。

B. 重复性膝关节屈伸，如跳跃。

C. 最常发生于髌骨止点。

（2）治疗。

A. 非手术治疗。

a. 减轻肌腱负重。

b. 离心力量训练和运动控制练习。

c. 纠正生物力学因素。

d. 文献中对注射疗法的使用存在争议；如果使用，通常注射再生类药物。

B. 手术治疗：常用于异常组织清创，仅用于顽固性病例。

3. 腘肌腱炎。

（1）特点。

A. 膝后外侧疼痛的罕见病因。

B. 典型的慢性 / 过度使用损伤，随下坡行走 / 跑步而加重。

（2）体格检查重点：Garrick 试验。将腿置于 "4" 字位（交叉位），在抵抗胫骨内旋的同时触诊

LCL 后方。

（3）治疗：相对休息，NSAID，功能康复。

4. 伸膝装置损伤。

（1）类型。

A. 股四头肌肌腱断裂：多见于老年男性（平均 60 岁）。

B. 髌骨骨折：多见于患骨质疏松症的女性。

C. 髌腱断裂：多见于年轻男性（平均 40 岁）。

（2）特点。

A. 老年人，常伴有糖尿病和动脉粥样硬化等。

B. 股四头肌和髌腱断裂通常由屈膝时股四头肌强力收缩导致。

（3）治疗。

A. 通常需要早期手术修复。

B. 术后：在限制活动度的情况下，早期开始负重伸直训练。

不稳 / 韧带损伤

1. ACL 损伤。

（1）特点。

A. 运动中最常见的膝关节韧带损伤。

B. 女性发生 ACL 损伤的可能性是男性的 2~8 倍。

C. 通常是剪切应力、落地或快速减速导致的非接触性损伤。

D. 接触性损伤通常是由外力引起膝关节外翻造成的。

E. 患者常主诉听到 "砰" 的一声，随后出现不稳的感觉。

F. 关节出血 / 肿胀在数小时内发生。

G. 50% 的 ACL 损伤伴随着半月板撕裂。

H. "恐怖三联征" 是指同时存在 ACL、MCL 和内侧半月板撕裂。

I. ACL 损伤的膝关节过早发展为骨关节炎的风险更高。

（2）诊断。

A. 体格检查重点。

a. 由于疼痛和肿胀，可能难以在急性期进行全面检查。

b. 积液（关节积血）。

c. Lachman 试验阳性（敏感性为 95%~99%）。

- 1 级：移位 0~5mm。
- 2 级：6~10mm。
- 3 级：＞ 10mm。

d. 前抽屉试验阳性（敏感性为 22%~95%，特异性为 53%~95%）。

e. 轴移试验是一种症状性表现，麻醉下更明显（敏感性为 35%~98%，特异性为 98%~100%）。

B. 影像学。

a. X 线片：评估骨性损伤，如胫骨髁嵴撕脱、胫骨平台或 Segond 骨折。

b. MRI。

- 常表现为典型的骨挫伤（股骨髁前外侧和胫骨平台后外侧）（图 25.2）。
- 也可评估伴随的半月板、PLC 和其他韧带损伤。

C. 关节镜检查是诊断金标准。

（3）治疗。

A. 急性 / 早期。

a. 休息、冰敷、压迫、抬高（RICE）。

b. 如果有疼痛或主观不稳定，可使用膝关节固定器或铰链式膝关节支具和拐杖。

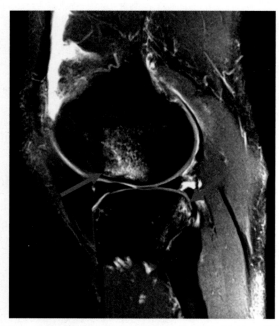

图 25.2 ACL 撕裂患者膝关节矢状位 T2 加权 MRI 图像。注意股骨前外侧髁和胫骨后外侧信号强度增加，称为"接吻挫伤"（箭头所示）。

c. 早期小范围膝关节活动度锻炼。

d. 预防股四头肌萎缩。

B. 亚急性 / 长期。

a. 手术：ACL 重建。

- 伴有多韧带损伤、可修复的半月板损伤或有功能性膝关节不稳的抢断类运动的运动员。
- 术前康复对 ROM 的恢复和肿胀的减轻很重要。
- 延迟手术降低了关节纤维化的风险。
- 手术不能预防骨关节炎的发展。
- 术后康复训练持续 6~9 个月，才能完全恢复运动。

b. 保守治疗：积极的康复训练。

- 久坐的办公人群、参加非抢断类运动（如骑自行车）的运动员、无明显不稳定的患者可采用。
- 加强腘绳肌可辅助 ACL 预防胫骨前移位。
- 定期随访评估膝关节不稳或症状性半月板损伤。
- 尽管经常对 ACL 损伤的运动员使用支具，但该方法存在争议。

2. PCL 损伤。

（1）特点。

A. 不如 ACL 损伤常见。

B. 大多数与其他结构损伤有关，当怀疑 PCL 损伤时，需要评估 PLC。

C. 屈膝状态下，胫骨前方受到撞击容易损伤 PCL（如仪表盘损伤），膝关节过伸状态较少发生损伤。

D. 通常表现为轻微肿胀和不明原因的膝关节后部疼痛。

（2）体格检查重点。

A. 后抽屉试验。

a. 1 级：移位 0~5mm。

b. 2 级：移位 6~10mm。

c. 3 级：移位＞ 10mm。

B. 股四头肌激活试验阳性（敏感性为 54%~98%，特异性为 97%~100%）。

a. 患者取仰卧位，膝关节屈曲 90°，检查者稳定患者踝部，嘱患者向前伸膝。

b. PCL 缺损时，股四头肌收缩将导致胫骨前移

≥2mm。

C. 反 Lachman 试验。

D. 胫骨后沉征（股四头肌痉挛可导致假阴性）。

（3）影像学。

A. X 线片。

a. 单独的 PCL 损伤通常呈阴性。

b. 可评估伴随的胫骨止点撕脱伤。

B. MRI：有助于诊断 PCL 损伤和评估相关韧带损伤。

C. 关节镜检查是诊断金标准。

（4）治疗。

A. 急性 / 早期。

a. RICE。

b. 早期的 ROM 训练。

c. 如果有明显的功能限制，可考虑膝关节支具（伸直位）固定 / 拐杖 ×1~2 周。

B. 亚急性 / 长期。

a. 功能康复，特别是加强股四头肌锻炼，可辅助 PCL 预防胫骨后移。

b. PCL 很少需要手术重建，除非持续不稳或有其他可手术修复的损伤。

3. MCL 损伤。

（1）特点。

A. 作用于膝关节外侧的外翻应力所致，特别是膝关节屈曲着地时。

B. 剪切、旋转运动时，可合并 ACL 损伤。

（2）诊断。

A. 体格检查重点。

a. MCL 沿线压痛。

b. 外翻应力试验：膝关节屈曲 30°。

- 1 级：疼痛但无松弛。
- 2 级：有限松弛。
- 3 级：韧带完全断裂，内关节线张开，松弛明显。

c. 膝关节伸直位外翻应力测试；如果松弛或间隙过大，则可能伴有 ACL、PCL 或 PLC 损伤。

d. 由于 MCL 为关节外结构，单独损伤时积液较少。

B. 影像学。

a. X 线通常正常：正位和侧位片可排除相关骨损伤（骨骺骨折）。

- Pellegrini-Stieda 征（图 25.3）：有 MCL 损伤史的患者，通常在其股骨内侧髁起点处会产生无症状的、创伤后 MCL 骨化。

b. MRI：如果怀疑存在其他损伤，通常进行 MRI 检查。

（3）治疗。

A. 急性期：RICE。

B. 考虑使用铰链式膝关节支具 4~6 周。

C. 早期小范围膝关节 ROM 训练（1~2 周内）。

D. 耐受后逐步过渡到更高水平的活动（接下来 1~4 周）。

E. 单独的 MCL 损伤很少需要手术，伴随胫骨侧撕脱时，需要急诊手术修复。

4. LCL 损伤。

（1）特点。

A. 通常由急性内翻应力导致。

B. 很少单独受伤。

（2）体格检查重点。

A. 膝关节屈曲 30° 内翻应力试验阳性（分级与 MCL 相同，见上文）。也应进行膝关节伸直位内翻应力试验；如果松弛或间隙过大，则可能伴有

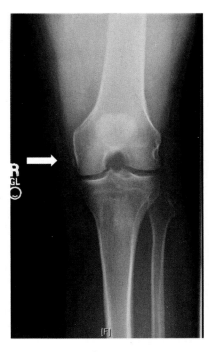

图 25.3　膝关节 X 线片发现 Pellegrini-Stieda 征，表明有 MCL 损伤史。

ACL、PCL 或 PLC 损伤。

B. 评估腓骨神经损伤。

（3）治疗。

A. RICE。

B. 早期膝关节 ROM 训练。

C. 功能康复。

D. 手术干预通常取决于伴随的损伤。

5. PLC 损伤。

（1）特点。

A. PLC 损伤可能与其他结构的严重损伤有关（特别是 PCL 或 ACL）。

B. 未经治疗的 PLC 损伤是 ACL 重建失败的主要原因。

（2）体格检查重点：Dial 试验（图 25.4）。膝关节屈曲 30° 和 90°，对比患侧胫骨与对侧外旋（ER）差异。

A. 仅 30° 时外旋增加，表明单独的 PLC 损伤。

B. 两个角度外旋均增加，表明 PLC 和 PCL 均受到损伤。

（3）影像学：MRI 检查以确诊受累的具体结构。

（4）治疗：如果损伤合并交叉韧带撕裂，通常需要手术干预。

膝前痛

1. 滑膜皱襞综合征。

（1）特点。

A. 大多数滑膜皱襞是无症状的，但可发展为疼痛、炎症和肥厚。

B. 髌内侧皱襞最常见。

（2）体格检查重点：可触及紧张的组织条带，并伴有压痛。

（3）影像学：平片或 MRI 检查以排除更常见的前疼痛来源。

（4）治疗。

A. RICE，NSAID；可考虑注射类固醇。

B. 功能康复。

C. 关节镜手术仅适用于顽固性病例，失败率较高。

2. 脂肪垫撞击（Hoffa 综合征）。

（1）特点。

A. Hoffa 脂肪垫位于髌腱深处，可因直接创伤、过伸或慢性刺激而发炎 / 肿胀。

B. 当发生炎症时，可能在髌骨下极和股骨髁之间发生撞击。

C. 膝关节伸直加重前 / 下膝关节疼痛。

D. 通常从坐到站的过程中会受到激惹。髌股关节疼痛是膝关节屈曲久坐时产生的症状。

（2）体格检查重点。

A. 可能有膝反屈。

B. Hoffa 试验阳性。

a. 患者取仰卧位，膝关节屈曲，检查者两手拇指于髌骨下方髌腱侧进行按压。

b. 主动伸膝时产生疼痛 / 恐惧试验阳性。

（3）治疗。

A. RICE。

B. 髌骨贴扎。

C. 顽固性病例可手术切除脂肪垫。

3. 髌股综合征。

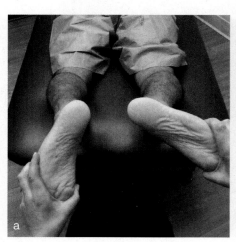
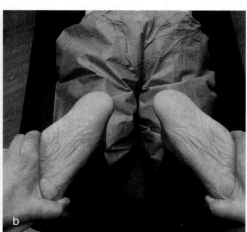

图 25.4 Dial 试验。（a）检查者在膝关节屈曲 30° 时被动外旋胫骨。（b）检查者在膝屈曲 90° 时重复此动作。注意右膝屈曲 30° 时胫骨外旋增加，但屈曲 90° 时两侧外旋一致，提示为单独的后外侧角损伤。

（1）特点。

A. 髌骨区膝前痛。

B. 通常隐匿性发病，常为双侧，久坐（"剧院征"阳性）或髌股关节负重（见髌股关节部分）时病情加重。

C. 可能是髌股轨迹不佳 / 滑车沟力线不良及髌周滑膜刺激所致。

D. 可能与髌骨活动度高 / 半脱位有关。

E. 髌骨软骨软化症：髌骨软骨退行性变，常与髌股综合征相关，特别是在老年运动员中。

（2）风险因素：考虑整个运动力学链。

A. 近端因素：股骨前倾，髋关节外展肌和外旋肌无力，髋屈肌紧张，髂胫束紧张。

B. 局部因素：高位 / 低位髌骨，Q 角增加，膝外翻，股四头肌无力，髌骨活动度过大，腘绳肌紧张，股四头肌紧张。

C. 远端因素：距下关节过度旋前，胫骨外旋，足内征弱，腓肠肌 / 比目鱼肌紧绷。

（3）体格检查重点。

A. 评估运动力学链中的髋关节近端力量、股骨旋转控制、膝关节动态稳定性、踝关节和足部力学

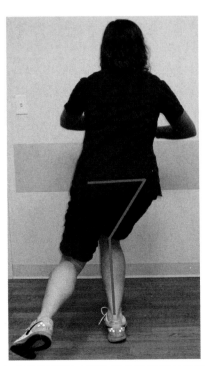

图 25.5 患者单腿下蹲时髋关节外展肌和外旋肌无力（即近端控制不良）。骨盆向对侧倾斜、股骨内收 / 内旋并引起膝关节外翻。

（图 25.5）。

B. 髌骨位置的静态和动态评估：J 征。膝关节伸直末期髌骨向外侧平移，早期屈曲时向内侧平移。

C. 髌股研磨 / 挤压试验阳性。

（4）影像学：可用于评估关节内病变、二分髌骨、髌骨力线不良。

（5）治疗。

A. RICE，行为调整。

B. 针对上述的风险因素制订康复计划。

C. 贴扎：根据髌骨相对于股骨的位置。需要评估倾斜、滑动和旋转方向。

D. 支具：髌骨轨迹支具可提供稳固的外侧支撑，方便屈曲时髌骨内侧滑动；只在运动员自身力量加强后使用。

E. 矫形器：过度旋前时可考虑使用矫形器。

F. 很少需要外侧松解或胫骨截骨术等手术干预。

半月板病变

1. 内侧和外侧半月板撕裂。

（1）内侧半月板损伤特点。

A. 比外侧半月板损伤更常见。

B. 通常有抢断运动史，负重时胫骨旋转和膝关节屈曲（如足球、橄榄球）。

C. 通常与 ACL 损伤相关。

（2）外侧半月板损伤特点。

A. 下蹲后发生损伤，充分屈曲和旋转（如摔跤）。

B. 盘状半月板可引起年轻运动员膝关节外侧疼痛。

（3）内侧和外侧半月板损伤的常见特点。

A. 机械性症状：疼痛的咔嗒声、砰砰声、触痛。

B. 退行性撕裂通常发生在 40 岁以后，常为轻度创伤。

（4）体格检查重点。

A. 渗出肿胀 ±ROM 受限。

B. 下蹲疼痛加重。

C. 关节线压痛。

D. 激发试验。

a. McMurray 试验：闻及和触及咔嗒声时，视为试验阳性，但更多情况下只有疼痛感产生。

b. Apley 研磨试验：屈曲、旋转和轴向受压时疼痛。

c. 反冲（bounce home）试验：伸直末期疼痛。

d. Thessaly 试验：膝关节部分屈曲时旋转疼痛。

（5）影像学。

A. X 线片可评估退行性变、游离体。

B. MRI：半月板信号强度分级。

a. 1 级：局灶性高强度信号，未延伸至关节面。

b. 2 级：线状高强度信号，未延伸至关节面。

c. 3 级：高强度信号至少延伸到一个关节面，称为明确的半月板撕裂。

（6）治疗。

A. 轻度撕裂且无明显功能障碍可行保守治疗。

B. 手术干预：针对保守治疗无效的功能受限或大面积撕裂引起机械性症状的患者。

a. 尽量保留半月板。

b. 内侧 2/3 血供较差，可能需要切除受损的组织（即部分半月板切除术）。

c. 外侧 1/3 可进行修整。

退行性关节病变

1. 骨关节炎。

（1）特点。

A. 内侧间室最常受累。

B. 可累及外侧、髌股间室或所有间室。

C. 相对年轻的患者出现骨关节炎，通常表明有关节创伤 / 急性韧带损伤史。

（2）影像学（X 线片）：负重位、轴位片评估髌股间室。特征是关节间隙狭窄、软骨下囊肿、硬化、胫骨棘边缘骨赘或骨刺。

（3）治疗。

A. 保守治疗。

a. 行为调整。

b. 减重。

c. 康复训练（股四头肌和臀肌强化）。

d. 减重支具（证据有限）。

e. 助行器（对侧手持拐杖）。

f. 楔形跟鞋（外侧楔形鞋跟可减轻内侧间室负载）。

g. 口服药物（对乙酰氨基酚 /NSAID）。

B. 关节内注射。

a. 常用类固醇注射。

b. 其他药物包括黏性补充剂和再生性药物注射（证据仍然有限）。

C. 膝关节置换术：适应证包括保守治疗失败、明显的功能限制和退行性变。

滑囊炎

1. 一般原则。

（1）滑囊通常存在于摩擦力较大的部位，位于骨突和韧带或肌腱之间。

（2）急性创伤损伤、感染或全身性疾病、生物力学异常或长期过度使用，可导致滑囊炎 / 滑囊刺激。

（3）体格检查通常表现为局灶性压痛和肿胀。皮温升高或红肿可能表明感染。

（4）治疗通常包括 RICE 和 NSAID，如果没有感染，可偶尔进行穿刺和皮质类固醇注射。

2. 髌骨前滑囊炎（女仆膝）。

（1）因创伤或长期跪姿刺激所致。

（2）可由痛风的尿酸结晶引起。

3. 鹅足滑囊炎：很难对缝匠肌、股薄肌或半腱肌止点病变和鹅足滑囊炎进行鉴别。

4. MCL 滑囊炎（Voshell 滑囊炎）：位于 MCL 的浅部和深部之间。

（朱戈　译）

推荐阅读

1. Beynnon BD, Vacek PM, Newell MK, et al. The effects of level of competition, sport, and sex on the incidence of first-time noncontact anterior cruciate ligament injury. *Am J Sports Med*. 2014;42(8):1806–1812.

2. Garner MR, Gausden E, Berkes MB, Nguyen JT, Lorich DG. Extensor mechanism injuries of the knee: demographic characteristics and comorbidities from a review of 726 patient records. *J Bone Joint Surg Am*. 2015;97(19):1592–1596.

3. Katz JN, Brophy RH, Chaisson CE, et al. Surgery versus physical therapy for a meniscal tear and osteoarthritis. *N Engl J Med*. 2013;368(18):1675–1684.

4. Mallee WH, Weel H, van Dijk CN, van Tulder MW, Kerkhoffs GM, Lin CW. Surgical versus conservative treatment for high-risk stress fractures of the lower leg (anterior tibial cortex, navicular and fifth metatarsal base): a systematic review. *Br J Sports Med*. 2015;49(6):370–376.

5. McAlindon TE, Bannuru RR, Sullivan MC, et al. OARSI guidelines for the non-surgical management of knee osteoarthritis. *Osteoarthritis Cartilage*. 2014;22(3):363–388.

6. Pomajzl R, Maerz T, Shams C, Guettler J, Bicos J. A review of the anterolateral ligament of the knee: current knowledge regarding its incidence, anatomy, biomechanics, and surgical dissection. *Arthroscopy*. 2015;31(3):583–591.

7. Powers CM. The influence of abnormal hip mechanics on knee injury: a biomechanical perspective. *J Orthop Sports Phys Ther*. 2010;40(2):42–51.

8. Sihvonen R, Paavola M, Malmivaara A, et al. Arthroscopic partial meniscectomy versus sham surgery for a degenerative meniscal tear. *N Engl J Med*. 2013;369(26):2515–2524.

9. Strauss EJ, Kim S, Calcei JG, Park D. Iliotibial band syndrome: evaluation and management. *J Am Acad Orthop Surg*. 2011;19(12):728–736.

10. Wijdicks CA, Griffith CJ, Johansen S, Engebretsen L, LaPrade RF. Injuries to the medial collateral ligament and associated medial structures of the knee. *J Bone Joint Surg Am*. 2010;92(5):1266–1280.

第 *26* 章

小腿损伤

T. Joseph Malbrough, John P. Metzler

解剖

4 个筋膜室（图 26.1）

1. 前间室。

（1）肌肉：踇长伸肌、趾长伸肌、第 3 腓骨肌、胫骨前肌。

（2）腓深神经。

2. 外侧间室。

（1）肌肉：腓骨长肌和腓骨短肌。

（2）腓浅神经。

3. 后侧深间室。

（1）肌肉：踇长屈肌、指长屈肌、胫骨后肌。

（2）胫后神经。

4. 后侧浅间室。

（1）肌肉：腓肠肌、比目鱼肌。

（2）腓肠神经。

近端胫腓关节

1. 可动的关节。

2. 10% 的成年人近端胫腓关节与膝关节相通。

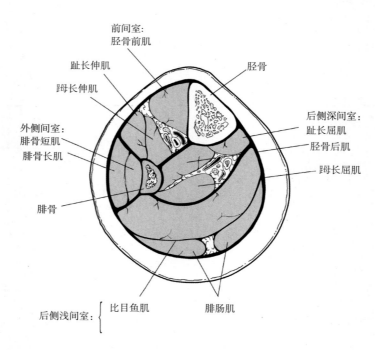

图 26.1　4 个筋膜室。（Source: From Brown E, Kelly, M. Sports Medicine: A Comprehensive Approach. Chapter 24, p. 389. Elsevier/Mosby; 2005.）

3. 胫腓骨韧带、股二头肌肌腱和外侧副韧带维持稳定。

4. 功能：减少踝关节扭转应力。

胫骨骨折

流行病学

1. 运动员中不常见。

2. 严重并发症发生率高：相关软组织损伤、筋膜室综合征、骨折延迟愈合、畸形愈合或不愈合。

3. 机制：抢球或冲撞时的直接接触。

诊断

1. 骨折处压痛。

2. 评估神经血管、膝关节及踝关节损伤。

3. 放射学评估：正位、侧位及斜位 X 线片。

治疗

1. 无移位骨折：固定（夹板，然后石膏）。

2. 移位骨折：闭合复位石膏固定；切开复位内固定或髓内钉固定。

腓骨骨折

机制

小腿外侧直接暴力损伤。

Maisonneuve 骨折（图 26.2）

1. 腓骨近端骨折。

2. 机制：踝关节外翻 / 外旋引起内踝骨折或三角韧带损伤，胫腓骨前下韧带扭伤（即踝关节高位扭伤），骨间膜损伤。

诊断

1. 腓骨近端压痛。

2. X 线片：腓骨正位、侧位、斜位。

治疗

1. 无移位且无明显相关损伤：短腿步行石膏或步行靴 6~8 周。

2. 移位或有严重相关损伤：非负重石膏固定或手术治疗，经皮螺钉复位并固定。

胫骨应力性骨折

流行病学

1. 胫骨内侧（受压侧）：运动员最常见的应力性骨折部位。跑步运动员中发病率最高。

2. 胫骨前（牵张侧）：常见于频繁跳跃的运动员。

诊断

1. 隐痛，活动加重，休息好转。

2. 近期训练量改变或地面变化。

3. 疼痛及触痛位置局限。

4. X 线片（图 26.3）：正位、侧位、斜位。通常前 2~3 周正常，然后出现骨膜反应或骨折线。

5. 骨扫描：敏感性高，特异性差。

6. MRI：敏感性和特异性高。可见骨折线周围水肿。

7. 治疗。

（1）胫骨内侧应力性骨折：相对休息（即避免

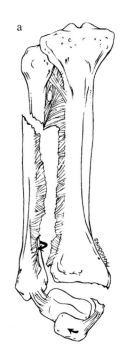
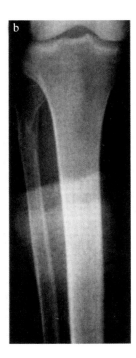

图 26.2　Maisonneuve 骨折。(Source: From Eiff MP, Hatch R, Calmbach W. Fracture Management for Primary Care. Chapter 13, p. 201, W.B. Saunders Company; 1998.)

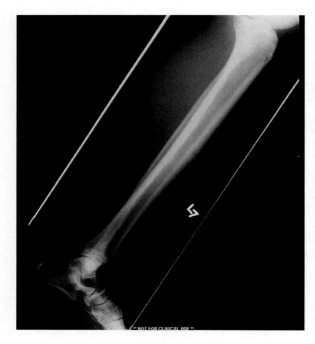

图 26.3 16 岁女性患者的胫骨前方应力性骨折。

疼痛活动），避免服用 NSAID，随着疼痛缓解，核心／下肢强化逐渐恢复活动。

（2）胫骨前应力性骨折：延迟愈合或不愈合风险高，运动员应禁止负重并使用石膏固定。当闭合性治疗失败或需要尽快重返运动时，可植骨或胫骨髓内钉固定。

腓骨

1. 通常见于长跑运动员腓骨远端 1/3 处。
2. 类似胫骨内侧应力性骨折的诊断和治疗。

不稳定／脱位：腓骨头

胫腓骨关节近端损伤不常见，可单独发生或伴有相关创伤。

诊断

1. 通常由创伤诱发，可伴有"跳动感"。

2. 腓骨头有压痛，比对侧腓骨活动度大，可能无法完全伸膝。

3. 分型（图 26.4）。

（1）半脱位：可见于有潜在结缔组织病变和总体运动量过大的患者。

（2）前外侧脱位。

A. 最常见的类型。

B. 见于摔倒时足跖屈、膝关节屈曲，腿内收位时滑移一段距离的运动员。

（3）后内侧脱位。

A. 直接创伤或扭转运动造成的。

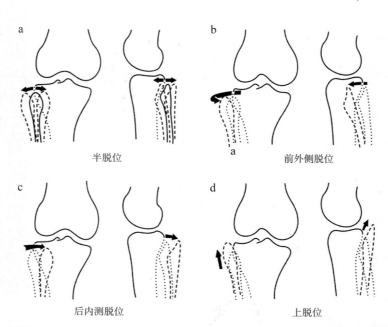

图 26.4 胫腓关节脱位分型。（Source: From Ogden JA. Subluxation and dislocation of the proximal tibiofibular joint. J Bone Joint Surg Am. 1974; 56:145–154; p. 146. Used with permission. ）

B. 可能伴随腓神经或外侧副韧带损伤。

（4）上方脱位。

A. 极其罕见。

B. 通常与下肢的严重创伤有关。

4. X 线片：将腿内旋可使胫骨外侧和腓骨之间的距离最大化。与对侧肢体对比。

5. 治疗。

（1）急性损伤：闭合性复位并固定 3 周。

（2）慢性不稳：通常需要韧带重建。

肌肉／肌腱损伤：腓肠肌撕裂

内侧头撕裂（"网球腿"）比外侧头撕裂更常见，因为内侧头更大，纤维走向更斜。

诊断

1. 中年休闲运动员活动时小腿后部突发剧烈疼痛。

2. 肌肉肌腱连接处有疼痛和压痛，并有肿胀和瘀斑，可向远端延伸至踝关节。

3. MRI 和超声可用于确诊。

治疗

1. 休息，冰敷，加压，抬高。

2. 如果有明显的积液，可考虑超声引导下穿刺。

3. 在症状允许的情况下，做一些特定运动的拉伸和加强运动。

胫骨内侧应激综合征

1. 反复牵拉骨膜上的肌肉附着导致骨膜炎。

2. 最常见于跑步运动员。50% 的病例双侧受累。

诊断

1. 病史：胫骨干疼痛，用力时加重，但运动员可以"在疼痛中跑"，休息可缓解，最近存在训练量／强度的变化，赛季前期发病。

2. 体格检查：弥漫性胫骨内侧压痛，常由跖屈肌抵抗引起。需要评估生物力学异常和肌肉失衡。

3. 影像学。

（1）X 线片：通常正常，但可显示骨膜或皮质增厚。

（2）MRI 或骨扫描：可与应力性骨折相鉴别。

（3）骨扫描：纵向／线性摄取的延迟成像（与应力性骨折所有 3 个阶段的局限性摄取相比）。

治疗

相对休息，穿插训练，纠正生物力学缺陷，过度旋前的运动员予以足弓支持，纠正训练错误。

急性筋膜室综合征

如果不紧急治疗，筋膜室压力增加会导致组织灌注受损、缺血性疼痛和组织坏死。

诊断

1. 骨折或软组织损伤后有持续性或进行性剧烈疼痛。

2. 感觉异常，受累腔室无力。

3. 晚期表现包括无脉搏和苍白。

4. 间室压力测试。

（1）如果临床表现明确，则不需要。

（2）诊断：室间压＞ 30mmHg。

治疗

紧急手术筋膜切开减压。

慢性疲劳性筋膜室综合征

1. 运动引起的间室内压力短暂升高造成可逆性缺血反复发作，随着休息或活动停止而逐渐缓解。

2. 跑步运动员最常受累。

诊断

1. 病史：特定筋膜室（见解剖部分）发生的紧绷、抽筋性腿痛，在可预测的强度和时间内进行运动，休息后缓解。可出现神经压迫导致的感觉异常和虚弱。

2. 体格检查和放射学检查正常。

3. 当运动前和运动后筋膜室压力测试显示以下

一种情况时，可以证实诊断：

（1）运动前 ≥ 15mmHg。

（2）运动后 1 分钟 ≥ 30mmHg。

（3）运动后 5 分钟 ≥ 20mmHg。

治疗

1. 停止或改变可诱发症状的活动。

2. 与非接触性活动交叉训练。

3. 如果症状是孤立的前室，尝试改变跑步技术，从后脚初始接触到中或前脚初始接触模式。

4. 注射毒杆菌毒素可短期缓解症状并降低腔室内压力。

5. 如果运动员不愿意改变活动水平，则推荐筋膜切开术。

腘动脉卡压

可能是先天性的或功能性的。

1. 先天性：腘动脉偏曲或腓肠肌内侧 / 外侧发育，导致被腓肠肌内侧或外侧或腘肌压迫。

2. 功能性：被正常的小腿肌肉组织压迫，没有任何先天性异常。

诊断

1. 最常见于 40 岁以下的男性运动员。

2. 病史：下肢和足部跛行症状（单侧或双侧）。

3. 体格检查可显示胫骨后动脉或足背动脉搏动减少，并伴有挑衅动作（即被动踝关节背伸伴膝关节伸展，或主动踝关节足底屈曲伴膝关节伸展）。腘窝可能有杂音。

4. 诊断性检查：超声、MR 动脉造影或 CT 动脉造影可提供明确诊断。最常见的表现是腓肠肌内侧起点下腘动脉的内侧移位和压迫。

治疗

手术松解，必要时可行血管重建。

（朱戈　译）

推荐阅读

1. Eiff MP, Hatch R, Calmbach WL. *Fracture Management for Primary Care*. Philadelphia, PA: Saunders; 1998:283.

2. Garrett WE Jr, Kirkendall DT, Squire DL, eds. *Principles and Practice of Orthopaedic Sports Medicine*. Philadelphia, PA: Lippincott Williams & Wilkins; 2000:1062.

3. Gill CS, Halstead ME, Matava MJ. Chronic exertional compartment syndrome of the leg in athletes: evaluation and management. *Phys Sportsmed*. 2010;38(2):126–132.

4. Harrast MA, Colonno D. Stress fractures in runners. *Clin Sports Med*. 2010;29(3):399–416.

5. O'Connor FG, Robert N, Robert W. *Textbook of Running Medicine*. New York, NY: McGraw-Hill, Medical Publishing Division; 2001:696.

6. Pedowitz RA, Hargens AR, Mubarak SJ, Gershuni DH. Modified criteria for the objective diagnosis of chronic compartment syndrome of the leg. *Am J Sports Med*. 1990;18(1):35–40.

7. Scuderi GR, McCann PD. *Sports Medicine: A Comprehensive Approach*. 2nd ed. Philadelphia, PA: Mosby-Elsevier; 2005:782.

8. Sinha S, Houghton J, Holt PJ, Thompson MM, Loftus IM, Hinchliffe RJ. Popliteal entrapment syndrome. *J Vasc Surg*. 2012;55:252–262.

9. Touliopolous S, Hershman EB. Lower leg pain. Diagnosis and treatment of compartment syndromes and other pain syndromes of the leg. *Sports Med*. 1999;27(3):193–204.

10. Tucker AK. Chronic exertional compartment syndrome of the leg. *Curr Rev Musculoskelet Med*. 2010;3(1–4):32–37.

第*27*章

足踝损伤

Gerard Malanga, Ricardo Vasquez-Duarte, Michael Esrick, Usker Naqvi

相关的解剖

1. 骨：胫骨、腓骨、跗骨（如跟骨、距骨）、跖骨、趾骨。

2. 韧带：前下胫腓骨韧带（AITFL）、三角韧带、距腓前韧带（ATFL）、跟腓韧带（CFL）、距腓后韧带（PTFL）、跟舟韧带（弹簧韧带）。

3. 关节：踝关节、距下关节、跗骨中关节、跗骨-距骨（Lisfranc）、跖趾关节（MTP）、近指间关节（PIP）、远指间关节（DIP）。

4. 肌腱：前方，包括胫骨前肌、踇长伸肌（EHL）、趾长伸肌（EDL）；后内，包括胫骨后肌、趾长屈肌（FDL）、踇长屈肌（FHL）；后方，包括跟腱、跖肌腱；后外侧，包括腓长肌、腓短肌；足底，包括足部内在肌肉。

5. 神经：胫神经、足底内外侧神经、腓深浅神经、腓肠神经、隐神经。

6. 血管：胫后动脉、足背动脉。

骨折

踝

1. 分型系统——Danis-Weber 分型：完全基于腓骨和骨折位置与踝穴的关系。

（1）A 型：腓骨骨折位于踝穴下方。

（2）B 型：腓骨骨折位于踝穴水平。

（3）C 型：腓骨骨折位于踝穴上方。

2. 诊断：正位、侧位、踝穴位 X 线片。

3. 治疗。

（1）A 型：如果腓骨撕脱骨折无移位或轻微移位，且没有内侧损伤（根据体格检查和 X 线片），则使用行走石膏直至腓骨愈合（通常为 6~8 周）。

（2）可能存在不稳定损伤的患者（Danis-Weber 分型为 B 型和 C 型）或双踝骨折的患者，应咨询骨科医生。

距骨

1. 占足部骨折的 1%。

2. 骨折部位：颈部（最常见）、距骨穹隆、后突、侧突（滑雪板骨折）。

3. 诊断。

（1）X 线片：踝关节正位、侧位、踝穴位。

（2）X 线检查正常但怀疑骨折，建议行 CT 检查。

4. 治疗。

（1）无移位：石膏固定 6~8 周。

（2）移位：切开复位内固定（ORIF）。

跟骨

1. 机制：有/无足底或背屈的轴向负荷。

2. 诊断。

（1）X 线片：正位、侧位、踝穴位、45°斜位。

（2）高度怀疑骨折但 X 线阴性，可行 CT 检查。

3. 治疗。

（1）无移位：石膏固定 6~8 周，非负重（NWB）。

（2）移位：切开复位内固定。

跖骨

1. 常见骨折部位：骨干（创伤或应力性骨折），第 5 跖骨基部（Jones 骨折或撕脱骨折）。

2. 诊断。

（1）X 线片：正位、侧位、斜位。

（2）如果怀疑应力性骨折且 X 线片正常，则行 MRI 检查。

3. 治疗。

（1）无移位：穿步行靴或术后鞋 6~8 周，Jones 骨折需要石膏固定和穿非负重靴 8~12 周，或手术治疗（可能更快恢复）。

（2）移位：切开复位内固定。

趾骨

1. 常见部位：8%~9% 的骨折累及足趾。

2. 诊断：正位、侧位和斜位 X 线片。

3. 治疗：无移位时，穿步行靴或术后鞋 3~4 周，然后绷带固定 4~6 周。

三角骨

1. 距骨后突缺乏融合而形成的副骨。

2. 在 10% 的人群中可见。

3. 引起踝关节后方跖屈疼痛。

4. 诊断：正位、侧位和斜位 X 线片。

5. 治疗：相对休息，偶尔注射类固醇。如果非手术治疗无效，可手术切除。

应力性骨折

1. 占运动损伤的 0.7%~20%，最常见于跑步运动员和女运动员。

2. 病史：伴有活动的进行性疼痛，训练失误，女运动员三联征，应力性骨折史。

3. 体格检查：局部压痛、肿胀，弹跳试验（+），音叉疼痛（+）。

4. 诊断。

（1）X 线片：通常在症状出现 2~3 周内呈阴性，

症状出现 6 周后呈阳性（骨折或骨膜反应）。

（2）骨扫描：敏感，特异性差。症状出现 2~8 天后呈阳性。

（3）MRI：敏感性和特异性。分级如下：

A. 1 级：异常短时间反转恢复序列。

B. 2 级：T2 异常。

C. 3 级：T1 异常。

D. 4 级：T1 见骨折表现。

5. 治疗：相对休息，避免 NSAID，纠正生物力学，每 300~500 英里换鞋，加强腿部 / 核心力量，可能使用矫形器。

6. 复杂和简单的应力性骨折。

（1）复杂：胫骨前皮质、舟状骨（可能需要 CT 来确定骨折）、第 5 跖骨近端、第 2 跖骨近端、籽骨。

（2）简单：腓骨、胫骨内侧、跟骨、跖骨远端。

脱位

踝关节脱位（胫腓骨和距骨）

1. 经常有相关的骨折。

2. 方向：后（最常见），前，外侧，上方。

3. 治疗：手术修复关节囊 / 韧带撕裂及骨折。

指间关节脱位

1. 机制：过屈或过伸。

2. 指间关节背侧脱位最常见。

3. 诊断：正位、侧位和斜位 X 线片。

4. 治疗：复位，夹板固定 3 周，然后再用绷带固定 3~6 周。

肌腱病：通常是退行性而不是炎性

跟腱腱病

1. 运动员发病率（终生发病率为 24%）＞非运动员，一般人群发病率为 7:100 000，男性＞女性，最常见的部位在止点上方 2~6cm（潮线区 / 血供差）。

2. 病史：起病隐匿，活动时疼痛，休息时缓解，偶有水肿 / 捻发音。

3. 体格检查：肌腱病变部位触诊压痛（TTP），± 水肿。

4. 诊断：通常是临床诊断，但可通过超声（US）或 MRI 确诊。

5. 治疗：调整活动、纠正训练错误 / 生物力学缺陷、提踵、硝酸甘油贴片、偏心强化训练。探索性治疗：经皮穿刺肌腱切开术、自体血注射、富血小板血浆（PRP）注射、经皮超声肌腱清创等。如果非手术治疗失败，则手术治疗。

胫骨后肌腱病

1. 翻转距下关节，稳定后足和足弓。

2. 多见于中老年人群，可引起足扁平。

3. 病史：隐匿或急性起病于踝关节后内侧疼痛，急性或逐渐发展为扁平足畸形，有时与潜在的炎症条件相关。

4. 体格检查：肌腱后方 / 下方至内踝，± 水肿，扁平足，跟骨外翻，足趾过多征（从后方可见到超过 2 个足趾），不能单腿提踵。

5. 诊断：通过正位、侧位、踝穴位 X 线片来明确关节炎，通过 MRI 或超声评估胫后肌腱。

6. 治疗：排除炎症状态，保护、休息、冰敷、压缩、抬高（PRICE 原则），坚强的矫形器控制旋前，内侧足跟张开，牢固的足跟限制，偏心练习。重症患者穿步行靴。如果非手术治疗失败，则手术治疗。

腓骨肌腱病和半脱位 / 脱位

1. 通常隐匿，但也可能是创伤性的。

2. 病史：踝关节后外侧疼痛（隐匿或急性 / 创伤后），交锁或弹动（肌腱半脱位 / 脱位），± 水肿，踝关节不稳，踝关节用力屈曲，或在凹凸不平的表面行走时疼痛加重。

3. 体格检查：后外踝肿胀，± 瘀斑（创伤后），外踝后方 / 下方压痛，主动活动踝关节出现弹响 / 疼痛（肌腱半脱位 / 脱位），跖屈 / 外翻抗阻时疼痛，踝关节由外翻 - 跖屈向外翻 - 背伸抗阻运动时半脱位 / 脱位。

4. 诊断：正位、侧位、踝穴位 X 线片排除骨性异常；MRI 检查肌腱病变；超声检查肌腱病变或不稳（动态影像）。

5. 治疗。

（1）肌腱病变：PRICE 原则，后跟垫，离心训练。难治性病例在超声引导下注射治疗。如保守治疗无效，可手术治疗。

（2）肌腱半脱位：使用带后跟垫的步行靴或石膏制动。2 周内不负重，4 周在可承受范围内部分负重，重建关节活动度、力量及本体感觉。非手术治疗失败率高。可以首选手术治疗，也可以在非手术治疗失败后手术。

足底筋膜病

1. 男女发病率相同，2/3 为双侧，慢性多于急性。

2. 病史：起病隐匿，足跟内侧或下方锐痛；晨起下床着地或静止一段时间后活动时最严重，活动后可逐步缓解，从事负重持续时间长的运动可在晚间加重，常与跑步或走路强度短期增加、换鞋、场地表面改变相关。

3. 体格检查：局限性压痛，足底跟部前内侧严重，腓肠肌 - 比目鱼肌紧张。

4. 诊断：X 线片排除其他跟部疼痛原因（如应力性骨折、骨缺损），骨扫描排除应力性骨折，MRI 或超声检查足底筋膜（厚度＞ 5mm 为异常）。

5. 治疗：无论是否治疗，80% 在 1 年内自愈，6 周内保守治疗可加快恢复，PRICE，伸展腓肠肌 - 比目鱼肌复合体及足底筋膜，加强足固有的和踝关节周围肌肉，NSAID 镇痛，夜间用夹板、矫形器或足弓贴扎，穿合适的鞋（跑者每 483~805km 需要更换跑鞋），局部注射类固醇或 PRP（触诊或超声引导），体外超声波治疗（ECSWT）。保守治疗 6 个月以上无效可手术。

胫骨前肌腱病

1. 主要是足背屈肌腱；也可以是内收或翻转肌腱。

2. 原因包括：踝背屈肌腱劳损（如下山跑、步幅过大），过度旋前，踝关节活动受限，穿着固定靴的运动员（如滑雪、滑冰项目），肌腱部位鞋带过紧（如跑者、"周末" 运动员等训练强度不稳定的人群），急转、急停运动。

3. 病史：踝关节前内侧疼痛、肿胀、僵硬，运动后加重，尤其是跑步或步行下坡。

4. 体格检查：局部压痛，肿胀，有时沿肌腱可有捻发音，背屈抗阻时疼痛。

5. 诊断：MRI 或超声可用于确诊并排除肌腱断裂。

6. 治疗：离心训练，软组织治疗，踝关节活动，纠正生物力学异常，矫形术，纠正穿鞋习惯（软跟），难治性病例在超声引导下注射治疗。

跗长屈肌腱病

1. 协助踝关节跖屈。

2. 病因包括劳损、三角骨过大或内置、后踝撞击（踮脚姿势引起的芭蕾舞者肌腱炎）或外伤；穿过大的鞋。

3. 病史：后内侧踝关节疼痛伴内弓放射，足趾抬起或前足负重时更严重，可能有弹响／交锁或扳机感。

4. 体格检查：足踝后内侧或足弓内侧纵支下压痛，当第 1 趾屈曲受阻或被动第 1 趾、踝关节背屈时压痛加重。

5. 诊断：正侧位，踝穴位 X 线片，足位于完全马蹄足位（充分跖屈及内翻）可排除骨性异常；MRI 或超声诊断肌腱异常。

6. 治疗方法：PRICE 原则，偶尔步行靴发展到坚硬的鞋垫，暂时避免芭蕾舞足，先用胶带粘住第一 MTP 关节以限制背曲，在超声引导下对顽固性病例注射皮质类固醇。如果非手术治疗失败，可能需要手术去除三角骨。

肌腱撕裂

跟腱

1. 高峰年龄为 30~40 岁，男性＞女性，通常在止点上方 2~6cm（血供减少／潮线区），左侧＞右侧，通常有潜在的腱病，有时无症状，80% 发生在"停停走走"运动（如篮球）中，O 型血，氟喹诺酮类药物，雄激素，皮质类固醇暴露（口服或注射），肥胖。

2. 病史：在"停停走走"运动中，突然有或没有"砰"的一声剧痛，报告为"有人用球棒打我的腿后部"，无法承受重量。

3. 体格检查：瘀斑，水肿，可扪及缺损，Thompson 试验（挤压小腿时踝关节无跖屈）阳性。

4. 诊断：MRI 或超声。

5. 治疗。

（1）活跃、年轻的运动员可手术治疗。

（2）一些文献表明，对于活动的个体，非手术治疗（动态夹板）的治疗效果可能与手术治疗相当，特别是当肌腱撕裂端接近被动踝关节跖屈的位置时。

韧带损伤／不稳

外踝扭伤

1. 最常见的运动损伤，占所有运动损伤的 14%~21%。最常见的损伤出现在急诊室或初级保健办公室，每天发生 25 000 例；据估计，美国每年有 150 万的急诊患者，85% 的踝关节损伤是踝关节扭伤。85% 的踝关节扭伤为外侧踝关节扭伤，最常见于篮球、排球、足球（即需要急转的运动）。

2. 损伤机制：跖屈足内翻。

3. 最常见的损伤韧带：ATFL ＞ CFL ＞ PTFL。

4. 病史：踝关节内翻伤，"让位"，外侧踝疼痛，可能时不时"砰"一下扭伤、瘀斑、水肿；通常能在伤后立即承受重量，随后疼痛和肿胀增加。

5. 体格检查：踝关节外侧瘀血、水肿、活动度受限，韧带损伤后的压痛（通常为 ATFL），无骨压痛，本体感觉差（如果能承受重量），踝关节前抽屉试验（＋）（评估 ATFL：相对于胫骨前拉踝关节时更松弛），距骨倾斜（＋）（评估 CFL：内翻增加与内翻踝关节应力）。

6. 诊断：如果渥太华踝关节或足部规则（＋），分别行踝关节或足部 X 线片（渥太华踝关节规则：胫骨或腓骨远端后侧 6cm 或内踝或外踝远端压痛，或损伤后或在急诊室不能立即行走 4 步。渥太华足部规则：第 5 跖骨、舟骨基部压痛，或损伤后或在急诊室不能立即走 4 步）。隐匿性骨折建议行 CT 扫描。MRI 可诊断隐匿性骨折、剥脱性骨软骨炎（OCD）、软骨损伤或软组织损伤。

7. 治疗：PRICE（包括拐杖，直到患者不再一瘸一拐），处方（OTC）止痛剂，主动活动范围（AROM），从等长肌肉锻炼逐步过渡为等张锻炼，本体感受练习时能承受重量，踝关节支具或绷带固定直至脚踝感觉稳定，然后参与体育锻炼 6~12 个月；重返运动前进行功能性锻炼。

内踝扭伤

1. 外翻伤造成三角韧带损伤，三角韧带拉伸导致单纯的内侧踝关节扭伤非常罕见。常伴有内踝骨折。

2. 病史：外翻性踝关节损伤后，踝关节前内侧疼痛、瘀斑和水肿。

3. 体格检查：韧带损伤后的压痛。

4. 诊断：X 线片提示渥太华踝关节或足部规则（+）；其他诊断研究如前所述。

5. 治疗方法：同外侧踝关节扭伤，但可能需要更长的时间才能重返运动。

胫腓联合扭伤（AITFL 扭伤，也称为"高位踝关节扭伤"）

1. 通常是因为踝关节背屈和外旋。占踝关节扭伤的 10%。在碰撞性运动中最常见。也可能累及后下胫腓韧带或韧带联合膜，导致腓骨近端骨折（Maisonneuve 骨折）。

2. 病史：上述机制发生后的踝前疼痛。

3. 体格检查：AITFL 压痛（触诊腓骨近端来评估 Maisonneuve 骨折），挤压试验（+）（胫腓联合疼痛在小腿中部），外旋压力试验（+）（中立背屈/足底屈位踝关节外旋联合疼痛）。

4. 诊断：全胫骨和腓骨及踝关节的正位、侧位和穴位 X 线片。理想情况下，可以负重。联合损伤（+）的踝穴位图显示如下：胫腓骨清晰间隙＞5mm（正位片相同测量），胫腓骨重叠＜1mm（正位＜5mm）或胫距中清晰间隙＞4mm。CT 可识别小骨异常。MRI 对 AITFL 破裂的敏感性为 100%，特异性为 93%。

5. 治疗。

（1）Ⅰ级（疼痛，X 线片阴性）：休息，冰敷，舒适固定 2~4 周。逐步换为限制外翻和外旋的功能性踝关节支具，并开始渐进式强化锻炼（等长到等张再到本体感觉和爆发力）。

（2）Ⅱ级和Ⅲ级（疼痛，X 线检查阳性）：需要评估是否手术。若能复位并维持，可使用后方塑性夹板，加糖钳，不负重、抬高和冰敷，直至水肿消退。如果能维持复位，则改用短腿石膏（非负重）治疗 6~8 周。后续可改为步行石膏，然后使用软踝关节支具。康复应该恢复活动度、力量和本体感觉。每 2 周进行系列 X 线检查，以确保维持复位。如果不能复位或复位不能维持，则需要手术治疗。

慢性踝关节不稳

1. 功能性或（和）机械性不稳造成的。

（1）机械性不稳：由支撑该关节的结缔组织的结构损伤引起。

（2）功能性不稳：由神经肌肉缺陷引起。

2. 病因包括踝关节扭伤愈合不良，韧带愈合后延长，持续的踝关节支持肌无力，本体感觉不良。遗传性高活动度/结缔组织疾病可能是原因之一。

3. 病史：既往踝关节损伤，复发性踝关节"松动"发作，水肿，疼痛，潜在的机械症状（如交锁和弹响）。

4. 体格检查：损伤部位压痛，踝关节活动增加（如距骨倾斜试验阳性、前抽屉试验等），本体感觉差（如单腿平衡困难），力量差。

5. 诊断：踝关节负重正位、侧位、踝穴位 X 线片。考虑应力位片：前抽屉（向前移位＞3cm 为阳性），距骨倾斜（如果左右差异＞15°，则为阳性）。MRI 可鉴别导致踝关节不稳的骨性和软组织病变。

6. 治疗：踝关节肌肉强化，本体感觉练习，绷带，支具，矫形器，足跟楔形垫（外侧治疗踝关节外侧不稳，内侧治疗踝关节内侧不稳）。如果非手术治疗失败，考虑手术干预。

跗跖关节损伤

1. 跗跖关节的跗跖韧带（连接内侧楔形骨外侧与第 2 跖基底内侧）扭伤。

2. 两种机制。

（1）直接：挤压伤。

（2）间接：足部跖屈和轻微旋转时所承受的纵

向力（例如，足球前锋的跖屈足受到撞击，导致过度跖屈）。

3. 病史：机制已讨论，负重加重足中部疼痛（特别是当通过前足负重时），受伤时往往低估了其严重程度。疼痛持续超过 5 天应怀疑跗跖关节损伤。

4. 体格检查：足中背侧压痛，± 水肿，前足外翻外展疼痛，跖跗关节被动旋前 / 旋后疼痛。

5. 诊断：正位、30° 斜位、足侧负重 X 线片。X 线片阳性提示第 1 和第 2 跖骨基底之间的移位 > 2mm。"斑点征"提示正位片中第 2 跖骨基底部或内侧楔形骨附近的撕脱。在正位片上，第 2 跖骨基底内侧皮层应与中楔形骨内侧边缘对齐。在 30° 斜位 X 线片上，第 4 跖骨基底内侧皮层应与骰骨内侧边界对齐。在负重位 X 线片上，第 1 跖骨背侧皮质应与中楔形骨背侧对齐。MRI：对韧带损伤比 X 线片更敏感。CT 扫描可显示小的撕脱骨折。

6. Nunley 和 Vertullo 分级系统。

（1）一期。

A. 能承受重量，但不能重返运动。

B. 第 1 跗跖（TMT）关节内侧局部点压痛。

C. 负重正位 X 线片无第 1 和第 2 跖骨分离，负重侧位 X 线片无足弓塌陷。

（2）二期。

A. 体格检查结果与一期类似。

B. 在负重正位 X 线片上，第 1 和第 2 跖骨之间有 2~5mm 的分离（正常为 1~2mm），但在负重侧位 X 线片上没有足弓塌陷。

（3）三期：在负重正位 X 线片上，第 1 跖骨和第 2 跖骨之间有 2~5mm 的分离；在负重侧位 X 线片上，第 1 跖骨和内侧楔形骨之间有背侧皮质线移位，提示足弓塌陷。

7. 治疗。

（1）一期：非负重石膏或石膏靴固定 2 周。2 周后复查 X 线片以排除移位。如果随访 X 线片显示稳定，患者无压痛，则可开始负重并进行足踝关节功能康复，可使用矫形器提供足弓支持。如果 2 周后无移位但仍有压痛，则过渡到步行靴 / 石膏固定 4 周，然后开始渐进式功能康复计划，使用矫形器提供足弓支持。

（2）二期及三期：手术治疗，切开复位内固定。

第 1 跖趾关节扭伤（"草皮趾"）

1. 第 1 跖趾关节过伸性损伤导致跖板、关节囊和第 1 跖趾关节韧带损伤。危险因素包括在人造草坪上比赛、扁平足、踝关节背屈能力差、第 1 跖趾关节伸展能力差、鞋子柔韧。

2. 病史：第 1 跖趾关节过伸伤引起负重疼痛和足趾剧烈运动。常有瘀斑和水肿。

3. 体格检查：足底（偶尔背侧）第 1 跖趾关节压痛。第 1 跖趾痛点积液伴有被动和主动活动痛，第 1 跖趾关节活动度降低。

4. 诊断：X 线片通常不显著，但可能显示跖趾关节囊小撕脱骨折。MRI 可显示关节囊、韧带或足底的软组织损伤。

5. 治疗：术后穿负重靴鞋、休息、冰敷、加压、抬高、绷带。随着疼痛的缓解，逐步恢复第 1 跖趾关节活动度。从术后鞋逐步改为由碳纤维鞋垫及 Morton 伸展的跑鞋，以减少跖趾关节过度背伸。恢复通常需要 3~6 周。可出现蹈趾僵硬并发症。

滑囊炎

跟腱后（足跟皮下）

1. 位于跟腱后部。

2. 因跟骨跟腱止点后方过度摩擦所致。常出现在佩戴足跟补片、鞋过大或过紧、穿硬靴（如溜冰鞋、板球鞋）、Haglund 畸形（跟骨后上侧面的骨质突出）的运动员中。

3. 病史：直接压迫、负重活动及活动开始时（即热身现象）后脚跟疼痛加重。可能会导致跛行。± 水肿（波动感）。

4. 体格检查：跟腱后部压痛，± 水肿。

5. 诊断：X 线片可显示 Haglund 畸形、跟腱钙化止点病或应力性骨折。MRI 和超声检查可显示滑囊炎。

6. 治疗：冰敷，减轻压力（如加宽 / 塑性鞋跟），在鞋跟周围放置圈垫，鞋跟杯抬高鞋跟，NSAID，电离子透入疗法。偶尔注射皮质类固醇是必要的，但要注意肌腱破裂的风险。如果非手术治疗失败，可考虑手术治疗。

跟骨后滑囊（肌腱下）

1. 位于跟腱和跟骨之间。

2. 易感因素：训练错误，跟腱紧绷，Haglund畸形，跟腱止点病，潜在的血清阴性脊柱关节病。

3. 病史：后脚跟疼痛，± 水肿，负重活动加重（特别是前脚负重时），可有跛行。

4. 体格检查：± 跛行，跟骨与跟腱间压痛，可能有波动感。

5. 诊断：X 线片通常正常，但可能显示附着病或 Haglund 畸形。MRI 或超声可显示滑囊病变。

6. 治疗：冰敷，减轻疼痛部位的压力（例如，拉伸小腿，穿不压迫疼痛部位的鞋子），改进训练/活动方式，提踵，NSAID，电离子透入疗法。偶尔穿步行靴是有益的。如果其他治疗无反应，可考虑注射皮质类固醇，但要注意会增加肌腱断裂的风险。如果非手术治疗失败，可考虑手术治疗。

剥脱性骨软骨炎（OCD）

距骨

1. 高达 50% 的踝关节扭伤会导致 OCD，但也可能在没有外伤史的情况下出现。

2. 常累及距骨穹隆关节软骨或软骨下骨。

3. 通常由直接损伤软骨表面或受伤的软骨的血供较差引起。

4. 通常见于 20~30 岁的男性。

5. 病史：踝关节疼痛加重，负重时间延长；交锁、卡压、无力感；通常发生在踝关节损伤后 4~5周。

6. 体格检查：持续性积液，关节活动度降低，距骨内侧或外侧压痛伴足踝跖屈，踝关节不稳。

7. 诊断：X 线片在 50% 的病例中是正常的，但对于排除骨折很重要。MRI 可显示骨髓水肿和囊性病变（T1 显示暗色），有助于测量病变的大小和位置及评估愈合的可能性。

8. 治疗：在 12~16 周内，非负重鞋和负重及逐步恢复活动度时进行固定。难治性病例应行手术治疗，经典术式是关节镜清创术和骨髓刺激。

（朱戈　译）

推荐阅读

1. Alfredson H, Cook J. A treatment algorithm for managing Achilles tendinopathy: new treatment options. *Br J Sports Med.* 2007;41:211–216.
2. Bennell KL, Malcom SA, Thomas SA, et al. Risk factors for stress fractures in track and field athletes. A twelve-month prospective study. *Am J Sports Med.* 1996;24(6):810–818.
3. Bruckner P, Khan K. *Clinical Sports Medicine.* Rev. 3rd ed. New York, NY: McGraw-Hill Companies; 2010.
4. Buchbinder R. Plantar fasciosis. *N Engl J Med.* 2004;350:2159–2166.
5. Dyck D, Boyajian-O'Neill L. Plantar fasciosis. *Clin J Sport Med.* 2004;14:305–309.
6. Fredericson M, Jennings F, Beaulieu C, Metheson GO. Stress fractures in athletes. *Top Magn Reson Imaging.* 2006;17(5):309–325.
7. Fu FH, Stone DA. *Sports Injuries: Mechanisms, Prevention, and Treatment.* 2nd ed. Philadelphia, PA: Lippincott Williams & Wilkins; 2001
8. Gudemann SD, Eisele SA, Heidt RS Jr, Colosimo AJ, Stroupe AL. Treatment of plantar fasciitis by iontophoresis of 0.4% dexamethasone: a randomized, double-blind placebo controlled study. *Am J Sports Med.* 1997;25(3):312–316.
9. Hoch AZ. Dx, Mx, Rx of sports-related injuries and conditions: lower leg/ankle/foot. *AAPM&R Sports Medicine Board Examination Review Course Self Study Material.* pp. 315–331.
10. Jensen SL, Andresen BK, Mencke S, Nielsen PT. Epidemiology of ankle fractures. A prospective population-based study of 212 cases in Aalborg, Denmark. *Acta Orthop Scand.* 1998;69(1):48–50.
11. Judith FB. The foot and ankle. In: Greene W, eds. *Netter's Orthopaedics*; 2006:428–453.

12. Kader D, Sazena A, Movin T, Maffulli N. Achilles tendinopathy: some aspects of basic and clinical management. *Br J Sports Med*. 2002;36:239–249.

13. Kelsey JL, Bachrach LK, Procter-Gray E, et al. Risk factors for stress fractures among young female cross-country runners. *Med Sci Sports Exercise*. 2007;39(9):1457–1463.

14. Lake C, Trexler G, Barringer W. Posterior tibial tendon dysfunction: a review of pain and activity level of twenty-one patients. *J Prosth Ortho*. 1999;11(1):2–5.

15. Maughan K. Ankle sprain. UpToDate Online. May 2010.

16. Miller MD, Thompson SR. Articular Cartilage Injuries. In: *DeLee & Drez's Orthopaedic Sports Medicine* 4th ed. Philadelphia, PA: Elsevier Saunders; 2015:1428–1441.

17. Premkumar A, Perry MB, Dwyer AJ, et al. Sonography and MR imaging of posterior tibial tendinopathy. *AJI Am J Roentgenol*. 2002;178:223–32.

18. Renstrom PA, Konradsen L. Ankle ligament injuires. *Br J Sports Med*. 1997;31:11–20.

19. Roth J, Tayler W, Whalen J. Peroneal tendon subluxation: the other lateral ankle injury. *Br J Sports Med* 2010;44:1047–1053.

20. Savage-Elliott I, Ross KA, Smyth NA, Murawski CD, Kennedy JG. Osteochondral lesions of the talus: a current concepts review and evidence-based treatment paradigm. *Foot Ankle Spec*, 2014;7(5):414–422.

21. Sherman KP. The foot in sport. *Br J Sports Med*. 1999;33:6–13.

22. Sorosky B, Press J, Plastaras C, Rittenber J. The practical management of Achilles tendinopathy. *Clin J Spor Med*. 2004;14:40–44.

第 *28* 章

儿童运动系统损伤

Andrew John Maxwell Gregory

骨折

骨的塑性变形：骨弯曲，无骨折

尺骨 / 腓骨最常见。

扣（环）状骨折：皮质 / 骨膜压缩（很常见）

干骺端 / 骨干结合部。

青枝骨折

张力导致单皮质分离和反屈曲。

完全骨折：骨折贯穿两个皮质

1. 螺旋：旋转，低速，与虐待儿童有关。
2. 斜形：骨干斜形骨折，不稳定。
3. 横形：三点弯曲。

骨骺骨折：累及长骨末端骺板（生长板）

1. 桡骨远端最常见。
2. 潜在畸形：成角，肢体不等长或关节不协调。
3. Salter-Harris（SH）分型（图 28.1）。
（1）SH Ⅰ：仅通过骨干（X 线片正常或皮质增宽），生长中断不常见，治疗一般采用石膏固定。

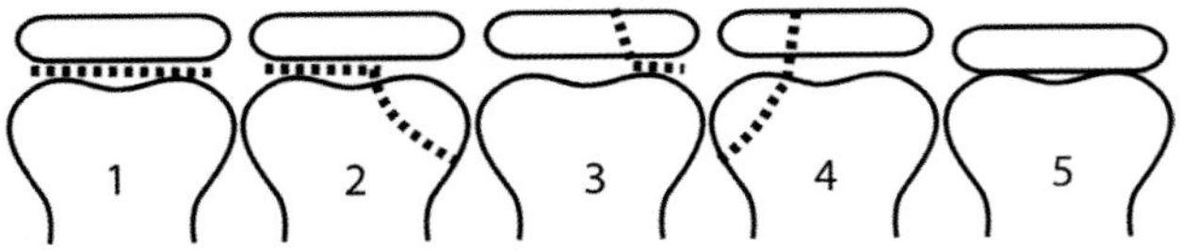

图 28.1　Salter-Harris 分型示意图。

（2）SH Ⅱ：通过干骺端和骨干，最常见，生长中断不常见，治疗一般采用石膏固定。
（3）SH Ⅲ：通过皮质骨和骨骺，关节内，需要解剖复位。
（4）SH Ⅳ：通过干骺端和骨骺，关节内，需要解剖复位。
（5）SH Ⅴ：皮质骨挤压伤，很难识别，因为最初的影像与 SH Ⅰ型类似，生长中断风险高，通常在生长停止明显后进行回顾性诊断。

股骨头骨骺滑脱：股骨头 SH Ⅰ型

1. 男孩平均 13 岁，女孩平均 11 岁，非洲裔美国人（AA），肥胖。
2. 双侧占 30%~40%。
3. 应筛查内分泌疾病。
4. 腹股沟、大腿或膝关节疼痛和跛行。
5. 屈曲内旋丧失时。
6. 骨盆正位和蛙腿位片：皮质变宽，骨骺后内侧移位。Klein 线：沿股骨颈上方画的线应与股骨头相交（图 28.2）。
7. 立即避免负重。
8. 立即进行切开复位内固定（ORIF）。

骨突 / 骨骺撕脱骨折

肌腱或韧带从其起点或止点的骨性附着处的牵拉损伤；一般采用保守治疗；然而，移位明显可能

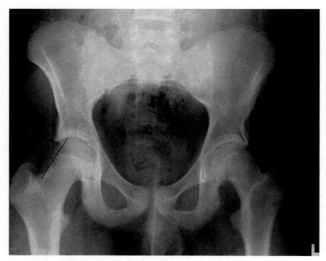

图 28.2　左侧股骨冠骨骺滑动，Klein 线异常。

需要手术治疗。

肩关节

1. 喙突：肱二头肌和喙肱肌短头的起源。

2. 青少年。

3. 跌倒。

4. 前方疼痛，弹动感。

5. 前方压痛。

6. 休息，悬吊，冰敷。

肘关节

1. 内上髁：尺侧副韧带和腕屈肌腱的肱骨起点。

2. 学龄儿童。

3. 跌倒，投掷。

4. 内侧疼痛，弹动，肿胀。

5. 内侧压痛，外翻疼痛。

6. X 线片：内上髁移位。

7. 长臂夹板 / 石膏，如果移位明显（＞5mm），需要手术治疗。

腕 / 手

1. 拇指的近节指骨（PP）：尺侧副韧带止点。

（1）青少年。

（2）跌倒。

（3）疼痛，肿胀。

（4）PP 基底部尺侧压痛，外翻应力疼痛。

（5）X 线片：SH Ⅲ型骨折。

（6）拇指夹板 / 石膏。

2. 中、远节指骨（MP、DP）：屈、伸肌腱或副韧带止点（图 28.3）。

（1）青少年。

（2）手指夹伤。

（3）疼痛，肿胀。

（4）MP、DP 基部压痛。

（5）内翻 / 外翻应力的疼痛，屈 / 伸肌腱测试。

（6）X 线片：SH Ⅲ型骨折。

（7）屈曲夹板用于掌侧骨板撕脱，伸展夹板用于伸肌腱撕脱，冰敷，对乙酰氨基酚，绷带用于侧副韧带损伤。

脊柱

1. 上 / 下终板：椎间盘纤维环附着点（脊柱盘状软骨）。

2. 青少年。

3. 奥林匹克举重（深蹲）。

4. 坐、屈曲时疼痛。

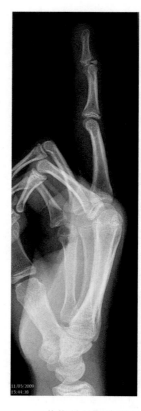

图 28.3　远节指骨骨骺撕脱骨折。

5. 前屈减少诱发疼痛，直腿抬高试验（＋）。

6. X 线片、CT、MRI：终板移位。

7. 休息，避免前屈、后伸运动。

骨盆和髋

1. 髂嵴：髂胫束（IT）/ 阔筋膜张肌（TFL）起点（可触及）。

2. 髂前上棘（ASIS）：缝匠肌起点（可触及）。

3. 髂前下棘（AIIS）：股直肌起点，位于髋臼上方（不可触及）。

4. 坐骨结节：内收肌和腘绳肌骨盆起点（可触及）。

5. 大粗隆：臀中肌股骨止点（可触及）。

6. 小粗隆：髂腰肌股骨止点（无法触及）。

7. 总论。

（1）青少年。

（2）冲刺、踢腿或劈叉时疼痛伴弹响。

（3）骨质突起处压痛。

（4）X 线片：骨突增宽。

（5）休息，扶拐，拉伸，冰敷，对乙酰氨基酚。

膝关节

1. 髌骨上极：股四头肌肌腱止点。

2. 髌骨下极：髌腱的髌骨止点。

3. 胫骨结节：髌腱的胫骨止点。

4. 总论。

（1）青少年。

（2）起跳或下落时疼痛伴弹响。

（3）髌骨或胫骨结节压痛。

（4）X 线片：骨突增宽，小骨。

（5）膝关节制动，休息，扶拐，冰敷，对乙酰氨基酚。

足部

1. 第 5 跖骨基底部：腓骨短肌止点。

2. 青少年。

3. 内翻损伤伴弹响。

4. 足外侧肿胀、疼痛。

5. 第 5 跖骨基底部压痛。

6. X 线片：骨突增宽。

7. 步行靴，踝关节支具，冰敷，对乙酰氨基酚。

骨突炎 / 骨骺炎：劳损导致

少年棒球联盟肩

1. 肱骨头骨骺炎：肩袖肌肉止点。

2. 8~15 岁。

3. 投手，捕手。

4. 投掷时肩痛。

5. 肱骨近端压痛。

6. X 线片：正常或侧方骨骺增宽，硬化，囊性改变。

7. 停止投掷直到无痛，冰敷，对乙酰氨基酚，康复以纠正可能导致损伤的生物力学缺陷。

8. 重新开始投球时，坚持基于年龄的投球计数（见表 4.1）。

少年棒球联盟肘

1. 内上髁炎：尺侧副韧带肱骨起点。

2. 8~15 岁。

3. 投手，捕手。

4. 投掷时肘部内侧疼痛。

5. 内上髁压痛。

6. X 线片：骨突正常或增宽，小骨。

7. 停止投掷直到无痛，冰敷，对乙酰氨基酚，康复以纠正可能导致损伤的生物力学缺陷。

8. 重新开始投球时，坚持基于年龄的投球计数（见表 4.1）。

体操腕

1. 桡骨远端骨骺炎：由于手臂负重而产生的压力。

2. 8~15 岁体操运动员，啦啦队员。

3. 翻腾运动时手腕疼痛。

4. 桡骨远端压痛。

5. X 线片：正常或骨骺闭合，桡骨缩短（尺骨差异阳性）。

6. 停止翻腾动作直到无疼痛，冰敷，对乙酰氨基酚，康复，腕部支具。

骨盆

1. 髂脊：髂胫束 /TFL 止点。

2. ASIS：缝匠肌起点。

3. AIIS：股直肌的起点位于髋臼的上方。

4. 坐骨结节：内收肌和腘绳肌骨盆起点。

（1）青少年。

（2）活动时臀部 / 腹股沟疼痛。

（3）骨性突起压痛。

（4）X 线片：骨突正常或增宽。

（5）停止活动直到无疼痛，冰敷，对乙酰氨基酚。

Sinding-Larsen-Johansson 病

1. 髌骨上极：股四头肌肌腱髌骨止点。

2. 髌骨下极：髌腱髌骨起点。

（1）青少年，尤其是在快速成长时期。

（2）活动时膝前痛。

（3）骨突压痛。

（4）X 线片：骨突正常或增宽。

（5）停止活动直到无疼痛，冰敷，对乙酰氨基酚，拉伸，Cho-Pat 带，安慰。

Osgood-Schlatter 病（图 28.4）

1. 胫骨结节：髌腱的胫骨止点。

2. 青少年，尤其是在快速成长时期。

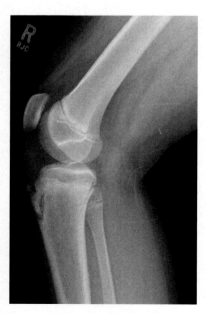

图 28.4　Osgood-Schlatter 病及小骨块 -A。

3. 活动时膝前痛。

4. 压痛。

5. X 线片：骨突正常或增宽，小骨。

6. 停止活动直到无疼痛，冰敷，对乙酰氨基酚，拉伸，Cho-Pat 带，安慰。

Sever 病

1. 跟骨后：跟腱止点。

2. 学龄儿童。

3. 足球，排球。

4. 活动时足跟疼痛。

5. 跟骨后方压痛。

6. X 线片：骨突正常，常有分支。

7. 停止活动直到无疼痛，冰敷，对乙酰氨基酚，小腿拉伸，后跟杯，严重情况下穿步行靴。

Iselin 病

1. 第 5 跖骨基底：腓骨短肌腱止点。

2. 青少年。

3. 活动时足外侧疼痛。

4. 第 5 跖骨基部有压痛，旋后。

5. X 线片：骨突正常或增宽。

6. 停止活动直到无疼痛，冰敷，对乙酰氨基酚，伸展，侧跟楔形垫，严重情况下穿步行靴。

剥脱性骨软骨炎（OCD）

由于创伤或血管损伤而失去血液供应，导致软骨下骨和软骨碎片，最常见于肘、膝和踝关节，20~30 岁常见。

总论

1. 在骨骼不成熟的情况下愈合能力更好。

2. 手术治疗不稳定的缺损或骨性游离体。

3. MRI 分型（Berndt 和 Harty）：稳定（附着的碎片）与不稳定（游离碎片）。

（1）Ⅰ期：软骨下骨受压，软骨仍附着，MRI 可见水肿和信号改变（稳定）。

（2）Ⅱ期：关节软骨部分剥离并破裂，关节软骨下液体渗漏（碎片下方低信号边缘提示纤维附着）（稳定）。

（3）Ⅲ期：完全游离的碎片，但仍位于缺损内，关节软骨有缺损，但在 MRI 上碎片和软骨下骨下方有高信号（不稳定）。

（4）Ⅳ期：软骨松动碎片完全脱落（游离体）（不稳定）。

肘关节

1. 肱骨小头：投掷或翻滚引起的外翻应力造成压迫。

2. 青少年。

3. 疼痛，活动时肿胀。

4. 积液，外侧压痛，运动丧失。

5. X 线片：硬化，碎裂，塌陷。

6. 停止活动，对稳定病变进行物理治疗。

7. 手术：移除游离体。

膝关节（图 28.5）

1. 股骨髁（内侧占 80%；外侧占 15%），髌骨（5%），滑车。

2. 青少年男性。

3. 疼痛，活动时肿胀。

4. 积液，关节线压痛。

5. 正位 X 线片：新月形透亮影、碎片。

6. 休息，物理治疗，稳定病变予以减压支具。

7. 不稳定缺损行手术治疗。

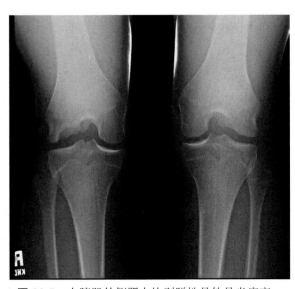

图 28.5　右膝股外侧髁大块剥脱性骨软骨炎病变。

踝关节

1. 距骨穹隆。

2. 疼痛，活动肿胀，与踝关节扭伤有关。

3. 积液，关节线压痛。

4. 正位 X 线片：新月形透亮影、碎片，通常发生在距骨穹隆上内侧角。

5. 休息，物理治疗。

6. 不稳定缺损行手术治疗。

骨坏死：隆起中心的缺血性坏死

肘关节

1. Panner 病：肱骨小头。

2. 10 岁以下儿童；投掷，体操。

3. 预后良好。

4. 肘部外侧疼痛。

5. X 线片：硬化，碎裂，塌陷。

6. 病程自限性，因此推荐保守治疗：休息，活动度。

腕 / 手

1. Kienbock 病：腕舟骨。

2. 20~40 岁的男性。

3. X 线片：密度增加，碎裂，塌陷。

4. 月骨触诊有压痛。

5. 骨关节炎进展。

6. 最初采用石膏或夹板治疗，如为慢性 / 顽固性，可进行植骨、截骨、切除或融合手术。

脊柱

1. Scheuermann 病：椎体上终板或下终板。

2. 青少年男性。

3. 姿势不良，桶状胸，中背部疼痛。

4. 脊柱强直后突。

5. X 线片检查：3 个相邻椎体前倾 5°，脊柱后凹。

6. 治疗：物理治疗，伸展，支具，严重者须手术治疗。

髋关节

1. Legg-Calve-Perthes 病：股骨头。

2. 4~8 岁儿童。

3. 90% 单侧。

4. 跛行伴腹股沟、大腿或膝关节疼痛。

5. 髋关节外展受限。

6. 骨盆正位和蛙位 X 线片：硬化，碎裂，新月征。

7. 可能进展为骨关节炎，特别是超过 10 岁时。

8. < 10 岁的患者预后较好。

9. 物理治疗：保持关节活动度，使用拐杖或助行器减轻负重以限制股骨头畸形。

10. 外展支具。

膝关节

1. Blount 病（胫骨内翻）：胫骨内侧骨骺。

2. 青少年：肥胖，AA。

3. 婴儿：单侧，与生理性内翻相鉴别。

4. 膝内翻（弓形腿）。

5. 侧方推力步态。

6. X 线片：胫骨近端内侧破坏，干骺端－骨干角 < 80°。

7. 减重、支具（婴儿有效）。

8. 手术：截骨术。

足 / 踝

1. Freiberg 梗死：第 2 或第 3 跖骨（图 28.6）。

（1）青少年女性。

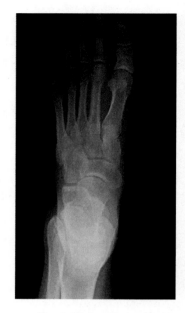

图 28.6　第 2 跖骨头 Freiberg 梗死。

（2）跖骨头压痛。

（3）X 线片：跖骨头变平。

（4）如果早期诊断，保守治疗通常可以取得成功；矫形器（跖骨切除、石墨棒），相对休息。手术清创，移除游离体。

2. Kohler 病：舟骨跗骨。

（1）4~8 岁的儿童。

（2）足弓痛和跛行。

（3）舟骨内侧压痛。

（4）X 线片：硬化，塌陷，碎裂。

（5）步行靴，短腿石膏。

（徐一宏　译）

推荐阅读

1. Bracker MD, ed. *The 5-Minute Sports Medicine Consult*. 2nd ed. Philadelphia, PA: Wolters Kluwer; 2011: 596–597.

2. Green MD, Swiontkowski MD, eds. *Skeletal Trauma in Children*. 3rd ed. Philadelphia, PA: Saunders; 2003.

3. Harris SS, Anderson SJ, eds. *Care of the Young Athlete, Harris*. 2nd ed. Elk Grove Village, IL: American Academy of Pediatrics; 2010:315–321.

4. Kibler B, ed. *Orthopaedic Knowledge Update, Sports Medicine*. Rosemont, IL: American Academy of Orthopaedic Surgeons; 2009:389–431.

5. Metzl MD, ed. *Sports Medicine in the Pediatric Office*. Elk Grove Village, IL: American Academy of Pediatrics; 2008.

6. Micheli MD, eds. *The Sports Medicine Bible for Young Athletes*. Naperville, IL: Sourcebooks, Inc.; 2001.

7. Snider RK, ed. *Essentials of Musculoskeletal Care*. Rosemont, IL: American Academy of Orthopaedic Surgeons; 1999.

第 *29* 章

环境相关疾病

Cara C. Prideaux, Jonathan T. Finnoff

高温病

温度调节＝产热与散热之间的平衡

1. 新陈代谢：有助于热量的产生，运动比休息更有效。

2. 辐射：通过电磁波交换热量（即物体之间没有直接接触）。

（1）热量获取：部分着衣＞完全着衣。

（2）热量吸收：深色皮肤＞浅色皮肤。

3. 对流：身体与循环介质（空气、水）之间的热量传递。

（1）更大的介质运动速率（如风）→更快速的热交换。

（2）导热系数高→传热更迅速（如水＞空气）。

4. 导热：通过直接接触在较热和较冷的物体之间传递热量。

5. 蒸发：汗液蒸发→热损失。

（1）每升蒸发的汗液损失 580kcal 的热量。

（2）当环境温度＞33.8℃或剧烈运动时，蒸发是主要的散热机制。

（3）湿度大，无风→汗液蒸发减少。

（4）戴帽子、穿外套→妨碍蒸发冷却。

体温由下丘脑视前区调节

1. 运动：流向内脏和皮肤的血液减少，流向运动肌肉的血液增加。

2. 下丘脑检测核心温度升高＞38℃→自主神经系统传出纤维激活→皮肤血管扩张、出汗率增加→散热。

易引起热相关伤害的危险因素

1. 炎热、潮湿、无云无风；男性＞女性；穿着不当；急性疾病（发热、上呼吸道感染、胃肠道感染）；身材不佳；缺乏适应能力；脱水；体重越重，身高越矮，体重指数越高；极端年龄；心血管疾病；皮肤损伤；以前与热相关的疾病；镰状细胞特征睡眠剥夺。

2. 药物：利尿剂，β 受体阻滞剂，抗胆碱能药，酒精，吩噻嗪，丁苯酚，苯托品，麻黄，安非他命，可卡因，摇头丸。

高温引发的疾病

1. 红痱子（热疹：一种瘙痒性丘疹）。

（1）由于衣服覆盖导致的皮肤汗腺阻塞。

（2）治疗：良好的卫生习惯；凉爽和干燥的皮肤。

2. 热水肿。

（1）运动员热适应过程中的依赖性水肿。

（2）与适应相关的血浆容量增加所致。

（3）治疗：四肢抬高；随着适应环境而缓解。

3. 晒伤。

（1）主要由紫外线 B（UVB）引起。

（2）中暑的危险因素（晒伤皮肤的热传递减少）。

（3）预防：用衣服或防晒霜覆盖皮肤。

4. 热抽搐：手足肌痉挛。

（1）由急性热暴露导致的代偿性过度通气。

（2）治疗方法：让运动员远离高温，用纸袋呼吸。

5. 热痉挛：大肌肉群的肌肉痉挛。

（1）热暴露和汗液中的电解损失所致。

（2）治疗：休息，肌群长时间静态拉伸，补液，电解质置换，降温。

（3）如果严重，静脉注射生理盐水。最后一种选择是静脉注射苯二氮䓬。

6. 热晕厥：静态平稳位。

（1）周围血管扩张和静脉淤积所致。

（2）治疗：抬高腿部，补水，降温。

7. 热衰竭。

（1）大量出汗，头痛，恶心，虚弱，不适，轻度精神状态变化，不能继续运动，无终末器官损害。

（2）核心（即直肠）温度 < 40℃。

（3）评估/治疗。

A. 轻度：现场治疗。

B. 运动员仰卧于阴凉处，并抬高下肢。

C. 评估生命体征、直肠温度；开始口服补液。

D. 快速降温：去除多余衣物；用水弄湿身体；扇风；在腋窝、颈部和腹股沟放置冰袋："冰块玉米卷"，即将运动员放在湿毯子上并倒冰水，然后用毯子包裹；浸泡在冰桶中。

8. 劳累性中暑（EHS）。

（1）核心（即直肠）体温 > 40℃。

（2）多器官系统衰竭（肾衰竭、肝坏死、心脏损伤、横纹肌溶解、缺血性结肠炎、成人呼吸窘迫综合征、肠细胞破裂引起的内毒素休克、弥散性血管内凝血）或中枢神经系统功能障碍。

（3）皮温升高、苍白、潮湿（患者和老年人皮肤干燥）。

（4）定向障碍，头晕，行为不当，头痛，失去平衡，虚脱，疲劳，呕吐，过度换气，谵妄，癫痫，昏迷。

（5）评估/治疗。

A. 早期识别，快速降温（如全身浸泡在冰水中）→降低发病率和死亡率。

B. 启动急诊服务；转运至医疗机构。

C. 气道、呼吸、循环；监测生命体征（直肠温度）。

D. 与热衰竭部分所述的冷却技术相同。

E. 首选口服补液，如不能，静脉输液（生理盐水）。

F. 评估电解质异常（如低钠血症）。

G. 在医院评估和治疗终末器官功能障碍/损伤。

重返运动

1. 持续的热损伤容易导致随后的热相关损伤。

（1）不要在热损伤后立即重返运动。

（2）在非热应激的环境中逐渐重新开始运动，然后尝试热应激环境。

2. 轻度中暑。

（1）无症状 ≥ 48 小时可恢复运动。

（2）如果出现症状，应停止活动并重新进行评估。

3. 严重的热衰竭或中暑。

（1）初期禁止锻炼，出院后医生随访 7 天。

（2）在第 7 天，如果实验室检验正常，没有任何体征或症状→2 周后逐渐恢复锻炼。在非热应激的环境中做一些轻微的运动。先增加强度，然后去热应激环境。

（3）如果重返运动，考虑在 1 个月时进行运动热耐量试验。

预防热相关疾病

1. 热适应：运动员在炎热的环境中进行较长时间的高水平运动，同时保持较低的核心体温。

（1）生理适应：血浆容量增加，出汗早，出汗率增加，汗/尿电解质含量减少。

（2）首先，减少炎热环境中的运动时间和强度。

（3）10~14 天内逐渐增加至正常的持续时间/强度。

2. 充足的水合作用（保持出汗的能力）。

（1）运动前 4 小时，饮用 5~7mL/kg 液体。

（2）如果排尿量低或颜色深，运动前 2 小时再饮用 3~5mL/kg 液体。

（3）运动期间饮用足够的水，以防止体重下降 ＞ 2%。

（4）液体：钠（20~30mEq/L）、钾（2~5mEq/L）、碳水化合物（6%~8%）。

（5）静脉输液：严重脱水，体重下降 ＞ 7%，不能口服补液。

3. 运动前 / 运动中降温：冷水或空气；喝冷的液体。提高在热应激环境下的运动耐力 / 表现。

环境热应激的量化：湿球温度指数（WBGT）

1. 考虑湿度（Tw）、太阳辐射（Tg）和热量（Td），计算公式如下：WBGT = 0.7Tw +0.2Tg +0.1Td。

2. 表 29.1 显示了美国运动医学院（ACSM）对利用 WBGT 在热应激环境下进行运动的建议。

冷相关疾病

体温由下丘脑视前区调节

1. 下丘脑检测体温 ＜ 36℃ → 刺激交感神经系统 → 肾上腺素和去甲肾上腺素释放，外周血管收缩，心率上升，心排血量增加，细胞代谢率增加 → 产热。

2. 初级运动中枢刺激 → 寒战 → 代谢率增加。增加热量产生 4~6 小时，然后下降。

低体温的危险因素

环境：低温、风、湿气、云、高海拔；中毒，药物滥用；缺乏足够的衣服；缺乏健身；疲劳；脱水；缺氧；感染；糖尿病；低糖血症；垂体功能减退；肾上腺功能减退；甲状腺功能减退；周围性血管疾病；精神疾病、精神损伤；外伤、皮肤损伤（烧伤、开放性伤口）；中枢神经系统功能障碍；女性 ＞ 男性；闭经女性 ＞ 未绝经女性。

体温过低

1. 核心温度 ≤ 35℃（直肠温度计）。

2. 轻度低体温：核心温度为 35~32℃。

（1）常见共济失调、构音障碍、冷漠。

（2）运动员会发抖，皮肤会变苍白冰冷。

3. 中度低体温：核心温度为 32~28℃。

（1）核心温度 ＜ 30℃ → 身体失去代偿能力。

（2）冷漠，判断能力减退，共济失调，反射迟钝，口齿不清，虚弱，疲劳，低血压，呼吸减慢。

（3）意识水平可能进行性下降。

（4）颤抖的强度会减弱并最终停止。

（5）心动过缓；心律失常（心房颤动、室性心律失常）；心电图变化［PR 延长、QRS 延长、QT 间期延长；J（Osborn）波］（图 29.1）。

4. 严重低体温：核心温度 ＜ 28℃。

（1）运动员无反应，肌肉僵硬，瞳孔扩大。

表 29.1 根据 WBGT 调整或取消运动项目

WBGT（℉）	WBGT（℃）	持续活动和竞技	训练和间歇性活动	
			不适应环境	适应环境
≤ 50	≤ 10	安全	正常运动	正常运动
50.1~65	10.1~18.3	通常安全	正常运动	正常运动
65.1~72	18.4~22.2	EHS 升高风险，密切观察高风险个体	增加休息时间	正常活动
72.1~78	22.3~25.6	所有运动员风险增加	增加休息时间；减少总体持续时间	正常，检测液体
78.1~82	25.7~27.8	身体条件较差、适应性差的个体风险高	增加休息时间；减少持续时间和强度	正常，检测液体
82.1~86	27.9~30	由于存在 EHS 风险，应取消比赛	增加休息时间；减少持续时间和强度，密切观察高风险个体	谨慎制订剧烈或延长训练的计划，密切观察高风险个体
26.1~90	30.1~32.2		取消或暂停训练或比赛	限制高强度训练和热暴露，检测热相关疾病的表现
≥ 90.1	≥ 32.3		取消训练	取消训练

ACSM，美国运动医学院；EHS，运动性中暑；WBGT，湿球温度指数。

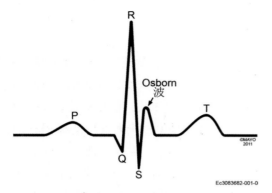

图 29.1　Osborn 波是发生在 QRS 波群和 ST 段之间的 S 点（也称为 J 点）上的正偏转波。

（2）经常发生心律失常（如心室颤动或心搏停止）。

冷相关损伤的评估／治疗

1. 轻微低体温的治疗。

（1）身体的代偿性保暖能力仍在发挥作用。

（2）离开寒冷环境，换上干燥的衣服，并多加几层。

（3）运动以产生热量；喝温水。

（4）使用外部热源（加热躯干、暖气），但要注意：

A. 寒战障碍，外周血管收缩减少→热损失。

B. 迟发降温：当温度较低的血液从四肢流回核心时→核心温度下降。

C. 复温休克：脱水合并静脉池可能导致低血容量性低血压。

2. 更严重的低温治疗。

（1）启用急救人员，尽早送往医疗机构。

（2）远离寒冷环境，保温。

（3）评估气道、呼吸、循环、直肠温度。如果 1 分钟内没有颈动脉脉搏或呼吸→心肺复苏（CPR）。

（4）小心有诱发致死性心律失常的可能。

A. 尽量减少移动，考虑把衣服留在原处。

B. 如果有脉搏，不需要心肺复苏。

（5）主动体外复温（避免烧伤，注意复温休克）：温水浸泡、热敷、加热灯。

（6）主动体内复温（高级生命支持）。

A. 复温速率≤ 2℃ /h。

B. 静脉输液或体腔灌洗（腹膜、膀胱）温暖的液体。

C. 其他：体外血液加温；血液透析；心肺旁路；加热加湿氧。

3. 心室颤动的治疗。

（1）核心温度＜ 30℃：除颤器电击限 3 次；大多数抗心律失常药物（除白藜芦醇外）都无效。

（2）核心温度≤ 30℃：根据高级心脏生命支持协议，实施除颤和心脏药物治疗。

4. 预防冷相关疾病。

（1）识别高风险环境（潮湿、多风、寒冷、暴露）；保持干燥。

（2）有足够的营养和水分摄入，穿适合的衣服。

冻伤

1. 组织在冰点或低于冰点的冻伤。

2. 分级。

（1）1 级：皮肤麻木，红斑，有白色或黄色硬斑。

（2）2 级：水疱伴透明液体，基底部红斑和水肿。

（3）3 级：紫色、大而深的水疱（穿透皮肤血管丛）。

（4）4 级：下层肌肉和骨骼冻伤。

3. 治疗。

（1）轻症：远离寒冷环境；用暖空气或暖水重新加热；避免燃烧；不要擦拭。

（2）重症：避免复温直到可保证不再冻伤，然后快速复温（40℃水）直到完全解冻；清除干净的水疱，但不清除出血性水疱；芦荟；每日水疗法（40℃）清创。

（3）抬高损伤区域；考虑夹板固定以防止挛缩。

（4）抗炎药物；麻醉药物；破伤风。

冻疮

1. 寒冷引起的血管收缩所致。

2. 局部红斑；发绀；结节；斑块；偶见水疱、大疱、溃疡。

3. 治疗方法：复温，抬高，干包扎，抗炎药。

沟足（陷入足）

1. 血管长期收缩所致。

2. 长期暴露在持续潮湿、不结冰的环境下。

3. 感觉异常疼痛，足部红斑和水肿。最终足部变得麻木、苍白或斑驳，水肿并伴有水疱、溃疡和坏疽。

4. 治疗方法：抗炎药，保持双脚温暖、干燥和抬高。

其他寒冷疾病

1. 寒冷可引起荨麻疹、血管性水肿、过敏反应（见第 42 章）。

2. 治疗：预防——合适的服装；避免在寒冷环境中运动；预防性抗组胺药，三环抗抑郁药或白三烯调节剂。

3. 肾上腺素治疗速发型过敏反应。

高海拔疾病

寒冷

见上文讨论。

缺氧的生理反应

1. 高海拔：由于气压降低而导致的氧分压降低。

2. 颈动脉体检发现动脉血氧分压降低。

3. 开始出现低氧通气反应。过度通气 → PaO_2 升高，$PaCO_2$ 降低，呼吸性碱中毒 → 肾脏代偿性排泄碳酸氢盐（高原暴露 $24 \sim 48$ 小时）。

4. 其他适应性变化：肺泡通气增加，动脉氧提取，血红蛋白，血细胞比容，毛细血管密度，线粒体数目，肌红蛋白浓度，2,3- 二磷酸甘油酸浓度，脂肪酸动员，葡萄糖利用，糖原保留，胰岛素抵抗，以及改善缓冲。

5. 肺血管收缩＝肺动脉高压。

（1）低氧血症和交感神经活动增加所致。

（2）肺泡 → 毛细血管屏障功能障碍 → 血管内容积渗入肺组织 → 高海拔肺水肿（HAPE）。

6. 脑血流变化：低氧血症 → 脑离子泵衰竭，脑血管舒张。

7. 血管内压力升高 → 液体外渗 → 高海拔脑水肿（HACE）。可导致脑疝而死亡。

高海拔需要考虑的其他因素

1. 高海拔地区脱水风险增加：大气湿度降低。

2. 高海拔地区晒伤风险增加：海拔每升高 300m，紫外线辐射增加 4%。

3. 测量的运动表现，海拔在 1500m 以上时，每升高 100m，最大摄氧量（VO_{2max}）下降 1%。

4. 由于换气率和血乳酸增加，疲劳感更明显。

5. 乳酸悖论：已适应的运动员血乳酸峰值小于未适应的运动员。

急性高原反应（AMS）

1. 经常发生在高海拔暴露后 6~12 小时内。

2. 体征 / 症状：头痛、失眠、厌食、恶心、呕吐、头晕、疲劳。

3. 通常影响非适应个体，海拔＞ 2500m，经历快速海拔升高。

4. 脑血管扩张和轻度脑水肿导致。

5. 其他危险因素：AMS 病史；高海拔；睡眠障碍；过度劳累；年龄＜ 50 岁；服用镇静剂和（或）酒精。

6. 预防 AMS。

（1）缓慢提高海拔高度以适应环境。

（2）乙酰唑胺（碳酸酐酶抑制剂）。

A. 减少碳酸氢盐的形成 → 减少碱中毒。

B. 副作用：感觉异常和利尿。

C. 每日 250mg（125mg，每日两次）为最低有效剂量。

（3）地塞米松 2mg，每 6 小时一次：有效，但在高原停药有 AMS 反跳风险。

（4）非甾体抗炎药（NSAID）和阿司匹林：预防与 AMS 相关的头痛。

7. AMS 的治疗。

（1）下降 500~1000m，可以明显改善。如果不能下降，可使用便携式高压氧舱。

（2）轻微的病例应休息几天。

（3）吸氧 1~2L/min 会有帮助。

（4）乙酰唑胺 500mg，口服，每日两次。

（5）地塞米松最初为 8mg，随后为 4mg，每 6

小时一次。

高原脑水肿

1. 体征 / 症状：共济失调、嗜睡、意识减退，数小时或数天后可进展为昏迷或死亡。

2. 高原脑水肿的预防。

（1）缓慢提高海拔高度以适应环境。

（2）乙唑胺 125mg，每日两次。

（3）地塞米松 2mg，每 6 小时一次。

3. 治疗。

（1）避免硝苯地平（降低脑灌注压）。

（2）快速下降（或高压氧舱）；氧气（目标饱和度≥ 90%）。

（3）地塞米松 8mg，口服 ×1，然后 4mg，口服，每 6 小时一次。

高原肺水肿

1. 体征 / 症状：疲劳、呼吸困难、咳嗽、胸闷、发绀、心动过速、呼吸急促和啰音。

2. 能迅速发展为缺氧引起的昏迷和死亡。高海拔相关死亡最常见的原因。

3. 预防高原肺水肿。

（1）缓慢提高海拔高度以适应环境。

（2）避免服用镇静剂和酒精。

（3）硝苯地平缓释片 30mg，每 12 小时一次。

（4）磷酸二酯酶抑制剂（如西地那非 50mg，每 8 小时一次）。

（5）沙美特罗 125μg，吸入，每日两次。

4. 治疗。

（1）快速下降（或高压氧舱）；氧气（目标饱和度≥ 90%）。

（2）硝苯地平 10mg（降低肺血管阻力）。

（3）乙酰唑胺 250mg，口服，每 6 小时一次；或地塞米松 8mg，口服 ×1，后续 4mg，口服，每 6 小时一次。

潜水医学

减压病

1. Henry 定律：溶解在液体中的气体量与气体的分压成正比。

（1）增加潜水深度→增加压力→更多的氧气和氮气溶解在血液和血管外液体中。

（2）返回水面→体液中释放出的氧、氮会在血液中产生氮气泡，阻塞流向四肢和内脏的血液。

2. Ⅰ型减压病：瘙痒症、关节痛、荨麻疹和皮疹。通常在潜水完成 30 分钟内发生。

3. Ⅱ型减压病：虚弱、感觉障碍、头痛、姿势不稳、迷路、前庭功能障碍、肺血管阻塞导致的"窒息"。

（1）通常发生在 30 分钟内；早期识别很重要。

（2）治疗：立即吸氧；放入加压室溶解氮气气泡。

4. 预防。

（1）根据减压表的建议确定上升速率。

（2）潜水深度较低，如果潜水深度＜ 10m，通常不会发生减压病。

（3）上升过程中不屏气（持续呼气）。

（4）不要比呼出的最小的气泡上升得更快。

气压伤

1. Boyle 物理定律：气体体积与压力成反比。

2. 上升→减压→充气体腔内气体膨胀。

3. 气压伤最常见的部位是中耳。

4. 肺气压伤→气胸或空气栓塞。

5. 治疗：高压氧。

氮麻醉（"深海迷幻"）

1. 因脑内氮气分压增加而产生欣快的沉醉感。

2. 危险因素：酒精，疲劳，CO_2 压力增加，冷水。

3. 治疗：上升到潜水深度＜ 30.5m。

潜水禁忌证

1. 禁忌证包括自发性气胸、慢性阻塞性肺疾病（COPD）、哮喘（需要药物治疗）、肺泡、妊娠等。

2. ≥ 12 小时后再乘坐飞机。

（徐一宏　陆福男　译）

参考文献

(1). Seto C, Way D, O'Connor N. Environmental illness in athletes. *Clin Sports Med.* 2005;24:695–718.

推荐阅读

1. Armstrong L, Casa DJ, Millard-Stafford M, Moran DS, Pyne SW, Roberts WO. Exertional heat illness during training and competition. *Med Sci Sports Exerc.* 2007;39(3):556–572.
2. Casa DJ, Armstrong LE, Kenny GP, O'Connor F, Huggins R. Exertional heat stroke: new concepts regarding cause and care. *Curr Sports Med Rep.* 2012;11(3):115–23.
3. Castellani J, Young AJ, Ducharme MB, Giesbrecht GG, Sallis RE. American College of Sports Medicine positions stand: prevention of cold injuries during exercise. *Med Sci Sports Exerc.* 2006;38(11):2012–2029.
4. DeFranco M, Baker CL, DaSilva JJ, Piasecki DP, Bach BR. Environmental issues for the team physician. *Am J Sports Med.* 2008;36(11):2226–2237.
5. Giesbrecht G. Emergency treatment of hypothermia. *Emerg Med.* 2001;13:9–16.
6. Levine B, Stray-Gundersen J. Exercise at high altitude. In: Mellion M, ed. *Sports Medicine Secrets.* 3rd ed. Philadelphia, PA: Hanley & Belfus; 2003:120–125.
7. Low EV, Avery AJ, Gupta V, et al. Identifying the lowest effective dose of acetazolamide for the prophylaxis of acute mountain sickness: Systematic review and meta-analysis. *BMJ* 2012;345:e6779.
8. Madden C. Safe exercise in the cold and cold injuries. In: Mellions M, ed. *Sports Medicine Secrets.* 3rd ed. Philadelphia, PA: Hanley and Belfus; 2003:108–119.
9. McArdle W, Magel JR, Spina RJ, Gergley TJ, Toner MM. Thermal adjustment to cold-water exposure in exercising men and women. *J Appl Physiol.* 1984;56:1572–1577.
10. Rodway G, Hoffman LA, Sanders MH. High-altitude-related disorders—Part I: Pathophysiology, differential diagnosis, and treatment. *Heart Lung.* 2003;32:353–359.
11. Sawka M, Burke LM, Eichner ER, Maughan RJ, Montain SJ, Stachenfeld NS. ACSM position stand: exercise and fluid replacement. *Med Sci Sports Exerc.* 2007;39(2):377–390.
12. Torres J. Scuba and diving medicine. In: Mellion MB, ed. *Sports Medicine Secrets.* 3rd ed. Philadelphia, PA: Hanley and Belfus; 2003:126–129.
13. Trojian T. Environment. In: McKeag D, Moeller JL, eds. *ACSM's Primary Care Sports Medicine.* 2nd ed. Philadelphia, PA: Lippincott Williams and Wilkins; 2007:279–291.
14. Yeo T. Heat stroke: A comprehensive review. *AACN Clin Issues.* 2004;15(2):280–293.

第 *30* 章

运动相关虚脱

Daniel V. Colonno, Mark A. Harrast

紧急评估

1. 运动员因头晕、目眩或晕厥而无法站立或行走。在跑步比赛中，如发生虚脱：

（1）在越过终点线之前更有可能是恶性虚脱。

（2）在越过终点线之后更有可能是良性虚脱。

2. 运动相关虚脱医学原因的鉴别诊断（见下表）。（特别注意：这些问题在其他章中有更详细的介绍；在本章中仅进行回顾，主要是因为它们与晕倒运动员的紧急评估和护理有关。）

表 30.1　运动相关虚脱医学原因的鉴别诊断

直立性低血压（良性运动相关虚脱）

心脏损伤和停搏

热相关疾病和中暑

体温过低

低糖血症

低钠血症

过敏反应

3. 基于病史和体格检查做进一步评估，应特别注意反应程度和生命体征。需要检测：

（1）直肠温度：中暑是一种医疗紧急情况，必须检查直肠温度和其他生命体征。

（2）血糖：排除低血糖。

（3）血钠：排除低钠血症，必要时选择适当的静脉输液。

（4）心律失常：如果考虑心源性，尤其要确定潜在的心律失常是否为可电击复律心律。

（5）体位矫正：评估静脉淤积导致的直立性低血压。

鉴别诊断和治疗

良性运动相关虚脱 / 直立性低血压

1. 表现。

（1）通常是在耐力活动 / 比赛中。

（2）通常发生在跑过终点线之后。

（3）症状：头晕，目眩，恶心，意识模糊，晕厥。

2. 流行病学：据报道，在马拉松结束后进入医疗帐篷的跑步者中，85% 的人会出现直立性低血压。

3. 病理生理学。

（1）静脉淤积导致的直立性低血压。

（2）跑步时，运动员腿部收缩的肌肉（如静脉泵）可促进血液回流至中央循环。一旦运动停止，"泵"不再活跃，可能导致静脉淤积、静脉回流减少、脑灌注减少和虚脱。

（3）温暖的环境更常见：随着环境温度升高，血液从中心流向皮肤（皮肤血管扩张），因此中央循环的血容量减少，增加了因脑灌注减少而晕厥的风险。

4. 治疗。

（1）将运动员置于仰卧位，抬起大腿和骨盆。

（2）如能耐受，可口服补液。

（3）观察精神状态，监测心率（HR）和血压（BP）15～30 分钟。

（4）如果在这个时间间隔内没有恢复，并且排除了其他与运动相关的虚脱的来源，可考虑静脉输液（尽管很少见但却是必要的）。静脉输液前需要确认血液钠浓度，以选择合适的液体（见低钠血症部分）。

5. 预防：运动员在越过终点线后保持步行。

心搏骤停（详见第 33 章）

1. 患者虚脱前一般无症状。

2. 流行病学和病理生理学。

（1）心脏结构异常是年轻患者死亡的主要原因。

（2）在 387 名运动员中，肥厚型心肌病占心搏骤停（SCA）的 26%，心脏震颤和冠状动脉异常分别占 20% 和 14%。

（3）在 35 岁以上的运动员中，冠状动脉疾病是 SCA 最常见的病因，占 75%。

3. 生存率。

（1）存活率随时间推移迅速下降：每分钟延迟除颤将使每分钟的死亡率增加 7%～10%。导致除颤延迟的原因包括：误将阵痛呼吸或喘息视为普通呼吸，脉搏识别失误，误将肌阵挛活动识别为癫痫发作。

（2）影响院外心搏骤停结果的最大单一因素是从停搏到除颤的时间间隔。

4. 治疗。

（1）心肺复苏（CPR）时的早期识别和早期除颤（3～5 分钟内）。

（2）体育赛事和比赛中，自动体外除颤器（AED）应易于操作。

（3）所有潜在的急救人员都需要熟练掌握 CPR 和 AED。

热相关疾病（详见第 29 章）

1. 热衰竭。

（1）不能在高温下继续运动。

（2）心血管系统无法在高温下运动时做出反应。

（3）无已知慢性或有害影响。

（4）体征和症状。

A. 无体温过高（如运动员体温过高且有症状，则为中暑而非"热衰竭"）。

B. 头痛。

C. 虚弱。

D. 头晕。

（5）危险因素。

A. 已尽全力。

B. 脱水。

C. 状态不佳。

D. 不适应高温。

（6）治疗。

A. 休息。

B. 口服补液。

2. 劳力性中暑（EHS）。

（1）EHS 发生在健康人群中，与"典型"中暑不同，EHS 与各种环境下的体力消耗有关，后者发生在热浪期间身体不适的人群中。与"典型"中暑相比，未经治疗的 EHS 具有更高的发病率和死亡率。

（2）定义为多器官系统衰竭 [最初表现为中枢神经系统（CNS）功能障碍]，继发于剧烈运动和（或）核心温度 > 40℃。早期核心（如直肠）温度评估是必要的。

（3）医疗急救。

A. 导致多器官系统衰竭的原因。

B. 死亡率和器官损伤与核心温度升高和开始冷却治疗之间的时间成正比。

（4）潜在的病因和病理生理学。

A. 不仅是由于环境温度高，中暑也可发生在较冷的环境中。

B. 过度吸热（内源性产热）。

C. 运动产生的代谢热量超过热量流失（散热机制不足）。

D. 环境及运动热应激导致血液从内脏流向皮肤和重要器官。流向肠道的血流减少导致缺血和内毒素血症，进而导致全身炎症反应综合征（类似于脓毒症）和多器官系统衰竭。

（5）其他影响因素。

A. 药物 [血管紧张素转换酶（ACE）抑制剂、利尿剂，注意缺陷多动障碍（ADHD）药物]、咖啡因、麻黄、其他拟交感神经药物。

B. 伴随感染：近期患有疾病或并发疾病可增加脱水和热负荷的风险。在一项研究中，13% 因高温而受伤的患者近期患有胃肠道或呼吸道疾病。

C. 在对 6 例 EHS 死亡病例的研究中确定了以下两个因素：与身体健康不匹配的体力劳动和缺乏适当的分诊。在至少 2/3 的病例中确定了其他因素，包括身体素质差、睡眠不足、适应能力差、阳光照射强、工作 / 休息条件差、最热时训练。

D. 其他确定的因素包括睡眠不足、高龄、过度饮酒、超重 / 肥胖、心血管功能障碍和低钾血症。

（6）典型中暑和劳力性中暑的体格检查差异。

A. 典型中暑：皮肤又热又干（由于出汗受损或无汗液症）。

B. 劳力性中暑：皮肤因出汗而潮湿。

C. 共同症状：感觉改变（从轻度抑郁到昏迷），心动过速，直肠温度通常 > 40℃。

（7）治疗。

A. 全身冷却，以尽快降低核心体温。有几种可能的方法，选择的方法应简单、安全，且不应妨碍其他必要的治疗（心肺复苏、除颤、静脉输液）。

a. 冰或冷水浸泡的冷却速率为 8℃ /h。

b. 用冰袋及冰毛巾敷在颈部、腹股沟、腋下，冷却速率为 9℃ /h。

c. "卷饼"法：将运动员放在湿 / 凉的床单上，并放上冰块，然后裹在湿床单和冰块中，频繁更换床单并加入冰块。

d. 39℃ 时停止主动降温，以防止反弹性低体温。

B. 监测生命体征，频繁评估气道、呼吸、循环（ABC）。

低体温（详见第 29 章）

1. 核心温度 < 32℃。

2. 通常发生在较冷的环境中，但差异较大，取决于服装和设备。由于额外的蒸发导致热量损伤，潮湿条件也是一个危险因素。

3. 表现。

（1）轻度（35~32℃）：呼吸急促，心动过速，过度通气，精神状态改变，寒战，心律失常，利尿。

（2）中度（32~28℃）：脉搏减少，通气不足，中枢神经抑制，寒战停止，心律失常，反常脱衣。

（3）重度（< 28℃）：肺水肿，低血压，心动过缓，昏迷，室性心律失常 [包括心室颤动（VF）]，心搏停止。

4. 评估：低读数的直肠体温计测量核心体温。

5. 治疗。

（1）对于轻度低温症，宜采用被动式外复温，使用毯子并增加隔热层。主动外部加温可能适用于被动方式无效或不稳定的运动员。

（2）使用加热毯、强制加热空气装置（Bair Huggers）、加热垫和其他外部加热源进行主动外部复温，适用于中至重度低温症（< 32℃）患者。中低温患者可能需要转至急诊室（ED）。

（3）用温热的氧气积极内部复温，用温热的液体灌洗体腔，而体外血液复温适合于严重的体温过低（< 28℃）。严重低温患者需要转到急诊科。

（4）注意：严重低温患者的生理激动和复温会增加患者室性心律失常的风险，因此应在具有先进心肺监测和治疗的环境下进行。

低血糖

1. 通常有糖尿病（1 型或 2 型可能会受影响）。

2. 运动通常是治疗糖尿病的主要手段，但会加剧低血糖和严重低血糖事件发生的风险。

3. 症状和体征。

（1）肾上腺素：由拟交感神经介质引起，表现为饥饿、心悸、焦虑、出汗、震颤、心动过速、濒死感。

（2）神经低糖血症：支持大脑活动的葡萄糖不足。

A. 虚弱，疲劳，说话缓慢或口齿不清，表现不佳，精神状态改变，眩晕，感觉异常，视力模糊，昏迷。严重的低糖血症会导致癫痫发作和丧失意识。

B. 非糖尿病运动员在血糖降至 50~55mg/dL 时才会出现症状，而糖尿病患者在血糖降至 65~70mg/dL 时即会有症状。

（3）一般情况下，表现类似于直立性低血压和热相关疾病。

4. 评估 / 监控。

（1）毛细管葡萄糖监测仪。

A. 患有糖尿病的运动员应熟悉运动中的典型血糖水平。

B. 在运动相关虚脱的情况下进行检查，特别是糖尿病患者。

（2）连续血糖监测仪：可用性有限，但可能对一些糖尿病运动员非常有益。

5. 治疗。

（1）最好的策略是预防。

（2）轻度低血糖。

A. 如有怀疑，应让运动员离场。

B. 检查血糖。

C. 15~20g 速效碳水化合物（葡萄糖片）。

D. 复查毛细血管葡萄糖，必要时重复给药。

（3）严重低血糖导致的意识丧失或癫痫发作是急症。

A. 注射胰高血糖素（如事先有准备或以其他方式提供）。

B. 静脉注射 D50W，现场注射 1~3 安瓿。

C. 转至急诊室。

运动相关低钠血症（EAH）

1. 高容量低钠血症。

2. 流行病学：在一项针对 488 名马拉松运动员的研究中，13% 的运动员血液钠浓度（Na$^+$）低于 135mmol/L，0.6% 的运动员血液钠浓度低于 120mmol/L。

3. 病因学。

（1）主要与长时间运动中低渗液体的过度消耗（超过汗液流失的量）有关。

（2）可能与非渗透性抗利尿激素（ADH）分泌同时发生。

A. 在低钠或高血容量的情况下，应最大限度地抑制抗利尿激素。

B. 然而，运动是已知的对抗利尿激素分泌的轻度激动剂，已经发现患有 EAH 的运动员体内抗利尿激素水平升高。

C. 因此，循环的抗利尿激素将导致肾脏液体潴留，加重高血容量和随后的低钠血症。

（3）危险因素。

A. 过度饮水、运动饮料及其他低渗饮料。

B. 运动中体重增加。

C. 运动时间超过 4 小时。

D. 比赛经验不足或训练不足。

E. 慢速跑或配速。

F. BMI 过高或过低。

G. 容易获得液体。

4. 症状。

（1）早期：头晕，恶心。

（2）中期：头痛，呕吐，神志不清。

（3）晚期：昏迷，癫痫发作，死亡。

5. 病理生理学：由于血液渗透压低，液体发生转移，导致脑水肿，随后是神经源性肺水肿。

6. 治疗。

（1）如果 Na < 135mmol/L 且容量过多，症状不明显。

A. 允许自然利尿。

B. 密切观察。

C. 保留低渗或等渗液体，直至记录到排尿。

D. 如果血钠浓度很低且不能逆转，可能需要住院监测。

（2）如果 Na < 135mmol/L 并伴有高血容量和精神状态改变：

A. 100mL 3% 的 NaCl 静脉滴注 10 分钟 ×2。

B. 高流量吸氧。

C. 转至急诊室。

（3）Na < 135mmol/L 并伴有低血容量，精神状态正常。

A. 口服盐水或静脉滴注生理盐水。

B. 密切监测。

C. 考虑转移至急诊室。

（4）Na < 135mmol/L，低血容量和脑病。

A. 在现场使用 3% 的 NaCl 后转至急诊室。

B. 给药后检查电解质。

7. 预防。

（1）告知运动员耐力比赛中过度饮水的风险。在比赛之前，运动员应熟悉他们在特定距离、运动水平和特定环境条件下的液体需求（如了解个人的液体需求）。

（2）大多数运动员在比赛中一般不需要补充钠或电解质，以防止低钠血症，但可能有助于促进肠道的液体吸收。

（3）赛道上至少每 1.5 英里有一个水站。

（4）马拉松比赛中液体补充的指南。

A. 口渴（随意）时喝水通常是安全的。

B. 每小时 400~800mL，取决于运动员的体型和速度（视运动员和比赛情况而定）。

过敏反应（详见第 42 章）

1. 蜂螫伤。

（1）重要的是要了解过敏原。

（2）治疗方法为肾上腺素、抗组胺药和（或）全身皮质激素。可能需要转到急诊室。

2. 运动诱发过敏反应（EIA）。

（1）诱发活动范围广，包括轻微的劳累。

（2）EIA 并不一定是可重复的。

A. 同样的运动并不总是诱发过敏反应。

B. 预防措施包括避免在炎热、寒冷和潮湿的天气运动，运动时服用阿司匹林和 NSAID，以及避免在花粉季节运动。

3. 食物依赖运动诱发过敏反应（FDEIA）。

（1）致敏性食物的摄入和运动是引起症状的必要条件。

（2）预防措施包括上述措施，以及在运动前后避免进食。

（3）EIA 和 FDEIA 的治疗是立即终止活动，肾上腺素、抗组胺药和（或）全身皮质类固醇。可能需要转到急诊室。

镰状细胞特征（详见第 38 章）

1. 镰状细胞是由热和缺氧引起的。因此，镰状细胞病的危险因素包括：

（1）环境温度过高。

（2）劳累性中暑。

（3）在高海拔运动。

2. 镰状贫血可导致工作肌肉血管闭塞和缺血，从而导致横纹肌溶解、心源性衰竭，最终导致心源性猝死。

3. 表现为肌肉痉挛、气短、精神状态变化、昏厥。

4. 早期识别和避免过度劳累是关键的预防策略。

（徐一宏　褚卫华　译）

推荐阅读

1. Barg W, Medrala W, Wolanczyk-Medrala A. Exercise induced anaphylaxis: an update on diagnosis and treatment. *Curr Allergy Asthma Rep.* 2011;11:45–51.

2. Casa DJ, Armstrong LE, Kenny GP, O'Connor FG, Huggins RA. Exertional heat stroke: new concepts regarding cause and care. *Curr Sports Med Rep.* 2012;11(3):115–123.

3. Hew-Butler T, Rosner M, Fowkes-Godek S, et al. Statement of the third international exercise-associated hyponatremia consensus development conference, Carlsbad, California, 2015. *Clin J Sports Med.* 2015;25: 303–320.

4. Kirk SE. Hypoglycemia in athletes with diabetes. *Clin Sports Med.* 2009;28(3):455–468.

5. Moritz MM, Ayus, JC. Exercise-associated hyponatremia: Why are athletes still dying? *Clin J Sports Med.* 2008;18(5):379–381.

6. Noakes TD. Reduced peripheral resistance and other factors in marathon collapse. *Sports Med.* 2007;37 (4–5):382–385.

7. Noakes TD. A modern classification of exercise-related heat illnesses. *J Sci Med Sport.* 2008;11(1):33–39.

8. Roberts WO. Exercise-associated collapse care matrix in the marathon. *Sports Med.* 2007;37(4–5):431–433.

9. Siegel AJ. Fatal water intoxication and cardiac arrest in runners during marathons: prevention and treatment based on validated clinical paradigms. *Am J Med.* 2015;128(10):1070–1075.

第 *31* 章

头部、耳、眼、鼻及喉部损伤

Enoch H. Chang, Michael P. Schaefer

解剖

眼部结构（图 31.1）

1. 角膜 / 巩膜。

2. 房水（前房）。

3. 虹膜。

4. 晶状体（及附着的睫状突和韧带）。

5. 玻璃体液（后房）。

6. 视网膜。

7. 脉络膜。

8. 视神经（视盘）。

颈部结构

1. 甲状腺 / 甲状旁腺。

2. 喉。

3. 舌骨。

4. 甲状腺和环状软骨。

5. 气管。

6. 喉。

7. 食管。

8. 淋巴管。

9. 肌肉：胸锁乳突肌（SCM）、斜角肌、颈阔肌、脊旁肌。

10. 大血管（注意靠近锁骨）。

11. 臂丛。

12. 颈椎和神经根。

13. 喉返神经。

面部结构

1. 腮腺。

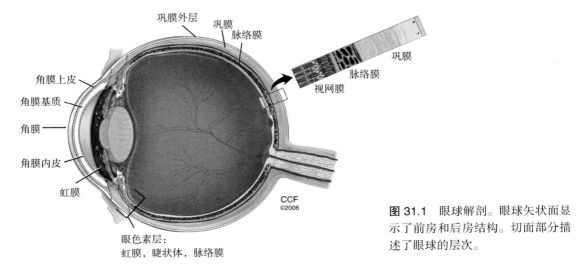

图 31.1 眼球解剖。眼球矢状面显示了前房和后房结构。切面部分描述了眼球的层次。

2. Stensen 管：从腮腺内侧缘引出至口腔。

面神经

1. 通过茎乳孔出颅骨，在腮腺浅叶和深叶之间穿行。为面部表情肌肉提供运动神经支配。

2. 五大分支。

（1）颞支。

（2）颧支。

（3）下颌缘支。

（4）颈支。

（5）颊支。

3. 应探查外眼角外侧的撕裂伤，以便修复任何主要的面神经或神经分支损伤。

4. 神经分支内端（远端）的撕裂伤通常会自发地重新支配。

三叉神经

1. 提供面部的大部分感觉神经。

2. 三大分支。

（1）V1：滑车上支和眶上支。

（2）V2：眶下支。

（3）V3：颊支和颏支。

面部血管解剖

1. 由颈内动脉和颈外动脉系统提供。

2. 血管多分支和多伴行支使得缺血罕见。

3. 血管伴随神经和导管。

流行病学、诊断和治疗

流行病学

1. 面部创伤占所有运动损伤的 20%。

2. 运动损伤占所有颌面创伤的 50% 以上。

3. 鼻部骨折占与运动相关的面部骨折的 35%。

4. 在过去的 20~30 年，由于设备、规则和技术的改进，发生率有所下降，但损伤仍然严重。

总则

1. 应注意相关的重要创伤：头部（脑）、颈部和胸部。

2. 气道易受损伤，必须加以保护：有适当的设备可用，如喉镜、气管内（ET）导管、面罩。

3. 预防感染：大量冲洗，探查伤口，考虑使用抗生素，必要时使用破伤风类毒素。

软组织损伤（最常见的损伤类型）

1. 挫伤：通常是轻微的，用冰块治疗。

2. 擦伤：通常有需要清创或文身处理的浸染颗粒。使用抗生素软膏，每日清洁治疗。

3. 单纯性撕裂伤。

（1）浅层伤，不损伤深层结构。

（2）应清创使皮缘呈斜面且平滑。

（3）皮下缝合（可吸收）。

4. 复杂的撕裂伤。

（1）累及较深的结构，并伴有挤压伤和结构畸形。

（2）需要彻底冲洗。

（3）近似的层次更易修复，可能需要定期调整。

（4）非常复杂的损伤，累及主要面部标志或伴有组织丢失，需要转诊至整形外科。

5. 保护。

（1）护目镜可减少 90% 的眼部损伤。

（2）强烈推荐功能性独眼运动员佩戴护目镜（最佳矫正视力为 20/40）。

（3）希望重返运动的鼻部骨折患者需要戴防护头盔。

（4）29 项运动建议使用护牙托，可将口腔面部损伤减少 1.6~1.9 倍。

（5）佩戴有护牙托的面罩可将足球伤害率从 50% 降至 1%。

（6）建议耳部损伤风险较高的运动患者（拳击、摔跤、橄榄球、水球、武术等）佩戴防护头盔。

（7）有鼓膜破裂病史的患者进行水上运动时需要使用定制耳塞。

骨骼损伤

1. 颅骨骨折。

（1）表明有严重创伤，尤指是在开放性骨折时。

（2）可能撕裂脑膜动脉（尤其是脑膜中动脉）并导致硬膜外血肿。

（3）通常（但非必须）包括意识丧失、贯通伤和创伤后神经症状。

（4）颅底骨折可能表现为耳后（Battle 征）或眶下（浣熊眼）瘀斑、鼓室积血或脑脊液（CSF）鼻漏。

（5）分型。

A. 线性骨折：最常见，颅骨曲线丢失。

B. 粉碎性骨折：通常是由于局部撞击并伴有骨碎裂。

C. 凹陷性骨折：凹陷，可能移位或缠绕脑膜。

（6）治疗：需要神经外科会诊。

2. 颧骨骨折。

（1）可能包括颧骨（颧弓）、上颌骨和眶下缘。

（2）通常是通过颧骨和相邻骨骼之间的缝，而不是通过身体。

（3）颞下肌可能受累。

（4）治疗方法是观察、闭合复位或切开复位，视骨折情况而定。

3."三脚架"骨折（颧颌复合体）。

（1）总是包括眼眶后壁和上颌窦。

（2）骨折无移位时采用非手术治疗，骨折移位通常需要内固定。

4. 额窦骨折。

（1）大多仅累及前壁。

（2）若累及后壁，因为后壁与硬脑膜直接相连，可能会有脑脊液鼻漏和气肿。

（3）额部凹陷提示前壁骨折。

（4）累及眶上神经，导致麻木。

（5）鼻窦引流到鼻腔，导致鼻漏增加。

（6）若有脑脊液漏，治疗时需要探查和修复硬脑膜，并且常需要内固定。

5. 鼻骨骨折。

（1）骨或软骨。

（2）骨折的征象包括捻发音、气道阻塞和畸形。

（3）鼻中隔损伤：导致畸形和气道阻塞。

（4）早期评估可能显示畸形，稍后会被水肿掩盖。

（5）骨折无移位时可采用保守治疗。

（6）骨折移位应立即（在数小时内）或肿胀消退后（儿童在 4 天内，成人在 12 天内）复位。

（7）保护夹板通常由于出汗很难固定到位。但

是，参加碰撞或接触性运动均需要面部保护，因此可以用较高成本制造全面部保护的面罩。对于单纯性无移位的骨折，在有限接触性运动中使用简单夹板或不使用夹板治疗都可以接受。

（8）如果骨折闭合、止血充分、运动员接受风险、有充分的疼痛控制、完全的视野、重返运动的意愿强烈、防护头盔到位，则可重返运动。

6. 眼眶爆裂性骨折。

（1）1/3 的眼眶爆裂性骨折发生在参加体育活动期间。

（2）通常涉及眶下窝骨折。

（3）可能包括额骨、颧骨、鼻骨和上颌骨。

（4）内眦韧带和外眦韧带悬吊着眼球。

（5）眼肌及其滑轮附着在眼眶上。

（6）可能缠绕眼肌（下直肌）和眶下神经（V2，导致面颊麻木）。

（7）内侧骨折可能累及鼻泪管，并伴有过度撕裂。

（8）发现包括垂直凝视复视、结膜下出血、眼球内陷。

（9）结构卡压者需要手术治疗，但这易与肿胀引起的肿块效应相混淆。

7. Le Fort 面部骨折分型。

（1）常见的面部骨折类型，通常伴有高速损伤。

（2）确保气道安全，避免鼻气管气道。考虑做气管切开术。

（3）几乎所有的患者都需要内固定治疗。

A. Le Fort Ⅰ型：横穿上颌。

B. Le Fort Ⅱ型：面中部，经鼻，眶下壁/眶下缘。

C. Le Fort Ⅲ型：经颧骨额骨缝、下眶及鼻额交界处的颅面分离。

（4）体格检查：在下列解剖位置用非优势手的拇指和示指固定额头，然后用优势手推拉上门牙，检查是否松弛。

A. Le Fort Ⅰ型：非优势手的拇指和示指在梨状孔处。

B. Le Fort Ⅱ型：非优势手的拇指和示指在内眼角或眶下缘。

C. Le Fort Ⅲ型：非优势手的拇指和示指在眼眶外侧壁。

8. 下颌骨骨折脱位。

（1）髁下、体部或角部骨折。

A. 表现为牙齿咬合不正。

B. 可能导致三叉神经（V3）麻木。

C. 可能存在黏膜撕裂，需要抗生素治疗。

D. 除对位不良，均采用保守治疗。

（2）脱位（无骨折）。

A. 需要立即用向下和向后的力复位。

B. 复位前后建议进行 X 线检查。

C. 复位后建议在 1~2 周内采用软饮食和避免下颌过度张开的颌部休息治疗。

D. 复发性脱位需要手术转诊。

（3）体格检查：如果患者能够将压舌器夹在牙齿之间抵抗阻力，或将其折断，则下颌骨未骨折。

9. 颅骨或面部骨折后重返运动。

（1）高度个性化。

（2）神经恢复必须伴随骨骼愈合。

（3）切开复位内固定后通常需要 3~6 个月。

（4）考虑永久使用面罩和头盔（即使在训练中也是如此）。

耳部损伤

1. 耳郭血肿。

（1）通常是挫伤导致的。

（2）血液聚集在软骨膜下层。

（3）如果治疗不当，会形成纤维结缔组织（"菜花耳"）。

（4）用 18 号针立即引流或后期切开引流，然后立即加压包扎（如火棉胶包、硅胶模等）。

（5）可能需要重新呼吸。

（6）经常监测感染情况。

2. 鼓膜破裂。

（1）重击耳朵或猛烈摔倒，然后发出"砰"的一声。

（2）可能包括前庭刺激引起的剧烈疼痛或头晕。

（3）通常采用保守方式处理。

（4）听小骨脱位可能需要手术治疗。

（5）预防性使用抗生素具有争议。

（6）应禁止参加可能导致气压伤的运动直至痊愈，但在前庭症状缓解后可以参加其他运动。

（7）痊愈后，水上运动应使用定制的耳塞。

鼻部损伤

1. 鼻出血。

（1）最常见的前鼻出血发生于前间隔的 Kiesselbach 丛。

（2）如果前鼻出血来自筛窦动脉（远离鼻中隔）则更为严重，可急诊治疗。

（3）运动员应身体前倾，轻轻吹气清理每个鼻孔，并轻轻捏住。

（4）可能需要用去氧肾上腺素浸泡过的鼻用卫生棉进行填塞。

（5）可用医药包中的商业产品，但女性卫生产品也可在紧急情况下使用。

（6）出血停止后可重返运动。

（7）如果不能解决，可考虑前后压紧或电灼。

（8）二级预防包括使用凡士林、停用减充血剂和避免干燥空气（和可卡因）。

（9）后鼻出血发生于蝶腭动脉。

（10）可能出现恶心、呕血、贫血、咯血或黑便。

（11）可用 Foley 导管经鼻孔暂时止血，然后转运治疗并排除骨折。

2. 间隔血肿（图 31.2）。

（1）软骨和软骨膜之间的充血腔。

（2）损伤后数小时后，内鼻中隔一侧或两侧出现蓝色隆起。

（3）应进行引流和填塞，以避免缺血性软骨丢失（鞍鼻畸形）。

3. 鼻骨骨折（见上文）。

眼部损伤

1. 异物

（1）如果没有裂隙灯等特殊设备，可能很难看见异物。

（2）取消比赛 / 停止比赛。

（3）可通过冲洗或使用麻醉液和湿润的无菌棉签将异物取出。

（4）翻转眼睑可能对检查有帮助 / 必要。

（5）评估角膜擦伤情况。如有擦伤，按照上文的方式处理。

2. 结膜炎。

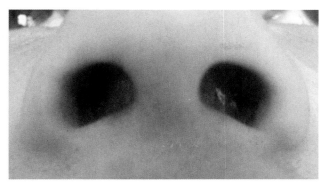

图 31.2 间隔血肿。1 例幼儿创伤性间隔血肿，需要及时清除。

（1）过敏：试着找出变应原，如新的宠物接触、外用制剂、肥皂和其他环境制剂。治疗方法包括隔离诱因和使用皮质类固醇药物（如果病情严重）。

（2）创伤后 / 擦伤：有外伤史。治疗是舒适性的措施，如果病情严重，可使用贴片和抗生素软膏。

（3）病毒或细菌；可能在后期变成脓性或结痂。治疗方法包括使用贴片和抗生素软膏，并频繁重新评估。当存在感染风险时，避免使用类固醇溶液。勤洗手，避免与他人接触，避免传染。

3. 角膜擦伤（图 31.3）。

（1）非常常见。

（2）可能产生异物感、畏光和流泪。

（3）使用麻醉液（丙美卡因）后方可检查。

（4）取出异物，翻开眼睑，检查结膜。

（5）角膜上的荧光素染色可显示擦伤 / 撕裂。

（6）使用抗生素和散瞳眼药水治疗。

（7）戴眼罩通常是为了舒适，但可能会增加感染风险。

（8）在 24~48 小时内监测改善情况，如果没有

迅速改善，应咨询眼科医生。

4. 眼眶钝挫伤。

（1）可能会引起疼痛、肿胀、周围水肿和瘀斑。

（2）通常保守治疗，但需要排除其他情况（见下文）。

5. 结膜下出血（图 31.4）。

（1）通常来自钝性创伤，有时是自发的或由 Valsalva 动作导致。

（2）排除其他病变。

（3）检查凝血状态。

（4）观察治疗，2~3 周后痊愈。

6. 眶周血肿。

（1）收集眼球周围及后方的血液。

（2）通常是自限性的。

（3）如果血肿过大，可能会使眼球向前移位，增加眼压，暴露角膜（由于眼睑未完全闭合），因此可能需要转诊。

7. 前房积血（图 31.5）。

（1）前房积血，在前房的附属部分表现为不同大小的红色血液层。

（2）疼痛，肿胀，视力模糊，瞳孔缩小或扩张。

（3）通常是由眼部钝挫伤并伴有睫状体微血管损伤所致。

（4）可能与严重的眼外伤有关。

（5）需要眼科医生及时进行评估。

（6）初步治疗是使用刚性的、非封闭的面罩（不是贴片），卧床休息并停用阿司匹林（ASA），应用 NSAID 或其他抗凝剂。

（7）并发症包括青光眼、视网膜损伤、前房微

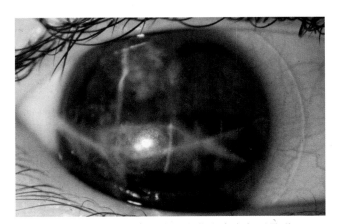

图 31.3 角膜擦伤。大的病灶在荧光素染色下最明显。

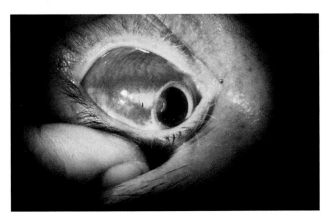

图 31.4 结膜下出血。简单的损伤通常仅观察就能解决。

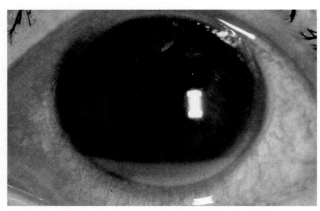

图 31.5 前房积血。出血至前房。需要眼科医生及时进行评估。

粒积聚和再出血，因此需要密切随访。

8. 玻璃体积血。

（1）创伤、动脉瘤破裂、视网膜撕裂、视网膜脱离、新生血管或潜在疾病（如镰状细胞性贫血、糖尿病、颈动脉疾病）所致。

（2）通常表现为"眼花缭乱"和视力模糊，但也可能出现严重的视力丧失。

（3）可能是严重眼眶外伤的征兆。

（4）冰敷有助于止痛。

（5）停用抗凝剂。

（6）退出比赛，眼科就诊。

9. 视网膜脱离。

（1）表现为视觉畸变：漂浮的物体、闪烁的灯光，或者（最常见的）穿过视场的"窗帘"效果。

（2）可能在视网膜撕裂后缓慢发生。

（3）遗传倾向（即检查家族史）。

（4）严重损伤需要立即复位，否则可能会导致失明。

（5）咨询眼科医生进行治疗。

10. 巩膜撕裂伤。

（1）可能是钝性或穿透性创伤导致。

（2）可能会因异物而复杂化。

（3）需要排除眼球破裂的可能性。

（4）需要转诊眼科。

11. 眼球破裂。

（1）见于高冲击性创伤后，常伴有广泛肿胀、玻璃体液渗漏、瞳孔畸形和环状结膜下出血。

（2）眼科急诊。

（3）使用眼罩（不是贴片），以避免对眼球施加过大压力。

12. 眼睑撕裂伤。

（1）如果损伤累及表层（部分厚度），但不延伸到眼睑边缘，并且不累及眼睑的内侧 1/3，则可以考虑修复。

A. 眼睑边缘修复时，对位不准可能导致睫毛方向错误，并导致角膜擦伤。

B. 内侧 1/3 的眼睑可能累及下泪小管。

（2）否则应转诊眼科。

13. 创伤性虹膜炎。

（1）发生在钝挫伤后 2~3 天。

（2）可能出现疼痛、红眼、视力模糊、畏光。

（3）非患眼的光线会引起患眼的感应性疼痛。

（4）需要转诊眼科。

14. 球后出血。

（1）眼眶内动脉损伤会导致出血，并导致眼球前移（眼球突出）。

（2）可能导致视神经损伤和视网膜中央动脉受损。

（3）可能需要外侧泪小管切开术进行减压。

15. 视网膜震荡。

（1）钝性外伤产生的冲击波对视网膜外层造成损伤，导致感光细胞凋亡和坏死。

（2）如果在后极，称为 Berlin 水肿，可使视力下降至 20/200，并引起持续性暗点。

16. 视网膜出血。

（1）因视网膜血管破裂而发生。

（2）避免 NSAID，眼科就诊。

（3）有症状时不能进行接触性运动。

牙齿损伤

1. 牙齿断裂。

（1）通常与嘴唇裂伤有关。

（2）乳牙断裂或移位可以忽略，但仍应检查是否有牙根损伤或牙槽增宽。

（3）非乳牙断裂应在 24 小时内转诊牙科或口腔外科。

（4）如果暴露的牙髓出血，通常需要用氢氧化钙临时填充 / 覆盖，并转诊牙科。

2. 牙齿撕脱。

（1）有 35%~40% 的保留率（20 分钟内就诊可达 90%）。

（2）应立即放入唾液、温盐水或"保牙"化合物中（不能放入水中，因为低渗会导致牙周韧带细胞溶解）。

（3）仅处理冠部以保护根部。

（4）可装回牙槽中，但有被污染、吸入或吞咽的风险。

（5）应进行 X 线检查以排除下颌骨或牙槽骨骨折。

3. 牙齿位移。

（1）侧向移位。

A. 手动复位并固定 2 周。

B. 并发的牙槽骨骨折需要固定 4~6 周。

（2）侵入。

A. 不要试图拔出。

B. 预后较差，尤其当侵入超过 6mm 时。

C. 可能需要手术或根管治疗。可能恒牙脱落。

（3）挤出。

A. 可尝试推回复位。

B. 夹板固定 2 周。

C. 由于牙神经和血管断裂，可能需要根管治疗。

D. 可能会导致恒牙脱落。

4. 唇撕裂伤。

（1）如果是全层、不规则、累及口轮匝肌，或者累及唇红缘或嘴角，则应转诊修复。

（2）如果深度（全厚度）与污染（土壤、异物、

其他球员的唾液）相关，可能需要抗生素治疗。

颈部损伤：喉部损伤

1. Ⅰ 组：轻微呼吸道症状，± 声音改变。

（1）小血肿，小撕裂伤，未检测到骨折。

（2）观察，加湿空气，床头抬高。

2. Ⅱ 组：气道受损，± 声音改变，皮下肺气肿。

（1）水肿 / 血肿，无移位骨折，黏膜轻微破损，无软骨外露。

（2）直接喉镜检查，± 切开复位内固定。

3. Ⅲ 组：气道受损，可触及的喉部骨折，皮下肺气肿，声音改变。

（1）大量水肿，黏膜撕裂，软骨外露，声带不动。

（2）直接喉镜检查，探查 / 切开复位内固定。

4. Ⅳ 组；气道受损，可触及的喉部骨折，皮下肺气肿，声音改变。

（1）大量水肿，黏膜撕裂，多发性移位骨折，骨骼不稳，软骨外露，声带不动。

（2）直接喉镜检查，探查 / 切开复位内固定；考虑支架扩张。

致谢

感谢凯斯西储大学麦德龙保健医疗中心眼科学副教授 Tomas Steinemann 医生，以及克利夫兰基金会眼科研究所 Joe Hollyfield 医生为本章提供的照片。

（王一鸣 译）

推荐阅读

1. Bord SP. Trauma to the globe and orbit. *Emerg Med Clin North Am.* 2008;26(1):97–123.

2. Grindel SH. Head and neck. In: McKeag DB, Moeller JL, eds. *ACSM's Primary Care Sports Medicine.* 2nd ed. Philadelphia, PA: Wolters Kluwer/Lippincott Williams & Wilkins; 2007.

3. Hatef DA. Contemporary management of pediatric facial trauma. *Curr Opin Otolaryngol Head Neck Surg.* 2009;17(4):308–314.

4. Hollier LH Jr. Facial trauma: general principles of management. *J Craniofac Surg.* 2010;21(4):1051–1053.

5. MacEwen CJ. Eye injuries in sport. *Scott Med J.* 2010;55(2):22–24.

6. Verschueren DS, Bell RB, Bagheri SC, Dierks EJ, Potter BE. Management of laryngo-tracheal injuries associated with craniomaxillofacial trauma. *J Oral Maxillofac Surg.* 2006;64:203–214.

7. Ziccardi VB. Management of nasal fractures. *Oral Maxillofac Surg Clin North Am.* 2009;21(2):203–208.

第 *32* 章

胸部创伤

Kristi Colbenson

解剖

总则

胸壁：肌肉骨骼结构

1. 12 根肋骨：前 7 根（真）肋骨通过肋软骨与胸骨在前方连接；8~10 根肋骨（假）在肋软骨前方相连接；11~12 根（浮）肋骨不与前方连接。

2. 后方：第 2~10 肋通过肋椎和肋横关节与两个相邻的椎体和横突关节连接；其余肋骨仅与一个椎骨相连接。

3. 前方：胸骨、胸骨柄和剑突通过纤维软骨连接到胸骨体；胸骨通过滑膜关节（胸锁关节）与锁骨近端连接。

4. 胸肌组织：内外肋间肌、前锯肌、背阔肌、斜方肌、胸大肌和胸小肌。

5. 神经血管：肋间神经血管束位于每根肋骨下方；肋间神经对应胸壁；C3、C4、C5 支配膈肌。

胸椎

1. 12 块椎骨：由棘突、横突、椎弓、椎体和关节突组成。

2. 关节：关节突关节（小关节）；肋椎关节。

肺部结构

1. 胸膜——壁层（附着于胸壁、隔膜和纵隔）和脏层（覆盖肺部）；胸膜腔——两个胸膜之间的潜在间隙。

2. 气管、支气管、细支气管、肺泡（气体交换的位置）；支气管血管系统。

纵隔

1. 胸骨前缘，脊柱后缘，胸廓入口上方，横膈膜下方。

2. 前纵隔：胸腺，淋巴管，乳内动脉，肋间神经血管束。

3. 中纵隔：心包，心肌，升主动脉，右头臂动脉，左侧颈内动脉和锁骨下动脉（直接从主动脉发出），上腔静脉（SCV），锁骨下静脉，气管。

4. 后纵隔：降主动脉，奇静脉，交感神经链，食管，胃食管交界处。

流行病学、诊断和治疗

总则

胸痛的流行病学

1. 可能的原因：

（1）创伤（通常为急性发作）。

（2）过度使用（更慢性的潜伏发作）。

（3）参考内脏病理学。

2. 胸痛可能是由于：

（1）肌肉骨骼原因：骨/软骨，关节，肌筋膜。

（2）胃肠道疾病：胃食管反流病（GERD），食管炎，Boerhaave 综合征（食管破裂），食管动力障碍，食管痉挛，食管裂孔疝，消化性溃疡，胆绞痛 / 胆囊炎，胰腺炎。

（3）呼吸道疾病：下呼吸道感染，哮喘，运动性支气管痉挛，自发性或创伤性气胸，血胸，气胸，肺栓塞，肺挫伤。

（4）心血管疾病：心肌梗死，心肌挫伤，心肌炎，心包炎，心包积液，心脏压塞，心包气肿，主动脉夹层，心尖球形综合征。

（5）其他：恶性肿瘤，带状疱疹，自发性纵隔气肿，Mondor 病（特发性胸壁皮下静脉血栓形成），SVC 综合征。

诊断

1. 病史。

（1）创伤：穿透性，钝性，气压伤（如水肺潜水），爆震伤。

（2）潜伏性发病（过度使用机制）。

（3）疲劳性。

（4）并发症 / 相关症状。

2. 体格检查。

（1）视诊：瘀斑，"隔膜炎"，"连枷胸"段的反常运动，呼吸窘迫的迹象（辅助肌肉的使用和横膈膜呼吸），青紫（嘴唇和甲床），颈部静脉隆起，面部充血。

（2）触诊：压痛区，肋骨"弹跳"，胸壁不稳，颈动脉和外周脉搏（节律、强度、变异），气管偏曲，皮下气肿。

（3）听诊：呼吸音质，空气流动，咯吱声，呼气喘息，吸气喘鸣，发音困难，心脏杂音，心音。

骨折

肋骨骨折

1. 基础。

（1）骨折发生在创伤部位或肋骨最薄弱的后外侧弯曲处。

（2）第 1 肋骨骨折——需要相当大的创伤性力量——相关神经血管损伤的风险高——锁骨下动 / 静脉、主动脉弓动脉瘤、Horner 综合征和臂丛神经。

（3）第 9~12 肋骨骨折应怀疑是否有腹内损伤。

（4）连枷胸：相邻的两根肋骨在两个部位断裂，造成节段不稳，对胸腔内压力做出矛盾性移动。

（5）肋骨骨折可合并多种损伤，如肺挫伤、肺撕裂伤、血胸、气胸、血气胸、纵隔气肿、皮下气肿、肝撕裂伤、脾撕裂伤。

2. 诊断。

（1）体格检查——"肋骨弹动"：垂直于关注部位的压力会重现疼痛。

（2）影像学。

A. 平片敏感性较低。

B. 超声对肋骨骨折有较高的敏感性和特异性。

C. 专用肋骨序列利用骨暴露：增加辐射暴露来提高敏感性。

D. 吸气和呼气视角可以提示潜在的气胸。

E. 疑似第 1 肋骨骨折应行 CT 扫描。

3. 治疗。

（1）疼痛管理（阿片类药物、NSAID），以便患者能吸气，防止隔膜炎导致肺不张和继发性肺炎。

（2）老年人多发性肋骨骨折（3+）或通气障碍：入院时考虑肋间神经阻滞。

（3）通常在 6 周内痊愈，没有常规 X 线检查的指征。

（4）恢复可耐受的运动：考虑防弹衣以提供保护。

胸骨骨折

1. 基础。

（1）最常见的是继发于胸骨柄骨折的胸骨体中段骨折。

（2）钝性创伤，需要较大的力量。

（3）潜在心脏和肺相关损伤的高风险。

（4）应力性骨折：报道见于摔跤运动员和过顶动作运动员。

2. 诊断：标准胸片（CXR）和胸骨侧位片。

3. 心脏挫伤。

（1）移位的胸骨骨折——心肌损伤——导致心律失常、传导异常、ST 段改变和生命体征不稳定。

（2）诊断。

A. 初诊心电图，6 小时后复查。

B. 创伤后 4~6 小时检查肌钙蛋白。

4. 治疗。

（1）服用止痛药。

（2）根据影像学检查和临床愈合情况决定是否重返运动，通常为 8~12 周。

胸椎

1. 总则。

（1）Denis 三柱模型。

A. 前柱：前纵韧带和椎体前半部。

B. 中柱：椎体后部至椎弓根。

C. 后柱：骨性椎弓及其相关韧带。

（2）双柱受累被认为是不稳定的。

2. 椎体骨折：爆裂性骨折。

（1）稳定（中柱完好）。

（2）不稳定（＞2 柱）：后柱碎片进入椎管，损伤或压迫脊髓头晕，可导致高达 60% 的患者出现神经后遗症。

（3）X 线诊断和显影困难，双柱受累，CT 扫描可显示后方。

3. 压缩性骨折：最常见。

（1）基础。

A. 轴向屈曲加压致椎体前方楔形骨折。

B. 雪上运动中最常见的背部损伤。

C. 更常见于长期使用皮质类固醇的运动员、绝经后女性或骨量减少或患有骨质疏松的运动员（女运动员三联征）。

D. 不稳定：椎体高度损失超过 50%，骨折后凸超过 25°，或多发急性压缩性骨折。

（2）影像学（平片）：如果满足任何不稳定标准，则考虑 CT 扫描。T11 和 T12 骨折在 X 线片上很容易漏诊，因为横膈膜上有阴影。

（3）治疗。

A. 稳定：单柱，休息、疼痛控制、伸展矫形器以限制活动。

B. 不稳定，非手术，如胸腰骶椎矫形器（TLSO）支具（T7 和远端损伤）或颈胸腰骶矫形器（CTLSO）支具（T7 近端）；手术，有必要通过可能的椎间孔或中央管减压来恢复结构完整性。

4. 棘突骨折。

（1）脊椎后部直接损伤，旋转时强迫前屈。

（2）稳定性骨折。

应力性骨折

总则

过载机制：需要了解运动的特殊应力；通常是随着训练的增加、设备或技术的改变而发生的。

胸部

不常见——重复胸椎前伸合并肩胛骨前伸（摔跤运动员、体操运动员）。

肋骨

1. 第 1 肋。

（1）多见于高尔夫球手和过顶运动员中。

（2）最常见于锁骨下沟：解剖学上最薄的部分，位于前斜角肌、前中斜角肌和前锯齿肌连接处之间——"疲劳破坏"。

（3）采用"斜方肌挤压"试验诊断：局灶性压痛。

（4）可发展成疼痛的肥大性假关节。

2. 其他肋骨的应力性骨折。

（1）高尔夫球手（后外侧 4~6 肋骨）：由于反复击打地面（新手）。

（2）最常见于赛艇运动员和其他划手（皮划艇、独木舟、龙舟、舷外独木舟）。

A. 第 5~9 肋骨后外侧：最常见的位置；但也可见于腋前线。

B. 在"驱动"阶段，肋骨压迫（弯曲）的位置与前锯肌和斜方肌的等长共收缩，以及腹外斜肌的相反牵拉——各种理论。

C. 危险因素：在测功机上增加训练方案，使用大型桨叶，长距离（＞10K）低速（16~18 次 / 分钟）稳态划行。

3. 诊断。

（1）在合适的运动环境中应高度怀疑。

（2）起病隐匿，局部压痛，伴有"肋骨弹动"疼痛，深吸气，咳嗽，甚至在床上打滚。

（3）早期 X 线检查呈阴性。

（4）锝 -99 骨扫描可进行诊断。

4. 治疗。

（1）休息，远离不良运动：可能需要 4~6 周。

（2）疼痛管理：止痛剂，NSAID。

（3）物理疗法：纠正潜在的生物力学。

脱位 / 半脱位 / 炎症

胸锁关节

1. 总则。

（1）滑膜关节，骨骺直到 22~25 岁才融合。

（2）后脱位罕见，但由于可能会损伤关节后方的大血管和气道，因此属于急症。

（3）也可能发生前 / 上脱位，需要保守治疗。

（4）过顶运动和游泳中常见的胸锁关节半脱位：可以是单侧或双侧的。

（5）创伤性：摔倒在伸展的手臂上或直接击打肩膀。

2. 诊断。

（1）体格检查：胸锁关节局限性肿胀 / 压痛；畸形；手臂感觉异常，静脉充血或脉搏减慢；呼吸窘迫，发音困难；吞咽困难。

（2）"巧合位" X 线片（头部倾斜 40°），CXR 将排除相关损伤。

（3）CT 金标准：如果怀疑血管损伤，则行血管造影。

3. 治疗。

（1）后脱位：术中复位。如果神经血管受损且没有紧急转移的选择，则考虑仰卧复位，外展伸直手臂，应用轴向牵引，并用巾钳复位锁骨内侧。

（2）前 / 上脱位：复位不那么急迫。

（3）胸锁关节半脱位：慢性，保守治疗。

胸腰椎半脱位

1. 见于赛艇运动员和游泳运动员。

2. 局限性压痛，疼痛随胸椎侧屈而加重，旋转远离或进入疼痛侧。

3. 治疗：通过治疗性练习和弹道旋转伸展远离疼痛侧来复位和预防。

"滑动肋"综合征

1. 腹部和（或）胸部疼痛：由于假肋肋软骨前端过度活动，导致受累的肋骨在相邻上肋骨（通常是第 8~10 肋）下滑动。

2. 采用"钩型手法"进行诊断：临床医生将手指滑到肋骨下缘下方，向前拉；诱发疼痛和"咔嗒"声。

3. 主要以保守治疗为主：安慰，避免可引起症状的体位；可能需要神经阻滞或手术切除。

肋软骨炎

1. 基础。

（1）肋软骨或肋骨关节感染：第 2~5 肋最常见。

（2）胸痛的良性原因。

（3）Tietze 综合征：肋软骨炎，肋软骨关节的非化脓性肿胀，通常是自限性的。

2. 诊断。

（1）临床诊断：可再现的胸壁疼痛。

（2）X 线片没有诊断价值。

3. 治疗。

（1）避免剧烈运动，抗感染治疗，安慰。

（2）Tietze 综合征：可考虑注射皮质类固醇。

肺部疾病

气胸

1. 总则。

（1）空气或气体进入胸膜腔内。

（2）非创伤性——创伤性——通常是由穿透伤或直接钝性创伤所致。

（3）自发性。

A. 原发性自发性气胸（PSP）：气泡或大泡破裂；危险因素包括高、瘦、马方综合征、吸烟。

B. 继发性自发性气胸（SPP）：继发于潜在的肺部疾病、慢性阻塞性肺疾病（COPD）、囊性肺纤维化。

C. 发生在胸腔内压升高和肺尖剪切力升高之后：咳嗽、紧张、呕吐、Valsalva 动作（举重）、屏气。

（4）张力性气胸：胸膜腔内正压空气导致肺实质塌陷和纵隔结构移位。

2. 诊断。

（1）临床检查：急性胸痛，呼吸困难，咳嗽，咯血，心动过速。张力性气胸表现为：呼吸窘迫，呼吸急促，单侧呼吸音降低，叩诊过度共振，低血压，心动过速，颈静脉扩张，喉部移位。

（2）影像学。

A. X线片：深沟征；脏层胸膜边缘，缺乏肺纹理，可能需要吸气/呼气视角才能显示小型气胸的过度扩张（图32.1）。

B. 超声：辅助诊断，以查找肺部滑动的缺失。

3. 治疗。

（1）氧疗：吸收率提高3倍。

（2）观察以期待气体被吸收：考虑为PSP，生命体征稳定，且为小型气胸（肺和胸壁之间＜3cm）。

（3）吸气：大型气胸（从肺到胸壁＞3cm）或SPS；猪尾导管或胸腔置管术减压。

（4）张力性气胸：急诊。

A. 针刺减压：长的14号留置导管插入第2肋间，锁骨中线。

B. 胸导管造口术。

（5）复发性自发性气胸：电视辅助胸腔镜手术。

4. 重返运动：取决于症状的缓解程度和X线片表现，通常为4周。PSP患者复发风险增加；多发PSP病史者考虑手术治疗。

5. 在气胸的X线检查结果出来之前，禁止乘坐飞机。

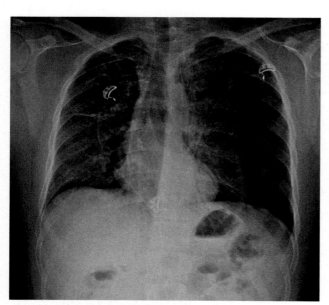

图32.1 急性左侧张力性气胸，表现为左肺过度扩张，脏层胸膜边缘，气胸外侧无肺纹理，以及气管偏斜。

纵隔气肿

1. 基础。

（1）游离空气进入纵隔间隙和皮下组织。

（2）被归类为自发性或创伤性。

（3）危险因素：哮喘，囊性脑炎，娱乐性药物吸入（可卡因、甲基苯丙胺、大麻），剧烈体力活动，高空或水下活动。

（4）相关损伤：气胸，食管破裂，胃穿孔，异物吸入。

2. 诊断。

（1）临床检查：胸痛，呼吸困难，吞咽困难，皮下气肿（触诊胸壁和颈部软组织时出现丘疹），心音减弱或减弱，以及收缩期皱纹（Hamman征）。

（2）影像学。

A. CXR：环绕心脏边缘和大动脉（环绕肺动脉）的透光气泡或条纹。

B. 对比食管造影以排除食管破裂。

3. 治疗。

（1）保守治疗：止痛，休息，避免剧烈运动；通常在2周内痊愈。

（2）考虑并解决可能的潜在损伤。

血胸

1. 基础：可发生钝性或穿透性胸部创伤，可能与气胸、大血管或心脏结构损伤有关。

2. 诊断和治疗。

（1）体格检查：叩诊浊音，肺底呼吸音减弱，呼吸窘迫，呼吸急促。

（2）影像学：直立卧位、侧卧位、肋膈角钝化X线片。

（3）超声可辅助诊断。

3. 治疗：胸腔造口术，即刻引流超过1500mL是外科开胸手术的适应证。

肺挫伤

1. 基础。

（1）肺实质的创伤性损伤，导致血液积聚或水肿进入肺泡腔；干扰气体交换。

（2）CXR检查滞后于临床影像：损伤程度直

到伤后 24~48 小时才能完全了解。

2. 诊断。

（1）体格检查：呼吸急促，缺氧，呼吸窘迫，咯血。

（2）影像学：CXR 敏感性明显受限，呈不透明片状。

（3）CT：金标准；肺周围非节段性不规则混浊（图 32.2）。

3. 支持性治疗：使用止痛药、氧疗和医院观察控制疼痛。

4. 重返运动：症状和 CXR 检查结果缓解后 1 周获准重返运动。

肺栓塞

1. 基础。

（1）脂肪栓子：源自其他长骨的创伤 / 手术。

（2）最常见的原因是起源于下肢的深静脉血栓形成（DVT）。

（3）危险因素：遗传性血栓倾向（Leiden 第五因子、蛋白 C 或 S 缺乏），口服避孕药，激素替代，吸烟，乘飞机超过 4 小时，妊娠。

2. 诊断。

（1）高度怀疑和易感的临床环境。

（2）体格检查：胸痛，呼吸困难，呼吸急促，咳嗽（可能无效），咯血，心动过速，下肢肿胀 / 疼痛。

（3）CXR：敏感性低，可见驼峰征（肺周围浅楔形混浊，底部靠胸膜表面）。

（4）ECG：窦性心动过速，S1Q3T3，电轴右偏，前、下导联 T 波倒置。

（5）超声：右心室增大，下腔静脉（IVC）充血。

（6）实验室检查（D 二聚体）：仅对低风险患者有益；敏感性高但特异性低；阴性预测值接近 100%。风险分层：肺栓塞排除标准（PERC），Wells 和 Geneva 规则。

（7）影像学：CT 肺动脉造影（金标准）或通气 - 灌注（V/Q）扫描。

3. 治疗。

（1）支持性治疗：吸氧，镇痛。

（2）抗凝。

A. 立即：皮下注射低分子肝素。

B. 长期服用华法林（3~6 个月）。

a. 监测国际标准化比率（INR）。

b. 注意接触性运动：在抗凝时增加受伤出血的风险；停药后等待 2 周。

（3）停止口服避孕药：尤其是在手术前。

（4）高凝状态评估包括同型半胱氨酸、抗凝血酶Ⅲ、抗心磷脂抗体、凝血酶原 20210A、Leiden 第五因子和狼疮抗凝物水平（抗凝血酶突变、凝血酶原突变）。

心脏和大血管

总则

1. 心包和心包间隙：心包炎，心包积液，心脏压塞。

2. 心肌：撕裂伤，心室破裂，心肌挫伤。

3. 大血管：升主动脉、下腔静脉、颈静脉和锁骨下静脉。

心脏动力

1. 基础。

（1）直接高速撞击在胸部心脏轮廓上：当物体速度达到每小时 40~50 英里时，风险最大。

（2）机制：T 波峰值前 15~30ms，左心室压升高会引起不适当的心室复极和心室颤动。

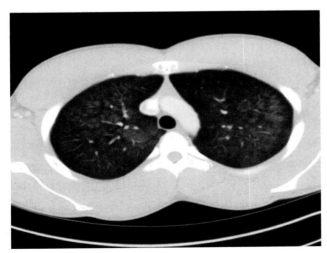

图 32.2　CT 扫描显示肺泡内弥漫性非节段性实变，与急性肺挫伤一致。

2. 治疗。

（1）具有紧急除颤功能的高级心血管生命支持（ACLS）算法。自动体外除颤器（AED）的使用时间至关重要。如果延迟超过 3 分钟，存活率不到 3%。

（2）心前区重击。

心包炎

1. 基础。

（1）心包囊炎。

（2）原因：感染性，自身免疫性，肿瘤性，心肌炎或创伤。

2. 诊断：临床诊断。

（1）临床检查：胸膜炎胸痛，体位性胸痛（仰卧时加重，前倾时改善），心包摩擦音。

（2）EKG：弥漫性 ST 段抬高伴 PR 下降（图32.3）。

（3）超声：排除相关的心包积液。

（4）实验室检查：白细胞计数、炎症标志物和心脏生物标志物升高。

3. 对症治疗：NSAID 和秋水仙碱。

4. 重返运动：目前的指导方针建议在生物标志物正常化和症状缓解后暂停运动 3 个月。

心包积液与心脏压塞

1. 基础。

（1）心包积液：心包囊内的病理性液体；考虑有创伤、自身免疫性疾病、甲状腺功能减退或急性心包炎的运动员。

（2）心脏压塞：压力下大量心包积液；收缩心室大小，抑制舒张期顺应性。

2. 诊断。

（1）临床检查：对少量心包积液不敏感。心脏压塞表现为心音模糊 / 颈静脉压升高 / 动脉搏动异常（收缩压和脉动幅度随着吸气而明显降低）及低血压。

（2）ECG：低电压或电交替。

（3）CXR：心脏轮廓增大。

（4）超声心动图诊断：明确积液的体积和对心室顺应性的影响。

3. 治疗。

（1）不稳定：超声引导下经皮心包穿刺，减轻心脏压力，增加每搏输出量，升高血压，恢复充分的循环。

（2）手术探查修复任何导致出血和压塞的撕裂 / 破裂。

主动脉夹层

1. 基础。

（1）主动脉内膜撕裂，通过中膜形成假腔。

（2）由急性创伤性减速、潜在结缔组织病（马方综合征）、瓣膜异常（先天性二尖瓣）引起。

（3）Stanford 分型：A 型——升主动脉（手术干预）；B 型——头臂外（内科治疗）。

2. 诊断。

（1）临床：起病时间最长，伴有背部放射的撕裂胸痛和神经功能障碍的胸痛，以及主动脉瓣反流杂音。

（2）生命体征：上肢血压压力差超过 20mmHg；低血压是晚期症状。

（3）影像学。

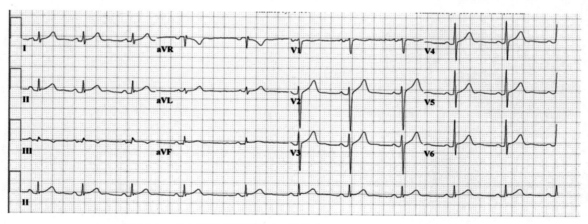

图 32.3　心电图显示弥漫性 ST 段抬高和 PR 压低，提示心包炎。

A. CXR：纵隔增宽，主动脉轮廓异常，胸腔积液，胸膜顶帽。

B. CT 扫描：金标准。

3. 收缩压控制：目标低于 110mmHg。

穿透性创伤

室内运动（击剑或固定静止物体）

1. 户外：田径（标枪）、射箭、机动车装备。

2. 相关损伤：撕裂伤——动脉或静脉出血；肺——血胸、气胸、肺撕裂伤、血气胸；气管、支气管损伤；心脏——心室破裂导致压塞。

3. 开放性气胸：环境与胸膜腔相通；造成一个"吸入性胸部伤口"，空气被吸入胸膜腔。

治疗

1. 将物品留在原位，转移至最近的急诊室（ER）进行更明确的护理。

2. 可能需要手术探查并治疗相关损伤。

3. 开放性气胸：三面闭塞敷料；创建一个瓣阀门，阻止空气进入，但允许空气在呼气时排出。

乳房损伤

乳房挫伤

直接创伤；症状处理。

乳房保护

接触性运动：胸部保护器；可以针对女性进行优化。

哺乳期女性

1. 适度锻炼：对母乳的量和成分没有影响。

2. 最大强度运动：母乳中乳酸水平升高，免疫因子降低。

乳腺癌存活者

1. 组织瘢痕的活动性"拉扯"：物理治疗。

2. 淋巴水肿：抗阻运动、有氧运动和柔韧性运动不会增加淋巴水肿；可以考虑穿紧身衣。

（王一鸣　译）

推荐阅读

1. Avaro JB. The management of blunt chest truama. *Rev Mal Respir.* 2011;28(2):152–163.
2. Choi W. Pneumothorax. *Tuberc Respir Dis.* 2014;4:99–104.
3. Ckic SE. Sports and inflammatory heart disease. *Sports Med Sports Traumatol.* 2011;59(2):87–89.
4. Cohn SDJ. Pulmonary contusion: an update on recent advances in clinic management. *World Journal of Surgery.* 2010;34(8):1959–1970.
5. Curtin ST, Tucker AM, Gens DR. Pneumothorax in sports. *Phys Sportsmed.* 2000;28(8):23–32.
6. Douglas R. Suddent cardiac death following blunt chest trauma: commotio cordis. *World J Emerg Med.* 2011;2(3):234–236.
7. Feden J. Closed lung trauma. *Clin Sports Med.* 2013;32(2):255–265.
8. Khoriati AA, Rajakulasingam R, Shah R. Sternal fractures and their management. *J Emerg Trauma Shock.* 2013;6:113–116.
9. O'Connor J, Adamski J. The diagnosis and treament of non-cardiac thoracic trauma. *JR Army Med Corps.* 2010;156(1):5–14.
10. Palacio L, Link MS. Commotio cordis. *Sports Health.* 2009;1(2):174–179.
11. Quinn TJ, Carey GB. Does exercise intensity or diet influence lactic acid accumulation in breast milk? *Med Sci Sports Exerc.* 1999;1(1):105–110.
12. Scott ES, Scott BB. Painful rib syndrome—a review of 76 cases. *Gut.* 1993;34(7):1006–1008.
13. Sybrandy KC, Cramer MJ, Burgersdijk C. Diagnosing cardiac contusion: old wisdom and new insights. *Heart.* 2003;89(5):485–489.
14. Udermann BE, Cavanaugh DG, Gibson MH, Doberstein ST, Mayer JM, Murray SR. Slipping rib syndrome in a collegiate swimmer—a case report. *J Athl Train.* 2005;40(2):120–122.
15. Vinther A, et al. Exercise induced rib stress fractures: potential risk factors related to thoracic muscle co-contraction and movement patterns. *Scand J Med Sci Sports.* 2006;16:188–196.

第 *33* 章

运动心脏病学

Irfan M. Asif, Jonathan A. Drezner

心源性猝死

流行病学

1. 定义。

（1）心源性猝死（SCD）是年轻运动员在赛场上死亡的主要原因，通常是由未诊断的结构性或电性心血管疾病造成（表 33.1）。

（2）SCD 定义为由于心血管疾病导致的个体猝死，多发生在年轻运动员运动时。

2. SCD 发生率。

（1）初步报告估计，SCD 在运动员中的发生率为每年 1/200 000；由于缺乏强制性报告系统且对所有病例的识别不完整，这一数字有可能被低估。

表 33.1　运动员心源性猝死的原因

心肌病	·肥厚型心肌病
	·致心律失常性右室心肌病
	·扩张型心肌病
	·左心室心肌致密化不全
冠状动脉疾病／异常	·冠状动脉异常起源
	·动脉粥样硬化性冠心病
心脏传导组织异常	·预激综合征
瓣膜性心脏病和主动脉病	·主动脉瓣狭窄
	·马方综合征
	·主动脉夹层
	·二尖瓣脱垂
离子通道病	·长 QT 综合征
	·短 QT 综合征
	·儿茶酚胺能多形性室性心动过速
	·Brugada 综合征
后天性心脏病	·心肌炎
	·外伤（心脏震荡）

（2）最近的估计显示，每年全国大学生体育协会（NCAA）运动员的发病率为 1/50 000。

3. 性别：男性 SCD 的发病率是女性的 3.2 倍。

4. 运动：篮球和足球运动中发病率最高。

5. 种族：与白人运动员相比，NCAA 黑人运动员中发病率更高（发病率比为 3.2）。

6. 表现。

（1）在高达 80% 的病例中，运动员没有症状，SCA 是潜在心脏疾病的首发症状。

（2）心脏病的症状（如果存在）可能包括：心悸，劳力性胸痛，晕厥或将要晕厥，呼吸困难，运动耐力降低，与同龄人或劳累程度不成比例的疲劳。

7. 预防。

（1）赛前筛查。

A. 个人和家族疾病史，以及全面的体格检查。

B. 没有研究表明，仅以病史和体格检查为基础的传统的赛前检查（PPE）可以降低 SCD。

（2）心电图筛查：当用运动员专用标准解释时，极大地提高了赛前评估的敏感性，以识别易患 SCD 的心脏疾病。

A. 现代运动员专用标准包括 2013 年西雅图标准。

B. 在更广泛地实施心电图筛查之前，需要完善医生的教育和基础设施的构建。

先天性／结构性心脏病

肥厚型心肌病（HCM）

1. 流行病学。

（1）是美国年轻竞技运动员中 SCD 最常见的结构性原因（约 1/3 的病例）。

（2）为常染色体显性遗传。

（3）最常见的基因突变发生在 β - 肌球蛋白重链和肌球蛋白结合蛋白 C。

（4）成年普通人群的患病率约为 1/500；年轻运动员的患病率可能较低。

（5）涉及不对称的左心室肥厚（LVH）。

A. 壁厚 ≥ 6mm。

B. 间隔与自由壁的比率 > 1.3。

C. < 45mm 的非扩张左心室，舒张功能受损。

（6）组织学显示细胞结构紊乱和肌细胞混乱。

2. 症状。

（1）80% 的运动员直到猝死都没有症状。

（2）可能有劳力性胸痛、头晕、晕厥、呼吸困难、劳力耐受性差或心悸。

3. 体格检查：仅 25% 的患者有左心室流出道梗阻引起的收缩期射血杂音。

（1）杂音的强度随着静脉回流减少的动作而增强，如 Valsalva 动作或从蹲位变为站位。

（2）杂音的强度随着静脉回流增加的动作而减弱，如躺下或从站位变为蹲位。

4. 诊断性试验。

（1）ECG：高达 95% 的病例中可能出现异常。

A. 突出的 Q 波。

B. 深的负向 T 波。

C. ST 段压低。

D. 电轴左偏。

E. QRS 电压显著升高。

（2）超声心动图是目前诊断 HCM 的标准。

（3）心脏 MRI 有助于鉴别临界性心脏肥厚与运动员心脏，并有助于显示超声心动图显示不佳的心尖或前外侧肥厚。

5. 重返运动：不能参加竞技运动，低静态运动除外。

致心律失常性右室心肌病

1. 流行病学。

（1）是意大利 Veneto 地区 SCD 的主要病因。

（2）在美国，占运动员 SCD 的不足 5%。

（3）由编码心肌细胞桥粒（黏附）蛋白的基因突变引起。

（4）右心室（RV）的纤维脂肪组织替代心肌细胞，这使得运动员容易发生心律失常。

2. 症状：晕厥、胸痛、心悸或猝死。

3. 体格检查没有任何具体的异常。

4. 诊断。

（1）心电图的表现可能包括：

A. Epsilon 波：V1 或 V2 导联 QRS 波群后的小终端切迹。

B. V1（即 V2~V4）以外的 T 波倒置。

C. QRS 延长超过 110ms。

D. 伴左束支传导阻滞（LBBB）型的预防性收缩。

（2）超声心动图不能很好地显示 RV 的细节，但可显示右心室扩张、室壁变薄、动脉瘤或节段性室壁运动异常。

（3）心脏 MRI 是显示右心室和纤维脂肪浸润的最佳方式。

5. 重返运动：运动员被取消参赛资格，需要心脏病专家进行长期随访。

扩张型心肌病（DCM）

1. 流行病学。

（1）患病率为 1/2500。

（2）占运动员 SCD 的 4%。

（3）以进行性左室扩张和收缩功能障碍为特征。

2. 症状：进行性运动不耐受，呼吸困难，端坐呼吸，水肿。

3. 体格检查可能有第三心音。

4. 超声心动图可诊断左心室扩大和射血分数降低。

5. 所有患有 DCM 的运动员都应考虑使用血管紧张素转换酶（ACE）抑制剂和 β 受体阻滞剂。

6. 重返运动。

（1）运动员应避免剧烈运动。

（2）快步走或慢速骑自行车等活动可能对预后有益。

左心室心肌致密化不全

1. 流行病学。

（1）发病率不明。

（2）特点是突出的小梁，小梁内有很深的凹陷，导致左心室扩大或肥厚，这可在超声心动图上看到。

2. 重返运动：目前获得的信息很少，但第36届Bethesda会议建议限制体育比赛。

异常起源的冠状动脉

1. 流行病学。

（1）美国年轻竞技运动员SCD的第二大病因。

（2）导致SCD的最常见的畸形是起源于Valsalva右窦的左冠状动脉异常。

2. 症状：劳力性晕厥、胸痛或心悸。

3. 体格检查没有任何迹象表明患病。

4. 诊断。

（1）心电图：可能显示先前梗死的病理性Q波，但其他情况可能正常。

（2）超声心动图：检测冠状动脉开口的敏感性为80%~90%，取决于超声医生的经验、患者的身体习惯和传感器质量。

（3）心脏MRI或CT血管造影非常准确。CT血管造影对儿童和女性有辐射暴露影响。

（4）冠状动脉造影：可明确诊断。

5. 重返运动。

（1）如果发现先天性冠状动脉异常，运动员应退赛。

（2）如果运动员接受了缺陷的矫正，并且没有任何症状，可以在矫正后6个月考虑参赛。

马方综合征

1. 背景。

（1）85%的病例是常染色体显性遗传。

（2）与纤维蛋白（一种结缔组织蛋白）有关的遗传性疾病。

A. 影响多器官系统。

B. 导致主动脉根部囊性中层坏死和二尖瓣或主动脉瓣退变。

C. 最令人担忧的并发症是主动脉夹层/破裂导致的猝死。50%未确诊的马方综合征患者在40岁前死亡。

D. 也可能发生瓣膜功能不全。

2. 症状。

（1）通常无症状。

（2）主动脉夹层可引起胸背痛。

（3）瓣膜功能不全可能导致运动耐力下降或心力衰竭。

3. 体格检查（表33.2）。

4. 诊断试验。

（1）心电图：无特殊发现。

（2）超声心动图：主动脉根部扩张、主动脉瓣或二尖瓣关闭不全。

（3）裂隙灯：检测异位晶状体（晶状体脱位）。

（4）腰骶部MRI或CT：评估硬脑膜扩张症。

5. 重返运动。

（1）如果主动脉根部直径＞4cm，则建议只进行低静态运动。

（2）禁止接触性或对抗性运动。

瓣膜病

1. 主动脉狭窄（AS）。

（1）流行病学。

A. 先天性主动脉瓣狭窄，常合并二叶主动脉瓣畸形。

B. 导致压力梯度：＜20mmHg为轻度，21~29mmHg为中度，＞50mmHg为重度。

C. 导致左心室肥厚。

a. 左心室质量增加继发缺血。

b. 舒张期顺应性降低，因充盈时间缩短而加重。

（2）通常无症状。

（3）体格检查显示右胸骨上缘有收缩期射血杂音，并伴有主动脉喷射性喀喇音。杂音随静脉回流减少而减弱（如Valsalva动作）。

（4）诊断性试验。

A. 心电图可显示左心室肥厚并伴有左心室应变（高QRS电压伴ST、T波改变）。

B. 超声心动图将显示主动脉瓣狭窄和压力梯度升高。

（5）重返运动。

A. 轻度AS患者可参加运动，但需要进行系列

表 33.2　马方综合征的主要诊断标准和次要诊断标准

骨骼	心血管	视觉	家族 / 遗传史	其他
主要表现	**主要表现**	**主要表现**	**主要表现**	**主要表现**
需要以下 4 项	需要以下 1 项	需要以下 1 项	需要以下 1 项	需要以下 1 项
上部量与下部量比例减少（＜0.85）	升主动脉扩张	异位晶状体	独立符合标准的父母、孩子或兄弟姐妹	影响腰骶椎管的硬膜扩张症
臂展大于身高	升主动脉夹层		已知存在可导致马方综合征的 FBN1 突变	
手指和脚趾的蛛网膜炎				
脊柱侧凸 > 20°或腰椎滑脱				
鸡胸				
需要手术的漏斗胸				
肘关节伸展减少（＜170°）				
扁平足				
髋白突出（髋白内陷入骨盆）				
次要表现	**次要表现**	**次要表现**	**次要表现**	**次要表现**
漏斗胸（中度）	二尖瓣脱垂	扁平角膜		自发性气胸
关节过度活动	二尖瓣返流	眼球轴向长度增加（通过超声测量）		肺大泡
高腭弓	肺动脉扩张	虹膜发育不良		心尖小泡皮肤扩张纹
长头畸形	二尖瓣环钙化	近视		复发性疝气
颧骨发育不全		视网膜脱离		
眼球内陷				
缩颌				
下斜性眼睑裂				

评估。

　　B.有症状的中度或重度 AS 患者不应参加竞技类体育运动。

　　2.二尖瓣脱垂。

　　（1）在运动员 SCD 中的作用存在争议。

　　（2）症状：无特殊表现。

　　（3）体格检查。

　　A.收缩中期喀喇音。

　　B.二尖瓣反流时收缩期射血杂音。

　　（4）诊断性试验。

　　A.心电图：无特殊表现。

　　B.超声心动图将显示二尖瓣脱垂。

　　（5）重返赛场：可以参加体育活动，除非有下列情况：

　　A.有记录的心律失常晕厥病史。

　　B.猝死家族史。

　　C.室上性心动过速。

　　D.中至重度二尖瓣反流。

　　E.既往栓塞事件。

原发性心电疾病

尸检阴性的不明原因猝死（SUD）

　　1.描述了个体死于假定的心脏原因，但尸检未能证明与心肌相关的结构异常。

　　2.心电疾病 [如预激（WPW）综合征] 或离子通道紊乱 [如长 QT 综合征（LQTS）] 被认为在 SCD 的病因中起重要作用。

　　3.美国和国际的研究表明，SUD 实际上可能是 SCD 后尸检的主要发现。

　　4.许多心电疾病在心电图上都可以检测到。

LQTS

　　1.背景。

　　（1）最常见的离子通道紊乱。

　　（2）经心率校正的心室复极和 QT 间期延长（QTc）。

　　（3）家族史可能包括不明原因的猝死（溺水、机动车事故或婴儿猝死综合征）。

2. 症状：与身体或情绪压力有关的晕厥（通常为多发）。与室性心律失常触发因素相关的 LQTS 亚型包括：

（1）LQTS1：情绪，锻炼，游泳。

（2）LQTS2：情绪，锻炼，听觉刺激。

（3）LQTS3：睡眠。

3. 心电图。

（1）QTc > 0.47s（99% 的男性）。

（2）QTc > 0.48s（99% 的女性）。

（3）QTc > 0.50s（明确的长 QT）。

4. 重返运动。

（1）不建议进行竞技类运动。

（2）对于有症状的患者，建议置入内部心律转复除颤器。

（3）β 受体阻滞剂可以降低某些类型 LQTS 的死亡率。

（4）由于缺乏数据，LQTS 基因型阳性但表型阴性的无症状运动员通常不会被限制参加体育运动；但由于 SCD 与游泳高度相关，无症状基因型阳性的 LQTS1 运动员不推荐游泳。

短 QT 综合征

1. 流行病学：以功能亢进的钾通道为特征。

2. 症状：心悸，晕厥，猝死。

3. 心电图显示 QTc ≤ 340ms。

4. 重返运动。

（1）限制体育运动。

（2）考虑使用抗心律失常或自动置入式心律转复除颤器（AICD）。

Brugada 综合征

1. 流行病学。

（1）常染色体显性遗传性钠通道病。

（2）发病率为 1/（2000~5000）。

（3）南亚人患病率较高。

2. 症状：晕厥，猝死。

3. 心电图：V1~V3 高起跳和高下坡的 ST 段抬高。

4. 治疗：置入 AICD。

5. 重返运动：限制长时间锻炼。

儿茶酚胺敏感性多形性室性心动过速（CPVT）

1. 流行病学。

（1）导致肾上腺素介导的多形性室性心动过速的遗传性离子通道紊乱。

（2）由情绪压力或锻炼引发的 SCD。

2. 症状：晕厥，癫痫，淹溺，猝死。

3. 诊断性试验。

（1）心电图和回声可能正常。

（2）运动负荷试验可能显示多源性室性早搏。室性心动过速伴有 180° 交替性 QRS 轴（双向室性心动过速）被认为是 CPVT 的特征，但极其罕见。

4. 治疗：β 受体阻滞剂。

5. 重返运动：避免中高强度运动。

预激（WPW）综合征

心室预激

1. 背景。

（1）肯特束（心房和心室之间）旁路传导可能导致的快速性心律失常。

（2）异常折返性心脏传导通路（如 WPW）更常见于那些静息迷走神经张力较高的患者。

（3）在患有心房颤动的运动员中，这种传导途径更受关注，因为可能会通过旁路迅速传导，从而导致心室颤动。

2. 症状可能包括心悸或晕厥/近乎晕厥。

3. 心电图。

（1）短 PR 间隔（< 120ms）。

（2）δ 波（QRS 波群起始部分粗钝）。

（3）QRS 波群延长（> 120ms）。

4. 重返运动。

（1）对于年轻运动员和有症状的运动员，应考虑对旁路进行电生理检查和导管消融。

（2）对于年龄较大（> 25 岁）、没有任何症状的运动员，可考虑在没有干预的情况下重返运动。

获得性心脏病

心肌炎

1. 流行病学。

（1）心肌梗死，常伴有流感样疾病。

（2）病因。

A.感染：最常见的病原体包括柯萨奇病毒（50% 的病例）、细小病毒 B19、人类疱疹病毒 6、艾柯病毒、腺病毒、流感病毒、肺炎衣原体、支原体和伯氏疏螺旋体菌（莱姆病）。心肌被淋巴细胞浸润可导致坏死或变性，随后出现心功能不全和心电不稳。

B.嗜酸性心肌炎：可能发生过敏、寄生虫感染或恶性肿瘤。

C.自身免疫性：狼疮，结节病。

2.症状。

（1）症状差异较大，从心电图上的无症状改变到暴发性心力衰竭。

（2）前驱病毒性疾病：发热，咳嗽，肌痛，肌肉压痛。89% 的美国患者存在上述症状。心肌炎治疗试验报道的症状与病毒前驱症状一致。

（3）嗜酸性心肌炎可能出现皮疹、发热和外周嗜酸性粒细胞增多。

（4）进行性运动不耐受。

（5）因扩张型心肌病而出现心力衰竭（如呼吸困难、咳嗽、端坐呼吸）的晚期病例较多。

3.体格检查。

（1）第三心音奔马律。

（2）心力衰竭征象：水肿，肺底爆裂音。

4.诊断。

（1）心电图：心电改变可能是非特异性的，包括 Q 波、ST-T 波改变、房室传导阻滞或束支传导阻滞，以及快速性或缓慢性心律失常。

（2）超声心动图可显示局部或弥漫性室壁运动异常、左心室功能不全和射血分数降低。

（3）在某些情况下可能需要心内膜心肌活检。

5.治疗。

（1）大多数病例是自限性的，没有短期或长期后遗症。

（2）心电图改变较严重的患者（如 Q 波、高度房室传导阻滞或束支传导阻滞）远期临床结果往往较差。

（3）特异性治疗应针对潜在病因。

A.阿奇霉素治疗疑似肺炎支原体病例。

B.新的实验疗法包括利巴韦林、干扰素或免疫抑制疗法。

C.动物模型表明，NSAID 无效，实际上可能会增强炎症过程。

（4）心力衰竭症状的非特异性治疗：低盐饮食、谨慎利尿和血管紧张素转换酶抑制剂。

（5）运动限制。

A.急性心肌梗死或晚期心肌瘢痕期间的心电不稳使运动员面临猝死的风险。

B.恢复锻炼或运动应该由心脏病专家指导。运动员需要进行超声心动图、负荷试验和动态监测。

6.并发症。

（1）由于瘢痕组织的形成，心脏储备受限或传导障碍可能持续数月至数年。可能需要置入式心律转复除颤器（ICD）或心脏起搏器以应对危及生命的心律失常。

（2）严重心力衰竭时可能出现血栓栓塞并发症。

心脏震颤

1.流行病学。

（1）在心室复极易损期（T 波峰值之前），胸部钝伤导致心室颤动。

A.可由抛射物（80%）或直接打击（20%）引起。

B.更常见于棒球、曲棍球、长曲棍球、冰球、空手道和柔道。

（2）年轻男性发病率较高（平均年龄为 13 岁）。

（3）晕倒是瞬间的或仅延迟数秒。

2.治疗：及时识别、心肺复苏（CPR）和心脏复律 [自动体外除颤器（AED）] 是抢救所必需的。

动脉硬化性冠心病（CAD）

1.流行病学。

（1）30 岁以上大龄运动员 SCD 的最常见原因。

（2）在成年跑步者中，与运动相关的 SCD 的风险是每年 1/（15 000~18 000）。

（3）通常由动脉粥样硬化斑块破裂引起。

A.斑块的形成是进行性的。

B.大约 50% 的急性冠状动脉综合征患者没有

先兆症状。

C. 与冠心病相关的危险因素：高血压，吸烟，血脂异常，糖尿病，以及早期心脏病家族史（女性＜55岁，男性＜45岁）。

2. 症状：劳力性胸痛，心绞痛，头晕，心悸，急性冠状动脉综合征（心肌梗死），猝死。

3. 体格检查。

（1）评估冠心病的危险因素（高血压、吸烟、血脂异常、糖尿病、家族史）。

（2）在晚期 CAD 中，缺血性心力衰竭的可能迹象。

A. 第三心音或第四心音。

B. 颈静脉压升高。

C. 下肺野的爆裂声。

4. 诊断。

（1）筛查高龄运动员的适应证：一个或多个已知的冠心病危险因素，从事竞技运动或开始新的锻炼计划。

A. 运动踏板试验。

B. 负荷超声心动图。

C. 核子性负荷测试。

（2）急性冠状动脉综合征心肌酶升高。

A. 心肌肌钙蛋白。

B. 肌酸激酶同工酶。

（3）心电图。

A. ST 段改变。

a. ST 段抬高：梗死。

b. ST 段压低：心肌缺血。

B. T 波倒置。

C. 新发左束支传导阻滞。

（4）冠状动脉造影。

A. 确定血管狭窄的程度和外科血管重建术的必要性。

B. 经皮血管重建术的可能性。

5. 治疗。

（1）急性冠状动脉综合征。

A. 吸氧，阿司匹林，建立静脉（IV）通道。

B. β 受体阻滞剂，硝酸甘油，肝素，吗啡。

C. 溶栓治疗。

（2）血管再生。

A. 冠状动脉旁路移植术（CABG）。

B. 经皮冠状动脉介入治疗（PCI）：血管成形术、支架置入术。

运动员心脏综合征

1. 描述了由于有规律的运动训练而产生的正常的、生理性的心脏适应性。

2. 变化的程度取决于锻炼的频率、持续时间和强度。

（1）生理变化：由于迷走神经张力增加和较大的每搏量（心排血量＝心率 × 每搏输出量），使得静息心率（HR）降低。

（2）运动员心脏的心电图变化。

A. 由于副交感神经张力增加：

a. 窦性心动过缓。

b. 窦性心律失常。

c. Ⅰ度房室传导阻滞。

d. 早期复极 /ST 段抬高。

B. 与心脏质量增加相一致的变化：

a. 单独的左心室肥厚电压标准。

b. 不完全性右束支传导阻滞。

（3）形态变化。

A. 左心室可能增大、增厚或质量增加。

B. 左心室的变化符合 Laplace 定律：室壁应力 =（压力 × 半径）/（壁厚 ×2）。

a. 等张运动 (如跑步和骑自行车) 会给心脏带来容量负荷，导致偏心性增厚。

b. 等长运动 (如举重) 会给心脏带来压力负荷，导致向心性肥厚。

c. 大多数运动都是等张和等长运动的结合。

C. 左心室壁厚度。

a. 正常 ≤ 12mm。

b. 病理 ≥ 16mm。

c. 交界 "灰色地带"：13~15mm。

D. 左心室腔大小和左心室功能有助于区分运动员心脏和病理性肥厚。左心室小、不顺应性 ＜ 45mm、舒张功能受损提示肥厚型心肌病。

E. 考虑一段时间的去适应作用（4~6 周），重复超声心动图检查，运动性心脏改变可能会消失，而病理性肥厚则保持不变。

　　F. 心脏 MRI 也有助于区分运动员心脏和肥厚型心肌病。

　　a. 心脏 MRI 能更准确地评估左心室壁厚度，特别是在超声心动图测量受限的心尖部。

　　b. 延迟的钆增强显影提示心肌瘢痕 / 纤维化符合肥厚型心肌病。

高血压

背景

　　1. 运动员最常见的心血管疾病。

　　2. 约 5% 的运动员在赛前筛查中发现血压升高。

分型

　　1. 成年人 [JNC-7 指南：全国预防、检测、评估和治疗高血压联合委员会第 7 次报告（2003），重申 JNC-8（2014）]。

　　（1）正常：收缩压 < 120mmHg，舒张压 < 80mmHg。

　　（2）高血压前期：收缩压 120~139mmHg，舒张压 80~89mmHg。

　　（3）1 期高血压：收缩压 140~159mmHg，舒张压 90~99mmHg。

　　（4）2 期高血压：收缩压 > 160mmHg，舒张压 100mmHg。

　　2. 青少年（第 4 次报告）：根据年龄、性别和身高进行调整。

　　（1）正常：低于第 90 百分位数。

　　（2）高血压前期：第 90~95 百分位数或者 > 120/80mmHg。

　　（3）1 期高血压：第 95~99 百分位数 +5mmHg。

　　（4）2 期高血压：大于第 99 百分位数 + 5mmHg。

病理生理学

　　1. 原发性高血压与继发性高血压。

　　（1）原发性高血压。

　　A. 占 95%。

　　B. 发病年龄通常为 25~55 岁。

　　（2）继发性高血压。

　　A. 通常见于 20 岁以下或 50 岁以上的患者。

　　B. 在高血压起病突然、病情严重或对传统疗法反应较差的情况下考虑。

　　C. 病因。

　　a. 肾性。

　　● 肾血管病：如动脉粥样硬化、纤维肌肉发育不良。

　　● 肾实质疾病。

　　b. 内分泌性。

　　● 肾上腺：嗜铬细胞瘤、库欣综合征、原发性醛固酮增多症。

　　● 甲状腺疾病。

　　c. 其他：口服避孕药，NSAID，主动脉狭窄，阻塞性睡眠呼吸暂停。

　　2. 终末器官效应。

　　（1）心脏：左心室肥大，冠心病与充血性心力衰竭。

　　（2）血管：主动脉瘤或夹层，周围血管疾病。

　　（3）肾脏：蛋白尿或肾功能不全。

　　（4）神经疾病：卒中或动脉瘤。

　　（5）眼科：视网膜病。

危险因素

　　1. 家族史。

　　2. 性别：男性更多见。

　　3. 种族：非裔美国人更多见。

　　4. 应激。

　　5. 高钠饮食。

　　6. 过量饮酒。

　　7. 吸毒。

　　8. 类固醇。

　　9. 膳食补充剂：麻黄、咖啡因、瓜拉那。

症状

　　1. 通常无症状。

　　2. 可能有头痛、疲劳、呼吸困难或胸痛。

体格检查

　　1. 确定潜在的次要原因。

（1）肾脏：杂音或肿块。

（2）甲状腺。

2.寻找可能的终末器官损伤。

（1）心血管：杂音，脉搏。

（2）腹部：对肿块进行听诊和触诊。

（3）眼部检查是否有出血、渗出或视盘水肿。

诊断

1.应由专业人员进行。

2.检测前 1 小时避免摄入咖啡因。

3.至少有 2 个或更多间隔 5 分钟的读数方可诊断。

4.将袖带充气至少 20mmHg 以上，桡动脉搏动消失。

5.如果血压升高，可测量双臂并使用最高值。

6.如果血压升高，则在 1 周后重新测量。

实验室评估

1.血清：血细胞比容、电解质、葡萄糖、血脂和促甲状腺激素（TSH）。

2.尿液分析。

3.心电图以评估左心室肥厚。

4.青年运动员 1、2 期高血压行超声心动图检查。

5.根据需要进一步检查以评估次要原因。

治疗

1.非药物治疗。

（1）优化饮食。

A.减少膳食中的钠摄入（每天 2~2.5g）。

B.强调水果、蔬菜和低脂饮食。

（2）饮酒量限制在每天 1~2 杯。

（3）减重。

（4）规律锻炼。

2.药理学。

（1）血管紧张素转换酶抑制剂和血管紧张素受体阻滞剂。

A.作用机制：阻断血管紧张素 I 向血管紧张素 I 的转化。

a.减少血管收缩。

b.降低钠潴留。

B.收益。

a.通常作为运动员的一线治疗，因为对心功能没有重大损害。

b.是减少微量白蛋白尿和保护肾功能的肾脏保护剂。

c.对心力衰竭的患者诱导重塑，并有可能逆转心室肥厚。

C.不良反应。

a.干咳（血管紧张素转换酶抑制剂约 10%；通常没有血管紧张素受体阻滞剂）。

b.高血钾。

● 检测钾基线并在用药 2 周后复查，此后定期检测。

● NSAID 会加重高钾血症患者的病情，应谨慎使用。

c.因对胎儿有不良影响，故妊娠女性禁用。

（2）钙通道阻滞剂。

A.作用机制：减少血管平滑肌中的钙，从而允许外周血管扩张。

B.两类。

a.二氢吡啶类（如氨氯地平）。

● 不影响心率，相比非氢吡啶类更受运动员欢迎。

b.非氢吡啶类（如维拉帕米、地尔硫䓬）。

● 对血管平滑肌的作用不如二氢吡啶。

● 对心脏房室结抑制更有效，可导致心率减慢。

● 在某些运动中可能属于违禁药物。

C.不良反应。

a.下肢水肿。

b.反射性心动过速。

c.头晕。

（3）β 受体阻滞剂。

A.作用机制。

a.非心脏选择性 β 受体阻滞剂降低心率和收缩力，同时导致外周血管扩张。

b.心脏选择性 β 受体阻滞剂降低心率，但对外周血管舒张作用较小。

B.收益。

a.在有冠心病病史的患者中有心脏保护作用。

b. 可能在焦虑症患者中有作用。

C. 不良反应。

a. 降低最大摄氧量，降低耐力。

b. 精准类运动的禁药。

（4）噻嗪类利尿剂。

A. 作用机制：抑制肾小管钠的重吸收，从而使尿液排泄增加。

B. 收益。

a. 价格低。

b. 心脏保护。

C. 不良反应。

a. 可引起电解质失衡，导致抽筋、心律失常或横纹肌溶解，特别是在脱水时。

b. 被体育协会禁用，因为它可以稀释尿液，并掩盖增进功能的违禁药。

c. 在拳击、摔跤中用于减重。

参加体育运动

1. 高血压前期。

（1）活动不受限制。

（2）鼓励调整生活方式。

2. 1 期高血压。

（1）无终末器官损害。

A. 不限制参与运动。

B. 鼓励调整生活方式。

C. 在 2~4 个月内重新检查血压。

D. 如果血压没有改善，考虑药物治疗。

（2）有终末器官损害，应限制参加运动直至控制血压，并通过改变生活方式或药物治疗解决终末器官变化。

3. 2 期高血压。

（1）即使没有终末器官损害，也应限制参加运动，尤其是高静态运动。

（2）可进行药物治疗。

（3）在控制血压并解决终末器官变化（如果存在）后，可恢复运动。

随访

建议长期随访。

室上性心律失常

心房颤动

1. 背景。

（1）人群的总患病率约为 1%。

（2）高龄和男性更常见。

（3）一些研究表明，长跑运动员的风险更高，部分原因是迷走神经张力增加。

（4）导致心排血量减少、心房相对易感血栓。

（5）可以是突发性的、持续性的或永久性的。

（6）危险因素：高血压，饮酒，甲状腺功能亢进，心脏瓣膜病。

2. 症状：心悸，疲劳，运动耐量下降，呼吸困难，胸痛，晕厥。

3. 体格检查：不规则节律。

4. 诊断性试验。

（1）心电图。

（2）胸部 X 线片。

（3）超声心动图。

（4）促甲状腺激素。

（5）24 小时动态心电图（阵发性心房颤动）。

（6）负荷试验评估运动或运动性心房颤动的心率控制。

5. 治疗。

（1）转复：直流电（DC）或药物转复。

A. 心房颤动超过 48 小时，需要抗凝 6 周才能复律，或经食管超声心动图评估以排除心房血栓。

B. 复律后应至少进行 4 周的抗凝治疗。

C. 仅 20%~30% 的患者保持窦性心律超过 1 年。

（2）心率控制：β 受体阻滞剂或钙通道阻滞剂。

（3）对于心房颤动伴血流动力学不稳、运动能力不足或无法达到适当心率控制的患者，应考虑使用药物或电生理消融进行节律控制。

（4）抗凝。

A. 确定是否需要抗凝的两种最常见的评分机制是 CHADS2 评分和 CHA2DS2-VASc 评分。

a. CHADS2 评分。

● 各 1 分：心力衰竭病史，高血压，75 岁或以上，糖尿病。

- 2 分或 2 分以上的高危患者应接受华法林治疗（INR 目标值 2~3）。

　　b. VCHA2DS2-VASc 评分（目前推荐的评分系统）。

- 心力衰竭、高血压、糖尿病、血管疾病、65~74 岁及女性各得 1 分；75 岁以上和卒中 / 短暂性脑缺血发作 / 血栓栓塞病史各得 2 分。

- 对于 CHA2DS2-VASc 评分为 2 分或以上的患者，推荐使用慢性抗凝治疗。

- 对于 CHA2DS2-VASc 评分为 1 分的患者，应根据个体情况选择抗凝药物。

- 对于 CHA2DS2-VASc 为 0 分的患者，不建议抗凝治疗。

　　B. 抗凝药。

　　a. 华法林、达比加群酯、利伐沙班、阿哌沙班或依度沙班。

　　b. 大多数非瓣膜性心房颤动患者均应考虑使用，可使栓塞风险降低 70%。

　　c. 可能增加出血风险。

　　d. 不再推荐阿司匹林（如卒中险患者），因为没有真正的临床获益。

　　6. 运动参与。

　　（1）没有接受治疗的心率适当增加和减缓的运动员，可以安全地参加竞技运动。

　　（2）用来控制心率的 β 受体阻滞剂在某些竞技类运动中被禁止使用。

　　（3）使用抗凝剂的运动员应避免接触和碰撞性运动。

　　（4）若进行了电生理消融，且运动负荷测试不再诱发，则 4~6 周后可以考虑恢复运动。

筛查和心电图解释

背景

　　1. 没有有力证据表明仅通过病史和体格检查就能充分识别有风险的运动员或降低 SCD 的发生率。

　　2. 利用病史、体格检查和心电图的意大利筛查模型显示，在 25 年里，SCD 降低了 90%。

　　3. 欧洲心脏病学会和国际奥林匹克委员会支持运动员的心电图筛查。

当前的争议

　　1. 必须将常规剧烈运动引起的心电图变化与心脏病理相关的心电图变化区分开。

　　（1）假阳性率取决于用于区分正常和异常诊断的心电图标准。

　　（2）假阳性结果可能导致不必要的诊断检查和暂时取消资格。

　　2. 30%~65% 的年轻运动员有个人防护装备使用史，这导致了很高的假阳性率。

　　3. 使用当前心电图解释标准的现代研究表明，心电图筛查提高了敏感性，而且比仅有病史和体格检查的成本 - 效益更高（荟萃分析表明，心电图检查心血管疾病的敏感性为 94%，病史为 20%，体格检查为 9%）。

　　4. 正常和运动相关的心电图改变。

　　（1）运动调节导致心脏迷走神经张力生理性增加。

　　A. 窦性心动过缓。

　　B. 窦性心律失常。

　　C. Ⅰ 度房室传导阻滞。

　　D. 不完全性右束支传导阻滞。

　　E. 早期复极。

　　F. 黑人 / 非洲运动员 V1~V4 穹顶 ST 段抬高后 T 波倒置。

　　（2）运动适应导致心脏大小的形态适应。单纯性左心室电压升高。

　　5. 与运动无关的异常心电图改变。

　　（1）ST-T 复极异常（ST 段压低、T 波倒置、"应变"模式）。

　　（2）病理性 Q 波（Q/R ≥ 0.25ms 或 > 40ms，除Ⅲ、aVR 外，两个或多个导联）。

　　（3）心室预激。

　　（4）电轴左偏（< −30°）

　　（5）完全性左束支传导阻滞（QRS > 120ms）。

　　（6）心室内传导缺陷（QRS > 140ms）。

　　（7）QT 间期延长。

　　（8）每 10 秒追踪到两次或以上室性期前收缩。

心搏骤停（SCA）的处理

初始急救

1. 任何晕倒和无反应的运动员都应该怀疑 SCA。如果运动员在晕倒前胸部被击中，应该怀疑有心脏震荡。

2. 及时识别 SCA 对于避免延迟复苏至关重要。

（1）SCA 可能被误认为癫痫，因为近 50% 患有 SCA 的年轻运动员在晕倒后不久就有癫痫样活动。

（2）呼吸急促或喘息，以及救援者对脉搏的不准确评估也会误导急救人员。

3. 如有需要，应尽快应用 AED 进行心律分析和除颤。

4. 2015 心肺复苏指南（美国心脏协会）。

（1）2010 年为简化 CPR 和最大限度地减少胸部按压的中断而做出的改变，在 2015 年仅做了轻微的修改。

（2）基本生命维持步骤从"气道—呼吸—胸外按压"（A-B-C）转变为"胸外按压—气道—呼吸"（C-A-B）。在完成第一个胸外按压周期时，通气只有很小的延迟。

（3）成人胸部按压应为 100~120 次 / 分钟（用力，迅速），深度为 5~6cm。

（4）建议非专业救援者仅用手（仅按压）心肺复苏。

A. SCA 时，患者血液在几分钟内仍有适度的含氧量；因此强调胸部按压以促进循环。

B. 仅用手（仅按压）心肺复苏与传统的心肺复苏（带抢救性呼吸的按压）的结果类似。

C. 这种新变化可能会鼓励更多的旁观者提供帮助。

D. 这种新变化不适用于婴儿、儿童或无人目击的晕倒。在这种情况下，仍需要进行 30 次胸部按压，交替进行两次抢救呼吸，并重复进行。

（5）在 AED 可用之前，应提供胸外按压；然后尽快应用 AED。

（6）电击后立即重新开始胸外按压。

（7）每 2 分钟进行一次重复心律分析的 CPR，直到患者有应答或有高级心脏生命支持可用。

5. 应急预案。

（1）每个开展体育项目的学校或机构都需要一份书面的 SCA 应急预案，包括：

A. 建立有效的沟通系统，拨打急救电话，调动当地应急团队。

B. 确定并培训可能的急救人员进行 CPR 并使用 AED（如教练）。

C. 通过现场 AED 确保早期除颤（目标是从晕倒到第一次休克＜ 3 分钟）。

D. 与当地紧急医疗服务（EMS）系统整合登记 AED。

E. 至少每年与潜在的急救人员一起练习和审查响应计划。

（2）目标。

A. 在发病 1 小时内，将 SCA 患者送往能够提供高级心脏生命支持的医院。

B. 在发病 24 小时内，复苏 SCA 的治疗最好由重症监护病房的专科护理指导。

C. 对因心室颤动而心脏停止的 SCA 患者进行快速降温和诱导低温（24 小时），可提高存活率，减少神经系统并发症。

（王一鸣　译）

推荐阅读

1. Asif IM, Price D, Fisher LA, et al. Stages of psychological impact after diagnosis with serious or potentially lethal cardiac disease in young competitive athletes: A new model. *J Electrocardiol.* 2015;48(3):298–310.

2. Asif IM, Rao AL, Drezner JA. Sudden cardiac death in young athletes: what is the role of screening? *Curr Opin Cardiol.* 2013;28(1):55–62.

3. Asif IM, Roberts WO, Frederickson M, Froelicher V. The cardiovascular preparticipation evaluation (PPE) for the primary care and sports medicine physician, Part I. *Curr Sports Med Rep.* 2015;14(3):246.

4. Asif IM, Roberts WO, Frederickson M, Froelicher V. The cardiovascular preparticipation evaluation (PPE) for the primary care and sports medicine physician, Part II. *Curr Sports Med Rep.* 2015;14(4):333.

5. Corrado D, Basso C, Pavei A, Michieli P, Schiavon M, Thiene G. Trends in sudden cardiovascular death

in young competitive athletes after implementation of a preparticipation screening program. *JAMA*. 2006;296(13):1593–1601.

6. Drezner JA, Ackerman MJ, Anderson J, et al. Electrocardiographic interpretation in athletes: the 'Seattle criteria'. *Br J Sports Med*. 2013;47(3):122–4.

7. Drezner JA, Toresdahl BG, Rao AL, et al. Outcomes from sudden cardiac arrest in US high schools: a 2-year prospective study from the National Registry for AED Use in Sports. *Br J Sports Med*. 2013;47(18):1179–1183.

8. Fudge J, Harmon KG, Owens DS, et al. Cardiovascular screening in adolescents and young adults: a prospective study comparing the Pre-Participation Physical Evaluation Monograph 4th Edition and ECG. *Br J Sports Med*. 2014;48(15):1172–1178.

9. Harmon KG, Asif IM, Maleszewski JJ, et al. Incidence, cause, and comparative frequency of sudden cardiac death in national collegiate athletic association athletes: a decade in review. *Circulation*. 2015;132(1):10–19.

10. Harmon KG, Drezner JA, Wilson MG, et al. Incidence of sudden cardiac death in athletes: a state-of-the-art review. *Heart*. 2014;100(16):1227–1234.

11. Harmon KG, Zigman M, Drezner JA. The effectiveness of screening history, physical exam, and ECG to detect potentially lethal cardiac disorders in athletes: a systematic review/meta-analysis. *J Electrocardiol*. 2015;48(3):329–338.

12. Price DE, McWilliams A, Asif IM, et al. Electrocardiography-inclusive screening strategies for detection of cardiovascular abnormalities in high school athletes. *Heart Rhythm*. 2014;11(3):442–449.

13. Wheeler MT, Heidenreich PA, Froelicher VF, et al. Cost-effectiveness of preparticipation screening for prevention of sudden cardiac death in young athletes. *Ann Intern Med*. 2010;152(5):276–286.

第 *34* 章

运动呼吸病学

Darlene R. Nelson, Brian P. Williams, Paul D. Scanlon

支气管哮喘

常见的呼吸道慢性炎症性疾病

1. 发生率为 5%~15%。

2. 特征为呼吸道高反应性，导致局部反复出现喘鸣、呼吸困难、胸部压迫感、咳嗽等症状，夜间或凌晨尤为明显。

发病机制

1. 多种肺内气流受阻，可自发性缓解或者治疗后逆转。

2. 导致呼吸道狭窄的因素。

（1）呼吸道炎症：常为嗜酸性粒细胞，但并非绝对。

（2）呼吸道平滑肌收缩。

A. 由多种细支气管收缩介质和神经介质导致。

B. 是呼吸道狭窄的主要机制，大部分可被支气管扩张剂逆转。

（3）呼吸道水肿：由炎性介质导致的微血管渗漏引起，急性加重期尤为重要。

（4）气道壁增厚：阻塞性改变通常被称为"重塑"，在多种严重疾病中更为重要，现有治疗方法不能完全逆转。

（5）黏液分泌过多：可导致"黏液填塞"性腔内阻塞，是黏液分泌增多和炎性渗出的产物。

诊断

1. 急性症状包括局部呼吸困难、胸部压迫感、咳嗽、喘鸣和多痰。强烈建议诊断为哮喘的症状包括：

（1）易变性（季节性，运动后或暴露于过敏原）。

（2）非典型刺激所致的分泌物增加（烟、雾、强烈气味或运动）。

（3）夜间加重。

（4）正确的哮喘疗法有效。

2. 肺功能测定（呼吸量测定或者最大呼气流量）提供了严重气流受限的评估方法，症状可被支气管扩张剂逆转，症状易变有助于确诊。

急性加重期

哮喘暂时性加重可因暴露于引发哮喘症状的危险因素之下或"扳机点"而触发。"扳机点"包括运动、空气污染，甚至特定的天气状况（如雷阵雨）。

治疗

药物可分为两种：缓解药物和控制期药物。

1. 缓解药物：一线药物，按需使用，可迅速逆转细支气管狭窄和缓解症状。短效吸入性 β2 受体激动剂（如沙丁胺醇）可立刻缓解细支气管狭窄。

2. 控制期药物：长期服用以控制哮喘症状。

（1）糖皮质激素：现在最有效的控制期药物。

A. 口服糖皮质激素：较吸入性糖皮质激素效果更强，但可出现多系统不良反应，被列入世界反兴奋剂组织（WADA）禁用名单。

B. 吸入性糖皮质激素（ICS）：因其不良反应发生率低、局部效应更强而被首选。

（2）长效吸入性β2受体激动剂（LABA）：不应作为哮喘的单一疗法，与吸入性糖皮质激素联合使用效果更好。

（3）白三烯调节剂：可作为成年人轻度持续性哮喘的治疗选择，或者中、重度哮喘患者的辅助药物。

（4）长效抗胆碱能药物（如噻托溴铵）：美国食品药品管理局（FDA）不推荐，但在一些严重哮喘病例的治疗试验中有效。

运动诱发哮喘

1. 体力活动是哮喘患者发生支气管痉挛的最常见诱因。

2. 50%~90% 的哮喘患者对运动具有高反应性。

运动诱发性支气管痉挛（EIB）

急性短暂性呼吸道狭窄

在哮喘体质患者运动中或运动后发生，但也可发生在没有被诊断为慢性哮喘的运动员中。

1. 症状。

（1）咳嗽，喘鸣，胸部压迫感，呼吸困难，疲劳，训练成绩差，运动减少。

（2）范围从运动后咳嗽、胸部压迫感、训练成绩轻度降低到严重的细支气管狭窄及呼吸衰竭（少见）。

2. 大部分运动员在运动强度超过其最大氧耗量的 80% 且持续运动至少 5~8 分钟时易发生支气管痉挛。干冷空气相较于接近体温的潮湿空气刺激性更大。

3. 症状在运动停止（或强度降低）5~10 分钟后最为明显，在未进行支气管扩张治疗的情况下将持续 30 分钟。

4. 部分运动诱发性支气管痉挛患者仅在运动后出现症状。

流行病学

1. 8%~80% 的运动员可发生运动诱发性支气管痉挛。发生率取决于运动类型，大部分发生于从事冰雪运动的运动员。

2. 运动员在通风良好的环境下比赛，或暴露于干冷空气中进行耐力运动（如越野滑雪、冰球、长跑、足球）时最可能出现症状。

3. 运动诱发性支气管痉挛在未被诊断为哮喘的人群中发生频繁，且低于临床诊断标准。

4. 尽管存在运动诱发性支气管痉挛，运动员仍能达到很高的竞技水平。在 1984 年的奥运会中，美国队患有运动诱发性支气管痉挛的队员较无运动诱发性支气管痉挛的队员成绩更好（以获得奖牌数衡量）。

5. 运动诱发性支气管痉挛运动员的死亡风险。

（1）总体死亡风险较低。

（2）一项针对 61 例符合哮喘诊断死亡标准的病例研究显示，随访超过 7 年，死亡发生与体育运动或者体力活动密切相关。

发病机制

1. 可能由多因素导致，尚不完全清楚。

2. 两种可能的假设。

（1）水分丢失导致呼吸道渗透压改变，刺激呼吸道上皮细胞和肥大细胞活动，释放血管活性物质和炎性介质（如肥大细胞脱颗粒生成的组胺、白三烯），导致细支气管狭窄。

（2）作为运动后复温机制，呼吸道上皮热量丢失导致血管充血，从而启动细支气管狭窄。

3. 炎症在运动诱发性支气管痉挛中的作用尚不清楚。

（1）运动诱发性支气管痉挛的严重程度与末梢血中嗜酸性粒细胞浓度和痰中嗜酸性粒细胞引起的炎症密切相关。

（2）炎症细胞在无哮喘人群气道中仍可存在，可能与气道高反应性的发生有关。尚不清楚其是否与哮喘发病机制相关。

4. 环境因素可增加气道高反应性发生的可能性。

（1）从事冬季运动的运动员发病率增加。

A. 长时间高每分干冷空气流通量。

B. 在 1998 年的冬季奥运会中，美国队队员占 25%，其中越野滑雪运动员占 50%~60%（部分调查中接近 80%）。

（2）环境污染也可诱发哮喘。环境中的臭氧和 NO_2，游泳池中的氯化物，冰面修整机的丙烷燃烧产生的 NO_2。

诊断

1. 症状非特异性且不明显。

（1）咳嗽（常为运动后），呼吸困难，胸部压迫感，多痰。

（2）标准训练中训练成绩差。

（3）减少参赛。

（4）避免进行特定体力活动。

2. 对每位有呼吸道主诉的运动员都应仔细询问既往病史，并进行诊断性检查以确认临床表现。

3. 鉴别诊断：功能失调，过度训练，声带功能障碍，心律失常，肺内分流或心内分流。

检查

1. 适当运动诱发后，肺活量测定显示第 1 秒用力呼气量（FEV_1）下降 10% 甚至更多。

2. 户外运动诱发：在特殊环境或特殊运动条件下更受欢迎。据报道，其相较于实验室运动负荷更准确。

3. 世界反兴奋剂机构（WADA）和国际奥委会医学委员会（IOC-MC）认为欧式自发性喘息（EVH）是确诊运动诱发性支气管痉挛的最佳方法。

（1）间接诱发。

A. EVH：在最大自发通气量为 85% 的条件下，5% 的 CO_2 和 21% 的 O_2 组成的高流通性混合气体在最大自发通气量为 85% 的条件下可维持 6 分钟，检查后特定间期评估其 FEV_1。

B. 该检查技术难度大，不能被广泛应用。

（2）直接诱发。

A. 乙酰胆碱诱发也被广泛接受，可作为一种哮喘检查。

B. 间接诱发（EVH 或高渗性气雾剂诱发）相比直接诱发与运动诱发联系更为紧密。

4. 运动诱发和肺活量测定对于诊断精英运动员的运动诱发性支气管痉挛是必需的，因其症状与诊断之间的联系甚少。

5. 其他形式的肺功能测定 [如肺 CO 弥散容量（DL_{CO}）] 在评估有症状的运动员时作用有限。

治疗

1. 预防。

（1）运动前用药。

A. 短效 β2 受体激动剂，运动前 10~15 分钟应用。

B. 长效 β2 受体激动剂对患者有益，但起效时间较长。

a. 福莫特罗约在 10 分钟后起效。

b. 沙美特罗约在 30 分钟后起效。

c. 长效 β2 受体激动药（LABA）应与吸入性皮质激素（ICS）联合应用治疗哮喘（参见 FDA 的"黑箱子"警告）。

（2）热身期用药。

A. 热身期包括 10~15 分钟的伸展运动性体操，并使心率达到最大值的 50%~60%。

B. 赛前热身可降低竞技活动期间或结束后运动诱发性哮喘的发生率。

C. "难治期"：发生运动诱发性哮喘后，运动员可出现一段维持几小时的难治期。

D. 被认为是由导致支气管痉挛的炎性介质（如组胺）的消耗引起的。

2. 吸入性糖皮质激素：被推荐作为持续性哮喘或既往曾发生过运动诱发性哮喘的运动员的一线药物。

3. 白三烯调节剂。

（1）二线治疗药物。

（2）对大部分患者作用不明显，但部分患者可有很大获益（尤其是阿司匹林过敏者）。

囊性纤维化（CF）

流行病学

高加索人最常见的常染色体隐性遗传疾病。

发病率

1. 高加索人：1/3000。
2. 西班牙裔：1/9200。
3. 美洲原住民：1/10 900。
4. 非裔美国人：1/15 000。
5. 亚裔美国人：1/30 000。

定义

1. 必须满足以下两项（第一类中的任一项或后三类中的一项）。

（1）器官功能障碍的临床表现。

A. 肺部疾病 [慢性咳嗽、反复感染、肺功能测试（PFT）障碍等]。

B. 窦道疾病（慢性窦道感染、CT 下窦道完全乳浊化）。

C. 胰腺功能不良。

D. 胎粪性肠梗阻。

E. 胆道疾病（胆汁性肝硬化、门静脉高压）。

F. 男性不育症。

G. 骨矿物质减少。

H. 反复出现静脉血栓。

（2）高渗出性氯化物。

（3）存在两种疾病引发的变异。

（4）异常鼻部潜在性差异。

2. 病理生理学。

（1）位于 7 号染色体上的囊性纤维化跨膜调节（CFTR）蛋白发生基因变异——退行性变（来自父母双方的基因都不正常时才会出现临床疾病）。

（2）CFTR 是一个氯化物途径的调控蛋白。

（3）错误的 cAMP 依赖性氯化物分泌导致呼吸道内高黏性分泌物堵塞。

（4）呼吸道慢性堵塞导致炎症和细胞过度增生，从而造成呼吸道反复感染和细胞耐药性。

3. 治疗。

（1）在有资质的囊性纤维化专业中心进行定期干预，可提高生存率。

（2）抗生素。

A. 不推荐慢性抑菌性抗生素。

B. 急性肺部感染应基于定植菌的药敏实验结果来选择抗生素。

C. 周期性院内静脉注射抗生素无法提高整体生存率。

（3）清除呼吸道分泌物的药物。

A. 高渗性盐水：雾化吸入。

B. 脱氧核糖核酸酶 -1（DNAse-1）：吸入性酶，可分解 DNA 双螺旋结构，从而降低呼吸道分泌物的黏性。

（4）胸部物理疗法。

A. 胸部震荡有助于提高较厚分泌物的活动性。

B. 运动：在提高分泌物活动性上发挥重要作用。

（5）支气管扩张剂。

A. 主要的呼吸道并发症为慢性炎症导致的气道堵塞、黏液堵塞及气道塌陷。

B. 运动前规律应用短效 β2 受体激动剂。

（6）白三烯调节剂：推荐作为囊性纤维化患者出现哮喘症状时的控制药物。

4. 关于运动员中囊性纤维化患者的几点特殊思考。

（1）大部分急性呼吸道并发症都是由气道堵塞和气道高反应性引起。

（2）许多囊性纤维化患者可出现哮喘类似症状。

（3）运动前或运动中吸入支气管扩张剂可降低运动相关症状的发生。

（4）急性呼吸性问题应与哮喘患者采取相同的治疗措施。

急性气道损伤

在大部分体育运动中罕见。

病因

1. 过敏（声带水肿）。
2. 喉气管断裂（接触性或极限运动）。
3. 上呼吸道出血。
4. 异物吸入。
5. 气道知觉丢失和防护能力下降。

评估

1. 培训和获得基础生命支持（BLS）技能认证

对于所有运动相关的内科医生都极为重要。

2. 使用 ABC 三步法。

（1）气道：气道是否显露？有无气管损伤、出血、气道异物的征象？运动员如能说话，则表明其气道开放。

（2）呼吸：有无自主呼吸？有无胸壁矛盾运动？有无呼吸困难？

（3）循环：评估心率、脉搏和皮肤血液灌注。

治疗

1. 开放呼吸道。

2. 压额、抬颌可使狭窄或受损的气道充分开放（怀疑运动员有颈部损伤时应前托下颌）。

3. 如怀疑有异物吸入，应立即实施海姆立克急救法。

4. 如果出现过敏表现，应肌内注射肾上腺素。

5. 无意识患者出现呕吐时，应置入口咽通气管。

6. 鼻咽通气管可作为一种选择（颌面损伤或颅底骨折时不可用）。

7. 先进的气道设施 [如结合管和喉部面具气道（LMA）] 无须精确放置，并可在保护气道的同时保证通气量（不应被认为是安全的气道）。

8. 喉镜直视下气管插管可用于气道保护和通气领域 [需要有受过专业训练的操作者和高级生命支持（ACLS）设备]。

9. 在因过敏或出血导致的外部气管受压而无法实施气管插管的病例中，可采用急性手术气道。

（1）仅可由专业人员进行操作。

（2）商业元件可满足针式环甲膜切开术需要。

10. 早期干预后，气道损伤的患者应被转移到最近的创伤中心，以进一步评估和管理。

声带功能障碍

定义

矛盾声带运动：声带内收不当导致气道阻塞（吸气性或呼气性喘鸣音）。此喘鸣音与哮喘患者类似，常被误诊为哮喘。但前者常为吸气性喘鸣，后者常为呼气性喘鸣。

诊断

1. 临床表现。

（1）常出现在 20~40 岁，青年人偶见。

（2）女性较男性多见。

（3）常出现呼吸困难伴喘鸣，易被误诊为哮喘或急性哮喘加重期。

（4）可能与喉部压迫、窒息感、发声困难或咳嗽相关。

（5）体格检查。

A. 喘鸣音在颈部或上胸部最响亮，很少传导至肺部。

B. 支气管扩张剂对症状无效。

C. 可能出现发声困难。

（6）病因。

A. 运动诱发：在年轻女运动员中最多见。

B. 社会心理失调或压力过大可能导致发病。

C. 胃食管反流病（GERD）。

D. 吸入刺激性物质。

E. 术后或气管插管后声带损伤。

2. 诊断学研究。

（1）X 线片无明显阳性表现：可排除上呼吸道阻塞或肺实质性疾病。

（2）肺功能检查的吸气相和呼气相流速容积图。吸气相流速容积图可动态显示多种胸外气道堵塞导致的声带闭合或变平。

（3）直接或电视下喉镜检查：可见声带异常运动。

（4）运动测试同时行喉镜检查。

A. 当怀疑有声带功能障碍且静息下喉镜检查结果不明显，肺功能检查无诊断价值时，应至专业中心进行检查。

B. 分级心肺运动试验（踏车测力计优于跑步机）可直接观察声带，以检查运动过程中的声带运动。

治疗

1. 紧急处理。

（1）运动诱发发作时，应重新确认诊断。

（2）呼吸设备可有所帮助（鼻入口出）。

（3）深腹式呼吸。

（4）喘气可使发作停止，其机制为动员杓状软骨后肌肉引起声带外展。

2. 长期治疗。

（1）重新确认诊断，排除哮喘可能性。

（2）言语疗法可能有用。

（3）面临高度竞争和强压力环境的个体可能需要心理咨询，以获取机体生物反馈和管理成绩相关的焦虑和压力。

（4）如果喉镜下可见声带炎症的证据，即使没有出现胃食管反流症状，也应治疗潜在的胃食管反流病。食管或咽下 pH 监测可帮助鉴别某些病例。

慢性阻塞性肺疾病（COPD）

运动相关问题

1. 年轻运动员极少发生 COPD：该病通常出现在 35 岁以后，但也可更早发生（如 α1- 抗胰蛋白酶缺陷）。

2. 可在进行某项运动之前的常规体检中被内科医生发现。

3. 内科医生应在肺部重建和运动恢复中发挥作用。

4. 相比过去，高龄运动员发病更普遍，所以 COPD 在运动员群体中可能将更为常见。

定义

1. 肺活量检查可见气道阻塞，不能被支气管扩张剂逆转，常与吸烟或吸入其他毒性颗粒或气体相关。

2. 最常见的可预防性吸烟相关疾病（相较于吸烟相关心脏病，其发病率和死亡率更高）。

3. 3 种主要类型。

（1）慢性支气管炎：连续 2 年每年超过 3 个月出现频繁咳嗽。

（2）肺气肿：气道末梢内终末细支气管异常和永久性扩大。

（3）慢性哮喘：气道慢性炎症和炎性刺激及环境暴露导致的气道高反应性。

流行病学

1. 2010 年美国第三位致死原因。2010 年导致 13 800 人死亡，其中女性显著增多。

2. 死亡数据可能高于报道。

3. 相较于男性，女性人群死亡率升高更多。

4. 几乎是发达国家中唯一的吸烟相关疾病。

5. 罕见病因包括 α1- 抗胰蛋白酶缺陷、大麻吸入过多、暴露于家庭加热或烹调使用的生物燃料中（尤其是发展中国家）。

诊断

1. 临床表现。

（1）一般为隐匿性起病，病程持续多年，症状随时间进展。

（2）通常表现为呼吸困难、咳嗽、有或无痰咳出或哮鸣。

（3）首次发病可出现在 COPD 急性加重期。

A. 呼吸困难加重。

B. 咳痰增多。

C. 脓痰增多。

D. 哮鸣加重。

E. 发热或急冷。

（4）部分患者较少运动，症状在疾病晚期出现。

2. 体格检查。

（1）疾病早期体格检查常无异常发现。

（2）肺部检查。

A. 肺通气增高。

B. 呼吸音降低。

C. 哮鸣（尤其是在被动呼气时）。

D. 肺底部中度湿啰音。

E. 平静或被动呼气时呼气相延长。

F. 胸部前后径增加。

G. 平静呼吸时使用辅助呼吸机或斜角肌肥大。

3. 诊断性检查。

（1）确诊需要肺功能检查。

（2）肺量计法。

A. 可使用 FEV_1（第 1 秒内用力呼气量）与 FVC（用力肺活量）比值来定义气道阻塞程度，患者的该比值低于正常人下限（＜ 0.7，老年人更低）。

B. 根据 FEV_1 降低程度来判断疾病严重程度和分级。

a. 轻度阻塞：FEV_1/FVC 降低，吸入支气管扩张剂后 $FEV_1 \geqslant 80\%$ 预计值。

b. 中度阻塞：FEV_1/FVC 降低，$50\% \leqslant FEV_1 < 80\%$ 预计值。

c. 重度阻塞：FEV_1/FVC 降低，$30\% \leqslant FEV_1 < 50\%$ 预计值。

d. 极重度阻塞：FEV_1/FVC 降低，$FEV_1 < 30\%$ 预计值。

（3）其他。

A. CO 弥散率降低与肺气肿有关。

B. 肺容量典型表现为空气滞留（如残气量增加），在更加严重的病例中可出现高通气（如肺总量增加）。

（4）放射学检查。

A. 胸部平片对诊断 COPD 不敏感，但可见高通气表现。

B. 胸部 CT 敏感性较高，可显示肺气肿或支气管壁增厚，这两种表现均可独立预测气流受限。

治疗

1. 戒烟是最重要的干预措施，而不是予以低氧患者吸氧。戒烟可提高 COPD 患者生存率，减慢肺功能降低程度，缓解大部分症状，尤其是咳嗽和痰量增多。

2. 避免受到颗粒物质、有毒气体、过敏原等刺激。

3. 诊断为 COPD 后，应坚持每年及时接种流感疫苗或肺炎链球菌多聚糖疫苗（如 Pneumovax 23），以及肺炎球菌联合疫苗（如 Prevnar 13）。

4. 肺功能重建和锻炼。

（1）对于处于任何阶段的 COPD 患者而言，运动是保持良好生活质量的重要方式。

（2）患者应当被纳入正式的有组织的肺功能重建计划之中，该计划由循序渐进的上端和下端肌肉锻炼及心血管有氧运动锻炼组成。

5. 药物治疗。

（1）药物疗法被证明可缓解症状，提高运动耐量。

（2）支气管扩张剂：包括吸入性 β 受体激动剂和抗胆碱能药物。

A. 定义。

a. β 受体激动剂可刺激气道平滑肌的 β2 受体。短效和长效药物均有此作用。

b. 抗胆碱能药物（毒蕈碱受体拮抗剂）：抑制气道平滑肌毒蕈碱受体受刺激后气道平滑肌收缩。

B. 主要疗法。

a. 短效 β 受体激动剂和抗胆碱能药物可用于间歇期症状和疾病较轻时，也可用于快速缓解症状。

b. 长效 β 受体激动剂或长效抗胆碱能药物用于缓解中重度疾病（$FEV_1 < 65\%$ 预计值）持续性症状。

● 提高运动耐量和生活质量，改善肺功能，但无明确证据显示其可提高生存率。

● 降低急性加重期发作频率。

● 对于更严重的 COPD 患者，联合应用长效 β 受体激动剂和长效抗胆碱能药物在改善肺功能、控制症状和减少急性加重期发作频率方面优于单独应用其中一种药物。

（3）吸入性皮质激素（ICS）：减少气道炎症。

A. 主要用于抑制 COPD 急性加重期发作。

B. 推荐用于 COPD 急性加重期频繁发作（每年＞2次）或复发的患者。

C. 对于改善症状和肺功能价值有限，常被误用于没有 COPD 急性加重期频繁发作的有症状患者。

D. 应与 β 受体激动剂或长效抗胆碱能药物联合应用。

（4）其他药物。

A. 罗氟司特：减少有显著支气管炎的 COPD 患者急性加重期发作次数（与明显肺气肿阳性型相反）。

B. 长期每天应用阿奇霉素：减少急性加重期发作次数，需要注意 QT 间期延长和听力受损风险。

C. 茶碱类药物：易被忽视，但属于较廉价的药物，可改善症状和肺功能，对耐受茶碱者可减少急性加重期发作次数。可引起头痛、胃肠不适、震颤、快速性心律失常。最好低剂量使用。

6. 运动相关问题。

（1）COPD 患者往往活动较少，运动对于肺功能重建和保护有益。

（2）短效支气管扩张剂应在运动之前应用，或者在运动过程中按需应用，以控制哮鸣和呼吸困难加重等症状。

（3）如果患者在运动过程中出现运动诱发的血氧饱和度降低（SaO_2 大约为 88%），可吸氧。可提高运动成绩和减少症状发生。对于休息时出现低血氧者，可提高生存率；对于运动时低血氧者，则不能提高生存率。

（王一鸣　译）

推荐阅读

1. Celli BR, MacNee W. Standards for the diagnosis and treatment of patients with COPD: a summary of the ATS/ERS position paper. *Eur Respir J.* 2004;23:932–946.
2. Global Strategy for Asthma Management and Prevention, Global Initiative for Asthma (GINA) 2015. http://www.ginasthma.org.
3. Global strategy for the diagnosis, management, and prevention of chronic obstructive pulmonary disease: Revised 2015. Global Initiative for Chronic Obstructive Lung Disease (GOLD). www.goldcopd.org.
4. Parsons JP, Mastronarde JG. Exercise-induced bronchoconstriction in athletes. *Chest.* 2005;128:3966–3974.
5. Ratjen F, Doring G. Cystic fibrosis. *Lancet.* 2003;361:681–689.
6. Ries AL, Bauldoff GS, Carlin BW, et al. Pulmonary rehabilitation: Joint ACCP/AACVPR evidence-based clinical practice guidelines. *Chest.* 2007;131:4S–42S.
7. Weiler JM, Bonini S, Coifman R, et al. American Academy of Allergy, Asthma & Immunology Work Group report: exercise-induced asthma. *J Allergy Clin Immunol.* 2007;119:1349–1358.

第 *35* 章

运动胃肠病学和腹部损伤

Ashwin Rao

解剖与功能

腹部肌肉组织

1. 解剖。

（1）腹部肌肉由 4 层构成：腹外斜肌、腹内斜肌、腹横肌和腹直肌。

（2）腹直肌鞘。

A. 腹直肌鞘由腹直肌组成，为一包绕性筋膜鞘，通过腹上动脉和静脉提供血供。

B. 腹直肌包括两个平行的肌肉群，起自耻骨联合和耻骨脊旁，上达第 5~7 肋软骨和剑突处，中间由腹白线分开，边界为半月形线。

C. 其神经支配来自胸下神经第 6 支。

2. 功能。

（1）腹部肌肉功能主要为运动和稳定。

（2）稳定肌包括腹内斜肌和腹横肌，有维持姿势和抵抗重力的作用。

A. 在脊柱旋转或弯曲时，腹内斜肌为腹部和骨盆提供额外支持。

B. 腹直肌是关键性骨盆稳定肌和躯干稳定肌，有助于在跑步和投掷类运动时维持稳定。

a. 在跑步时先于下肢肌肉关节收缩。

b. 在投掷类运动时先于手臂和肩关节收缩。

（3）运动肌，尤其是腹直肌和腹外斜肌，在完成冲击运动时发挥作用。

A. 腹直肌主要功能是弯曲脊柱、压缩腹部和盆腔；其次是通过压迫下胸腔和提升胸部下缘来帮助呼气。

B. 腹外斜肌有助于脊柱旋转和弯曲。

肝脏

1. 解剖。

（1）机体最大的实质性器官，为四叶状结构。

（2）位于腹部右上象限，上部和侧部被肋骨覆盖。

（3）其位置相对固定，实质脆弱，包膜较薄，因而易于受伤。

（4）两条血供途径。

A. 肝门静脉（70%）：从胃肠部将血液输送至肝。

B. 肝动脉（30%）：将富含氧的血液输送至肝。

2. 功能。

（1）功能十分广泛，包括储存肝糖原、合成血浆蛋白、分解红细胞、生成胆汁及解毒。

（2）在分解代谢（分解代谢产物、胰岛素、激素、毒性物质）和合成代谢（糖异生、肝糖原分解、脂肪合成、级联凝血因子合成）中发挥作用。

脾脏

1. 解剖。

（1）功能复杂，位于腹部左上象限，上部、后部、侧部被第 9~11 肋包围。

（2）脾的位置被胃脾韧带、脾肾韧带、脾结肠韧带、脾膈韧带所固定。

（3）脾动脉。

　　A. 可分为 5 条以上互不吻合的分支。

　　B. 某一分支受损将导致部分脾梗死。

　　2. 功能。

（1）机械性过滤红细胞，在免疫系统中表现活跃。

（2）机体最富含血液的器官，平均每天有 350L 血液流经脾脏。

（3）在任何给定时间内，脾脏都包含几乎一个单位的血液。

胆囊

　　1. 储存肝脏所产生的胆汁的小器官，有助于消化脂肪。

　　2. 位置紧邻肝下，长约 8cm，充满时直径达 4cm。

　　3. 尽管胆结石在运动条件下可出现症状，但胆囊极少引发运动相关症状。

小肠

　　1. 和胃、结肠一起组成胃肠道，是最主要的消化发生部位。

　　2. 长 3~7m。

　　3. 由十二指肠、空肠、回肠三部分组成。

　　4. 胃内食物成分通过幽门括约肌进入十二指肠。

　　5. 食物成分通过肠蠕动在小肠内加工，并经过小肠。

　　6. 营养吸收发生在小肠黏膜上被称为绒毛的细微指状突起中。

大肠

　　1. 胃肠道主要器官之一，功能是水分重吸收和未消化食物的最终加工处理。

　　2. 由盲肠和结肠组成。

　　3. 一般长 1.5m。

胰腺

　　1. 消化道器官，同时具有内分泌（胰岛素、胰高血糖素及生长抑素）和外分泌（产生加工食物的消化酶）的作用。

　　2. 运动相关胰腺炎在高甘油三酯血症、先天性胰腺解剖畸形或异常，以及有先天性 Oddi 括约肌外科手术史的个体中罕有报道。

流行病学、诊断和治疗

介绍

　　1. 运动对胃肠道生理有重要影响，可使运动员出现多种胃肠道问题。

　　2. 运动相关胃肠道症状的可能来源。

（1）内脏血流减少，可引起肠壁渗透性改变。肠腔内基质（如胆汁、胰液和细菌）可能通过肠壁进入血液循环。

（2）运动员饮用碳水化合物溶液可渗透性增加肠腔内液体，导致腹胀和腹泻。

（3）腰部肌肉对肠道的机械性压迫。

（4）运动时胃肠道相关激素（生长抑素、胰高血糖素、分泌素、血管活性肠肽））可能发生改变。

运动相关性短暂腹痛（ETAP）

　　1. 背景。

（1）几乎所有休闲运动或竞技运动都会诱发副反应，如气促、抽筋、疼痛，这些都是 ETAP 的表现。

（2）跑步者的发生率最高，每年报道的发生率接近 20%，复发率为 10%~20%。

　　2. 病史。

（1）患者常主诉腹部任何区域出现定位精确的疼痛，通常为锐痛、刺入性、拉扯性或抽搐. 疼痛最常见于肋缘处。

（2）疼痛常位于腹部侧位，成年人多见于右侧，7~16 岁的儿童多见于左侧。

（3）可见于跑步以外的运动，包括重复性直立运动（竖直平移或旋转），且常发于需要伸展躯体的运动（跑步、骑马、游泳）。

（4）发病机制不明，包括劳力性腹膜炎、暂时性隔膜缺血或痉挛、腹膜韧带紧张或胸膜刺激。

（5）诱因包括餐后饱食状态、饮用高渗性饮料及姿势不良。

　　3. 体格检查：患者常表现为无症状，症状出现与运动紧密相关，运动停止后立即消失。

4.诊断与治疗。

（1）根据典型临床症状可诊断，须与其他腹部疼痛相鉴别，包括腹壁紧张、肾或胆结石、缺血性肠炎、胰腺炎或脾功能障碍。

（2）缺乏对其生理过程的清楚理解，因此没有明确的预防和治疗方法。

（3）避免在运动前进食高糖、高脂食物，以及高碳水化合物饮料和奶制品。

（4）避免运动前进食过多或机体体液丢失。

（5）降低运动频率和强度。

（6）将右臂举过头顶并用口呼气。

肝破裂和挫伤

1.背景。

（1）大部分肝脏损伤都是腹部钝性伤（即腹部撞击伤）。

　A.肝脏损伤占腹部钝性伤的 15%~20%。

　B.肝脏损伤占腹部钝性伤死亡人数的 50%。

（2）最容易在钝性损伤中受损的两个器官为肝脏和脾脏。

（3）右肝毗邻胸壁，因此较左肝更容易受伤。

（4）超过 85% 的肝脏损伤发生于肝脏第 6~8 节段。

（5）肝脏、横膈膜及后腹壁的韧带附着点可能是迅速减速时剪切伤的发生位置。可见于需要快速改变位置的户外运动（如足球、橄榄球、冰球、长曲棍球）。

（6）肝脏损伤在儿童中多见，这是由于儿童肋骨弹性较大，因而受伤时更多的力量被传导至肝实质。此外，儿童的肝实质框架尚未发育成熟。

2.病史。

（1）在参加接触性运动的运动员中更常见。

（2）通常机制为直接腹部损伤。

（3）典型的右上腹疼痛，伴肩部放射痛。

3.体格检查。

（1）右上腹压痛，可逐渐扩散和弥漫。

（2）患者可表现为急腹症，伴腹肌保护性紧张和反跳痛。

（3）由于该部位压力增加，运动员可能无法直立。

（4）可能出现的症状为恶心和呕吐。

（5）疼痛和（或）失血可导致脉率加快。

（6）失血过多可导致血压降低（低血容量性休克）。

4.诊断与治疗。

（1）评估包括确认损伤机制（直接撞击对应的减速机制）、疼痛位置（右上腹、右侧、右胸壁）、相关症状（恶心、呕吐、精神状态改变）和关键体征。

（2）急救室创伤重点超声评估（FAST）可以确认肝周液体情况，这是腹膜内出血的体征。

（3）一般需要住院治疗，以便监测病情并治疗干预。

（4）CT 扫描和诊断性腹膜灌洗可用于确诊。

（5）可通过连续血容量检查检测腹内血液丢失情况。

（6）不稳定病例需要手术探查找到破裂位置并止血。

（7）美国创伤外科学会（AAST）肝脏损伤分级标准（表 35.1）。

（8）大部分患者（80% 的成人，97% 的儿童）观察病情变化即可（无须手术干预）。

（9）并发症：肝脏损伤可导致以下任一并发症。

　A.肩胛下或肝内血肿。

　B.挫伤和血肿。

　C.肝血管破坏。

　D.胆管损伤。

表 35.1　AAST 肝脏损伤分级标准

分级	类型	描述
I	血肿	包膜下，累及 < 10% 表面区域
	裂伤	包膜撕裂，实质裂伤深度 < 1cm
II	血肿	包膜下，累及 10%~50% 表面区域
	裂伤	包膜撕裂，实质裂伤深度 1~3cm，或长度 < 10cm
III	血肿	包膜下，累及 > 50% 表面区域，> 10cm，或扩张性
	裂伤	包膜撕裂，实质裂伤深度 > 3cm
IV	裂伤	实质损伤累及 25%~75% 肝叶或 1~2 个 Couinaud 肝段
V	血肿	实质损伤累及 > 75% 肝叶或 3 个 Couinaud 肝段
	血管	近肝静脉损伤
VI	血管	肝撕脱

Source: Adapted from http://www.aast.org/library/traumatools/injuryscoringscales.aspx#spleen

脾破裂和挫伤

1. 背景。

（1）脾破裂时可能有生命危险，取决于出血量和流经该器官的功能性血流。

（2）25% 的腹部钝性损伤患者可发生脾损伤。

（3）发生率最高的年龄段为 15~35 岁。

（4）男性发病率稍高，男女发病率比为 3:2。

2. 病史。

（1）典型发病机制为左胸壁下部或左上腹直接撞击。

（2）临床表现从轻微到严重不等，类似于腹内肝脏损伤。

（3）典型的临床表现包括左上腹急性发病和腹侧部疼痛，可伴有左肩放射痛（Kehr 征）。

3. 体格检查。

（1）50% 的病例可见腹胀和腹部压痛。

（2）左侧第 10~12 肋可出现压痛。

（3）低血压见于 10%~20% 的损伤患者。

（4）年轻患者较年老患者能更好地适应血量减少，因此其临床表现更轻。

4. 诊断与治疗。

（1）保守治疗包括通过 CT 扫描（静脉注射对比剂）进行确诊，住院后连续检查血容量以密切监测病情。

（2）对于血容量稳定的脾脏损伤患者，首选非手术治疗。

（3）干预性治疗包括手术，如脾切除术和脾血管结扎术。脾切除术后应：

A. b 型流感嗜血杆菌、肺炎链球菌、脑膜炎球菌（含包膜型）疫苗接种。

B. 患有镰状红细胞病贫血、地中海贫血、癌症等疾病者，应每天使用青霉素预防肺炎链球菌感染。

（4）AAST 脾脏损伤分级标准见表 35.2。

5. 恢复运动时间：存在争议。

（1）非手术治疗：根据损伤严重程度，需要 3~6 个月。

（2）手术治疗：术后至少 6 周。

（3）传染性单核细胞增多症。

A. 据报道，脾破裂 4~21 天后可发生。

表 35.2　AAST 脾脏损伤分级标准

分级	类型	描述
I	血肿	包膜下，非扩展性，累及 < 10% 表面区域
	裂伤	包膜撕裂，无出血，实质裂伤深度 < 1cm
II	血肿	包膜下，非扩张性，累及 10%~50% 表面区域
		实质损伤，无出血，直径 < 2cm
	裂伤	包膜撕裂，出血，实质裂伤深度 1~3cm，不累及脾小梁血管
III	血肿	包膜下，累及 > 50% 表面区域，或扩张性
		损伤性包膜下血肿伴活动性出血
		实质内血肿 > 2cm 或扩张性血肿
	裂伤	实质裂伤深度 > 3cm 或累及脾小梁血管
IV	血肿	损伤性包膜下血肿伴活动性出血
	裂伤	损伤累及脾段或脾门血管，可出现血流严重受阻（> 25% 脾脏血供）
V	裂伤	脾破裂
	血管	脾门血管损伤导致脾血流受阻

Source: Adapted from http://www.aast.org/library/traumatools/injuryscoringscales.aspx#spleen

B. 脾脏大小正常的无症状患者，应于 21 天后缓慢恢复训练。

腹直肌血肿

1. 背景。

（1）相对罕见，临床常被误诊为腹痛病因。

（2）腹直肌鞘内出血与腹上下动脉及其分支损伤或腹直肌直接撕裂有关。

（3）与腹部疾病或急腹症类似。

（4）腹直肌鞘可容纳大量血液，损伤可导致低血容量性休克，甚至死亡。

2. 病史。

（1）可有腹直肌直接损伤或频繁强力收缩病史（Valsalva 试验）。

（2）患者可表现为急性腹痛、发热、腹肌紧张和反跳痛、恶心、呕吐伴里急后重、膀胱刺激征、腹泻。

（3）症状可进展为低血容量性休克、意识模糊和其他精神状态改变。

（4）患者主诉腹肌联合处疼痛，伴增大的腹部包块。疼痛可为持续性，伴腹部痉挛。

（5）运动后疼痛明显加重。

（6）症状可持续数小时。

（7）症状与腹膜刺激征严重程度直接相关。

3.体格检查。

（1）无特异性结果，可能包括：

A.触诊腹部疼痛。

B.典型的腹部包块为非搏动性、偏心性、疼痛及稳定。

（2）常有低热，需要测量体温。

4.诊断与治疗。

（1）Fothergill 征可有效鉴别腹壁包块和腹内包块。

A.患者取仰卧位，抬头或抬腿时出现腹直肌自发性收缩。

B.在此动作下，腹直肌鞘内血肿位置固定，疼痛加剧，大小增加，而腹内包块更难以发现，疼痛减轻。

（2）CT 扫描可确诊：分为以下 3 种类型。

A.Ⅰ型：肌内血肿，可观察到肌肉尺寸增大。

a.卵圆形或纺锤形，伴高密度灶或广泛高密度影。

b.血肿位于一侧，不在筋膜平面上。

c.患者常表现为轻、中度疼痛，一般不需要住院治疗。

d.Ⅰ型血肿一般在 1 个月内消退。

B.Ⅱ型：血肿位于肌内（类似于Ⅰ型），伴腹直肌和腹横筋膜内出血。

a.卵圆形或纺锤形，伴高密度灶或广泛高密度影。

b.可见血容量降低，患者需要住院密切观察病情，但无须输血，大多数在 3 天内消失。

c.Ⅱ型血肿一般在 2~4 个月内消退。

C.Ⅲ型：血肿可累及或不累及肌肉，肌肉和腹横筋膜间可观察到出血，也可由腹膜内出血。

a.血容量降低，常有腹腔积血。

b.一般需要住院治疗和输血。

c.极少数患者会进展为新鲜冰冻血浆和液体复苏疗法不能控制的血流动力学不稳定状态。

d.不稳定患者需要外科手术干预。

e.Ⅲ型血肿一般在 3 个月内消退。

（3）病程常为良性，需要持续观察，患者应注意休息，避免弯腰。

（4）据报道，未治疗患者的总死亡率为 4%；若行抗凝治疗，则死亡率升至 25%。

腹肌紧张和痉挛

1.背景。

（1）腹壁紧张发生于许多需要使用腹部肌肉的运动中（乒乓球、长曲棍球、网球、篮球、跳跃运动等）。

（2）腹肌紧张常由间接损伤而非腹部直接撞击引起。

（3）大部分腹壁损伤累及腹直肌和腹斜肌。

（4）此类损伤真实发生率尚不清楚，但应该相当普遍。

（5）损伤可导致患者虚弱、延长不适时间和退出比赛时间。

2.病史。

（1）疼痛通常位于特定区域（1~2 指宽），在特殊运动时出现。

（2）腹壁疼痛点最常位于（降序排列）：腹半月线、腹白线、腹直肌及肋软骨。鉴别诊断包括皮神经刺激征、肌筋膜扳机点、运动性耻骨疼痛伴放射痛、腹内异常。

（3）损伤机制多样，可因运动不同而异。

A.在网球运动中，力量通过角动量从摆动的球拍、躯体旋转和弯曲传导至腹部，移动中腹部肌肉过载可引起腹直肌和腹斜肌损伤。

B.女子体操运动员在不平的杠上做击打性动作（包括悬挂在高杠上，将前骨盆和臀部甩到低杠上）时，可在下腹部和髂前上棘处出现严重的擦伤。

3.体格检查。

（1）肌肉等距、同轴、偏心、增强收缩时，应行腹部肌肉功能性检查。此项评估可明确损伤机制和严重程度，有助于重建患者信心和重返运动。

（2）疼痛感知点常有压痛。

（3）仰卧位患者抬头或抬肩时，腹直肌明显突出。

4.诊断与治疗。

（1）影像学检查不是必需的，诊断应依据临床症状。

（2）诊断性肌肉骨骼超声有助于确定损伤部位。肌肉骨骼超声可显示正常肌肉排列方向纤维模式破坏，伴充满液体的裂缝及毛玻璃样肌肉撕裂。

（3）MRI 有助于在流体加权（T2，短时回复序列成像）系列脉冲上辨认损伤部位，识别损伤区域。

（4）治疗。

A. 减少相关运动。

B. 冷冻疗法（冰敷）。

C. 五部恢复法。

a. 主要通过休息和冰敷控制初次疼痛和炎症。

b. 等长性强化和伸展。

c. 同心性强化。

d. 偏心－增强性强化。

e. 维持期和预防再损伤。

D. 治疗错误包括过早重返运动、腹部肌肉偏心性强化不足。

缺血性肠炎

1. 背景。

（1）一系列条件将导致部分或全部结肠血液供应不足。

（2）严重程度不一，轻者只短暂累及黏膜，重者出现肠全层透壁性坏死。

（3）尽管缺血性肠炎是一种典型的年龄相关性疾病，但许多其他因素也可导致年轻运动人群发病，包括腹部钝性伤、高凝状态、栓塞性疾病、低血容量性休克和肠外血液分流。

（4）缺血性肠炎被认为是长跑等耐力运动项目的严重并发症。

A. 耐力运动中，运动员体内释放儿茶酚胺，内脏血管收缩，导致肠外血液分流，伴运动相关的血管内容量降低导致的低血容量状态，从而诱发该病。

B. 耐力长跑者可表现为血性腹泻，这是由暂时缺血性肠炎和结肠黏膜梗死造成的。

（5）其他潜在原因：镰状红细胞病，高凝状态，血栓闭塞性脉管炎。

2. 病史：患者可表现为逐渐加重的疝气样腹痛，常伴有呕吐、腹泻和（或）直肠出血。

3. 体格检查。

（1）触诊呈弥漫性腹痛，无明显急腹症。

（2）可伴有血容量不足和脱水体征。

4. 诊断与治疗。

（1）住院治疗，肠道休息，静脉输液。

（2）选择性乙状结肠镜活检可明确诊断，但一般无此需要。

（3）双重对比钡剂灌肠有助于识别肠道炎症部位。

（4）传统上，血管造影（CT 血管造影或磁共振关节造影）可用于评估内脏血管情况和狭窄区域（即钙化斑）。

胃肠道出血

1. 背景。

（1）运动可导致内脏血流量减少超过 80%，从而造成暂时性结肠和小肠缺血。

（2）胃肠道短暂缺血可导致胃肠黏膜坏死和出血。

（3）长跑运动员可同时出现脱水和内脏血流量降低，因此胃肠道出血风险增加。

（4）运动可引起上、下食管括约肌功能障碍，并使促胃液素和胃蛋白酶分泌增加。

（5）近期研究显示，27% 的三项全能运动员、20% 的马拉松长跑者及 87% 的极限马拉松参加者便潜血试验阳性，完成马拉松长跑者中 6% 可出现血便。

2. 病史。

（1）临床表现多样。

（2）部分患者可表现为精神萎靡和虚弱，实验室检查可与缺铁性贫血相鉴别。

（3）其他患者可表现为胃食管反流病（GERD）症状、恶心和（或）呕吐。

3. 体格检查。

（1）通常不显著。

（2）直肠指诊可明确有无痔疮、裂痕、包块，可行潜血试验。

4. 诊断与治疗。

（1）在许多无发热、关键体征正常、无疑似胃肠道异常病变的运动员，腹泻是排除性诊断。

（2）活动性出血者应行便潜血试验以明确诊断。

（3）实验室检查（CBC、综合代谢检查、铁质检查、ESR、CRP 及粪便检查肠道细菌）有助于排除潜在的器官性出血原因，取决于临床病史。

（4）腹部 CT、结肠镜、胃镜（EGD）等影像学检查可用于排除胃肠道出血的其他原因。

（5）运动员可能需要改变运动和饮食方式。

（6）运动时预防脱水可减少肠道缺血的发生。

（7）避免摄入损伤性药物（NSAID）。

（8）出现胃食管反流症状时，可使用质子泵抑制剂。

胃食管反流病（GERD）和胃十二指肠溃疡（PUD）

1. 背景。

（1）GERD 是一般人群中最常见的疾病，在运动员中也很常见。10% 的美国人日常有胃灼热症状，30%~40% 的美国人每月至少出现一次症状。

（2）进食过多及食管下部胃酸过多可导致食管黏膜受损和腐蚀。

（3）GERD 并发症包括消化道溃疡（2%~7%）、消化道出血（＜2%）、消化道狭窄（4%~20%）及 Barrett 食管（10%~15%）。

（4）运动（尤其是耐力运动）被认为是 GERD 患者症状加重的因素。

A. 高达 36% 的健康跑步者、67% 的自行车运动员及 52%~54% 的铁人三项运动员可在运动过程中出现 GERD 典型的胃灼热和（或）胸痛症状。

B. GERD 最常发生于跑步、骑自行车、举重、划船运动员人群中。

（5）运动可减慢胃运动，改变 H 离子分泌（胃酸分泌增加），减少内脏血供，增加腹内压力，改变食管运动肌和食管下括约肌功能，从而导致运动员在运动时出现 GERD 症状。

（6）反流程度可能取决于运动时间和强度、餐后状态及可能的碳水化合物消耗情况。

（7）GERD 和 PUD 症状表现交叉，当 GERD 症状反复出现且治疗无效时，应怀疑 PUD 可能。

2. 病史。

（1）运动员典型临床表现为胃灼热、上腹疼痛，典型者夜间或运动后加重，可能有膳食相关痛（考虑消化道或食管溃疡性疾病）。

（2）患者口内可有难闻的酸性气味。

（3）如未经治疗，GERD 可进展为 PUD。

3. 体格检查：上腹部可有压痛，但无肌紧张、包块及反跳痛。

4. 诊断与治疗。

（1）诊断为临床性，依据病史和体检结果。

（2）GERD 的成功治疗一般包括 2 周的高剂量 PPI，治疗有效则可以明确诊断，无须进一步检查。

（3）组胺受体拮抗剂是改善症状的第二常用药物。

（4）可应用抑酸剂，然而：

A. 含钙和铝的药物可导致便秘。

B. 含镁药物可导致腹泻。

（5）在老年患者中，内镜检查可用于症状持续或不典型者，以排除狭窄、食管裂孔疝和 Barrett 食管（食管腺癌的癌前病变）。

（6）运动和饮食调整为一般性辅助治疗。调整包括：

A. 避免运动开始后 30 分钟内摄入食物。

B. 避免运动前摄入高蛋白或高脂食物。

C. 避免日常过多食用柑橘类食物。

D. 避免运动前摄入巧克力、咖啡或高渗饮料。

（7）如果质子泵抑制剂（PPI）治疗后症状仍持续，应考虑消化性溃疡可能，可行内镜活检及幽门螺杆菌抗原检测。

（8）根除幽门螺杆菌需要"三重疗法"策略（如兰索拉唑、阿莫西林、克拉霉素），通常是一种质子泵抑制剂、一种青霉素及一种大环内酯类抗生素（在青霉素过敏的患者中选用甲硝唑代替），为期 2 周。

运动性功能失调

腹泻

1. 背景。

（1）腹泻是指每天 3 次或以上稀薄或液性大便。

（2）跑步者腹泻通常发生于耐力运动（小

跑）中。

（3）高达 26% 的马拉松运动员出现过腹泻，54% 出现过急便。

（4）尚未完全清楚运动中发生腹泻的机制。精神紧张、精力集中状态、体温升高、脱水、低血糖、神经系统活动性增加、内脏血流量减少以提高运动肌肉供血等都是可能的原因。

（5）运动强度达最大耗氧量 70% 时，胃肠道血流量可减少 60%～70%，更高强度的运动可使内脏血流量减少超过 80%，然而，在运动强度增加情况下，胃排空速度减慢。

（6）进行性内脏缺血和抑制性副交感神经活动可导致肠黏膜功能障碍（即肠道吸收不良和腹泻）。

（7）运动饮料或凝胶中含碳水化合物成分超过 7%，可引起急便和腹泻（倾倒综合征）。

（8）以下因素可导致胃排空时间减少。

A. 冰冻液体。

B. 含碳水化合物溶液超过 7%。

C. 进食过多。

D. 运动强度低于 70% 最大耗氧量。

（9）运动员腹泻可导致表现下降，因此需要暂停运动以解决相关问题，同时脱水、热损伤、横纹肌溶解、急性肠坏疽风险增加。

2. 病史。

（1）高强度持久训练后，大便频率和量（水样便）增加。

（2）评估是否伴有血便，与黏膜缺血相关，并伴有腹泻。体格检查应评估其他导致血便的原因，包括感染、炎症性肠病、恶性疾病或 NSAID 使用

情况。

（3）可有弥漫性定位不明的腹痛。

（4）可有排尿不全（里急后重）。

（5）评估训练强度和方式改变及饮食调整效果。

3. 体格检查。

（1）无特异性，触诊可有弥漫性腹痛。

（2）评估器官病变体征。

4. 诊断与治疗。

（1）临床性诊断。

（2）治疗。

A. 避免跑步前 2~3 小时内进食，避免暴饮暴食。

B. 减少饮食中糖类（乳糖、果糖）、山梨醇、阿斯巴甜摄入，避免运动时摄入高能高渗食物或饮料。

C. 减少咖啡因和膳食纤维摄入。

D. 避免运动时使用 NSAID、乙醇、咖啡因、抗生素。

E. 暂时降低运动时间和强度（20%~25%），1~2 周后可根据症状缓慢情况恢复运动。

F. 具有抗胆碱能作用的抗腹泻药物（复方地芬诺酯片、盐酸地芬诺酯片、硫酸阿托品片）应谨慎使用，因其有药物相关体温升高风险（其次可减少发汗）。

G. 洛派丁胺安全性高，但对运动员表现有不良影响。

H. 运动前排便、排尿。

（王一鸣 译）

推荐阅读

1. Atkins JM, Taylor JC, Kane SF. Acute and overuse injuries of the abdomen and groin in athletes. *Curr Sports Med Rep*. 2010;9(2):115–120.
2. Casiero DC. Closed liver injury. *Clin Sports Med*. 2013;32:229–228.
3. Ho GWK. Lower gastrointestinal distress in endurance athletes. *Curr Sports Med Rep*. 2009;8(2):85–91.
4. Intravia JM. Evaluation of blunt abdominal trauma. *Clin Sports Med*. 2013;32:211–218.
5. Jozkow P, Wasko-Czopnik D, Medras M, Paradowski L. Gastroesophageal reflux disease and physical activity. *Sports Med*. 2006;36(5):385–391.
6. Maquirriain J, Ghisi JP, Kokalj AM. Rectus abdominis muscle strains in tennis players. *Br J Sports Med*. 2007;41:842–848.

7. Morton D, Callister R. Exercise-related transient abdominal pain (ETAP). *Sports Med*. 2015;45:23–25.

8. Paluska SA. Current concepts: recognition and management of common activity-related gastrointestinal disorders. *Phys Sportsmed*. 2009;37(1):54–63.

9. Prado de Oliveira E, Burini RC. The impact of physical exercise on the gastrointestinal tract. *Curr Opin Clin Nutr Metab Care*. 2009;12:533–538.

10. Thompson JC. *Netter's Concise Atlas of Orthopaedic Anatomy*. Philadelphia, PA: Saunders Elsevier; 2002.

11. Viola TA. Evaluation of the athlete with exertional abdominal pain. *Curr Sports Med Rep*. 2010;9(2):106–110.

第 *36* 章

运动肾脏病学和泌尿外科学

Cortie J. Rolison IV, Joseph L. Mitchell, M. Kyle Smoot

疲劳性横纹肌溶解症

病理生理学

1. 剧烈运动会导致横纹肌细胞内三磷酸腺苷（ATP）的消耗。由于 NA/K-ATP 酶和 Ca^{2+}-ATP 酶泵功能障碍，ATP 的消耗会导致细胞内 Ca^{2+} 增加。细胞内高浓度的 Ca^{2+} 会激活蛋白酶并产生活性氧，最终导致细胞坏死并释放细胞内容物进入循环之中。因此，将造成肌肉疼痛和肿胀、血清中肌酸激酶（CK）水平升高、肌红蛋白尿（血中浓度 > 3mg/L），以及潜在的终末器官损伤（急性肾小管坏死）。

2. 由于运动时肾上腺激素和去甲肾上腺素水平升高，运动员易产生肾毒性，这会导致小动脉收缩，流向肾脏的血流量减少。相对脱水和随后肾灌注生理性下降进一步减弱了肌细胞分解产物的清理能力。50% VO_{2max}= 肾血流量减少 30%，65% VO_{2max}= 肾血流量减少 75%。

风险和混合因素

1. 体温过低或过高。

2. 重复的肌肉活动（通常是定时活动），特别是主要进行反常活动。

3. 脱水。

4. 异常的过度用力（特别是新尝试的运动量、强度、持续时间）。

5. 细菌或病毒性疾病。

6. 某些药物（如兴奋剂、他汀类、抗胆碱能药）。

7. 镰状细胞特性。

8. 潜在的自身免疫或代谢性肌病。

诊断

1. 剧烈运动史。

2. 肌肉疼痛，无力，肿胀，或深色 / 茶色 / 可乐色尿。

3. 血清标志物升高：CK（运动后 12~96 小时达到峰值），天冬氨酸转氨酶（AST），钾。

4. 对于升高的 CK，没有明确的诊断标准。CK 比正常上限升高超过 5 倍时，通常认为是诊断标准，但在经常运动的人群中并不可靠。

5. 尿检发现肌红蛋白或亚铁血红素（+），显微镜下无红细胞（RBC）。

治疗

1. 积极进行静脉输液。

2. 使排尿量至少达到 200mL/h。

3. 静脉输液中加入碳酸氢盐使尿液 pH > 7.5。

4. 监控电解质水平；注意高钾血症和高磷血症。密切关注血尿素氮（BUN）和肌酐，以评估肾功能。

5. 很少需要透析。

6. 重返运动的指南包括：当运动员没有症状并且实验室检查正常后，开始分级评估。进行数周低于最大运动量并逐渐提高运动强度和运动量的训练。

疲劳性横纹肌溶解的潜在并发症

1. 肌肉肿胀导致的筋膜室综合征。
2. 代谢性酸中毒。
3. 电解质紊乱导致的心律失常。
4. 急性肾衰竭。
5. 弥散性血管内凝血（DIC）。

尿液标志物

血尿

1. 离心尿中每个高倍镜视野（HPF）中有两个以上的红细胞。
2. 尿试纸对亚铁血红素敏感：能检测出每个HPF中1~2个细胞。
（1）用尿试纸检测出的血尿是肌红蛋白尿的一个间接标志物。肌红蛋白又是肌细胞破裂的间接标志物（见下文）。
（2）存在血尿、血红蛋白尿和肌红蛋白尿都会导致尿试纸呈阳性（亚铁血红素）。
3. 由血液渗漏到泌尿道引起，通常来自下尿路、膀胱、尿道和前列腺。
4. 一般人群中有5%~6%的无症状血尿，儿童中为4%。80%有血尿的儿童和15%~20%的成人无明确原因。
5. 潜在原因。
（1）肾损伤：不严重的情况下，血尿量与损伤程度无关。
（2）持久和高强度的锻炼。
　A. 机制。
　a. 体温升高。
　b. 溶血。
　c. 自由基和儿茶酚胺产物增加。
　d. 乳酸酸中毒增加了肾小球渗透性，使红细胞滤过到尿液中。
　B. 在马拉松运动员中，50%~70%可出现镜下血尿。
　C. 在耗氧高的运动中，血尿的发生率更高。
（3）药物：NSAID，磺胺类，抗凝药。

（4）镰状细胞贫血，血友病，血小板减少和其他血液病。
（5）尿路感染：膀胱炎，前列腺炎，尿道炎。
（6）尿路结石。
（7）缺氧性肾囊肿。
（8）血管畸形，恶性肿瘤，自身免疫性疾病。

血红蛋白尿

1. 尿中存在血红蛋白。
2. 原因。
（1）红细胞血管内溶血导致细胞内血红蛋白进入血液。
（2）如果溶血量足够大，血红蛋白会溢出到尿中（血红蛋白尿不常见）。
　A. "行军"或"足部"溶血。
　a. 假设年老的红细胞更脆弱、容易因创伤而溶解——"跑步者的巨红细胞"症。
　b. 通常见于跑步者；士兵和其他运动员中也有发现。
　c. 实验室检查显示平均红细胞容积（MCV）和网织红细胞（为了补偿RBC损失）升高，同时结合珠蛋白降低（与未结合的血红蛋白结合）。外周涂片可显示破碎的红细胞（细胞破裂）。
　B. 溶血的发生率与急性运动强度有关。
　C. 运动性溶血的因素。
　a. 跑道的坚硬程度。
　b. 红细胞膜脆性增加。
　　● 体温升高。
　　● 劳累性氧化应激。
　　● 先天红细胞脆性。
　　● 可能增加血管内湍流。
（3）血尿、血红蛋白尿、肌红蛋白尿可通过离心尿液检测区分。
　A. 血尿：出现红细胞。
　B. 血红蛋白尿：上清液粉红色。
　C. 肌红蛋白尿：上清液无色。

肌红蛋白尿

肌红蛋白是肌肉细胞的携氧分子。剧烈运动时，肌细胞膜损伤导致水溶性肌红蛋白渗漏入血液之中，并排泄到尿液中。在浓度足够高的情况下，会损伤肾小管。

蛋白尿

1. 正常成人每天分泌 80~150mg 蛋白质到尿液中。

2. 尿液蛋白通常由 30% 的白蛋白、30% 的血清球蛋白和 40% 的组织蛋白构成。浓度很少超过 20mg/dL。

3. 试纸测定。

（1）检测发现蛋白质浓度为 20~30mg/dL。

（2）尿蛋白可导致 pH 改变，试纸颜色依浓度而变化。

4. 短暂蛋白尿是对下列情况的反应。

（1）发热。

（2）妊娠。

（3）精神压力。

（4）运动。

A. 运动相关性蛋白尿的原因。

a. 运动时滤过分数加倍（尽管肾血流量和肾小球滤过率下降）。

b. 运动代谢产物干扰了肾小球屏障，促进了大分子滤过。

c. 血 pH 下降（血乳酸升高）改变了肾小球通透性（阴电荷）。

B. 被认为与肌肉工作强度有关，运动强度比持续时间更重要。

C. 剧烈运动后 20~30 分钟出现最大尿蛋白排泄量，并持续 4 小时左右。

肾结石

发生率

1. 15% 的白人男性和 6% 的女性（每组中 50% 的个体将会复发）。

2. 平均发病年龄：男性为 45 岁，女性为 41 岁。

结石种类（成人）

1. 60%：草酸钙结石。

2. 18%：磷酸钙结石。

3. 15%：尿酸结石。

4. 5%：磷酸氨镁结石。

5. < 3%：其他。

与增加结石风险相关的药物

类固醇类药物，维生素 C，维生素 D，维生素 B_6，补钙药物，碳酸酐酶抑制剂。

与增加结石风险相关的饮食

高钠盐摄入，摄取动物蛋白，饮水少，钙摄入过低或过高，咖啡因，低钾摄入。

诊断

1. 辨别有无泌尿系统结石。

（1）尿路结石可能有血尿（显微镜下）。

（2）影像学。

A. 金标准：非增强螺旋 CT 扫描（敏感性为 95%~100%，特异性为 99%）。

B. 对于儿童，首先进行超声检查（敏感性为 70%，特异性为 99%）。只有超声无法诊断时才采用 CT。

2. 确定诱发因素。

（1）结石分析。

（2）容量状态和饮食因素。

（3）可能需要全面的检查和代谢评估。

治疗

1. 充足的饮水和镇痛（剧烈疼痛通常需要麻醉）。

2. 使结石排通。

（1）结石 < 5mm，通常可自行排通（98%）。

（2）结石 > 1.0cm，很少能排通（10%）。

3. 手术治疗。

（1）取决于结石的种类和位置。

（2）选择包括体外冲击波碎石、输尿管镜取石和经皮肾镜取石。

4. 预防。

（1）保持充足水分对运动员来说非常关键。

（2）肥胖者需要减肥。

（3）限制钠盐摄入 < 2g/d，蛋白质摄入 < 总热量摄入的 30%，考虑补钙。

（4）结石分析可提供进一步的预防措施。

阴部神经损伤

解剖

从骶丛分支的支配外生殖器的躯体神经（S2-S4）；为两性的膀胱和直肠括约肌提供动力。

阴部神经病

1. 进行长时间压迫阴部的运动（如自行车或山地摩托）可增加风险。

2. 症状。

（1）生殖器麻木和刺痛（根据压迫的程度，可能仅累及阴茎、阴唇末端或延伸到阴囊和肛周）。

（2）难以达到性高潮。

（3）排便感减弱。

3. 流行病学。

（1）自行车运动员一生中普遍存在：50%~90%。

（2）年龄增长、体重增加和长时间骑行都会增加发病率。

（3）骑行 10 年以上，每周超过 3 小时，会增加发病率。

病因学

1. 神经的潜在压迫点。

（1）接近骶棘韧带和骶结节韧带之间，蹬踏时可出现拉伸。

（2）鞍部压力导致阴部管内摩擦力增加。

（3）自行车鞍座前端会通过阴部软组织压迫骨盆环前方。

2. 可能直接压迫神经或阻碍阴部动脉血流，从而引起症状。

治疗

1. 停止骑行直到麻木症状完全解决。

2. 确保自行车及鞍座合适。

3. 中央镂空的鞍座没有显示益处。比较传统的鞍座和镂空鞍座，平均压力和最高压力无差异。

阴囊创伤

流行病学

1. 发病率：每年超过 14 500 例运动相关性泌尿

生殖器损伤，其中急诊接诊 5600 例阴囊损伤（7% 需要入院治疗）。

2. 骑行是泌尿生殖器损伤最常见的相关运动。

3. 穿透性创伤。

粉碎性创伤

睾丸受耻骨弓和碰撞物体的挤压。

阴囊顿挫伤

1. 75% 的睾丸损伤由钝性创伤造成。

2. 双侧睾丸顿挫伤发生率为 1.5%。

3. 皮下血肿：血液聚集在睾丸鞘膜与肉膜之间。

4. 血肿：液化的血肿或血浆聚集在鞘膜叶之间。

5. 附睾 / 精索血：创伤后可能出现附睾炎。

6. 直接睾丸损伤。

（1）睾丸破裂。

A. 白膜撕裂，睾丸实质挤出阴囊。

B. 经常伴有睾丸裂伤、碎裂、睾丸内血肿或梗死。

C. 如果怀疑有睾丸损伤，应实施睾丸探查术。

D. 如果 72 小时内实施修复，90% 的患者破裂的睾丸可以治愈，超过该时间窗则仅 55% 的患者可以治愈。

（2）睾丸挫伤。

（3）睾丸脱位：常发生于骑跨伤，睾丸脱位至腹股沟管表面或阴部、阴茎、腹部、会阴部。

（4）创伤性睾丸扭转。

体格检查

1. 通常受到疼痛限制。

2. 肿胀、瘀斑是最常见的体征。

3. 阴囊血肿程度与睾丸损伤程度无关。

4. 尿道口处血液可能提示伴随的尿道损伤。

影像学：阴部超声

1. 快速、可靠、无创。

2. 在轻度创伤病例中，可减少手术需要。

处理

1. 穿透伤几乎都需要手术探查。

2. 睾丸破裂、大出血、外伤性扭转和睾丸脱位均需要手术治疗。

3. 睾丸挫伤通常可以通过止痛、卧床休息和 NSAID 来保守治疗。

预防

一项调查研究显示，在 957 名高中生和大学生运动员中，仅 12.7% 的人在运动中佩戴生殖器保护装置。

睾丸扭转

1. 泌尿系统急症：睾丸损伤、萎缩和（或）梗死可在扭转后 6~12 小时内发生。

2. 精索扭转（最常发生在鞘膜内）。

3. 是青少年最常见的睾丸缺失原因。

4. 最常见于青少年和年轻男性。65% 的病例发生在 12~18 岁。总发病率为 1/4000，男性 < 25 岁。

5. 通常在精索前内侧扭转。

临床表现

1. 临床确诊病例，需要紧急手术干预。

2. 突然剧烈疼痛，腹部不适，恶心，呕吐。

3. 检查可显示高位和压痛的睾丸、横向睾丸、阴囊红斑、急性鞘膜积液或阴囊水肿、丧失提睾肌反射（与扭转关系密切）。

病因和危险因素

1. 睾丸的不正常运动是由于睾丸和附睾没有正常固定在围绕阴囊脐带的筋膜和肌肉覆盖物上，从而引起睾丸的异常活动（"钟摆"畸形）。

2. 与以往类似，常有暂时性阴囊疼痛（50%）。

3. 可继发于创伤，更常见的是自发性。

治疗

1. 应尝试手动复位，可能会减轻扭转，但这不是确定的治疗方法。

（1）尝试将睾丸侧向或向外旋转以使之扭转。

（2）局部扭转可减轻症状，但不能减轻缺血。

2. 急诊手术探查及睾丸固定术是必要的。常于同一手术中固定对侧睾丸（预防）。

扭转时机——"时间就是睾丸"——手术急救

1. 年龄越小（< 18 岁）越容易延误就医及后续治疗，睾丸丧失率增加。

2. 4 小时内治疗，抢救率超过 90%。

3. > 4 小时，睾丸将发生不可逆的缺血性损伤。

4. > 12 小时，性腺功能丧失，这时必须手术切除。

5. 对侧睾丸预防性睾丸固定术。

影像学

1. 只有在不会延迟治疗时才考虑。

2. 彩色多普勒超声。

（1）解剖、鞘膜积液、睾丸血流量评估。

（2）敏感性为 88.9%，特异性为 98.8%。

3. 放射性核素显像。

（1）只允许血液流动分析。

（2）敏感性为 90%，特异性为 89%。

肾创伤

病因

1. 穿透伤（占 10%~20%，很少在运动中发生）。

2. 钝性创伤（占 80%~90%，运动中最常见的损伤机制）。

（1）儿童比成人更容易造成肾损伤。

（2）16%~30% 的儿童肾外伤与运动有关。

（3）引起泌尿生殖系统损伤的各种腹部创伤的发生率接近 10%。

3. 突然减速损伤。

损伤结构

根据损伤频率排序：肾 > 膀胱 > 尿道。

重要指标

1. 肉眼血尿。

（1）与损伤程度无关。

（2）在 25%~50% 的肾损伤中可能不会出现。

2. 低血压（仅在严重病例中出现）。

3. 损伤机制（突然减速或高空坠落）。

4. 缺乏上述三项指标，损伤的可能性非常低。

一般指标

1. 侧面血肿或压痛。

2. 肋骨骨折。

3. 穿透伤。

评估

1. 病史和体格检查。

（1）造成损伤的运动和性质。

（2）有无肉眼血尿。

2. 实验室检查：尿检、CBC、电解质、肝功能检测、肌酐、葡萄糖、淀粉酶、脂肪酶、人绒毛膜促性腺激素（HCG）。

3. 影像学。

（1）决定需要摄片的人群。

A. 有下列情况之一的成年人：

a. 肉眼血尿。

b. 镜下血尿伴低血压。

c. 存在明显的损伤机制。

B. 有下列情况之一的儿童：

a. 血尿（尿液透析时红细胞 /HPF ≥ 50）。

b. 低血压。

c. 存在明显的损伤机制。

（2）金标准：增强 CT 扫描。

A. 患儿序位阈值应较低。

B. CT 发现。

a. 内侧血肿。

b. 内侧渗出的延迟图像。

c. 早期缺乏实质对比。

处理

1. 分级（器官损伤严重程度量表）：大多数与运动有关的伤害是 I 级。损伤等级越高，发病率和死亡率越高，需要手术治疗（表 36.1）。

2. I 级：一般观察和支持性护理即可，如卧床休息、补水、使用抗生素。

3. II ~ V 级：可能需要考虑外科处理。

4. 重返运动（RTP）。

（1）等待血尿完全消退。

（2）文献建议各不相同：2~6 周。

（3）更严重的损伤需要更长的时间才能重返运动。较广泛的肾损伤需要 6~12 个月。

孤立肾运动员

1. 孤立肾损伤需要紧急评估。

2. 孤立肾运动员重返运动：

（1）应避免高风险的运动：自行车、轻型摩托车、全地形车（ATV）。

（2）一般风险：滑雪、单板滑雪、直线滑冰。

（3）接触性运动和团体运动的肾损伤率较低。

（4）必须与运动员 / 家长充分讨论风险。

（5）考虑防护设备 / 衬垫，如防护服，但目前没有证据支持这一理论。

表 36.1　美国创伤外科学会（AAST）关于肾脏器官损伤量表

分级	损伤描述	
I 级	挫伤	镜下或肉眼血尿，尿液分析正常
	血肿	被膜下，无扩张的实质性损伤
II	血肿	局限于肾后腹膜非扩张的肾周血肿
	裂伤	肾皮质裂伤深度 < 1cm，无尿液外渗
III	裂伤	裂伤的肾皮质深度 > 1cm，无尿液集合系统破裂或尿外溢
IV	裂伤	实质裂伤延伸至肾皮质、髓质和集合系统
	血管	肾主动脉或静脉内出血
V	裂伤	肾完全破裂
	血管	肾门撕脱使肾脏血流中断

注意：同一器官的多处损伤可提高一级。

Source: Adapted from Santucci RA, McAninch JW, Safir M, et al. Validation of the American Association for the Surgery of Trauma organ injury severity scale for the kidney. J Trauma. 2001;50(2):195–200.

（王野舟　徐一宏　译）

推荐阅读

1. Asplund C, Barkdull T, Weiss B. Genitourinary problems in bicyclists. *Curr Sports Med Rep.* 2007;6(5):333–339.
2. Bagga H, Fisher P, Tasian G, Blaschko S, McCulloch C, McAninch J, Breyer B. Sports-related genitourinary injuries presenting to United States emergency departments. *Urology.* 2015;85(1):239–245.
3. Bellinghieri G, Savica V, Santoro D. Renal alterations during exercise. *J Renal Nutr.* 2008;18(1):158–164.
4. Bernard JJ. Renal trauma: evaluation, management, and return to play. *Curr Sports Med Rep.* 2009;8(2):98–103.
5. Bieniek J, Sumfest J. Sports-related testicular injuries and the use of protective equipment among young male athletes. *Pediatric Urology.* 2014;84(6):1485–1489.
6. Brophy RH, Gamradt SC, Barnes RP, et al. Kidney injuries in professional American football: implications for management of an athlete with 1 functioning kidney. *Am J Sports Med.* 2008;36(1):85–90.
7. Guess M, Partin S, Schrade S, et al. Women's bike seats: a pressing matter for competitive female cyclists. *J Sex Med.* 2011;8:3144–3153.
8. O'Connor FG, Brennan FH Jr, Campbell W, Heled Y, Deuster P. Return to physical activity after exertional rhabdomyolysis. *Curr Sports Med Rep.* 2008;7(6):328–331.
9. Rosenberg J. Exertional rhabdomyolysis: risk factors, presentation, and management. *Athletic Therapy Today.* 2008;13(3):11–12.
10. Sakhaee K, Maalouf N, Sinnott B. Kidney stones 2012: pathogenesis, diagnosis, and management. *J Clin Endocrinol Metab.* 2012; 97(6):1847–1860.
11. Sandella B, Hartmann B, Berkson D, Hong E. Testicular conditions in athletes: torsion, tumors, and epididymitis. *Current Sports Medicine Reports.* 2012;11(2):92–95.
12. Smoot MK, Amendola A, Cramer E, et al. A cluster of exertional rhabdomyolysis affecting a Division I football team. *Clin J Sport Med.* 2013;23(5):365–372.
13. Smoot MK, Cavanaugh J, Amendola A, West D, Herwald L. Creatine kinase levels during preseason camp in National Collegiate Athletic Association Division I football athletes. *Clin J Sport Med.* 2014;24(5):438–440.
14. Styn NR, Wan J. Urologic sports injuries in children. *Curr Urol Rep.* 2010;11(2):114–121.
15. Tasian G, Copelovitch L. Evaluation and medical management of kidney stones in children. *J Urol.* 2014;192(5):1329–1336.
16. Tietze D, Borchers J. Exertional rhabdomyolysis in the athlete: a clinical review. *Sports Health.* July 2014;6(4):336–339.
17. Viola T. Closed kidney injury. *Clin Sports Med.* 2013;32:219–227.

第 *37* 章

运动皮肤病学

Darryl E. Barnes, Russell A. Bergum

机械伤害

擦伤

1. 表皮层的创伤导致出血 / 渗出。

2. 常见于接触性运动：摔跤、足球、棒球和人工草皮的运动。

3. 用过氧化氢清洁伤口，并用抗生素软膏和无菌纱布覆盖。用湿润的敷料防止形成厚厚的结痂。

机械性痤疮

1. 瘢痕性毛囊炎引起的慢性痤疮样疹。

（1）摩擦区域和热量增加。

（2）常见于背部、胸部、下颌、肩部、额头。

2. 预防：穿着可吸收材料。

3. 必要时可口服抗生素。

耳郭血肿（菜花耳）

1. 摔跤运动员常见。

2. 软骨膜和耳郭软骨之间的创伤后血肿。血液中断导致无菌性坏死、软骨缺如和耳畸形。

3. 治疗：穿刺后外部加压 7~10 天。

黑足跟（黑色爪）

1. 在运动起始和停止时形成的剪切力，可导致足跟上缘出现瘀斑。

2. 不需要治疗。可以用手术刀清除病变区域。

胼胝

1. 反复创伤导致接触区表皮增生。可能有助于保护直接接触区域。

2. 不需要治疗。如有必要，可使用磨脚石、局部角质层分离剂或手术刀进行清创。

皮肤磨损

1. 红斑和瘀斑导致色素过度沉着。

2. 身体部位或身体与衣服之间的机械摩擦。

3. 处理：润滑剂（即石油软膏或减摩粉）。

鸡眼

1. 位于骨突部位的局灶性致密性角化过度病变。

2. 不需要治疗。如有必要，可使用磨脚石、局部角质层分离剂或手术刀进行清创。

摩擦水疱

1. 由于接触区域的摩擦，表皮下的浆液聚集。

2. 如果不影响活动，则不必进行治疗。

（1）预防：确保合适的设备。

（2）必要时局部降压。

（3）清理病灶。用手术刀或针头切开水疱，保留塌陷的真皮，然后涂药膏。

高尔夫球运动员的指甲

1. 甲床下形成无法消失的、黑色、褪色、碎片状出血点。常见于握杆过紧。

2. 治疗：适当握杆。

嵌甲

1. 指甲的边缘长入真皮。常见红肿和疼痛。

2. 通过修剪指甲预防。

3. 治疗：完全或部分切除指甲。

慢跑者乳头

1. 由于持续/重复摩擦导致乳头破损、疼痛。男性较女性常见。

2. 应用运动文胸、软布服装、润滑剂或胶带预防。

压迫性丘疹

1. 足跟内侧或外侧形成肤色丘疹（2~5mm）。多见于大体重运动员或长跑运动员。

2. 轻度病变：如果疼痛，足跟杯可能有帮助。

妊娠纹（皮纹）

1. 由于弹性纤维破裂，病损线垂直于皮纹。

（1）肌肉块增大或体重增加。

（2）见于肩前侧、大腿和腰背部。

2. 尚无经证实的治疗方法。

环境引起的伤害

化学物质

1. 在金发、灰发或白发游泳者中发现的孢子丝菌病（绿色头发）。

（1）暴露于除藻剂或铜管中的铜离子。

（2）治疗：2%~3%的过氧化氢浸泡30分钟。

2. 接触性皮炎：接触过敏原或化学物引起的过敏反应（如肥皂、毒藤、乳胶、胶水等）。

（1）诊断：皮肤过敏试验。

（2）治疗：避免使用已知的过敏原。应用抗组胺药，冷敷，局部应用或口服皮质类固醇药物。

天气

1. 光损伤（日晒伤）。

（1）皮肤出现红斑、肿胀和疼痛。

（2）主要由紫外线B（UVB）引起，但紫外线A（UVA）也可能导致损伤。

（3）治疗。

A. 避免在上午10点到下午3点之间暴晒。

B. 活动开始前30分钟，用适当的衣服遮挡皮肤和外用防晒系数（SPF）≥15的防晒霜涂抹皮肤，每4小时重新涂抹一次。帽子提供的防晒系数为2。

C. 对于轻度至中度晒伤，可冷敷和局部应用低剂量皮质类固醇药物。

D. 严重晒伤可能需要口服皮质类固醇药物。

（4）药物–日光通常与抗生素（如四环素）、抗炎药和抗组胺药相互作用。

2. 亚冻伤/冻伤。

（1）低温真皮和表皮损伤。

A. 麻木白斑变红，肿胀，出现水疱（如果严重则坏死）。

B. Ⅰ级：仅累及表皮。中央苍白与周围水肿。

C. Ⅱ级：累及表皮和真皮。出现透明液体的水疱。

D. Ⅲ级：通过真皮延伸到皮下组织，出现出血性水疱。皮肤在几周内形成黑色的结痂。

E. Ⅳ级：延伸到肌肉和骨骼。组织不再存活，并在4~10天内出现干性坏疽。

（2）治疗：在39~44℃的水中复温20分钟。

A. 避免摩擦或辐射热。

B. 除非可以保持肢体温暖，否则不要复温（即如果可以重新冷冻，不要复温）。

3. 冻疮。

（1）四肢疼痛性瘙痒性红斑病变可能持续数天或数周。

A. 常见于高海拔寒冷天气运动中。

B. 未出现组织冻结，而是血管周围淋巴细胞浸润。

（2）治疗：复温和保护。

4. 干燥症。

（1）冬季最常见的身体瘙痒原因。

（2）角质层脱水。

（3）治疗：保湿护肤品（润肤乳液）。

5. 获得性冷荨麻疹（ACU）。

（1）冬季运动员和游泳运动员冷暴露后出现荨麻疹斑块。

（2）通常属于情绪紧张或病毒性疾病。

（3）诊断：将皮肤冰敷 4~5 分钟，观察 10 分钟。

（4）治疗：避免冷暴露和应用抗组胺药。

6. 日光荨麻疹。

（1）日光（UVB）暴露后的荨麻疹 / 斑块在暴露后 1 小时内清除。

（2）皮肤与日光的相互作用产生抗原导致过敏反应。抗原可能会扩散到其他部位。

（3）治疗：避免日晒，使用防晒霜（SPF 至少 15），应用抗组胺药和分级。

7. 光照性皮炎。

（1）边界清晰的划痕、红斑性丘疹和偶尔出现水疱。

（2）暴露于刺激物（如药物、植物汁液）和阳光下的炎症反应。通常在暴露后 24 小时发生。

A. 药物：四环素，吩噻嗪类，口服避孕药，NSAID，利尿剂，磺胺类，维 A 酸类，抗真菌药，磺脲类药物，三环类药物。

B. 植物：芹菜，胡萝卜，欧洲防风草，酸橙，无花果，野胡萝卜花和大猪草。

C. 化学品：对氨基苯甲酸（PABA），含水杨酰苯胺的清洁剂，香料，石灰，薰衣草。

（3）治疗：局部和口服类固醇，NSAID，抗组胺药。

（4）预防：使用防晒霜，限制日晒。

8. 水疹。

（1）在温水或冷水中浸泡 2~30 分钟后，形成斑块。

（2）组胺升高。水可能带有表皮抗原，使肥大细胞敏感。

（3）治疗：抗组胺药。

（4）预防：涂防晒霜，避免日晒。

9. 运动诱发的荨麻疹。

（1）体力活动诱发皮肤红斑、瘙痒和皮肤发热。可能导致血管神经性水肿和血管塌陷。

（2）治疗：活动前 1 小时口服长效抗组胺药、

H2 受体阻滞剂。如果抗组胺药无效，可能需要应用肾上腺素。和伙伴一起锻炼。

传染因素

海水浴皮疹

1. 泳衣下的瘙痒性皮肤病持续长达 6 周。由幼虫阶段的水母和海葵刺丝囊引起。通常因进入浅水、泳衣的压力、淡水或体力活动导致毒素注入皮肤而触发。

2. 见于佛罗里达州、巴哈马群岛、上海湾地区和长岛、纽约。

3. 治疗：抗组胺药，冷敷，局部应用或口服皮质类固醇，洗泳衣。

游泳皮痒症

1. 暴露区域发生的瘙痒性皮肤病可持续 10~14 天，是由寄生虫、血吸虫的幼虫引起的荨麻疹反应。

2. 治疗：抗组胺药，冷敷，局部应用或口服皮质类固醇，洗泳衣。

游泳性耳炎

1. 水引起的上皮组织浸渍，导致革兰阴性（假单胞菌属）或真菌性感染。

2. 肿胀、浸软、红斑和流液。

3. 处理：保持耳部干燥（耳塞），避免磨损，滴乙醇（EtOH）/ 醋。

（1）细菌：新霉素 / 多黏菌素 B/ 氢化可的松 4 gtt，每天 3~4 次，应用 10 天。可应用环丙沙星滴液替代。耳罩。

（2）真菌：应用 1% 的克霉唑溶液和乙酸滴注。

疥疮

1. 疥螨进入皮肤，引起过敏反应。

2. 常见于摔跤运动员。皮疹多见于趾间皱褶、手腕外侧皱褶、肘部、足部、阴茎和臀部皱褶。

3. 诊断。

将刮除的病灶置于载玻片上，以鉴别螨虫、虫卵或粪便。

4. 治疗。

（1）洗衣服，用热水浸泡床上用品。

（2）氯杀螨/克威尔/优乐散。

（3）治疗家人和（或）室友。

脓疱疮/毛囊炎/疖病

1. 蜂窝状病变/脓疱/水疱/疖。

2. 由 A 组 β-溶血性链球菌（GABHS）和（或）葡萄球菌引起，包括耐甲氧西林金黄色葡萄球菌（MRSA）。

3. 风险：密切接触，皮肤损伤，共用设备。

4. 预防：不共用装备或设备，良好的卫生（淋浴、洗衣等），清洗装备和设备，避免美容剃须，尽快处理伤口。

5. 治疗：局部应用（莫匹罗星软膏）和（或）口服磺胺甲噁唑/甲氧苄啶 DS（常用但 FDA 未批准用于任何葡萄球菌感染）、四环素（多西环素或米诺环素）、头孢氨苄、阿莫西-克拉维酸、克林霉素、红霉素等抗生素。在病变清除或治疗（24~72 小时内改善）并覆盖后重返运动。全国大学体育协会（NCAA）：48 小时内无新发病灶，至少治疗 72 小时。

6. 疖病或脓肿可能需要切开引流。

7. 多重耐药菌（MRSA）：皮肤病变疼痛/扩散快/需要细菌培养。

（1）细菌定植的运动员：治疗鼻腔（局部应用莫匹罗星）和皮肤表面（氯己定或三氯生冲洗 5~7 天）。

（2）感染的运动员：切开引流脓肿和应用抗生素-克林霉素、四环素、利福平（与另一种药剂）、利奈唑胺或甲氧苄氨嘧啶-磺胺甲噁唑（常用但未经 FDA 批准用于治疗 MRSA）。氟喹诺酮和大环内酯类对于 MRSA 来说不是理想的抗生素，耐药很常见。

（3）预防方法如前所述。

（4）如重返运动，需要服用抗生素至少 72 小时，48 小时内无新发病灶。任何可见的病变必须由不会脱落的、不渗透的敷料覆盖。

疣

1. 手或足上坚硬的疣状斑块。

（1）点状出血，破坏皮肤纹路。

（2）人乳头瘤病毒。

2. 治疗：冷冻疗法，局部角质层分离剂（水杨酸）或电烙术，5% 的咪喹莫特乳膏，或病灶内注射白色念珠菌抗原，每个月 3 次或直至消失。西咪替丁 30~40mg/（kg·d）可能会有帮助。

传染性软疣

1. 2~5mm 脐状凹陷圆顶形肉色丘疹。常见于面部、躯干和四肢。

2. 由痘病毒引起。

3. 治疗：刮除术，冷冻手术，电灼法，5% 的咪喹莫特乳膏每天 3 次，每周 5 天，共 4 周。

单纯疱疹病毒 1 型（HSV-1）

1. 红斑基底上的群集水疱。

（1）位于头颈、上肢、躯干。

（2）原发部位复发，损伤发生前有灼烧感。

（3）报道高中摔跤运动员的发病率高达 30%。

2. 治疗：初始发作可口服阿昔洛韦 200~400mg，每天 5 次，共 10~14 天；或伐昔洛韦 1g，每天 2 次，共 10~14 天。考虑其他季节的预防性抑制治疗；阿昔洛韦 400mg 口服，最长 12 个月；或阿昔洛韦 500~1000mg 口服，每天 1 次（如果 HSV-1 > 2 年）。

3. 复发性发作：阿昔洛韦 400mg 口服，每天 5 次，共 57 天；或伐昔洛韦 500mg 口服，每天 2 次，共 7 天。

4. 重返运动：最少治疗 120 小时（5 整天），72 小时内没有新发病变，所有的病灶必须干燥并覆盖坚固的结痂。全国高中协会联合会建议任何暴露于流行病（发病前 3 天或更短时间）的参赛者（即运动员、教练）均需要隔离 8 天，并在重返比赛前进行研究探讨皮肤病变。

体癣（疱疹角斗士）/足癣

1. 真菌感染。

（1）体癣：具有渐进粗鳞片边缘的环状斑块（断发毛癣菌）。

（2）足癣：红斑状、瘙痒病变（皮肤癣菌）。

（3）治疗：局部应用或口服抗真菌药。

（4）预防：氟康唑 100mg 口服，每周 1 次。

（5）治疗足癣：洗脚和干燥（干燥药粉）。

2. 红癣。

（1）棒状杆菌：类似真菌感染，并非炎症，在伍德灯下呈"珊瑚红"荧光。

（2）症状：腹股沟或腋下脱屑呈红色 / 棕色斑块。

（3）治疗：口服红霉素，每天 4 次，共 5 天，克拉霉素 1mg×1，咪康唑，克霉唑或益康唑外用（非酮康唑），红霉素或克拉霉素外用，连用 2 周。

皮肤撕裂

1. 探查伤口的长度、深度和复杂性。

2. 评估神经、肌肉、肌腱、骨骼和（或）血管受累情况。

3. 检查神经血管和功能状态。

4. > 2cm 的伤口，如下方组织暴露或容易出血，需要修复。

（1）目标：止血 / 预防感染 / 恢复功能 / 恢复美容。

（2）如果未受污染，可在 12 小时内缝合。

（3）如果超过 12 小时，则松散的间断缝合或允许二期愈合。

（4）深部伤口：多层（深层应用可吸收缝合线）。

修复原则

1. 无菌技术。

2. 冲洗。

3. 清创。

4. 麻醉：局部麻醉或区域性麻醉。

（1）末端小动脉的区域（如鼻、手指、足趾等）避免使用肾上腺素。

（2）局部麻醉：应用 8.4% 的 $NaHCO_3$ 稀释，1mL/10mL，以减轻局部麻醉注射的疼痛，

（3）过敏反应罕见：酯类（普鲁卡因，丁卡因）比酰胺（利多卡因、丁哌卡因、甲哌卡因）更易引起过敏。

（4）使用 1% 的苯海拉明作为标准局部麻醉剂的替代品。

缝合线：可吸收（4~8 周）/ 不可吸收

1. 厚度。

（1）3-0 或 4-0 缝线适用于躯干撕裂。

（2）4-0 或 5-0 缝线适用于肢体或头皮撕裂。

（3）5-0 或 6-0 缝线适用于面部撕裂。

2. 如果功能失调或美容不适，则修复黏膜撕裂伤。

3. 缝合技术：为获得良好的外翻边缘，需要 90° 进针。

（1）多层缝合：深层伤口。

（2）单纯间断：大多数伤口。

（3）水平褥式减张缝合：间距大、张力高的伤口。

（4）垂直褥式：最大外翻，后颈部伤口。

（5）半埋入褥式缝合：三角形伤口。

（6）跑"棒球"：长而低张力的伤口。

组织黏合剂：2- 辛基氰基丙烯酸酯（组织胶）

1. 缝合修复的结果类似。

2. 涂抹 3~4 层，重叠 5mm。

3. 只适用于低张力的伤口。

4. 在 5~10 天内脱落。

5. 不适用于感染的伤口、黏膜伤口、高湿度区域或免疫抑制或糖尿病患者。

（张勇　译）

推荐阅读

1. Adams BB. Sport dermatology. *Adolesc Med*. 2001;12:305–322.
2. Anderson BJ. Prophylactic valacyclovir to prevent outbreaks of primary herpes gladiatorum at a 28-day wrestling camp. *Jpn J Infect Dis*. 2006;59:6–9.

3. Anderson BJ. Managing herpes gladiatorum outbreaks in competitive wrestling: The 2007 Minnesota experience. *Curr Sports Med Rep.* 2008;7(6):323–327.

4. Beck CK. Infectious diseases in sports. *Med Sci Sports Exer.* 2000;32(7 Suppl):S431–S438.

5. Bolin DJ. Dermatologic conditions in athletes. In: McKeag DB, Moeller JL, eds. *ACSM's Primary Care Sports Medicine.* 2nd ed. Philadelphia, PA: Lippincott Williams and Wilkins; 2007.

6. Elston DM. Community-acquired methicillin-resistant *Staphylococcus aureus. J Am Acad Dermatol.* 2007;56(1):1–16.

7. Forsch RT. Essentials of skin laceration repair. *Am Fam Phys.* 2008;78(8):945–951, 952.

8. Freiman A, Barankin B, Elpern DJ. Sports dermatology part 1: common dermatoses. *CMAJ.* 2004;171:851–853.

9. Helm TN, Berfeld WF. Sports dermatology. *Br J Sports Med.* 1998;16:159–165.

10. Herpes gladiatorum position statement and guidelines. Indianapolis, IN: National Federation of State High School Association. April 2007.

11. Jones SEM, Mahendran S. Interventions for acute auricular haematoma. *Cochrane Database of Systematic Reviews.* 2004;(2). Art. No.: CD004166. doi:10.1002/14651858.CD004166.pub2.

第 *38* 章

运动血液病学

Irfan M. Asif, Kimberly G. Harmon

贫血

缺铁性贫血

1. 流行病学。

（1）最常见的贫血（占贫血的 50%）。

（2）在美国是最常见的营养不良。

2. 症状。

（1）有氧运动减弱和耐力降低。

（2）虚弱。

（3）疲劳。

（4）呼吸急促。

3. 体格检查。

（1）脸色苍白。

（2）严重的病例可能表现为舌炎、角唇炎或反甲。

4. 病因。

（1）失血。

A. 月经。

B. 隐匿性失血。

C. 其他：出血，呕血，黑便，咯血，血尿。

（2）低铁摄入。

A. 绝经前女性每天需要 15mg 铁。

a. 月经期间失血量超过 60mL，更容易贫血。

b. 在美国，平均 2000kcal 的饮食中只有 12mg 的元素铁（不足以弥补月经的损失）。

B. 男性和绝经后女性每天需要 10mg 铁。

（3）胃对铁的吸收减少。

A. 胃液酸度降低。

a. H2 受体阻滞剂。

b. 质子泵抑制剂。

B. 乳糜泻。

C. 幽门螺杆菌胃炎。

D. 同时使用其他补充品（钙、纤维）。

（4）胃出血。

A. NSAID 药物的使用。

B. 与运动相关的肠缺血。

（5）溶血。

（6）恶性肿瘤（如结肠癌）。

（7）脓肿性贫血。

A. 据报道，8%~28% 的马拉松跑步者赛后大便隐血试验阳性，而 100 英里 (约 161km) 赛跑的超级马拉松跑步者赛后大便隐血试验阳性则高达 84%。

B. 病因尚不清楚，但胃炎、溃疡和缺血性结肠炎可能是潜在的病因。

C. 用质子泵抑制剂进行预防性抑制，可能有效。

5. 实验室检查。

（1）女性血红蛋白（Hgb）< 12g/dL，男性血红蛋白（Hgb）< 14g/dL。

（2）小细胞，低色性贫血 [平均红细胞体积（MCV）< 78fL]。

（3）低血清铁蛋白（正常为 40~200ng/mL）。

（4）低铁（正常为 60~150μg/dL）。血清铁值不能和血铁水平一样很好地衡量铁的状态，因为血中铁含量根据摄入量不同可以有很大差异。

（5）总铁结合能力高（TIBC，正常为 300~360ug/dL）。

（6）转铁蛋白饱和度低（Fe/TIBC，正常为 20%~50%）。

6. 治疗。

（1）纠正失血。

（2）多吃含铁丰富的食物。

A. 亚铁血红素来源比非亚铁血红素来源吸收更好（红肉、家禽）。

B. 非血红素来源不易吸收（深色绿叶蔬菜、全谷物、干果、蛋黄）。

（3）每天需要 150~200mg 的元素铁。

A. 口服硫酸亚铁（$FeSO_4$）。

a. 比葡萄糖酸亚铁更容易溶解。

b. 325mg 口服，每天 1~3 次。

- 325mg 的 $FeSO_4$ 含有 65mg 的元素铁。
- 可引起恶心、便秘和黑便。
- 考虑使用通利妥以减少便秘。

B. 葡萄糖酸亚铁。

a. 比硫酸亚铁耐受性好。

b. 没有被很好地吸收。

c. 考虑 $FeSO_4$ 是否难以耐受。

C. 液态铁：没有比药片吸收效果更好。

a. 每 5mL 硫酸亚铁药剂中含有 44mg 单质铁。

b. 液态铁有可能使牙齿变灰；可能想加入橙汁，用吸管喝。

c. 有些运动员喜欢液态铁。

d. 考虑适当的剂量，因为液态铁通常是儿童服用的；运动员可能需要服用 2~3 匙。

D. 两餐之间吸收最好。

E. 橙汁或维生素 C 能增加吸收。

F. 可能需要 6~12 个月才能完全补充。

（4）静脉注射铁。

A. 一般不使用，因为可能会发生过敏反应。

B. 应在血液学家的监督下使用。

C. 与高分子重量配方相比，低分子制剂的不良反应较少。

D. 对于那些口服补铁剂失败并且热量摄入充足的患者，可以考虑静脉补铁。

E. 考虑静脉补铁在提高性能方面的伦理学——治疗一种疾病，还是使用提高性能的药物？

（5）预防。

A. 对于 12~18 岁的女童和未妊娠的育龄女性，疾病控制和预防中心建议每 5~10 年进行一次贫血筛查，每年对有缺铁风险因素的女性进行筛查。应重复进行阳性试验，确认后可进行口服补铁试验。

B. 妊娠女性应在第一次产前检查时开始口服低剂量（30mg/d）的铁元素。妊娠期间如出现贫血，可每天服用 60~120mg 铁元素。

C. 男性和绝经后女性不需要进行缺铁筛查，但需要对失血情况进行全面评估。

D. 对未服用补充铁的女性耐力运动员应考虑进行筛查。

运动／稀释性贫血（生理或假性贫血）

1. 流行病学。

（1）运动员贫血的最常见原因。

（2）非病理性的。

2. 病因。

（1）适应耐力训练；认为是通过降低血液黏度来促进氧气的输送，从而增加心脏输出量。

（2）血浆容积膨胀和血液稀释时发生。

（3）时间进程。

A. 最初，剧烈运动后立即发生体积收缩。

a. 静水压力增加和不显性失水所致。

b. 可导致总血浆容积水平下降。

B. 运动后 3~5 小时达到平衡。

C. 运动后超过 5 小时，肾素 - 血管紧张素 - 醛固酮系统引起体积膨胀。

D. 通常在停止运动后 3~5 天内缓解。

3. 实验室检查。

（1）竞技运动员的血红蛋白（Hgb）水平通常比非运动员低 0.5~1.0g。

（2）男性 Hgb < 13g/dL，女性 Hgb 为 11.5g/dL。

（3）其他血液学参数应正常。

4. 体格检查：不应有不规律的表现。

5. 治疗：不需要治疗。

"脚蹬"性溶血

1. 病因。

（1）机制：机械性足跟撞击和肌肉收缩可引起红细胞血管内溶血。

（2）运动时体温升高可导致红细胞脆性增加和溶血。

A. 较老的微细胞丢失可导致巨细胞增多。

B. 当结合珠蛋白被游离的血红蛋白饱和时，就会出现血红蛋白尿。

（3）乳酸可增加红细胞脆性。

（4）不仅见于跑步或冲击运动中，也可见于非冲击运动（游泳），因此"脚蹬"性溶血并不准确。

2. 实验室检查。

（1）尿分析可显示血红蛋白尿。

（2）通常在运动停止后 3~5 天缓解。

（3）实验室发现。

A. 大红细胞："跑步者的大红细胞症"。

B. 网织细胞增多症。

C. 低结合珠蛋白。

3. 治疗。

（1）通常需要补充较高的铁，以增加红细胞的产量。

（2）更换跑鞋。

（3）在较软的地面上锻炼。

（4）考虑降低训练强度。

无贫血的缺铁

介绍

1. 铁蛋白。

（1）对整体铁质储备的敏感反应。

（2）载体蛋白。

（3）铁蛋白是一种急性期反应物，因此在炎症状态下会升高。

A. 可能在感染、炎症或恶性肿瘤中错误升高。

B. 通过检测 C 反应蛋白或红细胞的沉降速度来确认。

2. 铁。

（1）Hgb 分子的组成部分，将氧气输送到肌肉中。

（2）在能量生产中也很重要，因为它被用于线粒体的细胞色素中。

3. 对运动表现的影响尚不清楚。

（1）对于无贫血的缺铁患者，补铁是否能改善其表现尚存争议。

A. 一些研究表明，任何改善都是由于 Hgb 的相对增加（正常到高于正常）。

B. 其他研究表明，单独补铁对运动有积极作用。

（2）一些研究表明，极低的铁蛋白但没有贫血，可以引起疲劳或运动不耐受。

（3）大多数跑步者认为低铁蛋白会导致运动能力下降，恢复变慢，并增加疲劳。

4. 治疗。

（1）治疗方案大多缺乏依据。

（2）铁蛋白低于 25 的运动员，应考虑补充铁。

A. 实验室参考区间可能是可变的。

B. 许多实验室报告女性铁蛋白含量高于 10 是正常的。

（3）对于铁蛋白水平低且无贫血症状的运动员，应考虑进行治疗试验。

（4）考虑筛查有耐力和进食障碍的女运动员、素食主义者或有其他一些危险因素的运动员。

镰状细胞病（SCD）和镰状细胞特质（SCT）

病因

1. Hgb 由两个 α 链和两个 β 链组成。

（1）Hgb A 为正常血红蛋白。

（2）Hgb S 是用缬氨酸取代谷氨酸产生的，属于异常情况。

2. SCD 发生于两个正常的 α 链和两个 Hgb S β 链。

3. 当存在两个正常 α 链、一个正常 α 链（Hgb A）和一个异常 β 链（Hgb S）时，就会发生 SCT。地中海贫血对 SCT 患者具有保护作用。

SCD

1. Hgb S 是一种遗传性血红蛋白，经脱氧处理后呈"镰刀状"。

2. SCD 患者易发生贫血和疼痛。

3. 大多数 SCD 患者不应参加剧烈的体育活动。

SCT

1. 流行病学。

（1）美国总体发病率为 1.6%。

（2）7%~12% 的非裔美国人（8~14 人中有 1 人发病）存在这种情况。

（3）通常不会影响运动员的运动能力，除非运动员处于压力环境中。

A. 极端高温。

B. 高海拔。

（4）SCT 似乎对疟疾有保护作用。

2. SCT 过度劳累与劳力性衰竭和猝死有关。

（1）横纹肌溶解。

A. 运动引起缺氧和镰状贫血。

a. 如果缺氧未得到补偿，则可发生镰状贫血。

b. 在海平面上进行最大限度的运动会产生轻微的血管内镰状病。

c. 发病率随海拔升高而增加。

d. 对运动表现没有可衡量的影响。

e. 在运动高峰期出现广泛的镰状细胞病（1%~25%）。

f. 患有 SCT 的运动员 Hgb S 浓度不同（30%~44%）。

B. 镰状贫血会导致血管闭塞和运动肌肉疼痛。

C. 导致肌肉坏死和内容物外溢。

a. 肌酸激酶（CK）升高。

b. 深色尿（肌红蛋白尿）。

c. 肌痛。

d. 肾损害 / 肾衰竭。

D. 通常与运动强度有关。

a. 通常在运动员不能休息时发生。

b. 计时短跑。

c. 在足球运动的特定条件下发生。

d. 运动员有足够时间休息时，很少在比赛中发生。

E. 横纹肌溶解症的肌肉疼痛是缺血性的。

a. 有时被描述为痉挛。

b. 经常无力。

c. 肌肉通常不紧张或僵硬（与痉挛相反）。

F. 运动员可能会晕倒，但会有意识（与心脏衰竭引起的症状相反）。

G. 患有 SCT 的运动员横纹肌溶解症的治疗。

a. 识别。

b. 让运动员躺下。

c. 检查生命体征。

d. 补充氧气。

e. 必要时降温。

f. 拨打急救电话。

g. 连接自动体外除颤器（AED）。

h. 开始静脉注射生理盐水（NS）。

i. 提醒急救室（ER）医生注意暴发性横纹肌溶解。

（2）劳力性中暑。

A. 体温过高，容易造成镰状细胞特质。

B. 有助于劳力性镰状贫血。

（3）SCT 相关的劳累性死亡。

A. 虽然 SCT 运动员的绝对死亡风险很小，但在大学运动员和军事人员中的研究表明，SCT 患者运动相关死亡的风险比没有 SCT 的患者高 40 倍。

B. SCT 患者 SCD 的病因尚不清楚，但可能与横纹肌过度溶解引起的高钾血症、严重的乳酸酸中毒、体温过高或脱水有关。

SCT 运动员的其他潜在风险

1. 脾梗死。

（1）主要发生在高海拔 [> 5000 英尺（约 1524 米）] 运动中。

（2）表现为左上腹（LUQ）疼痛、恶心、呕吐。

2. 血尿。

（1）肾髓质镰状病的结果。

（2）有时可见乳头状坏死。

3. 尿潴留（无法集中尿液）。

（1）肾乳头坏死的累积效应。

（2）运动时可能会导致脱水。

（3）脱水可导致镰状病变及相关后遗症。

（4）SCT 运动员应注意补水。

4. 实验室评估。

（1）SCT 测试。

A. 需要对所有新生儿进行筛查，但许多运动员不知道他们是否为 SCT 阳性。

B. 一、二级运动员参加全国大学生体育协会（NCAA）体育比赛前必须签同意或者拒绝参加测试的书面通知。

（2）溶解性试验（Sickle Prep 试验）。

A. 血液涂在载玻片上。

B. 镰状红细胞可在显微镜下识别。

C. 无法排除其他类型的异常血红蛋白。

（3）Hgb 溶解度试验（Sickledex 诊断剂）。

A. 可以判断患者是否存在镰状血红蛋白。

B. 无法区分镰状细胞病患者与镰状细胞携带者。

C. 无法排除或诊断其他类型的异常血红蛋白。

D. 需要采用血红蛋白电泳或其他方法进行确认。

（4）血红蛋白电泳。

A. 金标准。

B. 可测定血液中不同种类的血红蛋白的百分比。

C. 可区分镰状细胞病患者与镰状细胞携带者。

D. 大多数 Hgb 异常的患者都可以使用此方法进行检测。

5. 预防运动相关性衰竭（EAC）。

（1）据报道，夏季训练的第一天、休假或受伤后 EAC 的发病率更高，尽管这仍存在争议。

（2）训练调整。

A. 适应高温和高海拔。

B. 避免脱水或过度劳累。

C. 逐渐增加运动强度。

D. 重复或锻炼之间有较长的恢复期。

E. 避免在疾病期间或康复期间进行锻炼，特别是发烧时。

地中海贫血

流行病学

1. 地中海贫血是一种遗传性疾病，其特征是 α 血红蛋白或 β - 珠蛋白链的分泌不足。

2. 分类是基于珠蛋白链的缺失。

病因

1. Hgb 由两条 α 链和两条 β 链组成。

2. 在正常 Hgb 中，α 链与非 α 链的比率为 1.0。

3. 地中海贫血是指以一个或多个珠蛋白链减少或缺失为特征的一系列疾病。

β - 地中海贫血

1. 可以是杂合子或纯合子。

2. 导致 β 链产量不足和 α 链产量相对过剩。

3. 未配对的 α 链沉淀并对细胞有毒。

4. 杂合子往往是无症状的。

（1）可能被诊断为缺铁性贫血

（2）典型模式为 Hct < 30，MCV < 75，红细胞分布宽度（RDW）正常。

（3）患者经常铁过时。

（4）如果有微细胞症，应避免补铁（即检查铁蛋白水平以确定缺铁）。

5. 纯合子的临床表现因突变而存在较大差异。

（1）通常表现为一定程度的 α - 珠蛋白包涵体形成，随后出现贫血、溶血和不同程度的无效红细胞生成。

（2）α - 珠蛋白包涵体形成的数量和无效红细胞生成的程度与总体严重程度相关。

α - 地中海贫血

1. 由于 α - 珠蛋白链的产生受损，导致 β - 珠蛋白链相对过剩。在 SCT 和 α - 地中海贫血患者中，这些过量的正常 β - 珠蛋白链具有保护作用。

2. 红细胞膜骨架上过量的 β - 珠蛋白链的毒性似乎低于 α 链。

3. 共有 4 个 α 基因，每个染色体上有 2 个（即 aa/aa）。有 4 种 α - 地中海贫血综合征，分别反映了 α 链基因中 1~4 个基因丢失的情况。

4. 1~2 个 α - 珠蛋白基因的丢失可导致轻微的、通常无症状的小细胞性贫血。

（1）不应将其误诊为缺铁性贫血。

（2）对铁没有反应。

（3）不能通过 Hgb 电泳进行诊断。

5. 3 个 α - 珠蛋白基因的缺失可导致中等程度

的贫血，通过 Hgb 电泳可以诊断。临床情况多种多样。

6. 4 个 α-珠蛋白基因的缺失在胎儿时期通常是致命的。

凝血障碍

1. 凝血因子 V 和凝血酶原基因突变是最常见的高凝状态。

（1）这两种情况在白人中更常见，而在非洲或亚洲血统的人中很少见。

（2）纯合子中血栓形成的风险增加。

（3）杂合子中血栓形成的风险取决于受影响的蛋白的数量。

2. 导致血栓形成的其他潜在病因包括蛋白 C、蛋白 S 或抗凝血酶突变或抗磷脂综合征。

3. 如果怀疑深静脉血栓形成，应考虑采用静脉双重超声检查。

出血性疾病

血管性血友病（von Willebrand 病）

1. 最常见的遗传性出血疾病。

2. 影响 0.1%~1% 的人群。

3. 病因。

（1）血管性血友病因子下降或血管性血友病因子功能异常。

（2）导致血小板聚集减少和Ⅷ因子水平降低。

4. 表现。

（1）通常出现在儿童后期或青春期。

（2）小手术或手术后容易瘀伤、月经过多、大出血。

（3）表型是异质性的，依赖于正常循环的血管性血友病因子的水平。

5. 参与体育运动。

（1）接触性运动可增加出血风险。

（2）一般可参与非接触性运动。

血友病

1. 两种最常见的血友病是 X 连锁遗传。

（1）A 型血友病：Ⅷ因子不足。

（2）B 型血友病：Ⅸ因子不足。

2. 疾病严重程度各不相同。

（1）严重的疾病会导致关节和肌肉自发性出血。

（2）轻度疾病患者外伤或手术后出血增加。

3. 是否参加体育运动取决于运动需求和疾病的严重程度，应咨询血液学专家的建议。

（陶星光　徐一宏　译）

推荐阅读

1. Beyer R, Ingerslev J, Sorensen B. Muscle bleeds in professional athletes—diagnosis, classification, treatment and potential impact in patients with haemophilia. *Haemophilia*. 2010;16(6):858–865.
2. DellaValle DM. Iron supplementation for female athletes: effects on iron status and performance outcomes. *Curr Sports Med Rep*. 2013;12(4):234–239.
3. Eichner ER. Sickle cell trait in sports. *Curr Sports Med Rep*. 2010;9(6):347–351.
4. Friedmann B, Weller E, Mairbaurl H, Bartsch P. Effects of iron repletion on blood volume and performance capacity in young athletes. *Med Sci Sports Exercise*. 2001;33(5):741–746.
5. Garza D, Shrier I, Kohl HW III, Ford P, Brown M, Matheson GO. The clinical value of serum ferritin tests in endurance athletes. *Clin J Sports Med*. 1997;7:46–53.
6. Harmon KG, Drezner JA, Klossner D, et al. Sickle cell trait associated with a RR of death of 37 times in National Collegiate Athletic Association football athletes: a database with 2 million athlete-years as the denominator. *Br J Sports Med*. 2012;46:325–330.
7. Mercer KW, Densmore JJ. Hematologic disorders in the athlete. *Clin Sports Med*. 2005;24:599–621.
8. O'Connor FG, Bergeron MF, Cantrell J, et al. ACSM and CHAMP summit on sickle cell trait: mitigating risks for warfighters and athletes. *Med Sci Sports Exerc*. 2012;44:2045–2056.
9. Quattrone RD, Eichner ER, Beutler A, et al. Exercise collapse associated with sickle cell trait (ECAST): case report and literature review. *Curr Sports Med Rep*. 2015;14(2):110–116.

10. Robertson JA, Ray TR. Hematologic problems in athletes. In: Madden C, Putukian M, McCarty E, Young C, eds. *Netter's Sports Medicine*. Philadelphia, PA: Elsevier, Inc.; 2010:209–211.

11. Shaskey DJ, Green GA. Sport haematology. *Sport Med*. 2000;29(1):27–38.

12. Telford RD, Sly GJ, Hahn AG, Cunningham RB, Bryant C, Smith JA. Footstrike is the major cause of hemolysis during running. *J Appl Physiol*. 2003;94:38–42.

第39章

运动内分泌学

Darryl E. Barnes, Russell A. Bergum

糖尿病（DM）

1. 高血糖症继发于代谢异常，并伴有：

（1）胰岛素分泌异常。

（2）胰岛素受体异常。

2. 1型糖尿病是胰岛素的绝对缺乏。缺乏胰腺β细胞＝依赖外源性胰岛素。

3. 引起2型糖尿病的最常见形式：

（1）代偿性胰岛素分泌反应不足。

（2）细胞受体对胰岛素的抵抗。

4. 出现以下情况之一，可以明确诊断：

（1）有糖尿病症状，随机血糖≥200mg/dL。

（2）两次空腹血糖≥126mg/dL。

（3）餐后2小时血糖≥200mg/dL。

5. 治疗：运动，适当的饮食，药物和胰岛素（所有1型糖尿病患者、一些2型糖尿病患者使用胰岛素，以及2型糖尿病患者口服降糖药），以及监测糖化血红蛋白（HbA_{1C}）。

6. 运动有助于控制高血糖症，增加肌肉的葡萄糖利用率。

（1）肌肉中的葡萄糖用于提供能量。

（2）肌糖原的糖原分解。

（3）胰高血糖素和其他激素刺激肝脏糖异生和糖原分解。

（4）"慢收缩"肌肉纤维数量的增加、线粒体酶增加、肌肉毛细血管增加都导致葡萄糖的使用效率更高。

（5）细胞表面葡萄糖转运蛋白（GLUT4）的数量增加。

A. 2型糖尿病引起GLUT4畸变，阻碍葡萄糖进入细胞。

B. 肌肉收缩诱导2型糖尿病中GLUT4的产生，以改善葡萄糖代谢。

7. 影响运动生理的糖尿病因素。

（1）取决于基线心血管健康水平和糖尿病的类型。

（2）药物：一旦给予外源性胰岛素，则不能进行调节，并可导致低血糖。

（3）在高血糖（＞250mg/dL）状态下进行运动，可能会通过低胰岛素血症引起肝脏葡萄糖生成，从而加重高血糖症。

糖尿病患者可从运动中获益

1. 2型糖尿病获益主要表现在降低糖化血红蛋白和减少药物剂量或对药物的需求。

（1）定期有氧运动（30~60分钟，50%~80% $VO_{2\,max}$，3~4次/周），可使糖化血红蛋白降低10%~20%。

（2）每周2次抗阻力运动可使糖化血红蛋白降低7%~13%。

2. 1型糖尿病仍需要严格控制饮食，并进行胰岛素治疗。

糖尿病患者的运动风险

1. 低血糖、高血糖、周围血管疾病、心血管疾病、血压异常、蛋白尿、皮肤溃疡、视网膜疾病和退行性关节病。在开始运动计划之前，应评估糖尿病患者的微血管和大血管并发症。

2. 低血糖症是最常见的风险，尤其是胰岛素依赖性糖尿病和服用磺脲类药物的患者。

（1）患有糖尿病超过 5 年，会增加不良反调节机制对低血糖反应的风险。

（2）将外源性胰岛素置于任何皮下（SC）组织或肌肉中，均可以增加这些组织中吸收率增加引起的低血糖风险。然而，糖尿病患者应避免在运动前将胰岛素注射到运动的肢体中（如跑步前避免在腿部注射胰岛素）。

（3）由于肝脏和肌肉通过血糖补充糖原储存，迟发性低血糖最迟可以发生在运动后 28 小时。预防 = 每 30 分钟剧烈运动消耗 40g 碳水化合物。

（4）轻度低血糖症状（葡萄糖 50~70mg/dL）：头痛、头晕和饥饿。

A. 摄入碳水化合物（橙汁等）。

B. 监测症状和血糖水平，以防止严重的低血糖。

C. 如果病情严重，可皮下注射或肌内注射 1mg 胰高血糖素。

处理

1. 运动前 30 分钟检查血糖。

2. 长时间运动（10 公里跑、足球、篮球等）。

（1）由于存在高血糖的风险，如果运动前葡萄糖 > 250mg/dL 并伴有酮体或葡萄糖 > 300mg/dL，则应避免运动。

（2）如果不伴有酮体，可参加短时间运动（< 10 分钟）。

（3）低血糖状态（血糖 < 100mg/dL）应禁止参加运动。

3. 糖尿病管理方案的调整。

（1）活动前 3 小时低血糖指数餐。

（2）活动前 1 小时吃小零食。

（3）胰岛素活动高峰后运动。运动期间将胰岛素峰值基数降低 20% ~50%。

（4）如果血糖在 100~130mg/dL，则在中等强度运动之前补充 2 次碳水化合物或在剧烈运动之前

补充 3 次碳水化合物。

（5）如果血糖在 130~180mg/dL，则在中等强度运动之前补充 1 次碳水化合物或在剧烈运动之前补充 2 次碳水化合物。

（6）如果血糖在 180~250mg/dL，则运动前无须进食。

4. 胰岛素泵 [连续皮下注射胰岛素（CSII）系统]。

（1）通过自动提供连续的基础胰岛素和餐前胰岛素推注，提高便利性和依从性。

（2）运动前 1 小时，将基础速率降低 50%。如果是低强度运动，可减少餐前胰岛素剂量并保持基础速率不变。

5. 功能障碍引起高血糖：从置入部位移出输注装置（置入的导管）或胰岛素热失活。

6. 游泳和进行接触 / 碰撞性运动时，移除装置（留置输液器）。

（1）活动 < 1 小时，提前 30 分钟停止。

（2）活动 > 1 小时，运动前 1 小时将基础速率降低 50%，停止运动，并在运动期间每小时给予 50% 的基础速率。

7. 运动限制。

（1）增生性视网膜病变应避免使收缩压升高（> 180mmHg）的剧烈运动（如举重、等长收缩）、因眼内压升高而进行的倒立运动、水肺潜水或剧烈运动（如爆发式训练）。

（2）周围神经病 / 周围血管疾病应避免可能损伤足部的活动（如跑步）。

运动员的月经紊乱

1. 运动员的月经紊乱风险高于非运动员。

2. 运动员闭经发生率约为 50%，而普通人群为 3% ~5%（主要是体操运动员、耐力运动员、芭蕾舞演员、滑冰运动员）。

（1）原发性闭经：16 岁以前没有月经。

（2）继发性闭经：月经后停经 > 6 个月。

3. 有风险的运动员：运动强度大、体脂含量低、营养状况异常（饮食不规律）、初潮过晚和（或）有月经不规律史。

4. 运动本身不会引起闭经，可能会改善痛经。

5. 所有出现月经异常的运动员都需要进行诊断。

（1）病史和体格检查。

A. 溢乳。

a. 由药物使用或垂体瘤引起的高催乳素血症。

b. 产生高催乳素血症的药物。

- 安非他明。
- 大麻。
- 心血管药物（阿替洛尔、维拉帕米）。
- H2 阻滞剂。
- 草药疗法（茴香、葫芦巴）。
- 精神药物（选择性 5- 羟色胺再摄取抑制剂、三环类抗抑郁药、丁螺环酮）。
- 神经药物（丙戊酸、舒马曲坦）。

c. 检测催乳素水平。在普通人群中，高催乳素血症与 20% 的闭经病例有关。

- 如果催乳素 < 100ng/mL，可能是由药物引起的。
- 如果催乳素 > 100ng/mL，可能是由垂体腺瘤引起的。

d. 脑部 MRI 或 CT 检查垂体腺瘤。

B. 萎缩性阴道改变 / 干燥（低雌激素状态）。

C. 出口梗阻相关的解剖异常。

a. Asherman 综合征（宫腔镜检查）。

b. 先天性阴道和子宫缺失。

c. 处女膜闭锁。

d. 子宫和宫颈缺损。

D. 体重减轻。

E. 多毛症（多囊卵巢综合征）。

F. 男性化：提示肾上腺或卵巢肿瘤。

G. 视野缺陷：提示垂体腺瘤。

H. 身材矮小，性幼稚和蹼颈，提示 Turner 综合征。

（2）妊娠评估：育龄期女性继发性闭经的最常见原因。

（3）促甲状腺激素（TSH）：如果异常，则应进行甲状腺级联试验（T3、T4、游离 T4）。甲状腺功能减退症很少引起闭经。

（4）孕激素激发试验。

A. 区分雌激素缺乏症与正常或高雌激素水平。

B. 对于雌激素水平正常的患者，口服醋酸甲羟孕酮 10mg，每天 1 次，持续 5~7 天；或炔诺酮 5mg，每天 1 次，连续 7~10 天。在最终剂量的 1 周内，雌激素水平正常的人群均会发生出血，无排卵是闭经的预期原因。而无出血者可能存在雌激素缺乏症或者流出道阻塞。

（5）雌激素 - 孕激素激发试验。

A. 区分流出道阻塞和雌激素缺乏。

B. 给予雌激素 21~25 天。

C. 最后 5~7 天给予孕酮，以引起停药性出血。

D. 无出血提示流出阻塞。

E. 出血提示雌激素缺乏症（需要进一步检查）。

（6）促性腺激素水平。

A. 促卵泡激素（FSH） > 40mIU/mL，提示原发性卵巢功能衰竭（POF）或绝经。

B. FSH 和促黄体生成素（LH）均升高，提示 POF。

C. LH ：FSH > 2：1，提示多囊卵巢综合征。

D. 低水平的 LH 和 FSH，提示青春期前状态或下丘脑、垂体功能障碍（即女运动员三联征、神经性厌食症）。

（7）雄激素测试。

A. 检查痤疮、多毛症和男性化的患者。

B. 睾酮水平 > 200ng/dL，可能是卵巢来源。检查是否存在肿瘤。

C. 双脱氢表雄酮（DHEAS） > 7mg/dL，可能是肾上腺来源。检查是否存在肿瘤。

（8）核型分析（30 岁前 POF 或 Turner 综合征证据）。

（9）对于闭经 > 6 个月的患者，建议进行骨密度筛查。

处理

1. 闭经的 4 个主要原因：高催乳素血症、低促性腺激素、高促性腺激素和正常促性腺激素。低促性腺激素与闭经的运动原因有关。

2. 低促性腺激素性闭经的治疗。

（1）增加体重，保持运动强度。

（2）保持体重，降低运动强度。

A. 解决饮食障碍（饮食 / 心理咨询）。

B. 休息（2个月）或减少 10% 的训练（强度 / 持续时间 / 频率）。

C. 口服避孕药，防止骨质流失，直至月经恢复正常。吸烟、高血压或有偏头痛史的患者，应避免使用。

D. 每天补钙 1.5g，维生素 D 800IU。

E. 非育龄期骨质疏松症患者的抗再吸收治疗。由于其致畸性，应避免在育龄期使用。

骨质疏松症 / 骨量减少

诊断

1. 双能 X 线吸收法（DEXA）。

（1）T 评分 ≤ -2.5，提示骨质疏松症。

（2）T 评分在 -1.0 和 -2.5 之间，提示骨量减少。

2. 可见于能量严重不足的运动员（每天能量可用＜ 30kcal/kg 无脂体重）和低雌激素状态。

3. 女运动员三联征（见下文）。

处理

1. 药物：雌激素、降钙素、双膦酸盐、雷洛昔芬和重组人甲状旁腺激素。

2. 停止吸烟。

3. 体育活动。

（1）负重锻炼。

（2）抗阻练习。

（3）冲击（即跳跃）运动，如果可以的话。

4. 如果存在显著的能量缺乏并伴有功能性下丘脑性闭经，那么在能量缺乏得到纠正之前，上述治疗将不会成功。

女运动员三联征

下列因素的相互关系

1. 能量供应（如饮食失调）。

2. 月经功能（如闭经）。

3. 骨密度（如骨质疏松症）。

低能量利用率

1. 低能量利用率是主要因素。

2. 有意的、无意的或病理性的。

3. 不一定与临床饮食失调有关。

风险因素

1. 心理方面：完美主义者，强迫症，抑郁史，饮食紊乱。

2. 饮食 / 训练：过度训练，频繁节食，早期运动专业化。

3. 社交方面：父母、队友、教练对体重的批评；满足体重限制的压力；频繁的体重循环。

4. 医学：有应力性骨折、无法愈合的损伤、月经不调、骨量减少或骨质疏松症等病史。

诊断

1. 不需要同时出现三联征。

2. 低能量利用率：青少年体重指数（BMI）＜ 17.5kg/m^2 或＜ 85% 的预期体重。

3. 闭经：原发性和继发性闭经史或医学检查。

4. 骨密度：DEXA 扫描以评估骨量减少或骨质疏松症。

5. 任何组件都可能导致功能下降和健康质量下降。

处理

1. 教育，多学科方法。

2. 增加能量利用：多吃，饮食咨询。

3. 减少能量消耗：减少运动频率、持续时间、强度或这些因素的组合。

4. 补充雌激素（口服避孕药）以防止骨质流失（见上文讨论），并确保摄入充足的钙（1500mg/d）和维生素 D（800IU/d）。

5. 负重运动，抗阻训练。

6. 如果存在进食障碍，可进行心理治疗（认知行为疗法），可能需要添加选择性 5- 羟色胺再摄取抑制剂用于治疗并发症（如焦虑、抑郁）。

（徐一宏　译）

推荐阅读

1. Anish EJ, Klenck CA. Exercise as medicine: the role of exercise in treating chronic disease. In: McKeag DB, Moeller JL, eds. *ACSM's Primary Care Sports Medicine*. 2nd ed. Philadelphia, PA: Lippincott Williams and Wilkins; 2007.

2. Beals KA, Meyer NL. Female athlete triad update. *Clin Sports Med*. 2007;26:69–89.

3. Colberg SR, Swain DP. Exercise and diabetes control: a winning combination. *Phys Sportsmed*. 2000;28:63–81.

4. De Souza MJ, Nattiv A, Joy E, et al. 2014 Female Athlete Triad Coalition Consensus Statement on Treatment and Return to Play of the Female Athlete Triad: 1st International Conference held in San Francisco, California, May 2012 and 2nd International Conference held in Indianapolis, Indiana, May 2013. *Br J Sports Med*. 2014;48(4):289.

5. McAuley KA, Williams SM, Mann JI, et al. Intensive lifestyle changes are necessary to improve insulin sensitivity: a randomized controlled trial. *Diabetes Care*. 2002;25:445.

6. McCulloch DK. Effects of exercise in diabetes mellitus in adults. UpToDate Online 15.3. http://www.uptodate.com. Published 2008.

7. Nattiv A, Loucks AB, Manroe MM, Sanborn CF, Sundgot-Borgen J, Warren MP. The female athlete triad: position stand. *Med Sci Sports Exerc*. 2007:1867–1882.

8. Report of the expert committee on the diagnosis and classification of diabetes mellitus. *Diabetes Care*. 1997;20:1183–1197.

9. Trojian TH. Endocrine. In: McKeag DB, Moeller JL, eds. *ACSM's Primary Care Sports Medicine*. 2nd ed. Philadelphia, PA: Lippincott Williams and Wilkins; 2007.

10. Warren MP, Chua AT. Exercise-induced amenorrhea and bone health in the adolescent athlete. *Ann NY Acad Sci*. 2008;1135:244–252.

第 **40** 章

运动妇产科学

Darryl E. Barnes, Russell A. Bergum

妊娠与训练

运动对母体和胎儿的益处

1. 孕产妇。

（1）限制妊娠期体重增加。

（2）改善心血管健康。

（3）减少肌肉骨骼不适。

（4）减少下肢水肿。

（5）改善情绪。

（6）控制或改善妊娠高血压和妊娠糖尿病。

（7）减少并发症性分娩。

（8）减少剖宫产率。

（9）缩短主动分娩时间。

2. 胎儿。

（1）增强抗压能力。

（2）减少脂肪量。

（3）增强神经行为性成熟。

（4）一些研究表明，分娩时间可能会缩短。

（5）减少胎儿窘迫。

心肺因素

1. 持续训练的运动员在妊娠期间可保持与妊娠前相同的心肺健康水平。

2. 相比于久坐的对照组，妊娠期间活跃的运动员（休息时或次极量运动时）能在给定心率下完成更多的工作。

（1）与非妊娠状态相比，妊娠女性绝对最大摄氧量显著提高。

（2）妊娠女性体重增加。

心血管因素

1. 妊娠 6~8 周：血容量、心搏出量和心率均开始增加。

2. 妊娠 16~18 周。

（1）心排血量提高 30%~50%。

（2）妊娠女性血容量增加 40%~50%。

（3）每搏输出量增加。

（4）心率增加 15~20 次 / 分。

（5）呼吸频率加快。

A. 胸径扩张后肺活量保持不变。

B. 妊娠晚期由于残气量减少，氧储备减少。

C. 血细胞比容和血红蛋白浓度降低。

D. 极限运动能力下降。

能量平衡系数

1. 妊娠早期，每天额外 150kcal。

2. 妊娠中期和妊娠晚期，每天额外 350kcal。

3. 代谢率增加 10%~20%。

4. 胰岛素抵抗逐渐增加。

体温调节因素

1. 由于静息体温进行性下降，热惯量增加。

2. 出汗阈值降低，导致提前蒸发散热。

3. 促进皮肤血管扩张，提高每分通气量。

（1）增加身体核心能量传递。

（2）胎儿适宜的热梯度。

胎儿健康

胎儿出生体重

研究表明，运动频率与出生体重相关。

1. 每周运动 5~7 天：新生儿体重低于对照组。

2. 每周运动 3~4 天：新生儿体重高于对照组。

3. 没有证据表明在这种情况下新生儿体重减轻有任何不利影响。

急性胎儿窘迫

1. 缺氧引起的胎儿心动过缓，提示急性胎儿窘迫。

2. 可能是中等强度至高强度训练导致的。

3. 亚极量运动可增加胎儿心率，对新生儿健康无不良影响，母婴更健康。

高热

1. 浸泡在热水浴缸中，核心体温升高，神经管畸形。

2. 体温调节机制完整，在合适环境下反应正常。

3. 避免在极端环境（炎热且潮湿）下训练。

4. 鼓励控制运动强度 / 频率 / 持续时间，并维持良好的水合作用。

早产

1. 宫颈功能不全或有多次早产或流产史的女性复发风险较高，妊娠期不宜运动。

2. 如果没有如上述病史，可以进行轻到中等度的运动。

运动对胎儿的益处

1. 短期。

（1）减少分娩时的胎儿窘迫。

（2）产后 5 天，母亲在妊娠期锻炼的婴儿明显能更好地：

　A. 适应环境刺激。

　B. 声音、光轻微惊吓后可自行恢复平静。

2. 长期：5 岁时，母亲在妊娠期锻炼的儿童。

（1）体脂含量更低。

（2）体重更轻。

（3）根据 5 个皮褶的总和判断其体脂较低。

肌肉骨骼因素

体重变化

1. 重心转移（向前向上）。

（1）腰椎前凸增加：可能导致腰痛。

（2）平衡改变：调整活动以避免受伤。

2. 放松和雌激素增加导致的关节松弛。

（1）膝关节、踝关节、骶髂关节与耻骨联合尤其易受影响。

（2）调整活动以保护关节。

泌乳

母乳喂养

1. 与非母乳喂养相比，能更快地减少妊娠期增加的体重。

2. 母乳的质量和总量与运动无明显关系。剧烈运动可能导致母乳中乳酸含量增加，且婴儿可能会拒奶。

3. 一般来说，应当鼓励运动和母乳喂养。

妊娠与锻炼的建议

个体评估

1. 妊娠前健康状况及病史。

2. 如果健康患者妊娠前没有运动，可开始低强度和缓慢的渐进式运动计划。

3. 产妇目标安全心率为 140~160 次 / 分（最大心率的 70%~80%）。

4. 运动员可以继续训练，但需要调整和监控训练计划。

5. 妊娠中期和妊娠晚期应避免仰卧位训练。

6. 美国运动医学学院（ACSM）和疾病控制与预防中心（CDC）建议每周至少进行 30 分钟的运动。

绝对和相对禁忌证

美国妇产科学院（ACOG）指南描述了妊娠期运动的绝对和相对禁忌证，以及妊娠期间停止运动的警告信号（表 40.1 和表 40.2）。

妊娠期锻炼

具体建议见表 40.3。

表 40.1　妊娠期有氧运动绝对和相对禁忌证

绝对禁忌证	相对禁忌证
慢性疾病相关	**慢性疾病相关**
限制性肺病	慢性支气管炎
血流动力学不稳定性心脏病	极端病态肥胖症
产科高危因素相关	体重过轻（BMI < 12）
宫颈功能不全 / 宫颈环扎	严重贫血
有早产风险的多胎妊娠	控制不佳的高血压
妊娠中期或晚期持续性出血	控制不佳的甲状旁腺功能亢进症
妊娠 26 周后，胎盘前置	控制不佳的癫痫
子痫前期 / 妊娠高血压	控制不佳的 1 型糖尿病
妊娠期早产	**产科并发症相关**
胎膜早破	妊娠期宫内发育迟缓
	其他
	重度烟瘾
	极长时久坐生活史
	骨骼缺陷
	未评估的妊娠女性心律失常

Source: Adapted from ACOG committee opinion. Exercise during pregnancy and the postpartum period. Number 267, January 2002. American College of Obstetricians and Gynecologists. Int J Gynecol Obstet. 2002;77(1):79–81.

表 40.2　妊娠期间停止运动的警告信号

产科并发症相关

羊水泄露
胎动减少
早产
阴道出血

其他

小腿疼痛或肿胀（排除血栓性静脉炎）
胸部疼痛
头晕
运动前呼吸困难
头痛
肌肉无力

Source: Adapted from ACOG committee opinion. Exercise during pregnancy and the postpartum period. Number 267, January 2002. American College of Obstetricians and Gynecologists. Int J Gynecol Obstet. 2002;77（1）:79–81.

盆底功能失调

1. 类别。
（1）大小便失禁。
（2）盆腔器官脱垂。
（3）慢性疼痛综合征。
（4）感觉和功能异常。

2. Kegel 运动建议产后加强盆底肌肉组织锻炼，以减少盆底功能障碍。

3. 压力性尿失禁（SUI）和急迫性尿失禁（UUI）在优秀女性运动员（田径、体操、蹦床）中普遍存在。
（1）SUI：41%。
（2）UUI：16%。
如果有潜在进食障碍：
A. SUI：49.5%。

表 40.3　建议：妊娠期特别训练

有氧运动
- 中低强度
- 妊娠 4 个月后避免仰卧位

竞技体育
- 妊娠期间避免任何碰撞 / 竞技性运动

骑自行车
- 妊娠期间可以进行自行车锻炼：固定自行车更加安全
- 随着妊娠期延长，专业自行车手可以从赛车 / 旅行车变成室内健身车

高山滑雪和越野滑雪
- 教育并鼓励回避相关活动，有经验的滑雪者应当格外注意
- 新手滑雪者不应在妊娠期间滑雪
- 越野滑雪比高山滑雪风险小

滑冰
- 教育并鼓励回避相关活动，有经验的滑雪者应当格外注意
- 其他所有人都应避免在妊娠期间滑冰

慢跑
- 妊娠期间不要开始慢跑
- 维持同等的体力消耗水平（随着妊娠的进展，降低速度和距离）

水肺潜水
- 避免增加发生胎儿减压病的风险

游泳
- 妊娠期间可以安全开展游泳活动，避免极端温度

举重
- 鼓励使用适当的呼吸技巧
- 避免仰卧训练

Source: From Nogle SE, Monroe JS. Conditioning and training programs for athletes/nonathletes. In: McKeag DB, Moeller JL, eds. ACSM's Primary Care Sports Medicine, 2nd ed. Philadelphia, PA: Lippincott Williams and Wilkins. 2007:81–105.

B. UUI：20%。

（3）与非运动员相比，高强度的运动员对盆底的解剖和功能要求更高，因此需要更强的盆底来保持无症状发生。通过下列一种或多种方法治疗：

A. 行为纠正：膀胱训练，计划排便，尿液管理。

B. 非手术治疗：物理治疗，电刺激法。

C. 医疗器械：插尿管，子宫托。

D. 药物治疗：抗胆碱能药（运动员慎用），局部雌激素，丙咪嗪。

E. 介入治疗：A 型肉毒素，射频治疗，膨大材料注射，骶神经刺激器。

F. 手术治疗：吊带手术、膀胱颈悬吊术、人工尿道括约肌。

G. 可吸收衬垫与导管。

H. 生活方式。

a. 饮食：避免膀胱刺激物，如液体（咖啡因、酒精）、辛辣食物和酸性食物（柑橘类、番茄、巧克力）。

b. 戒烟。

c. 减重。

阴唇外伤

1. 性生殖器创伤很罕见。自行车运动是引起女性阴唇损伤最常见的运动。

2. 病史和体格检查。

（1）检查生殖器区域和外尿道是否有肿胀（血肿形成）、出血和撕裂。

（2）寻找其他潜在的创伤（如骨盆骨折）。

3. 治疗。

（1）冰敷，压迫，保护和 NSAID。

（2）修复单纯撕裂伤：参考复杂或广泛撕裂伤。

（3）如果骨盆 / 泌尿生殖系统有严重的创伤，应请专科医生诊治。

（薛超　译）

推荐阅读

1. ACOG committee opinion. Exercise during pregnancy and the postpartum period. Number 267, January 2002. American College of Obstetricians and Gynecologists. *Int J Gynecol Obstet.* 2002;77(1):79–81.
2. American College of Sports Medicine. *ACSM's Guidelines for Exercise Testing and Prescription.* 6th ed. Philadelphia, PA: Lippincott Williams and Wilkins; 2000.
3. Bo K. Urinary incontinence, pelvic floor dysfunction, exercise and sport. *Sport Med.* 2004;34(7):451–464.
4. Bo K, Borgen JS, Sundgot J. Prevalence of stress and urge urinary incontinence in elite athletes and controls. *Med Sci Sports Exerc.* 2001;33(11):1797–1802.
5. Campbell MK, Mottola MF. Recreational exercise and occupational activity during pregnancy and birth weight. A case-control study. *Am J Obstet Gynecol.* 2001;184:403–408.
6. Hay-Smith EJ. Pelvic floor muscle training versus no treatment, or inactive control treatments, for urinary incontinence in women. *Cochrane Database Syst Rev.* 2006;(1):CD005654.
7. Kruger JA. Pelvic floor function in elite nulliparous athletes. *Ultrasound Obstet Gynecol.* 2007;30(1):81–85.
8. Melzer K, Schutz Y, Boulvain M, Kayser B. Physical activity and pregnancy, cardiovascular adaptations, recommendations and pregnancy outcomes. *Sports Med.* 2010;40(6):493–507.
9. Milunsky A, Ulcickas M, Rothman KJ, Willett W, Jick SS, Jick H. Maternal heat exposure and neural tube defects. *JAMA.* 1992;268:882–885.
10. Nogle SE, Monroe JS. Conditioning and training programs for athletes/nonathletes. In: McKeag DB, Moeller JL, eds. *ACSM's Primary Care Sports Medicine.* 2nd ed. Philadelphia, PA: Lippincott Williams & Wilkins; 2007:81–105.
11. Pivarnik JM, Ayres NA, Mauer MB, Cotton DB, Kirshon B, Dildy GA. Effects of maternal aerobic fitness on cardiorespiratory responses to exercise. *Med Sci Sports Exerc.* 1993;25:993–998.
12. Pivarnik JM, Perkins CD, Moyerbrailean T. Athletes and pregnancy. *Clin Obstet Gynecol.* 2003;46:403–414.
13. Wright KS, Quinn TJ, Carey GB. Infant acceptance of breast milk after maternal exercise. *Pediatrics.* 2002;109(4):585–589.

第41章

运动传染病学

David M. Siebert, John W. O'Kane Jr.

血液病毒：艾滋病病毒（HIV）

流行病学

1.除拳击外，人们认为通过运动传播 HIV 的风险极低。根据运动员的 HIV 感染率、经皮传播的风险和出血风险，美国国家橄榄球联盟估计在 100 万场比赛中传播的风险不足 1 人，或者在 8500 万名接触者中不到 1 人。

2.一些运动员可能会在比赛之外表现出更大的风险行为，包括注射兴奋剂和其他社会高危行为。通过针头或针刺伤害传播的风险可能显著高于比赛传播。HIV 无法通过"正常"身体接触、共享运动器材等传播。

3.目前还没有在体育运动中传播 HIV 的确诊病例，只有一个可能但未经证实的意大利足球界的病例。

4.美国儿科学会（AAP）和职业安全与健康管理局（OSHA）广泛采用的指南建议：不需要进行常规检测，不公开 HIV 状况，不排斥 HIV 阳性运动员参加。建议遵守普遍的预防措施，大多数体育组织都有关于出血控制的规则。

5.没有大型组织建议进行常规检测，拳击和其他搏击运动除外，许多州要求进行 HIV 检测以获得参与许可。疾病控制和预防中心（CDC）建议至少对 13~64 岁的人群进行一次检测。

诊断

1.阳性酶联免疫吸附测定（ELISA）筛选，以明确蛋白质免疫印迹：

（1）筛选检测 HIV-1/HIV-2 抗体或抗原，尤其是拳击运动。

（2）筛查阳性可能在感染 4 周或更长时间后发生，尽管最近一代的检测通常在 2~3 周内转为阳性。

（3）蛋白质免疫印迹可在阳性筛选后确认诊断，并区分 HIV-1 和 HIV-2。

2.聚合酶链反应（PCR）定量 HIV 核糖核酸（RNA）水平，并在 11 天内呈阳性。最敏感的测试可能在 5~10 天内呈阳性。

治疗

1.抗反转录病毒疗法可以有效减少病毒载量、HIV 进展、机会性感染和死亡。

2.通过改善健康促进参与运动，以及减少病毒载量来降低传播风险。

3.治疗通常涉及来自两个不同类别的三种药物治疗方案。在初始药物选择之前，应进行耐药性测试。已证明接受过 HIV 药物治疗特殊培训的医生可以取得优异的成果，可以向他们咨询。

4.高活性抗反转录病毒疗法（HAART）方案：恩曲他滨 + 替诺福韦（两种核苷反转录酶抑制剂）+ 依法韦仑（非核苷反转录酶抑制剂）。这三种药物组合服用。

血液传播的病原体：乙型肝炎和丙型肝炎

流行病学

1. 乙型肝炎病毒（HBV）在世界范围内的患病率不同，有些地区的患病率超过8%。血液中的病毒浓度高于HIV，经皮传播的风险是HIV的50~100倍。HBV是一种比HIV更顽强的病毒，可以在环境表面存活1周或更长时间。HBV传播的风险高于HIV，日本的一个相扑摔跤俱乐部和大学美式橄榄球队均有相关记录。

2. 在美国，丙型肝炎病毒（HCV）的患病率估计为1.0%~2.0%。慢性HCV感染是肝移植和肝细胞癌的最常见原因。经皮传播的风险是HIV的10倍。没有记录可通过体育活动传播。有记录表明，队友之间可通过共用注射兴奋剂的针头进行传播。

诊断

1. HBV急性感染的特征是HBsAg和（或）有乙型肝炎核心抗原的IgM。一些（但不是全部）在临床上发展为肝炎。HBsAg的缺失和HBsAb的发展标志着恢复和免疫。慢性感染的特征是持续存在HBsAg和缺乏HBsAb。

2. HCV急性感染很少引起临床肝炎，但常导致慢性HCV感染。HCV抗体酶免疫法用于HCV感染的筛选。如果呈阳性，HCV RNA可检测慢性感染并指导治疗。

治疗

1. 美国和许多其他国家普遍建议接种HBV疫苗。治疗包括干扰素和一些抗病毒药物。职业拳击限制HBV感染者的参与，根据接触性运动传播的报告，慢性HBV感染患者不应参加碰撞和格斗运动。然而，对于无症状运动员没有绝对的禁忌或限制的必要。

2. 标准干扰素和聚乙二醇干扰素α是HCV感染的经典治疗选择，尽管新的抗病毒治疗方案具有潜在的疗效（如利地帕昔韦＋索福斯比韦）。正确的治疗方案（及其疗效潜力）取决于几个因素，重要的是HCV基因型。美国一些地区拳击委员会测试HCV，但除此之外，没有关于HCV患者参加体育活动的正式建议。由于缺乏抗HCV的免疫能力和传播风险，建议参与接触或碰撞性运动时应谨慎。与HIV和HBV一样，无症状患者可以不受限制地参加大多数运动。

发热性疾病

流行病学

1. 小核糖核酸病毒导致的上呼吸道感染（URI）是最常见的病因。

2. 差异较大，应以不同方式治疗常见的感染，如单核细胞增多症、A组链球菌性咽炎、细菌性鼻窦炎、脑膜炎、肺炎、胃肠道感染、肾盂肾炎或由播散性细菌性皮肤感染引起的全身症状。

诊断

临床诊断应基于临床怀疑的URI和其他测试。

治疗

1. 对于典型的URI症状，可以继续训练，但如果出现严重疲劳，则应调整训练。考虑传染给队友的风险。退热药、镇痛药和减充血剂可有所帮助（一些运动管理机构禁止某些减充血剂）。

2. "颈部规则"可能会有所帮助。颈部以下的症状（高烧、深度咳嗽）应限制训练直至症状消退。颈部以上的症状（充血、喉咙痛）与持续参与是一致的。

3. 训练和比赛的禁忌证具体包括：

（1）高热（病毒血症引起的心肌炎风险增加）。

（2）呕吐和腹泻（脱水和感染传播的风险）。

（3）脾大（脾破裂的风险）。

（4）传染性皮疹。

（5）伴有呼吸困难／呼吸急促的深度咳嗽或哮鸣。

（6）潜水员的鼻窦炎，因为存在气压伤的危险。

莱姆病

流行病学

1. 由伯氏疏螺旋体引起的蜱传疾病，可通过黑蜱叮咬传播。

2. 莱姆病在美国东北海岸线最常见，每年每 10 万人中有 30 例患者。其次是中西部，尽管这种疾病非常罕见，但从西海岸的加利福尼亚到华盛顿仍然存在。

3. 不会在人类间传染。

诊断

1. 直径＞ 5cm 的游走性红斑（EM）皮疹或血清学阳性的常见症状。在美国，80% 的感染者在被蜱虫叮咬约 1 个月后发生 EM。

2. 常见的症状包括疲劳、头痛、关节痛、肌痛和颈部僵硬。上呼吸道和胃肠道症状并不常见。早期阶段可能存在淋巴结病。

3. 出现典型症状时，不需要进行血清学检测。当患者出现 EM 时，莱姆病血清学通常在疾病早期呈阴性。ELISA 是首选的筛选试验，可采用免疫印迹进行阳性筛选试验。

4. 如果未经治疗，晚期表现包括关节炎，通常累及膝关节，并可能存在神经系统（颅神经病 / 脑病）或心脏异常。

治疗

1. 多西环素 100mg 治疗 2~3 周，每天 2 次。

2. 阿莫西林 500mg，每天 3 次；或头孢呋辛 500mg，每天 2 次，是 8 岁以下儿童和妊娠女性的替代药物或一线治疗药物。

3. 晚期疾病 / 关节炎的治疗建议类似，但许多人建议将治疗持续时间延长至 4 周。

传染性单核细胞增多症

流行病学

1. 最常见的是 EB 病毒（EBV）感染，较少见巨细胞病毒（CMV）感染。

2. EBV 传染性最低。

（1）不足 5% 可确定接触感染源、传播媒介。

（2）1~2 个月的潜伏期。

（3）15% ~25% 的血清阳性成人通过口腔传播病毒。

3. EBV 血清学转换通常无症状。

（1）50% 的患者在 5 岁时转变。

（2）30% ~50% 的大学生血清阳性转化为传染性单核细胞增多症。

诊断

1. 主诉。

（1）第 1 周：身体不适，乏力，疲劳，发热，咽炎，颈部淋巴结肿大（前部和后部，后部更常见）。

（2）第 2~3 周：50% 的病例发生脾大。

A. 脾破裂是运动的并发症。

B. 脾破裂罕见，通常为非创伤性，常在症状出现后 2~21 天内发生。在疾病的第 3 周后几乎没有脾破裂的报道。

（3）全身症状通常在 3~4 周内消退，但明显的疲劳可持续 2~6 个月。

2. 诊断性测试。

（1）白细胞（WBC）10~20K，伴有非典型淋巴细胞增多症（＞ 10% 的非典型淋巴细胞）。

（2）在 EBV 感染中，传染性单核细胞增多症检测试剂盒（嗜异性抗体）在疾病的第 3 周时阳性率为 90%。假阴性在早期感染中很常见。

（3）EBV 或 CMV IgM 滴度在第 1 周阳性率为 90%。

治疗

1. 支持性治疗和休息是主要方法。

2. 如果气道受损，可使用皮质类固醇以避免扁桃体肥大。

3. 避免参与体育运动。

（1）症状出现后至少 3~4 周。

（2）直到全身症状消退，无法触及脾脏。

4. 如果临床检查不明确，并且希望在 6 周前恢复剧烈运动，可行超声（US）检查；由于成本、可变性和缺乏结果数据，常规超声存在争议。体型较大的运动员可能脾脏较大，因此必须谨慎解释轻度脾脏肿大。

5. 在能量水平允许的情况下，逐渐恢复运动。

6. 每周与运动员见面，以跟踪进程：

（1）"像感冒一样，每周见面一次。"

（2）除疲劳外，症状通常在 1 个月后消退。

（3）疲劳可持续 2~6 个月，早期恢复训练可能会加重并延长疲劳。

预防

免疫

1. 由于旅行、训练、近距离比赛及继续接受高强度训练导致短暂免疫抑制，运动员可能会增加许多感染的风险。

2. 参加预防接种可以检查免疫状况，并在必要时启动"追加"免疫接种。详细信息参见第 42 章。疾病预防控制中心提供的常规免疫接种指南参见：www.cdc.gov/vaccines/schedules/downloads/adult/adult-combined-schedule.pdf

3. 与运动员密切相关的免疫接种包括：麻疹、腮腺炎和风疹（MMR）、破伤风、流感、水痘、脑膜炎球菌、乙型肝炎和人乳头瘤病毒（HPV）（适用于男女运动员）。这些都是普遍推荐的。

4. 对于在流行地区旅行或生活的运动员，建议接种甲型肝炎疫苗。建议根据旅行目的地进行额外的免疫接种，并从 CDC 的 wwwnc.cdc.gov/travel/destinations/list 中获取最新建议。

流感

1. 由于 2009—2010 年的 H1N1 流感大流行，流感受到越来越多的关注。目前的年度疫苗包括 H1N1 疫苗。建议所有团队在每年秋季接种流感疫苗。

2. 关于非免疫个体接触后二级预防的作用存在争议。化学预防已被证明是有效的，但由于担心促进病毒耐药性的发展，CDC 警告不要广泛使用。在指导的病例中，如果在症状出现后 48 小时内开始使用神经氨酸酶抑制剂（扎那米韦和奥司他韦），可将流感持续时间缩短 1~3 天。奥司他韦更常报告耐药性。对于哮喘或慢性阻塞性肺疾病（COPD）患者，不推荐使用扎那米韦。

3. 在已知的暴发 / 暴露情况下，具有典型症状的患者可临床诊断流感。否则，快速抗原检测可以提供诊断，但敏感性为 40%~60%。PCR 检测具有更好的敏感性。

4. 建议妊娠女性、其他有感染性疾病和并发症高风险的患者进行抗病毒治疗。CDC 不建议对那些没有高风险的常规病例进行诊断性检测或抗病毒治疗，前提是它不会改变治疗方法（即症状出现后超过 48 小时）。

5. 对于处于竞技赛季或即将参与大型赛事的运动员，可提供抗病毒药物，以缩短病程。为了使这一策略有效，运动员必须接受教育，以便尽快报告典型症状和诊断，并将他们从队友中隔离出来。

关节感染

流行病学

1. 关节细菌感染。可以通过直接接种（咬伤 / 创伤）发生，但最常见的是血源性扩散。

2. 革兰阳性细菌感染最常见：金黄色葡萄球菌 [包括耐甲氧西林金黄色葡萄球菌（MRSA）] 和链球菌。

3. 创伤后、静脉注射（IV）药物后、年轻人和老年人或免疫功能低下的人更容易出现革兰阴性感染。

4. 化脓性关节炎的风险因素包括潜在的炎性关节炎（特别是类风湿）、糖尿病、人工关节或近期关节手术、静脉用药、酒精中毒和关节内皮质类固醇注射。

诊断

1. 常见症状：单纯关节肿胀，僵硬和疼痛，常伴发热。

2. 膝关节感染最常见。手腕、足踝和臀部感染较少见。其他关节很少感染。

3. 关节液 WBC 计数高（ > 100 000mm^3）。革兰阳性感染一般呈阳性。大约 50% 的病例血培养呈阳性。

治疗

1. 静脉注射抗生素。

（1）万古霉素用于革兰阳性染色或者等待培养结果的经验性治疗。

（2）根据病史，如果革兰阴性感染，采用万古霉素和第三代头孢菌素的可能性更大。

（3）根据感染的生物体和严重程度，建议静脉注射治疗大约 2 周，然后再进行 2 周的病原体特异性口服抗生素治疗。

2. 通常建议进行关节引流，但缺乏比较有无引流治疗及引流方法（穿刺、关节镜灌洗、开放灌洗）的研究。

性传播感染

流行病学

1. 在美国，与普通人群相比，运动员患性传播疾病（STD）的风险更高。

2. 对青少年运动员的研究表明，与非运动员相比，女运动员患性传播疾病和妊娠的风险较低。

3. 常见的性传播疾病包括淋病、衣原体、滴虫病、生殖器疣（主要是 HPV 6 和 11 型）或宫颈异型增生 / 癌变（主要是 HPV 16,18,52 型）、疱疹 [生殖器病变为单纯疱疹病毒 2（HSV 2）＞ HSV 1]。

4. 早期性交（年龄＜ 16 岁）的青少年患衣原体和 HPV 的风险特别高，研究表明感染率＞ 30%。15~19 岁女性衣原体感染率最高。

6. 性传播疾病包括乙型肝炎、丙型肝炎、艾滋病病毒和梅毒不常见。

诊断

1. 症状因感染而异。性传播疾病的常见表现包括阴道或尿道分泌物、疣、溃疡及女性盆腔炎（PID）。

2. 淋病、滴虫病和衣原体感染是最常见的性传播疾病。男性最有可能出现症状性尿道分泌物。女性可能有阴道分泌物，但比男性更容易出现无症状感染。衣原体在女性中通常无症状，但如果未经治疗，10% 的女性感染会发展为 PID。由于无症状感

染的高发病率，疾病预防控制中心建议每年对所有年龄在 24 岁及以下的性活跃女性进行淋病和衣原体检查。

诊断性试验包括：

（1）通过识别湿涂片上的生物来诊断滴虫病。

（2）男性的淋病可以通过革兰染色和分泌物培养来鉴别。这种技术对女性不太敏感。

（3）目前对淋病和衣原体最敏感和特异性的试验是核酸扩增。可以通过尿样或口腔、阴道拭子或直肠拭子进行测试。阴道拭子被 CDC 认为是最佳测试，并且阴道拭子在敏感性和特异性方面被认为是等效的。

3. HSV 是生殖器溃疡最常见的原因。原发性感染伴有前驱瘙痒和疼痛，随后发生疼痛的囊泡，这些囊泡会自发破裂，导致溃疡。常见局部淋巴结病和排尿困难。全身症状包括发热和肌肉痛，有一半以上的时间会出现上述症状。病变会自发消退，但病毒再激活会导致临床复发，通常在同一部位复发的囊泡较少。全身症状并不常见，反复发作的病变可能无症状。诊断性试验包括爆发期间囊泡液的病毒培养。液体的 PCR 更敏感。HSV 血清学可用于无活动性传播疾病变的患者的诊断。

4. HPV 会引起生殖器疣，致癌 HPV 株会引起宫颈和肛门 - 生殖器肿瘤。生殖器疣在外生殖器、肛门或子宫颈上表现为扁平、光滑或疣状丘疹。宫颈感染通常无症状，直到宫颈癌晚期才出现症状。通过定期宫颈涂片检测可以确定无症状感染，HPV DNA 检测可用于二级检测和筛查。筛查建议包括 21~29 岁女性每 3 年进行一次宫颈涂片检查。对于 30 岁或以上的女性，每 5 年进行一次 HPV 联合巴氏涂片检测。30 岁以下的女性不应使用协同测试。美国疾病控制与预防中心指出，在从未有过任何性接触的女性中，将宫颈涂片检测推迟到 21 岁之后是合理的。然而，主要群体 [美国妇产科医师大会（ACOG）、美国预防服务工作组（USPSTF）] 建议在 21 岁开始筛查，不论性生活如何，所有主要群体都建议不要在 21 岁之前进行筛查。

治疗

1. 衣原体可口服阿奇霉素，每次 1g；或多西

环素 100mg，每天 2 次，治疗 7 天。头孢克肟每次 400mg 或头孢曲松 250mg 肌内注射治疗淋病。由于常同时存在感染，除非排除了其中一种感染，否则建议联合治疗。伴侣也应接受治疗，治疗结束后 1 周内避免性交。

2. 滴虫病可口服替硝唑或甲硝唑治疗，每次 2g。局部使用甲硝唑复发率为 50%，多为尿道再感染。

3. HSV 感染无法治愈。避孕可以降低传播和感染的可能性。

（1）对于原发性感染，在发病后 72 小时内进行抗病毒治疗可缩短病程，减轻症状的严重程度。建议使用阿昔洛韦 400mg，每天 3 次，治疗 7~10 天；或者另一种抗病毒药物进行治疗。

（2）出现复发感染迹象时，立即使用阿昔洛韦 800mg，每天 3 次，治疗 2 天。

（3）复发频率更高的患者使用阿昔洛韦 400mg，每天 2 次，抑制治疗可降低传播风险。

4. 不直接治疗 HPV 感染。治疗旨在预防和控制 HPV 感染的后遗症。此外，大多数情况下 HPV 感染可能自发清除。

（1）可破坏或切除疣，但可能会复发，感染会在没有明显疣的情况下传播。

（2）咪喹莫特是一种批准用于治疗肛门生殖器疣的局部免疫调节剂。

（3）有两种针对 HPV 的疫苗：四价 Gardasil（HPV 6,11,16,18），涵盖了生殖器疣（HPV 6,11）和宫颈癌（HPV 16,18）的最常见病因。Cervarix 属于二价疫苗，涵盖了 HPV 16 和 HPV 18。疫苗分三次接种，并且在 HPV 暴露之前接种最有效。通常建议女孩和男孩从 11 岁开始使用 HPV 疫苗。

上呼吸道感染

流行病学

1. 由小核糖核酸病毒引起：鼻病毒，埃可病毒，柯萨奇病毒。

2. 通常通过手到手或手到面的分泌物传播，但不会通过雾化液滴传播。

3. 潜伏期为 2~3 天，症状通常持续 4~10 天。

4. 锻炼似乎会影响 URI 的易感性。适当运动可能具有保护作用，而剧烈运动可能会增加对感染的易感性。

（1）与低里程的跑步者相比，高里程跑步者出现 URI 症状的可能性是其 2 倍。研究报道，马拉松比赛后，URI 症状增加了 6 倍。

（2）易感性可能是由高强度训练引起的皮质醇增加和 IgM、唾液 IgA 和自然杀伤细胞减少造成的。

诊断

1. 通过临床进行诊断，诊断性检测应针对异常严重的症状，并且对更特异性的症状或无法解决的症状进行鉴别诊断。

2. 典型的症状包括充血、化脓性分泌物、咳嗽、咽痛、低热、头痛 / 鼻窦炎。

3. 常见的鉴别诊断包括过敏性鼻炎、急性支气管炎、肺炎、细菌性鼻窦炎、急性中耳炎、链球菌性咽炎和传染性单核细胞增多症。

治疗

1. 退热药、镇痛药、减充血剂和抗组胺药对症状治疗有效。一些体育管理机构禁止使用减充血剂。

2. 抗生素不会缩短病程，也不会缓解 URI 或支气管炎，因此应避免使用抗，以免产生抗生素耐药性。

3. 有明显疲劳、高热和全身症状（即颈部以下症状）的运动员应限制训练，直至症状有所改善（见发热性疾病和单核细胞增多症部分）。

耐甲氧西林金黄色葡萄球菌（MRSA）

流行病学

1. MRSA 在 20 世纪 60 年代被确定为院内感染。目前，它是美国最常见的社区获得性皮肤感染。

2. 最初发现时，医院获得性 MRSA 主要由两种不同类型组成，社区获得性 MRSA 是第三种类型。目前已经描述了其他类型，并且不同类型的感染不再限于一种或另一种情况。

3. 甲氧西林耐药是指甲氧西林最小抑制浓度

（MIC）为 4mcg/mL 或更高。MRSA 对所有 β - 内酰胺类抗生素都有耐药性，某些类型的 MRSA 对其他抗生素也产生了快速的耐药性，喹诺酮类就是其中之一。

4. 据报道，运动场所暴发 MRSA 时，运动员，特别是足球运动员，应被归为高危人群。当地卫生部门对一所大学橄榄球队的一次大规模疫情爆发进行了广泛的调查，怀疑是共用毛巾导致的感染传播，在毛巾表面和运动器材中培养出了 MRSA。

诊断

1. 在运动员中，MRSA 最有可能是皮肤感染，最常见的是脓肿。其他皮肤表现包括蜂窝织炎、坏死性筋膜炎和伤口感染。MRSA 还可以引起骨髓炎、耳和尿路感染、肺炎、心内膜炎和败血症。

2. 疼痛是典型的皮肤感染，表现为红斑、硬结，并且经常出现脓肿，可能会破溃排出脓液。病变最初常被误认为是蜘蛛咬伤。患者的病程从缓慢到迅速进展不等。

治疗

1. 对于软组织感染的经验性治疗，建议各不相同。一些人建议在培养前先用头孢菌素或双氯西林覆盖。其他人则认为，需要使用 MRSA 活性抗生素进行经验性治疗，而局部感染模式可以指导这一决定。

2. MRSA 的一线口服治疗对 A 组链球菌无效，因此一些权威机构建议在培养结果出来之前，应对 MRSA 和 A 组链球菌进行双重覆盖。

3. 运动员、教练员和运动训练人员需要了解感染的早期迹象。通常，切开引流可以提供充分的治疗。一些权威机构建议，对于健康个体中 < 5cm 的孤立性脓肿，推荐进行切开引流而不使用抗生素。有些人推荐对所有脓肿都进行培养，而另一些人则认为应对初始切开引流无效或更严重的病变进行细菌培养。

4. 对 MRSA 有效的常用口服抗生素包括甲氧苄氨嘧啶 - 磺胺甲噁唑（Bactrim DS），2 片，每天 2 次，克林霉素 300~450mg，每 6~8 小时一次；或米诺环素或多西环素 100mg，每天 2 次。建议治疗 7~10 天。

5. 对这些方案无反应的感染或者更严重的感染，应使用万古霉素静脉注射治疗（每 12 小时 15~20mg/kg）。利奈唑胺是一种二线口服和静脉注射药物，具有抗链球菌和 MRSA 的作用。据报道，MRSA 患者可迅速产生利奈唑胺耐药性，并且需要定期监测潜在的毒性。血小板减少症是利奈唑胺的常见不良反应。

6. 运动场所应纳入 MRSA 预防策略，包括：

（1）对运动员和工作人员进行关于 MRSA 感染的教育。

（2）运动员每次训练后使用杀菌肥皂洗澡。

（3）清洁并覆盖皮肤上的任何伤口或破损。

（4）使用通用预防措施。

（5）使用有效抗 MRSA 的抗菌剂定期清洁表面和共用设备。

（6）避免共用毛巾和其他个人卫生用品。

（张英磊　徐一宏　译）

推荐阅读

1. Bacon RM, Kugeler KJ, Griffith KS, Mead PS. Lyme disease—United States, 2003–2005. *MMWR Weekly*. 2007;56(23):573–576.
2. Becker JA, Smith JA. Return to play after infectious mononucleosis. *Sports Health*. 2014;6(3):232–238.
3. Gutierrez RL, Decker CF. Blood-borne infections and the athlete. *Dis Mon*. 2010;56:436–442.
4. King OS. Infectious disease and boxing. *Clin Sports Med*. 2009;28;545–560.
5. Kordi R, Wallace WA. Blood borne infections in sport: risks of transmission, methods of prevention, and recommendations for hepatitis B vaccination. *Br J Sports Med*. 2004;38:678–684.
6. Luke A, d'Hemecourt P. Prevention of infectious diseases in athletes. *Clin Sports Med*. 2007;26:321–344.
7. Neiman DC. Exercise, upper respiratory tract infection, and the immune system. *Med Sci Sports Exerc*. 1994;26(2):128–139.

第 *42* 章

运动过敏和免疫病学

Robert J. Dimeff, Rathna Nuti

预防接种

1. 运动医学医生可能是唯一关注运动员的医生。这种关系为促进与免疫接种有关的初级预防保健提供了机会。

2. 免疫接种包括应用灭活的或活的减毒病毒来提供免疫力。

（1）对于活的减毒病毒，最常发生的不良反应包括局部疼痛、对疫苗成分的超敏反应。

（2）以下情况通常被误认为是疫苗禁忌证：

A. 有或无发热的急性疾病。

B. 正在进行抗菌治疗。

C. 对先前的疫苗有轻度或中度局部反应。

D. 最近接触过传染病。

E. 过敏。

F. 有不良事件的家族史。

3. 运动医学医生应考虑以下几点：

（1）常规健康保健。

（2）对落后地区或疫苗接种较晚的人追加免疫接种。

（3）高危人群：免疫功能低下，慢性心血管或肺部疾病，无脾，镰状细胞病，糖尿病，肝硬化和 65 岁以上的老年人。

（4）与感染者有密切接触或近期有潜在接触。

（5）建议所有年龄超过 6 个月上的人群均接种流感疫苗。

（6）计划到流行地区旅行。

A. 理想情况下应该提前几个月计划。

B. 疾病控制和预防中心（CDC）网站提供有关旅行的推荐疫苗信息（wwwnc.cdc.gov/travel）。

4. CDC 疫苗接种计划表见表 42.1 至表 42.3。

过敏反应

1. 由肥大细胞和嗜碱性粒细胞脱颗粒引起的严重、急性、可能危及生命的全身反应。

2. 一般人群的患病率为 0.05%~2%。

3. 哮喘、过敏性鼻炎（AR）和特异反应是过敏反应的危险因素。

体征和症状

1. 感觉蜇伤或发热、潮红、全身瘙痒，以及直径为 1~2cm 的荨麻疹病变或血管性水肿。

2. 呼吸道症状，如喘息、咳嗽、胸闷、喘鸣、口腔或气道肿胀，以及呼吸窘迫。

3. 胃肠道（GI）症状，如呕吐、痉挛或腹泻。

4. 面色苍白，出汗，心悸，胸痛，心律失常，低血压。

5. 先兆晕厥，晕厥，头痛，濒死感，无意识。

6. 由缓释物质引起的迟发或"双相"反应。

（1）症状似乎已消失，但在 1~72 小时内再次发生（平均 10 小时）并且可能更严重。

（2）高达 25% 的致死或近乎致死的过敏反应发生。

表 42.1　0 ~ 6 岁人群的推荐免疫接种计划（美国，2015 年）

出生	1 个月	2 个月	4 个月	6 个月	12 个月	15 个月	18 个月	19~23 个月	2~3 岁	4~6 岁
Hep B	Hep B				Hep B					
		轮状病毒疫苗	轮状病毒疫苗	轮状病毒疫苗						
		DTaP	DTa P	DTaP		DTaP				DTaP
		Hib	Hib	Hib	Hib					
		PCV	PCV	PCV	PCV					
		IPV	IPV		IPV					IPV
					流感疫苗（每年）					
					MMR					MMR
					水痘疫苗					水痘疫苗
							Hep A（两剂）			

DTaP，白喉、破伤风和百日咳；Hep A，甲型肝炎疫苗；Hep B，乙型肝炎疫苗；Hib，B 型流感嗜血杆菌疫苗；IPV，灭活脊髓灰质炎疫苗；MMR：麻疹、腮腺炎和风疹疫苗；PCV，肺炎球菌结合疫苗；Rota，轮状病毒疫苗。

表 42.2　7 ~ 18 岁人口的推荐免疫接种时间表（美国，2015 年）

7~10 岁	11~12 岁	13~18 岁
Tdap（追加）	Tdap	Tdap（追加）
MCV4（高风险）	HPV（三剂）	HPV（追加）
	MCV4 　 MCV4（追加）	16 岁加强剂量
流感（每年）		
肺炎球菌（高风险）		
Hep A（追加和高风险）		
乙肝（追加）		
IPV（追加）		
MMR（追加）		
水痘（追加）		

Hep A，甲型肝炎；Hep B，乙型肝炎；HPV，人乳头瘤病毒；IPV，灭活脊髓灰质炎疫苗；MCV4，脑膜炎球菌结合疫苗；MMR，麻疹、腮腺炎和风疹；Tdap，成人破伤风、白喉和百日咳。

表 42.3　19 岁及以上人口的推荐疫苗（美国，2015 年）

年龄组 疫苗	19~21 岁	22~26 岁	27~49 岁	50~59 岁	60~64 岁	≥ 65 岁
流感	每年一剂					
TD/Tdap	用一次 Tdap 替代 Td 增强剂，然后每 10 年用 Td 增强剂					
水痘	两剂					
HPV	女性为三剂					
	如果高风险，男性为三剂					
带状疱疹					一剂	
MMR	一剂或两剂					
PCV13	高风险				一次剂量	
PPSV23	如果高风险，可以服用一剂或两剂				一剂	
脑膜炎双球菌	如果高风险，一剂或多剂					
甲型肝炎	如果高风险两剂					
乙型肝炎	如果高风险，三剂					
乙型流感嗜血杆菌	如果高风险，一或三剂					

Hib，B 型流感嗜血杆菌；HPV，人乳头瘤病毒；MMR，麻疹、腮腺炎和风疹；PCV13，肺炎球菌结合疫苗；PPSV23，肺炎球菌多糖疫苗；Tdap，成人破伤风、白喉和百日咳。

病因

1. 食物是过敏反应的最常见病因。

（1）占致命病例的 30%。

（2）最常见的是花生、坚果、海鲜、小麦、大豆、鸡蛋。

2. 药物（青霉素），生物制剂或放射性造影剂。

3. NSAID 和阿司匹林（引起过敏反应的第二大常见药物）。

4. 昆虫叮咬或蜇伤。

5. 天然橡胶乳胶：对乳胶反应的高风险群体包括医护人员、职业接触乳胶的工人，以及患有脊柱炎和泌尿生殖系统异常的儿童。

6. 精液。

7. 过敏原免疫疗法。

8. 运动。

9. 特发性。

病理生理学

1. 一般认为是 IgE 介导的 1 型超敏反应，但也可能是 IgE 非依赖性、IgG 依赖性或非免疫介导的。

2. 暴露于过敏原或其他激活肥大细胞和嗜碱性粒细胞的因素。

3. 血管活性介质，如组胺的脱颗粒和释放。

4. 前列腺素、白三烯、血小板活化因子（PAF）、细胞因子 [如肿瘤坏死因子（TNF）]、趋化因子的产生。

诊断

1. 来自患者、事件目击者和家人的详细病史。

（1）发病时的症状特征。

（2）在发作前 4~6 小时服用的所有药物和食物。

（3）发病前 4~6 小时的活动（性活动、运动）。

（4）任何先前的咬伤或蜇伤病史。

（5）既往病史（哮喘、特异性反应、AR）。

（6）家族病史（哮喘、特异性反应、AR）。

2. 皮肤针刺试验比体外特异性 IgE 试验更敏感。

（1）特异性药物使用史可能是决定性的，不需要额外的检测。

（2）特异性病原体或潜在过敏原的检测可能是不可用的，也可能具有较低的预测价值。

（3）必须考虑皮试期间发生严重反应的风险与皮试的潜在好处。

3. 挑战试验可能是合适的，但必须在可控的环境下进行，并有适当的挽救措施。

4. 可能有助于诊断过敏反应的实验室研究。

（1）血清类胰蛋白酶。

A. 症状发作后第 1~1.5 小时达到峰值，并持续 5~6 小时。

B. 应在症状出现后 1~2 小时内抽取。

C. 由于食物的原因，过敏反应中胰蛋白酶可能不会升高。

D. 无症状胰蛋白酶升高可能提示肥大细胞增多症。

（2）血浆组胺。

A. 症状发作后 5~10 分钟开始升高，并持续 30~60 分钟。

B. 如果在症状出现后 1 小时内没有抽取，则没有帮助。

治疗

1. 急性治疗。

（1）评估呼吸道、呼吸、循环和意识（无意识可能提示缺氧）。

（2）肾上腺素 1:1000 稀释液（1mg/mL）0.2~0.5mL（儿童为 0.01mg/kg，最大剂量为 0.3mg）于大腿外侧肌内注射；可每 5 分钟重复一次。如果患者正在服用 β 受体阻滞剂，可考虑静脉注射胰高血糖素。

（3）患者取卧位并抬高下肢。

（4）吸氧。

（5）可能需要静脉滴注大量的胶体或晶体液。

（6）考虑吸入 β2 激动剂 [例如，沙丁胺醇计量吸入器（MDI）2~6 次喷雾或 2.5~5mg 雾化，必要时可重复使用]。

（7）组胺 -1（H1）拮抗剂如苯海拉明静脉滴注或肌内注射，成人 25~50mg，儿童 1~2mg/kg，羟嗪或其他 H1 拮抗剂。

（8）组胺 -2（H2）拮抗剂如雷尼替丁静脉滴注或肌内注射，成人 50mg，儿童 12.5~50mg（1mg/kg），或西咪替丁成人 4mg/kg（儿童未研究剂量）。

A. H1 和 H2 拮抗剂联合使用优于单独使用 H1 拮抗剂。

B. 不应使用糖皮质激素代替肾上腺素。

C. 糖皮质激素有可能预防复发性或持续性过敏反应。没有预防双相反应的确凿证据。

2. 预防 / 改变生活方式。

（1）尽可能明确病因。

（2）免疫疗法 / 脱敏疗法。

（3）患者教育。

A. 避免接触已知或可疑的过敏原。

B. 医疗警报手环。

C. 肾上腺素自动注射器（Epi-Pen）的使用。

运动诱发性过敏反应（EIAn）

1. 一种特殊的过敏反应，运动是唯一的诱因。

2. 在剧烈运动时发作，如慢跑、网球、足球、橄榄球、舞蹈、有氧运动，也可能在简单活动中发作，如快走或家务活动。

3. 可能是孤立的或经常性的。

（1）随着时间的推移，大多数患者发作次数越来越少或程度越来越轻。

（2）发病往往不可预测，即使在经常锻炼的情况下也会偶尔发生。

4. 50% 的 EIAn 患者有个人或家族的特异反应性病史。

合并诱因

1. 通常需要出现症状。

2. 在缺乏锻炼的情况下，诱因不会引起任何症状。

3. 每天运动前数小时服用 NSAID/ 阿司匹林与 EIAn 有关。

4. 运动前 4~6 小时摄入酒精。

5. 经期。

6. 花粉过敏。

7. 极端温度。

食物相关运动诱发性过敏反应（FDEIAn）

1. 摄入特定食物或运动后 4~6 小时内进食会诱发症状。

2. 单独摄入食物不会引起症状。

3. 最常见的食物是小麦，特别是水不溶性麦醇溶蛋白，其他谷物和坚果。

4. 其他食物：贝类，蔬菜（芹菜），水果，种子，豆类，各种肉类，牛奶和鸡蛋。

变异型运动诱发性过敏反应（VTEIAn）

1. 大约占 10% 的病例。

2. EIAn 与胆碱能性荨麻疹（CU）的结合特点。在 CU 中所见的点状（2~4mm）荨麻疹可以进展至 CU 中发生的血管完全闭塞。

3. 仅通过运动升温而非被动升温。

症状

1. 感觉温暖、充血、疲劳、不适、瘙痒和荨麻疹。可能发展为血管性水肿、呼吸窘迫和喉头水肿、胃肠道症状、低血压和心血管衰竭。

2. 头痛可持续数天。

3. 随着运动的停止，症状通常会在数小时内减轻。

EIAn 的病理生理学

1. 机制尚不明确，可能是肥大细胞介导的。

2. 导致肥大细胞活化的确切机制尚未阐明。

诊断

1. 完整的临床病史，包括详细的饮食和药物治疗史，以确定相关合并诱因。

2. 皮肤或体外过敏原测试。

3. 锻炼跑步机测试。

4. 跑步机测试时进行食物试验。

鉴别诊断

1. 运动诱发的哮喘、CU、运动相关的胃食管反流、心律失常。

2. CU 通常可以通过较小的点状（1~3mm）风团来区分，并且可以通过被动地增加体温诱发症状。

EIAn 的治疗

1. 出现症状时应立即停止运动。

2. 急性治疗，如任何原因引起的过敏反应。

3. 患者教育 / 生活方式改变。

（1）进食后 4~6 小时避免运动。

（2）避免食用明确会诱发 FDEIAn 的食物。

（3）运动前避免服用阿司匹林和其他 NSAID 药物。

（4）避免在经期锻炼。

（5）避免在温暖 / 潮湿的环境中锻炼或降低运动强度。

（6）随时可用肾上腺素，并进行适当的培训。

（7）与了解医疗状况和肾上腺素使用情况的同伴一起锻炼。

（8）首次出现症状或体征时立即停止运动。

A. 即将发生的过敏反应可能会自发消退。

B. 如果出现症状，立即寻求医疗救助。

预防性药物

1. 有争议，对绝大多数 EIAn 患者无效。

2. 少部分患者可能受益于每日使用抗组胺药。

3. H1 拮抗剂可用于治疗皮肤病症状。

（1）羟嗪 25~50mg，每日 4 次。

（2）其他非镇静 H1 拮抗剂（西替利嗪、氯雷他定、非索非那定）可能具有类似的作用，同时不影响运动成绩。

（3）可加用 H2 拮抗剂（法莫替丁、雷尼替丁）治疗难治性症状。

4. 色甘酸是一种肥大细胞稳定剂，可防止血浆组胺和其他炎症介质的脱颗粒和释放，但在 EIAn 的预防性治疗中尚未取得决定性结果。

5. 迄今为止，尚未研究其他药物，如白三烯拮抗剂（孟鲁司特、zafifirlukast、齐鲁通）用于 EIAn 的治疗。

荨麻疹

1. 局限的、非红斑性隆起水肿区域，累及真皮的浅表部分。

（1）通常突然出现严重的瘙痒。

（2）很少持续超过 48 小时。

（3）几乎影响 20% 的人群。

2. 当水肿进展到深层真皮和（或）皮下和黏膜下层时，可发生血管性水肿。

（1）通常影响面部、颈部和部分四肢。

（2）可能出现疼痛，但通常无瘙痒。

（3）可以持续 72 小时。

（4）成人更易出现荨麻疹性血管水肿。

分类

1. 急性荨麻疹持续时间少于 6 周。原因包括药物、食物、病毒性上呼吸道感染。

2. 慢性荨麻疹持续时间超过 6 周。原因包括自身免疫、特发性、生理性（如压力、寒冷、日光）、感染、肿瘤、酶缺陷（遗传性血管神经性水肿）。

物理性荨麻疹

1. 皮肤划痕症：皮肤产生明显的反应，划痕初始是一条红线，随后红线增宽形成红斑和线性风团。

2. 寒冷性荨麻疹／血管神经性水肿。

（1）暴露于环境温度变化或直接接触冷物体或空气几分钟内发生。

（2）可伴有头痛、低血压、晕厥、哮鸣、气短、心悸、胃肠道症状。

（3）25% 的患者会影响口腔内部和舌头。

（4）冰敷后诱发风团可用于诊断（冷接触测试）。

（5）如果在全身冷却时发生低血压和晕厥（如游泳），则可能危及生命。

（6）可能与传染病（梅毒、麻疹、肝炎、HIV 和单核细胞增多）有关。

（7）经常与 CU 相关。

（8）赛庚啶是治疗寒冷性荨麻疹的首选药物。

3. 胆碱能性荨麻疹。

（1）当体温升高 0.5℃~1.5℃ 或 -17℃~-16℃ 后发作。

（2）发生于运动过程中、温水浴、压力过大、情绪不稳定、食用辛辣食或热环境中。

（3）主要见于 20~30 岁的患者。

（4）与特异性反应发生率增加相关。

（5）瘙痒、点状风团周围通常环绕红斑／晕。

（6）病灶可能融合，血管性水肿可能会加重。

（7）通常从颈部和上躯干开始，可能扩散至全身。

（8）可出现全身症状，但很少发生血管闭塞／休克。

（9）病灶通常在 20 分钟内消退，多发病灶可持续数小时。

（10）诊断：在 1/3 的患者中，皮内注射甲胆碱可产生非滤泡分布的特征性风团。

（11）经常有感冒引起的荨麻疹。

4. 日光荨麻疹。

（1）暴露在阳光或人工光源后几分钟内就会出现红斑、风团、瘙痒，偶尔发生血管神经性水肿。

（2）可伴有全身症状。

（3）通常发生在 30 岁左右。

（4）诊断：使用紫外线（UV）光能激发器或可见光照射产生特征性的风团。

5. 水源性荨麻疹：与水接触会产生风团。

6. 迟发压力性荨麻疹。

（1）通常在施加压力后 4~8 小时出现深部疼痛肿胀。

（2）通常累及臀部、手掌、足底。

7. 接触性荨麻疹。

（1）暴露几分钟后就会急剧发作。

（2）最常见的接触性荨麻疹是非免疫介导的。

（3）IgE 介导的可能出现全身症状。

（4）最常见的过敏原为乳胶，常发生交叉反应（香蕉、鳄梨、猕猴桃）。

（5）对乳胶反应的高风险群体包括医护人员、

需要接触乳胶的工人，以及患有脊柱炎和泌尿生殖系统异常的儿童。

（6）相关表现包括 AR、结膜炎和呼吸道症状。

（7）很少发生休克。

（8）通过皮肤划痕试验或 IgE 特异性体外试验进行诊断。

治疗

1. 一般治疗。

（1）避免接触已明确的过敏原。

（2）治疗任何合并的感染。

2. 药物治疗见表 42.4。

表 42.4 治疗荨麻疹的药物

H1 阻断抗组胺药	非镇静： 氯雷他定 西替利嗪 去氯雷他定 左西替利嗪 非索非那定	急性和慢性荨麻疹的一线治疗 从非镇静抗组胺药开始 治疗 4~6 周后逐渐减量
H1 阻断抗组胺药	镇静： 苯海拉明 羟嗪 多塞平 赛庚啶	如果应用非镇静 H1 阻滞剂 1~2 周后症状未控制，需加服 抗胆碱能副作用：口干，尿潴留，认知障碍 镇静作用是易变的，应在睡前服用药物 避免饮酒、服用催眠药、阿片类药物和刺激情绪的药物 多塞平是一种具有 H1 和 H2 拮抗剂的三环类抗抑郁药 赛庚啶多用于冷荨麻疹
H2 拮抗剂	雷尼替丁 西咪替丁	可与 H1 阻断药合用达到更好治疗效果
皮质类固醇	泼尼松 地塞米松	如果病情严重，短期疗程可以减少症状持续时间 如果由于荨麻疹复发而不能控制，应咨询专科医生
白三烯受体拮抗剂	孟鲁司特 扎鲁斯特	二线治疗效果尚未确定
免疫调节剂 / 抗炎剂炎性药物	羟基氯喹柳氮胺吡啶 羟基氯氮 氨苯砜 柳氮磺胺吡啶 环磷酰胺 奥马佐单抗 他克莫司 西罗莫司 霉酚酸酯	明显的副作用 应由专科医生监测 柳氮磺胺吡啶对于迟发压力性荨麻疹是有益的

过敏性鼻炎

1. 由过敏原引起的鼻黏膜炎症。

2. 影响 10%~20% 的人群。

体征和症状

1. 水样鼻炎，打喷嚏，鼻腔、喉部或眼睛发痒，鼻塞，张口呼吸，打鼾，鼻音，抽吸鼻涕，鼻后引流，间断咳嗽。

2. 全身症状可包括头痛、疲劳、注意力下降、工作效率降低、睡眠障碍。

3. 对生活质量产生负面影响并影响运动表现。

诊断

1. 无须确定确切的过敏原。

2. 一年中发病的时间和环境可以提供线索。

3. 鼻腔涂片中嗜酸性粒细胞增多超过 4% 可能具有参考意义。

4. 特异性 IgE 体外试验，如放射性过敏吸附试验或皮肤划痕试验，可以帮助确定特异性过敏原。

治疗

1. 避免接触过敏原 / 限制暴露：避开花粉峰值时间（早上 5 点至上午 10 点），在花粉季节开启空调。

2. 抗组胺药。

（1）口服：第二代或第三代 H1 阻断抗组胺药（西替利嗪、氯雷他定、非索非那定），镇静作用少，抗胆碱能副作用小。

（2）鼻内：氮卓斯汀是一种快速有效的喷雾剂，适用于急性过敏反应治疗，不会产生镇静作用。

（3）伪麻黄碱仅在鼻塞时使用。

3. 鼻内皮质类固醇激素（INS）。

（1）INS（二丙酸倍氯米松、氟尼缩松、布地奈德）应作为一线治疗药物。

（3）发病 12 小时内用药，根据需求用药。

（4）不会影响参加体育运动的资格。

（5）局部刺激以外的副作用很少。

4. 口服白三烯受体拮抗剂（LTRA）。LTRA（孟鲁司特、扎鲁卡特）可改善症状。

5. 鼻内减充血剂。

（1）羟甲唑啉（长效 α1 和 α2 激动剂）。

（2）去氧肾上腺素（α1 激动剂）。

A. 对治疗鼻塞非常有效。

B. 长期使用存在血管舒张反弹和药物性鼻炎的风险。

6. 口服减充血剂。

（1）伪麻黄碱（α 和 β 激动剂特性）。

（2）更多的全身副作用，作用时间更长。

（3）在比赛期间可能需要获准治疗使用的豁免权。

（张勇 译）

推荐阅读

1. Beaudouin E, Renaudin JM, Morisset M, Codreanu F, Kanny G, Moneret-Vautrin DA. Food-dependent exercise-induced anaphylaxis: update and current data. *Eur Ann Aller Clin Immunol*. 2006;38(2):45–51.

2. Bennett J. Anaphylaxis attributed to exercise: considerations for sports medicine specialists. *Phys Sportsmed*. 2015;43(1):1–12.

3. Dice J. Physical urticaria. *Immunol Aller Clin North Am*. 2004;24(2):225–246.

4. Feldweg A. Exercise-induced anaphylaxis. *Immunol Allergy Clin North Am*. 2015;35(2):261–275.

5. Frigas E, Park M. Acute urticaria and angioedema: diagnostic and treatment considerations. *Am J Clin Dermatol*. 2009;10(4):239–250.

6. Hosey R, Carek P, Goo A. Exercise-induced anaphylaxis and urticaria. *Am Fam Physician*. 2001;64(8):1367–1372.

7. Lieberman P, Nicklas R, Oppenheimer J, Kemp S, Lang D. The diagnosis and management of anaphylaxis practice parameter: 2010 update. *J Aller Clin Immunol*. 2010;126(3):477–480.e1–42.

8. MacKnight J, Mistry D. Allergic disorders in the athlete. *Clin Sports Med*. 2005;24(3):507–523.

9. Mahr T, Sheth K. Update on allergic rhinitis. *Pediatr Rev*. 2005;26(8):284–289.

10. Robson-Ansley P, Toit G. Pathophysiology, diagnosis and management of exercise-induced anaphylaxis. *Curr Opin Aller Clin Immunol*. 2010;10(4):312–317.

11. Schwartz L, Delgado L, Bonini S, et al. Exercise-induced hypersensitivity syndromes in recreational and competitive athletes: a PRACTALL consensus report (what the general practitioner should know about sports and allergy). *Allergy*. 2008;63(8):953–961.

第 *43* 章

运动风湿病学

Andrew L. Concoff

总论

1. 关节炎是美国最常见的致残原因之一，患者的健康及相关生活质量明显降低。

2. 患者通常需要进行以下治疗：

（1）活动调整。

（2）通过矫正生物力学缺陷进行修复。

（3）适当使用支撑物和辅助器具。

（4）减少炎症和减缓关节破坏的药物治疗 [例如，改善疾病的抗风湿药物（DMARD）和（或）生物制剂]。

3. "缓解症状"是关节炎治疗的主要目标。

（1）定义为无疾病活跃。

（2）通常需要终身服用药物来维持缓解症状。

（3）即使停止使用所有药物，无疾病活跃，通常仍无法"治愈"关节炎。

4. 几乎所有类型的关节炎都会增加患早发心血管疾病的风险。

（1）通过综合护理积极监测和控制心血管危险因素至关重要。

（2）缓解期间建议适当增加活动和运动（有氧和体重抵抗）。

（3）较积极的运动可能改善症状，但进展为关节永久性结构损伤的风险更快。

类风湿关节炎（RA）

患病率

1. 在美国，近 1% 超过 35 岁的成年人受影响。

2. 女性患病率几乎是普通人群的 2 倍。

3. 目前该病的发病率有所下降。

发病机制

1. 关节破坏始于炎症细胞侵入。

2. 炎症细胞侵袭和不规则滑膜组织过度生长产生恶性循环。

3. 滑膜炎变成慢性破坏性滑膜炎，称为血管翳。

4. 在血清反应阳性的个体中，炎性病变也可以影响其他器官和系统，进而导致全身并发症。

体格检查

1. 患者通常出现关节肿胀、疼痛和晨僵，并且超过 30 分钟。

2. 即使单关节出现不明原因的滑膜炎，也应考虑进行检查。

3. 通常累及腕和手的关节。

（1）掌指（MCP）。

（2）近指间（PIP）。

（3）不是远指间（DIP）（ < 10% ）。

4.关节通常湿软、柔软和温暖。

诊断指南（2010）

1.旨在帮助医生在疾病病程早期诊断类风湿关节炎。

2.目标人群进行筛查。

（1）一个或多个关节的滑膜炎（肿胀）。

（2）滑膜炎不是由其他疾病/病因引起的。

3.分类标准（详见2010年类风湿关节炎分类标准；2010年关节炎和风湿病分类标准）：得分为6或更高可诊断为类风湿关节炎。

（1）相关关节。

A.2~10个大关节（1分）。

B.1~3个小关节（2分）。

C.4~10个小关节（3分）。

D.超过10个关节，至少有1个小关节（5分）。

a.大关节：肩关节、肘关节、髋关节、膝关节和踝关节。

b.小关节：掌指关节、近指间关节、第2~5跖趾关节（MTP）、拇指指间关节（IP）和腕关节。

（2）血清学[类风湿因子（RF）和环瓜氨酸肽抗体（CCP Ab）]。

A.低阳性（＜正常上限的3倍）RF或CCP Ab（1分）。

B.高阳性（＞正常上限的3倍）RF或CCP Ab（2分）。

（3）升高的红细胞沉降率（ESR）或C反应蛋白（CRP）（1分）。

（4）症状持续超过6周（1分）。

治疗

1.治疗强度依赖于：

（1）X线片上是否存在骨侵蚀。

A.侵蚀性疾病：需要更积极的治疗。

B.非侵蚀性疾病：不太积极的治疗可能有效。

（2）是否存在RF/CCP Ab。

A.血清阳性疾病：需要更积极的治疗。

B.血清阴性疾病：常规的治疗可能会起作用。

（3）根据经过充分验证的结果测量得出的疾病活动评分（如DAS-28）。

2.DMARD的早期启动旨在延缓疾病的进展。

（1）甲氨蝶呤（大多数情况下为一线治疗）。

（2）三联疗法（柳氮磺胺吡啶、甲氨蝶呤、羟氯喹）是一种常见的DMARD组合，适用于更具侵蚀性的疾病。

（3）当对一线治疗反应不明显时，应加入生物制剂。

A.包括肿瘤坏死因子（TNF）α拮抗剂（如依那西普、英夫利昔、阿达木单抗）。

B.B细胞靶向/抗CD20疗法(如利妥昔单抗)。

C.白细胞介素-6抑制剂（如托西珠单抗、托法替尼）。

（4）据报道，持续使用DMARD的缓解率为30%～40%。

3.用于症状管理的其他药物。

（1）NSAID。

（2）低剂量口服或关节内注射糖皮质激素。

4.非药物疗法。

（1）必需脂肪酸补充剂（如鱼肝油）。

（2）定期运动，根据疾病严重程度进行活动。

（3）关节置换手术（膝关节、髋关节、掌指关节）：手术概率随着DMARD和生物制剂使用的增加而急剧下降。

影响预后的因素

1.早期累及多个关节。

2.家族史。

3.诊断时急性期反应物（ESR和CRP）明显升高。

4.阳性血清学RF和（或）CCP。

5.疾病早期存在更多的骨侵蚀。

6.存在其他自身免疫性疾病（如干燥综合征、狼疮、硬皮病等）。

7.患有严重疾病的患者对DMARD治疗的反应较小。

类风湿关节炎和运动

1.应根据个体和疾病活跃水平调整运动，避免肿胀的关节或肌肉组织损伤。

2.轻度有氧运动（如游泳、骑自行车）可以改善心肺功能，并且不会增加疼痛或导致功能受损。

3. 如果有寰枢椎不稳的证据，应避免竞技 / 碰撞 / 接触性运动。

4. 活动量取决于疾病活跃程度。

（1）疾病状态是静止的，并且具有完全的功能恢复：可耐受剧烈活动（如跑步、踢足球、滑雪、举重）。

（2）疾病状态是静止的，并且具有轻到中度的慢性损伤：轻度至中度活动（如游泳、骑自行车）。

（3）负重关节有积液和滑膜改变的症状：参与自身耐受的中度活动（如 ROM 练习、水中有氧运动）。

骨关节炎（OA）

患病率

1. 最常见的关节疾病。

2. 70% 70 岁以上的人群具有影像学证据。

3. 随着年龄的增加风险增加，但不是正常老化过程的一部分。

发病机制

1. 关节破坏：影响关节的所有因素都表现出病理改变。

（1）关节囊增厚。

（2）滑膜过度生长。

（3）渐进的、不对称的软骨损伤。

（4）软骨下骨变化。

（5）关节滑液的黏度降低。

2. 可能是关节破坏的最常见途径：

（1）职业过度使用。

（2）陈旧性损伤（如半月板撕裂、前交叉韧带撕裂）。

（3）小软骨蛋白的遗传缺陷（如手 OA 中的 matrilin-3）。

（4）肥胖。

A. 负重关节的负荷增加。

B. 来自过多脂肪组织的脂肪因子的系统影响。

体格检查

1. 骨质增大。

2. 捻发音。

3. 积液 / 滑膜炎的变化程度。

诊断

1. 通常临床诊断基于既往病史、人口统计学、体格检查和（或）影像学资料。

2. 影像学资料并不能排除其他疾病状态（如化脓性关节炎）。

治疗

1. 一线治疗是非药物治疗。

2. 运动 / 物理治疗。

3. 减重。

运动和 OA

1. 限制产生疼痛和肿胀的活动是治疗的一个重要因素。

2. 符合正常关节力线的活动和运动不会引起 OA，但可能增加损伤风险，而关节损伤可导致 OA。

3. 加重关节骨关节炎或影响关节部位的运动或活动有可能会加速关节损伤。

4. 活动范围训练、平衡练习、轻度有氧运动、太极拳和力量训练都是推荐的运动形式。

5. 针对关节炎患者已经特别开发了各种运动方案，强调：

（1）减少关节的生物力学压力。

（2）通过使用减震鞋或交替承重 / 不承重活动减少过度冲击。

（3）通过限制跑步 / 跳跃来减少髋部和膝部的压力。

（4）可控制的静态拉伸，以避免不稳定。

（5）通过修改运动模式来避免高重复练习，负重活动重复不超过 15 次。

（6）修改运动模式以适应疾病状态的变化。

6. 减重是治疗 OA 的关键部分。

（1）积极的、不负重的、轻度的有氧运动（如骑自行车、坐式踏步机）可以帮助减轻体重和减少关节负荷。

（2）各种营养减肥策略（饮食）。

系统性红斑狼疮（SLE）

系统性红斑狼疮是一种慢性多系统炎症。

患病率

1. 估计在美国每 10 万人中有 40~50 人患病。

2. 白人男性每 10 万人中有 10 人患病。

3. 黑人女性每 10 万人中有 400 人患病。

症状和诊断

1. 疑似患者：

（1）两个或更多器官系统的原因不明的症状。

（2）不明原因的发烧。

2. 筛选时用抗核抗体（ANA）检测。

（1）滴度≥ 1:40，可以明确 SLE。

（2）滴度≤ 1:40，在确诊前排除其他诊断。

3. 如果存在以下 11 个标准中的至少 4 个，则可以确定诊断。

（1）面颊"黄油"皮疹。

（2）盘状狼疮病变。

（3）胸膜炎或心包炎。

（4）口腔或鼻腔溃疡。

（5）关节炎（通常是对称的、小关节和非侵蚀性）。

（6）光敏性。

（7）溶血性贫血，白细胞减少，淋巴细胞减少或血小板减少症。

（8）蛋白尿或细胞管型。

（9）+ ANA。

（10）免疫异常。

A. 抗双链 DNA（dsDNA）抗体。

B. 抗 Smith（Sm）抗体。

C. 抗 Ro（SSA）。

D. 抗 La（SSB）。

E. 抗磷脂抗体。

a. IgG 或 IgM 抗心磷脂抗体的血清水平异常。

b. 狼疮抗凝剂。

c. 梅毒血清试验阳性，梅毒螺旋体试验阴性。

d. 抗 β2 糖蛋白 I 抗体。

（11）精神病或癫痫发作。

治疗（取决疾病表现）

1. 羟氯喹。

（1）降低某些并发症的风险。

（2）可以提高生存率。

（3）推荐所有没有禁忌证的 SLE 患者。

2. 治疗皮疹和关节炎。

（1）抗疟药，可联合用药（如羟氯喹和喹啉）

（2）血细胞减少症：甲氨蝶呤，硫唑嘌呤或霉酚酸酯。

3. 肾脏受累：治疗取决于肾活检的病理类型。

（1）利妥昔单抗。

（2）环磷酰胺。

（3）霉酚酸酯。

4. 泼尼松。

（1）用于急性发作。

（2）长期使用可能需要将其中一种药物作为"类固醇加强剂"。

预后

1. 进行性器官损害的风险。

2. 通常在周期性疾病的缓解期。

3. SLE 相关死亡原因。

（1）感染。

（2）心血管疾病。

（3）肺病。

（4）中枢神经系统疾病。

4. 如果儿童诊断明确，则预后较差。

运动和 SLE

1. 避免阳光照射，这会导致皮肤或全身性病变。

2. 如果患者患病，可在参加运动前评估肾脏受累情况。

3. 获得基线超声心动图以排除心包炎，随访超声心动图，然后进行中度至高强度运动。

4. 由于发热等会增加心内膜炎、血管炎和滑膜炎恶化的风险，因此不鼓励锻炼。

5. 有长期 SLE 病的患者，开始新的运动方案前应进行冠状动脉疾病筛查。

6.压力、手术或妊娠期间需要谨慎，因为这些是复发的诱发因素。

脊柱关节病（强直性脊柱炎、肠病性关节炎、反应性关节炎和银屑病关节炎）

1.概述：一组与 HLA-B27 基因相关的炎症症状 [在强直性脊柱炎（AS）中占 90%，在其他病例中较少见]。

2.骶髂关节受累对称性区分两组脊柱关节病。

（1）双侧骶髂关节受累。

A.如 AS。

B.肠病性关节炎。

（2）单侧骶髂关节受累。

A.反应性关节炎。

B.银屑病关节炎。

3.通常与不对称的少关节炎相关（少数关节内侧）。

AS

1.患病率。

（1）占美国人口的 0.1% ~0.2%。

（2）白人男性占大多数。

2.症状。

（1）背痛。

A.交替的臀部疼痛。

B.早上症状较重（僵硬持续＞ 30 分钟）。

C.休息后加重，活动后减轻。

（2）腱端炎（肌腱、韧带和关节囊与骨的附着部位的炎症）。

A.跟腱附着部位。

B.足底筋膜与跟骨附着部位。

（3）结膜炎（前部）。

3.诊断。

（1）Schober 试验阳性（前屈增加不到 5cm）（图 43.1）。

（2）类风湿因子阴性。

（3）急性期反应物升高（ESR 和 CRP）。

（4）影像学。

A.X 线片和（或）MRI 上可见双侧骶髂关节炎，也见于肠病性关节炎。

a.结肠镜检查以区分 AS 与肠病性关节炎。

b.肠病性关节炎的组织活检显示克罗恩病或溃疡性结肠炎。

B.脊椎融合导致椎体呈方形，疾病晚期 X 线片显示"竹节样"改变。

4.AS 的治疗方法。

（1）NSAID（一线药物）。

（2）TNF-α 抑制剂（大多数患者的二线治疗）。

A.依那西普。

B.英夫利昔。

（3）柳氮磺胺吡啶仅治疗外周关节，对脊柱受累无效。

（4）甲氨蝶呤（效果不如类风湿关节炎）。

（5）关节内注射类固醇。

（6）物理治疗和家庭锻炼计划。

5.AS 和运动。

（1）灵活性训练（侧重于胸部伸展和髋关节伸展）和延伸偏向的核心强化，在活动范围受限或疾病活跃期进行轻度至中度运动。

（2）有氧运动，充分扩张呼吸肌，有助于维持

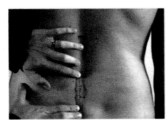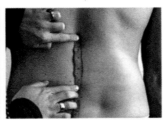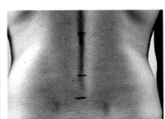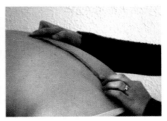

图 43.1　活动度测试：在 L5 的棘突上（在上髂嵴的水平处）做标记。第二个标记位于第一个标记下方 5cm 处，第三个标记位于第一个标记上方 10cm 处。然后要求患者进行最大前移。 如果第二和第三个标记之间的距离（站立时 15cm）增加不超过 5cm（前屈时第二和第三个标记之间的距离为 20cm），则测试为阳性。 （Photos courtesy of Natalie M. Mason.）

胸部扩张。

（3）首选游泳，可避免对脊柱的冲击，尽管由于关节僵硬难以进行侧面呼吸。

（4）由于存在骨折风险，应避免接触性运动。

（5）当疾病处于非活跃期时，可以选择性参加有氧运动。

反应性关节炎

1. 患病率和发病机制。

（1）占美国人口的 0.1%。

（2）由关节外感染引发。

A. 胃肠道（志贺菌、沙门菌、耶尔森菌、弯曲杆菌）。

B. 泌尿生殖系统（衣原体、脲支原体）。

2. 症状。

（1）经典三联反应性关节炎。

A. 葡萄膜炎（视物不清）。

B. 尿道炎（小便困难）。

C. 关节炎（不能排尿）。

（2）关节炎在感染后 1~4 周开始发病。

（3）不对称性关节炎（下肢更多见）。

（4）背痛。

3. 诊断。

（1）主要是临床诊断。

（2）当炎症反应缓解后，升高的 ESR 和（或）CRP 恢复正常。

（3）咽喉、粪便或泌尿生殖道的细菌培养物偶尔可识别致病微生物。

4. 治疗。

（1）NSAID。

（2）柳氮磺胺吡啶治疗慢性症状。

（3）关节内注射类固醇。

（4）抗生素存在争议。

5. 预后。

（1）通常为自限性（在 3 个月到 1 年内痊愈）。

（2）15%～30% 的病例患有慢性关节炎。

银屑病关节炎

1. 症状。

（1）可见于 10% 的牛皮癣患者。

（2）90% 的患者皮肤表型出现在关节炎之前。

（3）远端关节常见的不对称性关节炎（如 DIP）。

（4）葡萄膜炎（前部）。

（5）关节炎的严重程度不一定与皮肤表现的严重程度相关。

2. 诊断。

（1）皮肤上存在银屑病皮损或指甲营养不良。

（2）ESR 和（或）CRP 升高。

（3）侵蚀性关节炎的影像学表现，常见于远指间关节。

3. 治疗。

（1）联合疗法。

A. 柳氮磺胺吡啶：一线，尤其是轻度疾病。

B. TNF 拮抗剂：二线（取决于严重程度）。

C. 关节内注射类固醇（效果可能不如类风湿关节炎）。

D. 甲氨蝶呤的效用受到质疑。

（2）皮肤直接治疗。

A. 紫外线（UV）光疗法。

B. 外用皮质类固醇。

C. 外用维 A 酸。

4. 反应性关节炎和银屑病关节炎的锻炼与 OA 指南相同。

（1）维持关节活动范围。

（2）当存在滑膜炎 / 积液时，避免影响关节。

（3）通过力量训练稳定关节。

（张勇　译）

推荐阅读

1. Aletaha D, Neogi T, Silma AJ, et al. 2010 rheumatoid arthritis classification criteria. *Arthritis Rheum.* 2010;62(9):2569–2581.

2. Clark BM. Rheumatology: physical and occupational therapy in the management of arthritis. *CMAJ.* 2000;163(8):999–1005.

3. Clinical Update in Musculoskeletal Medicine. Rheumatology update: new approaches to diagnosis and treatment. *J Musculoskeletal Med.* 2005;22(12):650, 653–654.

4. Gill JM, Quisel AM, Rocca PV, Walters DT. Diagnosis of systemic lupus erythematous. *Am Fam Physician.* 2003;68(11):2179–2186.

5. Kataria RK, Brent LH. Spondyloarthropathies. *Am Fam Physician.* 2004;69(12):2853–2860.

6. Keysor JJ, Currey SS, Callahan LF. Behavioral aspects of arthritis and rheumatic disease self-management. *Dis Manage Health Outcomes.* 2001;9(2):89–98.

7. Labowitz RJ, Challman J, Palmeri S. Aerobic exercise in the management of rheumatic diseases. *Del Med J.* 1988;60(11):659–662.

8. Lavallee ME. Connective tissue and rheumatologic conditions in sports. In: O'Grady E, ed. *Netter's Sports Medicine: The Team Physician's Handbook.* Philadelphia, PA: Saunders; 2010:285–295.

9. Minor MA. Physical activity and management of arthritis. *Ann Behav Med.* 1990;13:117–124.

10. Rindfleisch JA, Muller D. Diagnosis and management of rheumatoid arthritis. *Am Fam Physician.* 2005;72(6):1037–1047, 1049–1050.

11. Speed CA. Sports and exercise medicine and rheumatology. *Rheumatology (Oxford).* 2005;44(2):143–144.

12. United States Bone and Joint Decade. *The Burden of Musculoskeletal Diseases in the United States.* 2008:71–96.

第 *44* 章

运动神经病学

Jeffrey S. Kutcher, Sean C. Rose

癫痫病

惊厥

1. 由于脑中过度异常或同步的神经元活动引起体征或症状的短暂发生。

2. 通常是自限性，持续 1~2 分钟。癫痫持续状态 = 症状持续超过 5 分钟或多次惊厥发作而无法恢复基线神经功能。

3. 其次是大脑活动减少的"发作后"状态。

4. 可以通过预先存在的脑内部病灶或急性激发来诱发。

（1）常见的刺激包括代谢紊乱、药物的使用和头部创伤。

（2）惊厥发作不一定与癫痫有关。

5. 分类。

（1）局灶性（以前称为"部分"）：累及皮质的特定区域。

A. 无意识或意识受损（以前称为"简单部分"）。

a. 运动体征。

b. 体感或特殊感官体征。

c. 自主神经的迹象。

d. 心理症状（即似曾相识）。

B. 意识或意识受损（以前称为"复杂部分"）。

a. 通常是一种混乱的短暂状态。

b. 可能涉及自动行为（自动）。

C. 进展为双侧痉挛性惊厥发作（以前称为"继发性全身性发作"）。

（2）广义：同时累及大脑的两个半球。

A. 意识丧失。

B. 肌抽搐：短暂，突然，双侧，同步肌反射。

C. 僵硬：音调增强，僵硬。

D. 阵挛：肌肉收缩和放松不断交替。

E. 强直 - 阵挛 [全身性强直 - 阵挛性（GTC）]：强直姿势随后出现阵挛活动。

癫痫

1. 反复无诱因癫痫发作的慢性病变。

2. 遗传性癫痫是已知或推测的遗传缺陷的直接结果，其中癫痫发作是该疾病的主要症状。

3. 组织结构 / 代谢：单独的组织或代谢性疾病增加患癫痫的风险（如卒中、创伤、感染）。

4. 病因不明。

流行病学

1. 在美国，患病率为（5~10）/1000。

2. 在美国，发病率约为 50/100 000。

3. 病变在儿童和老年人群中更常见。

诊断

1. 如果可能，尝试从既往病史中发现是否存在癫痫发作的体征。

（1）发病后肌肉张力增加。

（2）发现抽搐性活动。

（3）发病后意识模糊，特别是持续时间超过 1

小时。

（4）下颌紧张性收缩后口腔损伤。

（5）大小便失禁。

2. 考虑非癫痫发作原因。

（1）晕厥。

A. 发病前可能出现"晕厥前"症状（多汗、头晕、听力或视力丧失、脸色苍白）。

B. 通常眼睛闭合，肌肉张力降低。

C. 意识丧失通常不足 30 秒。

D. 发病后轻微意识模糊。

E. 惊厥性晕厥：强直或阵挛性活动后发生晕厥（通常＜ 1 分钟，短暂的发作后状态），不会增加患癫痫的风险。

（2）睡眠行为：异睡症症状与癫痫发作非常类似，如意识模糊或肢体抽搐。单发的睡眠肌阵挛为良性。

（3）阵发性运动障碍：不自主活动累及身体各个部位。

（4）偏头痛：出现视觉或其他神经系统体征或症状，即使没有头痛，也可能是偏头痛事件的一部分。

（5）非癫痫（精神性）发作。

A. 瞬间转换或意识改变。

B. 可以具有运动亢奋或运动减弱特点。

C. 经常是压力或心理创伤的结果。

3. 评估病理学证据。

（1）非增强头颅 CT：紧急情况下评估严重病变（即出血）。

（2）脑电图（EEG）：可提示无诱因癫痫发作的风险增加，但对排除癫痫症的敏感性不高。

（3）MRI：最好的"癫痫诊断依据"。

A. 评估组织结构病理改变可作为癫痫发作的病因。

B. 比 CT 更敏感，用于识别异常结构。

治疗

1. 如果怀疑有癫痫持续状态，则需要紧急护理。首选的药物是苯二氮䓬类药物。

2. 如果发生单次无端癫痫发作且评估不明显，则不需要用药。

3. 通常情况下，如果发生第二次无端癫痫发作或脑电图或影像学表明癫痫复发风险增加，则需要开始药物治疗。

4. 从一种药物开始，逐渐增加剂量，直至癫痫发作得到控制或出现不良副作用。

5. 第二代抗癫痫药物（如左乙拉西坦和拉莫三嗪）与第一代药物（如苯妥英和丙戊酸）相比，潜在的副作用更少。

6. 乙琥胺是缺失性癫痫发作的首选治疗方法。

参与体育运动的意义

1. 在大多数情况下，控制良好的癫痫不应限制体育运动，包括接触性运动。

2. 应遵循标准的癫痫发作预防措施，包括避免单独游泳，并遵守当地的交通规则。

3. 队友和教练应该学习识别早期症状和急性发病的基本处理方法。

4. 癫痫症是参与体育运动的禁忌证，癫痫发作可能导致严重伤害或死亡，如潜水、赛车或跳伞。

创伤后癫痫发作

1. 随着脑损伤严重程度的增加，创伤后癫痫发作的风险增加（轻度、中度、重度）。

2. 考虑急诊检查神经影像学（头部 CT）。

3. 受伤后 1 周内发作为"早期"，伤后超过 1 周为"迟发"。

4. 伤后孤立的癫痫发作通常不需要每天治疗。

5. 如果伤后多次癫痫发作，应考虑使用抗癫痫药物。

头痛

初级运动头痛（也称为"劳力性头痛"）

1. 任何形式的运动都会导致头痛

2. 症状与偏头痛类似，包括恶心和畏光。

3. 单侧或双侧。

4. 血管搏动性疼痛。

5. 通常发生在劳累高峰期。

流行病学

1. 在男性中更常见。

2. 在经过训练和未经训练的人群中均会发生。

3. 一般认为是罕见的，但据报道运动员患病率高达 26%。

4. 大多数患者有偏头痛的个人或家族史。

诊断

1. 建立一种仅通过运动引起的头痛模式，在运动期间或之后不久发生。

2. 搏动性头痛。

3. 持续 48 小时。

4. 不能归因于其他疾病。

（1）首次出现时，如果严重，则检查头部 CT 以排除出血，并进行心脏检查以排除心脏性头痛。

（2）考虑脑组织肿物时，检查脑部 MRI；或考虑脑动脉瘤时，检查磁共振血管造影。

治疗

1. 非药物预防。

（1）改善全身状况。

（2）仔细热身，分级滴注。

（3）使用脉搏或功率等客观数据来提示头痛产生的任何可预测阈值，并根据需要调整训练。

2. 药物治疗。

（1）吲哚美辛，每天 25~100mg，或曲坦类药物可以预防性或治疗性使用。

（2）也可以使用偏头痛预防药物。

A. 托吡酯：25mg，每天一次，并且每周增加 25mg/d，直至 50mg，口服，每天 2 次。

B. 阿米替林或去甲替林如果耐受，最高达 100mg，口服，体外溶血素分泌。

创伤后头痛

1. 头痛是头部创伤后最常见的症状。

（1）急性创伤后头痛：在创伤后 7 天内发生，并在 3 个月内消退。

（2）慢性创伤后头痛：创伤后持续超过 3 个月。

2. 通常作为脑震荡综合征的一部分。

3. 异质性症状。

（1）跳动性或压榨性疼痛。

（2）部位集中或分散。

（3）偶发或每天持续发作。

流行病学

1. 估计头部创伤病例中发生率为 30%~85%。

2. 估计 15% 患有慢性头痛，持续时间超过 3 个月。

诊断

1. 既往创伤史。

2. 头部创伤后 7 天内开始出现头痛症状。

3. 鉴别诊断。

（1）原发性头痛症：头部创伤通常会加重原发性头痛。

（2）脱水。

（3）病毒或其他轻度感染。

（4）硬膜下或硬膜外血肿：如果基于病史或体格检查怀疑任何局灶性神经衰弱，则考虑进行神经影像学检查。

（5）颈动脉或椎动脉夹层：考虑头部和头部的 CT 血管造影，特别是出现颈部疼痛或任何局灶性神经衰弱。

（6）药物过度使用头痛：仔细记录症状出现的时间，如果耐受，应尽可能限制日常镇痛药的使用。

治疗：个性化和多学科

1. 药物治疗。

（1）急性：NSAID 或曲坦类。由于存在滥用药物的可能，避免使用麻醉药，如丁巴比妥或苯二氮䓬类药物。

（2）慢性：阿米替林，丙戊酸，普萘洛尔（注意：运动不耐受），或其他偏头痛预防药物。

（3）药物治疗方案与最常见的原发性头痛症状一致。

（4）一些头痛药物（即糖皮质激素、β 受体阻滞剂）可能会被体育组织机构禁用。

2. 局部干预：枕骨神经阻滞，触发点注射。

3. 物理治疗。

4. 生物反馈。

5. 手法治疗。

6. 认知疗法。

7. 抑郁症或焦虑症可能需要咨询精神科。

其他头痛类型

外部压迫头痛

1. 持续压迫头颅软组织引起的头痛。

2. 外部压迫部位疼痛最明显。

3. 在压迫停止后 1 小时内缓解。

4. 治疗：注重正确的穿戴。

高原头痛

1. 头痛在 2500 米以上加重，在下降后 24 小时内缓解。

2. 疼痛通常是双侧的，轻度 - 中度，劳累后加重。

3. 危险因素：患病前偏头痛、脱水、动脉血氧饱和度低。

4. 急性高山病：包括恶心、疲劳、厌食、畏光、头晕、睡眠障碍。

5. 治疗。

（1）单纯镇痛药。

（2）急性高山病：可以通过逐步适应、保湿、避免饮酒、使用乙酰唑胺（125mg，每天 2 次或 3 次）或类固醇来预防。

航空源性头痛

1. 在上升（15%）或下降（85%）期间出现头痛，在上升或下降后 30 分钟内消退。

2. 疼痛通常是单侧，眼周，刺痛 / 刺伤。

3. 治疗：单纯镇痛药，鼻腔减充血剂，曲坦类药物。

潜水头痛

1. 在超过 10 米的潜水期间出现头痛，通常露出水面会加重。

2. 也可能有精神错乱、头晕、运动不协调、面红、呼吸困难。

3. 治疗：吸入氧气后 1 小时内改善，否则可能需要长达 3 天才能改善。如果怀疑有减压病或空气栓塞，使用高压氧进行治疗。

复杂区域疼痛综合征（CRPS）

定义和病理生理学

1. 临床诊断为神经性疼痛综合征。

（1）Ⅰ型：对特定神经没有伤害。

（2）Ⅱ型：特定神经损伤。

2. 通常在机械损伤或外科手术后发作。

3. 症状持续的时间和严重程度与任何确定的创伤都不成比例。

4. 痛觉过敏、异常性疼痛、血管舒缩、运动和营养症状。

5. 症状是局部的，而不是特定的皮肤或周围神经分布区域。

6. 明确的病理生理学尚不清楚，但可能包括几种机制。

（1）疼痛性敏感。

（2）交感神经系统功能障碍。

（3）炎症反应。

（4）中枢神经系统敏感。

流行病学

1. 最常见于扭伤、骨折或外科手术后（3% ~ 8%的病例）。

2. 中位发病年龄为 60 岁。

3. 在儿童或老年人中很少见。

4. 女男比为 3 ：1。

诊断

1. 没有明确的诊断方法。

2. 诊断标准。

（1）持续疼痛与任何发病诱因不成比例。

（2）没有其他诊断可以合理地解释症状和体征。

（3）在以下 4 个类别中，必须同时具备 3/4 症状和 1/2 体格查体特征。

A. 感觉：痛觉过敏或触摸痛。

B. 血管舒缩：温度不对称，肤色变化或不对称。

C. 汗腺调节神经：水肿，出汗变化或不对称。

D. 运动 / 营养：运动范围减少，虚弱，震颤，肌张力障碍，或皮肤、头发或指甲的营养变化。

3. 传统时程。

（1）温暖性 CRPS：肢体出现发热、发红、水肿，通常发生在第 1 年内。

（2）冷性 CRPS：肢体出现发冷、灰暗、潮湿，通常发生在第 1 年后。

4. 临床试验可用于帮助确定病理机制或发现症状或体征的其他病因。

（1）热成像可用于寻找温度变化。

（2）定量感官测试可以提供关于感觉功能的主观数据。

（3）肌电图（EMG）可用于记录周围神经损伤，但正常研究不排除 CRPS。

（4）交感神经节阻滞可用于确定参与减轻症状的交感神经的量。

治疗

1. 物理治疗和作业疗法。

（1）分级运动想象疗法。

（2）脱敏。

（3）镜像疗法。

2. 临床试验尚未证明减轻疼痛的药物治疗有效。

（1）口服类固醇（用于急性 CRPS）。

（2）抗惊厥药（尤其是具有疼痛调节作用的药物，如加巴喷丁）。

（3）抗抑郁药包括三环类和 5- 羟色胺去甲肾上腺素再摄取抑制剂（SNRI）。

（4）阿片类药物。

（5）局部麻醉剂。

3. 交感神经节阻滞。

4. 脊髓刺激。

5. 心理治疗侧重于慢性疼痛管理和应对机制。

（张勇　译）

推荐阅读

1. Berg AT, Berkovic SF, Brodie MJ, et al. Revised terminology and concepts for organization of seizures and epilepsies: report of the ILAE Commission on Classification and Terminology, 2005–2009. *Epilepsia*. 2010;51(4): 676–685.

2. Bruehl S. Complex regional pain syndrome. *BMJ*. 2015;351:h2730. doi:10.1136/bmj.h2730.

3. Chen SP, Fuh JL, Lu SR, Wang SJ. Exertional headache—a survey of 1963 adolescents. *Cephalalgia*. 2009;29(4): 401–407.

4. French JK, Pedley TA. Clinical practice: initial management of epilepsy. *N Engl J Med*. 2008;359:166–176.

5. Harden RN, Bruehl S, Perez RS, et al. Validation of the proposed diagnostic criteria (the "Budapest Criteria") for complex regional pain syndrome. *Pain*. 2010;150(2):268–274.

6. Headache Classification Committee of the International Headache Society (IHS). The International Classification of Headache Disorders, 3rd edition (beta version). *Cephalalgia*. 2013;33(9)629–808.

7. Latremoliere A, Wolf CJ. Central sensitization: a generator of pain hypersensitivity by central neural plasticity. *J Pain*. 2009;10(9):895–926.

8. de Mos M, Sturkenboom MC, Huygen FJ. Current understandings on complex regional pain syndrome. *Pain Pract*. 2009;9(2):86–99.

9. Seifert, T. Headache in sports. *Curr Pain Headache Rep*. 2014;18(9):448.

10. Shorvan SD, Perucca E, Engel J Jr, eds. *The Treatment of Epilepsy*. 3rd ed. New York, NY: Blackwell Publishing; 2009.

第 *45* 章

运动脑震荡和创伤性脑损伤

Scott R. Laker, Jessica Pruente

介绍和定义

1.脑损伤是由外力引起的对大脑的非先天性损伤。分为轻度、中度和严重。症状可以是暂时性的。严重的脑损伤可导致死亡和不同程度的残疾。绝大多数运动中的脑损伤是轻微的，并且不会导致永久性患病。

（1）中度和重度脑损伤的定义各不相同，但基于多种因素，包括意识丧失的持续时间（LOC）、创伤后遗忘、颅内出血、颅骨骨折、Glasgow 分级、Rancho Los Amigos 量表和住院时间。

（2）中度和重度脑损伤在运动中相对罕见，但多见于：

A.高速运动，如高山运动、骑自行车、赛车运动、骑牛、拳击和武术。

B.接触和碰撞性运动，如足球、篮球、曲棍球。

2.脑震荡被定义为影响大脑的复杂病理生理过程，由创伤性生物力学引起。常见特点包括：

（1）直接打击头部或颈部，或"冲力"传递到头部。

（2）快速发作的短暂神经功能障碍，可自发消退。

（3）功能性紊乱，而非结构性破坏。

（4）一系列分级症状中可能出现或不出现意识丧失。症状按照序列病程逐渐缓解，但脑震荡后综合征病程可能延长。80%~90%的病例在 7~10 天内症状缓解。

（5）MRI 或 CT 无异常。

脑震荡

流行病学

据估计，每年发生 160~380 万次与运动相关的脑震荡。多达 50% 的脑震荡可能没有被报道。

1.全国大学生体育协会（NCAA）报道运动损伤导致的脑震荡发生率为 4.47/10 000。

2.高中生运动损伤导致的脑震荡发生率为 2.3/10 000。

3.多数脑震荡发生在男子足球比赛中，男子摔跤导致的脑震荡发生率最高，其次是男子和女子冰球比赛。

4.与训练相比，比赛期间脑震荡的发生率更高。

5.在运动相关的脑震荡中，1/11 的病例反复发作。

6.在特定运动中，女运动员脑震荡的发生率较高。例如，男子篮球运动员发生率为 3.89/10 000，女子篮球运动员发生率为 5.95/10 000。

（1）性别特异性差异可能会影响结果，但普遍认为女性和男性脑震荡的发生率存在客观差异。差异是多因素的，包括头颈几何形状、体重、颈部力量、运动方式和荷尔蒙影响。

（2）文化问题：男女运动员报道的模式差异及基于运动员性别的反应差异。

病理生理学

1. 中度和重度脑损伤涉及结构损伤，包括内在脑组织损伤和颅内出血。

2. 脑震荡不涉及结构异常，但被认为继发于神经代谢级联理论。

（1）轴突拉伸。

（2）释放兴奋性氨基酸。

（3）细胞去极化。

（4）钙（Ca^{2+}）进入线粒体，以减少三磷酸腺苷（ATP）的产生并引发细胞凋亡。

（5）细胞膜破裂产生细胞内离子移位。Na^+/K^+ ATP 依赖性泵用于恢复离子平衡。高糖酵解导致乳酸积累。

（6）轴突破裂、神经丝压迫、微管破裂、轴突肿胀和轴突断裂。

生物力学

尚未证实脑震荡"阈值"（即较小力量可能导致脑震荡，较大力量可能不会导致脑震荡）。线性和角加速度同样重要。冲击力的程度并不能预测结果、严重程度或症状。

症状

1. 广泛的非特异性症状。

（1）认知：混乱，创伤后遗忘，逆行性遗忘，意识丧失，感觉"在雾中"，茫然凝视，运动和言语反应迟缓，言语不清。

A. 创伤后遗忘被定义为混乱，受伤后即刻失去记忆或无法建立新的记忆，经常发生在脑震荡后。

B. 逆行性健忘症是指受伤前短期的记忆丧失。

C. 患有遗忘的运动员可能能够完成复杂的心理和生理活动，但无法回忆伤后立即发生的事件。

（2）躯体：头痛（最常见的症状），疲劳，畏光，恐声，平衡问题，恶心，呕吐。

（3）情感：情绪不稳定，烦躁。

（4）睡眠：嗜睡，睡眠少，睡眠多，入睡困难。

2. LOC 的发生率低于 10%，并且不能预测严重程度。应被归类为脑震荡，LOC 必须少于 30 分钟。

3. 受伤后即刻出现眩晕可能与远期结果有关。

4. 癫痫发作活动很少见，不能预测其严重程度，如果发生在受伤时，并不意味着潜在的癫痫发作。

脑震荡的场边处理

1. 任何疑似脑震荡的运动员均应立即停止比赛。

2. 使用运动脑震荡评估工具 3（SCAT3）或类似工具进行评估。

3. 监测运动员的症状进展，且由专人照顾。

4. 如果合适，应向运动员和其父母提供适当的处理措施和方法。

（1）意识丧失、呕吐、神经系统症状、严重颈部疼痛（对于脑损伤和脊髓损伤的运动员应特别关注）或者精神状况恶化的运动员，应由救护车送到急诊室进行评估。

（2）适当的说明包括对"危险信号"症状的讨论，如意识水平降低、神经系统症状（虚弱、定向障碍、严重头痛）。

（3）应告知运动员和父母 / 监护人症状消失前不能重返运动（RTP）或参与运动和活动。

（4）在脑震荡后的几天内，临床医生建议避免过度精神劳累，包括视频游戏、短信、计算机和家庭作业。

诊断

临床主要依据发病背景，但已提出几种测试范例。

1. SCAT3 是由最新共识针对 13 岁及以上运动员推荐的（12 岁及以下应用独立的儿童 SCAT3）。SCAT3 包括症状评分、神经系统体征报告和 Glasgow 昏迷量表评分。它还测试方向、专注力、协调力、平衡及即时和延迟记忆。SCAT3 结合了标准化脑震荡评估（SAC）和改进的平衡误差评分系统（BESS）。详见下文。

2. 脑震荡的标准化评估包括定向、即时记忆、延迟记忆、专注力和神经系统筛查（LOC 或健忘症的检查和报告）。没有平衡测试或症状量表。

3. 平衡误差评分系统包括在硬表面和软表面上测试运动员的双腿姿势、单腿姿势和串联姿势。每个测试持续 20 秒，记录错误次数。

影像学

1. 根据定义，脑震荡不会在标准 MRI 和 CT 上出现颅内出血或影像异常。

2. CT 用于紧急情况检查，以快速评估颅内出血。除非发生紧急情况，否则不应使用 CT。

3. MRI 可提供更好的软组织差异，但很少显示异常。对于有长期或严重症状的运动员，在考虑其他诊断时，可检查 MRI。

4. 实验影像学模式：不是用于典型脑震荡诊断和处理的方案，脑震荡的影像学检查目标是更准确地诊断病情，预测临床结果，并确定安全的 RTP。目前尚无用于脑震荡诊断的影像设备。

（1）功能性磁共振成像（fMRI）是用于实验性脑震荡成像研究最多的模式。它根据患者执行任务时观察到的血氧变化创建图像。大多数研究都集中在设计好的运动或认知任务上。

（2）扩散张量成像（DTI）能够评估大脑中灰质细胞白色和灰度的完整性。主要基于水分子扩散性质。一些研究在他们的研究方案中使用 DTI。

（3）MRI 光谱结合了 MRI 图像质量和检测神经代谢物中化学特征异常的能力，如 N- 乙酰天冬氨酸、肌酸、胆碱、肌醇和乳酸，目前仍被认为是研究方案。

（4）fMRI 和 DTI 最有希望，但价格昂贵，目前很难获得。

神经心理学（NP）测试

1. 目前还不存在脑震荡 NP 测试标准。

2. NP 测试旨在深入了解运动员的处理速度、记忆和整体认知功能。

3. 计算机化测试（imPact™、CogSport™、自动神经心理学评估指标 ™、Headminders™）。

（1）在季前赛期间创建"基线"，并重复脑震荡后综合征以记录改进。

（2）相对便宜，易于大规模应用，重新测试很方便。

（3）实践范围问题围绕这些测试的解释。神经心理学家在解释这些测试方面最有经验。供方可根据这些测试的解释做出临床决策。

4. 正式的 NP 测试。

（1）可能的测试小组比一个普遍接受的方案更多。

（2）通常在访问期间进行多项测试。一些最常用的测试包括霍普金斯语言学习测试、线索制作测试部分 A 和 B、数字跨度、斯特鲁任务颜色和单词测试，以及数字符号测试。

（3）主要限制是访问机会和费用。

5. 无论有关 NP 测试的记录如何改进，都不应让有症状的运动员重返运动。

生物标志物

1. 特定物质由受损的脑组织释放，并穿过血脑屏障进入外周血液供应，在那里，它们可以更容易进入。受损脑组织没有一种特异性生物标志物。

2. 星形胶质细胞损伤的生物标志物：S100b，胶质细胞酸性乳酸。

3. 神经元损伤的生物标志物：神经元特异性烯醇化酶，泛素 C 末端水解酶。

4. 轴突损伤的生物标志物：tau 蛋白，α - II 血影蛋白分解产物。

5. 这些生物标志物应用于临床实践之前需要进一步研究。

修正因素

某些内在和外在因素与增加未来脑震荡风险、脑震荡后症状延长及整体表现严重程度相关。应与每位运动员讨论这些问题。

1. 以前脑震荡的总数。

2. 击打力阈值递减（即每次脑震荡后对头部打击力应越来越小）。

3. 症状严重程度。

4. 症状次数增加。

5. 症状持续时间（＞ 10 天）。

6. 性别：女性比率高于男性。

7. 年龄较小：儿童和青少年的恢复时间比成人长。关于 10 岁以下运动员的研究数据有限。

8. 相关个人或家族史：注意力缺失紊乱，头痛，偏头痛，精神疾病，学习障碍。

9. 药物。

（1）精神活性药物。

（2）抗凝血药。

10. 比赛方式。

（1）剧烈、危险的比赛。

（2）技术差。

11. 比赛水平（成人专业、成人业余、大学、高中、初中、幼儿）。

12. 运动的选择。

13. 载脂蛋白 E（ApoE）多态性与脑损伤风险增加有关。到目前为止，ApoE 测试尚未纳入临床实践，不需要与脑震荡的运动员进行常规讨论。

重返运动（RTP）

1. RTP 当天。

（1）没有超过 18 岁的运动员或大学运动员当天 RTP。

（2）对于专业运动员，如果症状在比赛结束前缓解，则可以考虑重返运动。

（3）如果参与某项赛事，应及时了解联盟关于当日 RTP 运动员的政策，并制订运动计划。

2. 重返运动决策。

（1）重返运动是一种医学监护，逐步恢复全面竞争的方法。

（2）重返运动是一项医疗决定。

（3）所有重返运动都是个性化的。

（4）在考虑重返运动前，运动员应该无症状。

（5）共识协议表明至少有 5 天的协议。运动员如进入下一步骤，应在 24 小时内无症状（表 45.1）

A. 该大纲并不全面；一些运动员可能需要数周至数月才能完全恢复比赛。

B. 脑震荡复发的风险有限，但一旦存在相关接触的可能，风险就会增加。

C. 运动员恢复完全接触时，应考虑其他非有机因素，包括对重复伤害的恐惧、对未来残疾的担忧及表现焦虑。长期缺阵的运动员必须恢复心血管适应能力、力量和灵活性，以免再次损伤。

表 45.1　重返运动的方案

功能任务	目标
第一步　休息至症状消失	症状管理与恢复
第二步　轻度有氧运动（如散步、骑健身车、空中漫步机）	增加心率
第三步　专业运动训练（如打靶射击、足球颠球训练、排球长传球训练）	加强运动与协调能力，增加有氧运动挑战
第四步　非接触性训练（如跑步训练、拦截训练、传球模式）	提高协调、认知能力，增加有氧运动挑战
第五步　接触性训练	评估重返全速比赛的准备状态
第六步　重返运动	

3. 硬膜下、硬膜外血肿和 RTP。

（1）专家意见不同，但建议在重返运动之前需要休息 12 个月。

（2）血肿需要完全消失，没有残留的水肿。如果存在实质内损伤，运动员不应重返运动。

（3）蛛网膜下腔出血时，建议运动员不要参与接触或碰撞性运动。

（4）必须排查内在的危险因素（凝血功能障碍、动静脉畸形、动脉瘤等）。

（5）根据个人情况，钻孔或开颅术后可考虑重返接触性运动。但颅骨必须完全愈合，通常至少需要 12 个月。

（6）一般来说，对于硬膜下血肿（SDH）、硬膜外血肿（EDH）和（或）开颅术，如影像学检查正常，颅骨完全愈合并达到神经和功能基线，包括 NP 测试。运动员应通过神经外科、神经心理学家和运动医学医生检查进行评估。

4. 出现以下情况，应用考虑退出碰撞或接触性运动。

（1）多次脑震荡。

（2）连续脑震荡会增加症状的严重程度和持续时间。

（3）导致脑震荡的接触减少。

（4）明确的 NP 测试异常。

二次碰撞综合征（SIS）

由二次创伤导致的严重脑水肿，但患者仍然存在先前脑震荡的症状。第二次创伤通常远小于首次创伤，但神经系统快速恶化并发生脑疝；几分钟内，运动员处于昏迷状态。

1. 病理生理学被认为是脑功能异常调节，以及创伤后儿茶酚胺释放、充血和血管扩张造成的。

2. 极为罕见，确切的发病率和患病率尚不清楚，但文献中至少有 17 例尸检确诊病例，但报道了大量类似的"未经证实的"病例。

3. 在青少年中更常见，大学生运动员已有报道。

4. 虽然损伤机制不包括颅内出血的占位效应，但一些病例研究发现存在小的硬膜下血肿。

5. SIS 具有较高的死亡率和发病率。在 SIS 之后完全恢复神经系统的罕见病例中，这将是重返运动的禁忌证。

多次脑震荡的长期后遗症

1. NP 测试发现，与非脑震荡对照组相比，有多次脑震荡史的运动员存在认知功能障碍和执行功能障碍。

2. 头痛症。

3. 健康相关的生活质量指标降低。

4. 精神病：多发脑震荡的运动员患抑郁症的风险增加。

5. 老年痴呆症：与退休职业拳击手有关的老年痴呆症。

慢性创伤性脑病（CTE）

1. 目前诊断依据尸检和脑组织的显微镜检查。在尸检和评估微管相关蛋白沉积模式之前，不可能预先与其他痴呆鉴别。越来越多的职业运动员捐献他们的脑组织用于评估 CTE。

2. 确切的发病率尚不清楚，但至少有 110 例病例报道。

3. 病理结果：通过主要参与的超级皮质、额叶和颞叶皮层的分布模式，以及 tau 免疫反应性星形胶质细胞的积累，与其他 tau 病变进行区别：

（1）大脑半球、内侧颞叶、丘脑、乳头体、脑干萎缩。

（2）心室扩张。

（3）脑部 tau 免疫反应性神经细胞、星形细胞和神经炎的广泛沉积。

4. 与亚脑震荡打击相关的临床综合征，而与多次症状明显的脑震荡无关。

（1）潜在的和渐进的认知衰退、混乱、定向障碍和行为改变。

（2）患者可能出现帕金森病特征（步态、面具相和震颤）。

（3）精神疾病特征：杀人倾向、自杀和自残倾向。

脑震荡的预防

1. 改变规则以防止头对头接触，危险比赛及支持公平竞争和非必需暴力的执行规则已被证明是有效的。

2. 在足球运动中使用棉垫包裹球门柱和完善球门标记。

3. 没有令人信服的证据表明新的头盔技术、定制下颌骨矫形器、面罩或防护头盔可以防止脑震荡。

4. 尽管足球是与脑震荡相关的最常见的活动，但在青少年运动中禁止足球尚未达成共识。

5. 高山运动、骑自行车、马术、骑马、足球和赛车运动的头盔有助于预防合并颅骨骨折的中度和重度创伤性脑损伤（TBI）。

（张勇　译）

推荐阅读

1. Barkhoudarian G, Hovda DA, Giza CC. The molecular pathophysiology of concussive brain injury. *Clin Sports Med*. 2010;30:34–48.

2. Benson BW, Hamilton GM, Meeuwisse WH, et al. Is protective equipment useful in preventing concussion? A systematic review of the literature. *Br J Sports Med*. 2009;43(suppl 1):i56.

3. Cantu RC, Gean AD. Second-impact syndrome and a small subdural hematoma: an uncommon catastrophic result of repetitive head injury with a characteristic imaging appearance. *J Neurotrauma*. 2010;27:1557.

4. Davis G, Marion DW, Le Roux P, et al. Clinics in neurology and neurosurgery—extradural and subdural haematoma. *Br J Sports Med*. 2010;44:1139.

5. Dick RW. Is there a gender difference in concussion incidence and outcomes? *Br J Sports Med*. 2009;43(suppl 1):i46.

6. Difiori JP, Giza CC. New techniques in concussion imaging. *Curr Sports Med Rep*. 2010;9:35.

7. Guskiewicz KM, Mihalik JP. Biomechanics of sport concussion: quest for the elusive injury threshold. *Exerc Sport Sci Rev*. 2011;39:4.

8. McCrory P, Meeuwisse W, Johnston K, et al. Consensus statement on concussion in sport: The 3rd International Conference on Concussion in Sport held in Zurich, November 2008. *Br J Sports Med*. 2009;43(suppl 1):i76–i84.

9. McKee AC, Cantu RC, Nowinski CJ, et al. Chronic traumatic encephalopathy in athletes: progressive tauopathy after repetitive head injury. *J Neuropathol Exp Neurol*. 2009;68:709.

10. Nowak LA, Smith GG, Reyes PF. Dementia in a retired world boxing champion: case report and literature review. *Clin Neuropathol*. 2009;28:275.

11. Tierney RT, Mansell JL, Higgins M, et al. Apolipoprotein E genotype and concussion in college athletes. *Clin J Sport Med*. 2010;20:464.

12. Wetjen NM, Pichelmann MA, Atkinson JL. Second impact syndrome: concussion and second injury brain complications. *J Am Coll Surg*. 2010;211:553.

第 *46* 章

上肢和下肢神经血管损伤

Jason Friedrich, Venu Akuthota

神经损伤的评估和治疗原则

周围神经解剖学

1. 包括传入感觉和传出运动通路。

2. 感觉通路：皮肤受体→感觉轴突→单纯感觉或混合神经→神经丛（如臂丛神经丛、腰骶丛神经）→细胞体背根神经节→背外侧脊髓背根突触。

3. 运动通路：前角细胞（脊髓）→脊髓神经，随后分为腹侧和背侧支。腹侧支→神经丛→外周运动神经→神经肌肉接头→肌纤维。

4. 运动单位：一个 α 运动神经元、轴突、神经肌肉接头及其支配的所有肌肉纤维。

5. 支持结构。

（1）束支：一起运行的轴突束。

（2）神经内膜：束支内轴突周围的结缔组织。

（3）神经束膜：每个分支周围的结缔组织。

（4）神经外膜：将束支结合成神经干的结缔组织。

（5）髓磷脂：轴突绝缘（来自施万细胞）。有髓纤维通过"跳跃"方式迅速传导；去极化仅发生在 Ranvier 结的散布结点。

6. 神经纤维类型：传统（和现代）分类。

（1） Ⅰ a（A-α）：运动，肌肉 / 肌肉锭子。

（2） Ⅰ b（A-α）：运动，高尔基肌腱器官。

（3） Ⅱ（A-β）：感觉，压力 / 触觉。

（4） Ⅲ（A-δ）：感觉，疼痛 / 温度 / 触觉。

（5） Ⅳ（C）：疼痛和其他受体。

周围神经损伤的病理生理学

1. Seddon 分类法。

（1）神经失用：部分损伤影响髓鞘，但轴突是完整的。可出现传导阻滞。

（2）轴突断裂：轴突和髓鞘中断，但神经基质是完整的。可出现 Wallerian 变性。

（3）神经断裂：完全破坏轴突和包裹神经鞘。没有外科手术干预的再生是不可能的。

2. 混合轴索和髓鞘损伤。

（1）大多数运动神经损伤会产生神经性损伤（髓鞘损伤），并且经常累及轴索。

（2）电诊断（EDX）测试有助于区分神经损伤为主要轴索、脱髓鞘或混合型。

运动神经损伤的机制（急性或慢性）

1. 压迫（压力）。

（1）引起运动和（或）感觉缺陷。

（2）慢性压迫的继发效应还可能包括神经性水肿、出血和神经纤维化。

2. 缺血（缺氧）。

（1）很少是运动神经损伤的唯一原因。

（2）持续受压或间室综合征情况下神经损伤的重要继发原因。

（3）快速可逆的生理传导阻滞：再灌注时神经传导快速恢复（如果缺血少于 6 小时）。

（4）引起疼痛和感觉异常。

3. 牵拉（伸展，角度）。

（1）大多数神经可以伸展 10%~20% 而没有明显的损伤。

（2）神经对于慢性牵拉的适应性要优于急性牵拉。

（3）运动神经牵拉损伤的举例。

A. 电诊断检查显示，所有 II 级和 III 级外踝扭伤中有 15% 损伤腓神经和腓浅神经。

B. 灼伤或刺伤：臂丛上干（C5 和 C6）的急性张力，颈部和同侧肩部向对侧偏移。

4. 撕裂。

（1）体育运动中少见的创伤事件。

（2）即刻手术修复神经可能会减少神经元损失。

运动神经损伤的评估

1. 病史：明确描述症状感知和病程。

（1）神经性疼痛：源自神经系统的疼痛。

（2）感觉异常：皮肤上的任何异常感觉。

（3）感觉迟钝：不适的异常感觉。

（4）麻木：感觉缺失。

2. 神经系统检查。

（1）力量：手部肌肉测试和功能强度测试。

（2）反射：运动周围神经损伤中很少见的异常，除了神经根病和严重的运动神经损伤病例。

（3）感觉：精细触觉/振动/本体感觉（背柱/内侧丘系通路）和疼痛/温度（前外侧通路）。

（4）应激测试。

A. 神经张力测试（存在多种变化）。

a. 上肢张力测试（ULTT）（图 46.1）。

b. 直腿抬高。

c. 快坐测试。

d. 股骨伸展试验。

B. 直接神经压迫或敲击。

3. EDX 测试。

（1）评估神经的生理和功能，可以补充影像学发现的结构异常。

（2）定位和显示神经损伤。

（3）可以区分神经失用与轴突断裂（对于预后很重要）。

（4）由神经传导研究（NCS）和针肌电图（nEMG）组成。

（5）NCS：评估运动和感觉神经，并提供有关髓鞘和轴突功能的数量完整性的数据。

（6）EMG：评估运动单位（下运动神经通路），但不评估感觉通路，可评估轴突损伤的肌肉去神经支配。

4. 影像学。

（1）磁共振神经成像（MRN）：特定的 MRI 序列，用于周围神经可视化的最佳选择。

A. T1 序列可以描绘神经的解剖学内容、其束状性质和神经性脂肪平面。

B. 在 T2 序列上，正常神经大小均匀，中等信号，与邻近肌肉相比，通常呈稍高信号。

C. 在 T2 相中，神经的增大和（或）高信号是异常发现（图 46.2）。

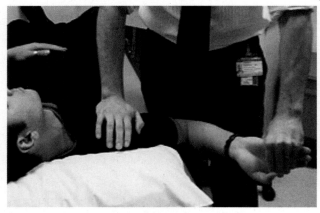

图 46.1　上肢张力试验，中位神经偏倚。定位包括肩胛骨受压时肩部外展；增加肘部伸展，前臂旋后，手腕和手指伸展；颈椎向对侧屈曲。

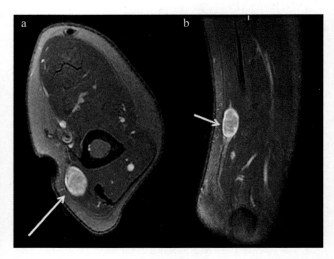

图 46.2　左侧尺神经的 MR 神经图显示与尺神经密切相关的边界清晰的 T2 高信号病变，与神经鞘瘤一致（箭头所示）。（a）轴向视图。（b）冠状视图。（Courtesy of Dr Colin Strickland, University of Colorado.）

D. 能够显示压迫神经的占位性病变。

E. 可以补充 EDX 发现的神经损伤位置。

F. 肌肉中的 MR 信号模式可以识别急性和慢性去神经支配。

a. 急性去神经支配：增加 T2 STIR 信号。

b. 慢性去神经支配：T1 上的容积 / 脂肪浸润减少。

（2）肌肉骨骼超声（MSK US）。

A. 通常可以通过超声观察局灶性周围神经卡压。

B. 在纵向视图中，正常周围神经具有由高回声结缔组织包围的低回声束的束状外观。

C. 在横向视图中，正常神经显示出蜂窝状或斑点状外观（图 46.3）。

D. 神经损伤的特征是神经直径增加，束状图案丧失，回声减少。

E. 在神经受压附近可以看到神经的低回声肿胀压缩。

F. 传感器对神经的压力可引起症状。

（3）弥散张量纤维束轨迹（DTT）。

A. EDX 研究、MRN 和 MSK US 都无法区分不同类型的轴突断裂，特别是当神经的某些部分保持连续性时。

B. DTT 是一种新兴的 MRI 技术，能够跟踪小束神经纤维再生，这可能对严重神经损伤的快速预后和手术需求预十分重要。

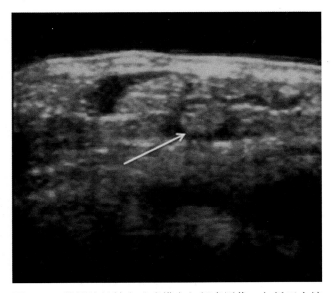

图 46.3　掌侧腕的轴向（或横向）超声图像，包括正中神经（箭头所示）。（Courtesy of Dr John Hill, University of Colorado. ）

运动神经损伤的治疗

1. 神经恢复。

（1）再生能力持续至少 1 年（但严重损伤后并不能确保神经元存活）。

（2）混合病变的恢复顺序。

A. 传导阻滞的分辨率。

B. 备用轴突的远端再生。

C. 肌纤维肥大。

D. 感觉功能的再分配。

E. 受损轴突的轴突再生。

（3）神经恢复的时间表。

A. 缺血引起的传导阻滞：逆转很快，通常几分钟到几小时。

B. 压迫诱导的传导阻滞（神经失用症）：恢复需要几个月。

C. 轴突损伤（轴索断裂）：轴突再生每天 1mm，每周 1cm，每月 2.54cm。

a. 失神经肌肉纤维在受伤后仅可存活 18~24 个月。

b. 过多的瘢痕组织、神经瘤或神经管损伤降低了功能再生的潜能。

（4）闭合性神经损伤的一般监测指南：合理观察 4~6 周。如果没有或部分恢复，则进行 EDX 测试，根据位置确定是否需要 MRI 或 MSK US。如果神经连续，则重新观察 12 周并进行 EDX 测试。如果恢复明显，则继续康复。如果没有恢复且没有发现神经再支配，则在 3~6 个月时进行手术探查。

2. 治疗：非手术。

（1）康复。

A. 运动改进：相对休息的时期（包括临时避免加重活动）并强调交叉训练。

B. 支具可能是保护关节、肌腱和韧带所必需的。

C. 衬垫可用于过敏区域。

D. 动力链康复。

a. 制订导致神经损伤的生物力学诊断。

b. 评估更易导致远端损伤的近端缺陷的整个动力学链。

c. 纠正动力链中的生物力学缺陷，优化灵活性、耐力、力量和能量。

d. 加强通过闭合动力学链训练来恢复协调、本体感受和功能性连续肌肉激活模式。

　　e. 适应性地加强代偿性肌肉可能有助于维持神经恢复时的功能。

　　E. 神经调节：神经滑动（通常类似于使用牙线）和神经动员（避免结束范围）可能有助于神经愈合、减少神经疼痛和神经瘢痕。

　　（2）非药物疼痛缓解：考虑包括冷、热、经皮电神经刺激（TENS）、针灸。

　　（3）药物。

　　A. 用于运动周围神经损伤的药物的最低疗效数据。

　　B. 症状控制的初步考虑因素包括外用利多卡因凝胶或贴剂、NSAID 凝胶 / 贴剂 / 口服药、对乙酰氨基酚、低剂量三环类或抗惊厥药。

　　（4）注射：很少用于周围神经损伤，皮质类固醇注射治疗腕管综合征除外。

　　3. 手术。

　　（1）开放或内镜手术可用于松解和（或）减压严重或难治性周围神经卡压。

　　（2）创伤性神经断裂可以通过直接修复或移植来治疗。

　　（3）严重慢性神经损伤基本功能的恢复手术可能需要包括肌肉转移在内的抢救程序。

　　4. 新兴疗法：生物制剂。使用生长因子、富含血小板的血浆和干细胞来促进神经恢复或维持生长允许的环境的方式仍在研究中。

　　5. 重返运动。

　　（1）重返运动的决定仍取决于运动员在模拟体育活动中的功能表现。

　　（2）EDX 或影像学研究可能滞后于临床恢复。

周围神经卡压和损伤

上肢神经损伤

神经源性胸廓出口综合征（N-TOS）

　　1. 上肢神经血管卡压综合征：根据神经血管束的卡压部位，可分为 N-TOS 和血管源性胸廓出口综合征（V-TOS）。

　　2. N-TOS 是一种有争议的诊断。

　　3. 确定性（真实）N-TOS：客观神经功能缺损（最常见的是下干、C8~T1 根）。

　　（1）非常罕见（约 1/100 万例 N-TOS）。

　　（2）经常需要手术治疗。

　　4. 有争议的 N-TOS：无客观神经功能缺损（疼痛占优势）。

　　（1）更常见，更有争议。

　　（2）一般保守治疗。

　　5. 神经结构压迫的三个潜在位点。

　　（1）斜角肌三角（最常见）。

　　（2）肋锁骨间隙。

　　（3）胸大肌下小间隙。

　　6. 常见病因：解剖变异 + 累积创伤（即重复过度运动）。解剖变异包括：

　　（1）颈肋（＜ 1% 的一般人群）或细长的 C7 横突。

　　（2）前斜角肌或中斜角肌肥大（举重运动员）。

　　（3）胸小肌肥大（游泳运动员）。

　　（4）锁骨下肌肥大（花样滑冰运动员）。

　　（5）异常纤维带。

　　7. 临床表现：高度变异。

　　（1）从疼痛 / 感觉异常（通常是内侧前臂 / 手）到无力 / 萎缩（手内肌）。

　　（2）过度活动往往更差。

　　8. EDX 研究：通常正常。

　　（1）可见异常的前臂内侧皮神经和在 C8/T1 通路中很少异常的 nEMG。

　　（2）通常可以更好地排除类似于胸部出口综合征的更常见的神经系统疾病（如腕管综合征、尺神经病、颈神经根病）。

　　9. 影像学。

　　（1）颈椎 X 线评估颈肋或过长的横突。

　　（2）臂丛神经 MRI 可评估对神经结构的重要影响。

　　10. 诊断前斜角肌阻塞（局部麻醉）可能有助于预测手术效果。

　　11. 治疗。

　　（1）非手术治疗需要考虑：

　　A. 个体化，取决于可疑的 N-TOS 病因。

　　B. 大多数患者可以保守治疗。

　　C. 调整运动 / 相对休息。

D. 治疗：物理治疗（PT）为姿势再教育，改善生物力学为过度活动、伸展胸小肌和斜角肌、加强肩胛稳定器。

E. 药物（参见上文）。

F. 注射（最低疗效数据）。

a. 触发点注射或针刺。

b. 肉毒杆菌毒素注射。

c. 斜角肌局部麻醉剂阻滞。

（2）手术治疗。

A. 锁骨上入路：前中斜角肌切除术 ± 颈椎和第 1 肋骨切除术。

B. 经腋下入路：切除第 1 肋骨，切除部分前斜角肌，去除其他异常结构。

C. 结果取决于病因、方法、症状持续时间、病前残疾和其他因素，但大多数患者预计术后 5 个月重返运动。

D. 并发症：气胸、神经损伤。

Parsonage-Turner 综合征

1. 又称为（特发性）臂丛神经炎（或丛神经炎）和神经性肌萎缩。

2. 倾向于上臂丛神经和单纯运动神经。通常肩胛上、长胸骨和（或）前骨间神经受影响。

3. 病因：通常是特发性的（可能是病毒性的）。

4. 临床表现。

（1）内侧肩胛骨周围的精确疼痛发生在无力之前。

（2）疼痛持续 10 天，有时持续数月无力。

（3）1/3 的病例发生在双侧。

5. EDX 检查明确诊断。

6. 除非担心神经丛压迫性病变或不明诊断，否则通常不需要进行影像学诊断。臂丛神经和肩关节 MRI 可显示神经丛中 T2 信号增加肌肉水肿 / 去神经的模式。

7. 治疗：非手术。

（1）随着时间的推移而自发缓解，大多数情况下可重返运动。

（2）康复治疗：预防因虚弱引起的力学改变继而引起继发性肩部问题。

肩胛上神经损伤

1. 运动员相对常见的上肢周围神经损伤。

2. 占导致疼痛的所有肩部疾病的 1%~2%。

3. 最常见于 40 岁以下过度活动的运动员，如排球运动员的运动臂。

4. 病因：肩部不稳定、压迫（如背包）、牵引、重复性微创伤、直接创伤、特发性臂丛神经炎、锁骨远端切除并发症、肩袖手术或脊柱手术中的体位。

（1）肩胛上切迹损伤：肩胛上韧带覆盖压迫导致冈上肌和冈下肌无力。

（2）肩胛冈关节盂切迹损伤：运动员中最常见的部位。

A. 孤立的冈下肌无力。

B. 通常由沿肩胛骨外侧附近撕裂或牵引 / 微创伤引起的腱鞘囊肿造成。

5. 临床表现：肩部后外侧疼痛，肩部外展无力 ± 受影响的肌肉萎缩。

6. EDX 检查可以定位异常并排除 C5/C6 神经根病变。

7. 影像学。

（1）X 线片：通常正常；可以在 Stryker 缺口视图中看到钙化的横向肩胛韧带。

（2）MRI 可显示腱鞘或唇窦囊肿、其他占位性病变、其他肩部病理学或肌肉失神经变化。

8. 肩胛上神经阻滞：肩胛上切迹处注射后肩痛缓解视为阳性。

9. 治疗：通常非手术治疗。

（1）物理治疗确认肩关节 ROM（特别是肩袖后侧）、肩胛骨稳定和代偿性肌肉增强。

（2）通常在 6~12 个月内完全缓解。

（3）如果确诊占位性病变（如腱鞘囊肿），且 6~12 个月无力 / 萎缩未能改善，则需要手术治疗。

A. 肩关节镜检查治疗相关唇裂。

B. 也可能涉及肩胛横韧带的松解。

C. 术后预计将恢复运动。

胸长神经损伤

1. 运动中不常见，但出现时禁止运动。

2. 病因：直接拉伸或牵引（如网球发球）的重复微创伤、直接创伤、压迫、特发性臂丛神经炎。

3. 临床表现。

（1）钝性肩胛骨疼痛，通常在过度活动时更加严重。

（2）隐性发作的肩部无力或丧失投掷力。

（3）肩胛骨运动障碍和内侧肩胛骨翼状（前锯肌无力）。

4. 影像学通常没有帮助。

5. 如果存在轴突损伤，EDX 检查可能显示与前锯肌分离的针刺异常。与其他原因 [（背侧肩胛神经损伤（菱形肌）或脊髓副神经损伤（斜方肌）] 相鉴别。

6. 治疗：通常非手术治疗。

（1）物理治疗：用 ROM 防止肩部挛缩，沿着动力链加强，包括其他肩胛周围肌肉。锯肌损伤难以肌肉代偿，没有好的替代品。

（2）改善需要 6~9 个月，但恢复需要 1~2 年。

（3）手术适应证：症状持续 1~2 年，EDX 检查无改善。

（4）手术选择：肌肉转移，筋膜吊带，肩胛骨融合，神经移植。如果需要手术，可能难以恢复运动。

腋神经损伤

1. 体育运动中第三常见的单神经病变。

2. 病因：钝性肩部创伤，盂肱关节脱位，肱骨骨折，特发性臂丛神经炎，四方体综合征，医源性（肩部手术）。

3. 四方体综合征：纤维带或肥大肌肉引起的慢性压迫旋肱后动脉，伴有腋窝神经卡压。四方体综合征很少见，但投掷运动员在肩部外展和外旋时可能会出现这种情况。

4. 四方体空间边界：小圆形（上部），大圆肌 / 背阔肌（下部），肱三头肌长头（内侧），肩胛下（前），肱骨干（外侧）。

5. 腋神经病变的临床表现：外侧肩麻木和（或）三角肌无力（一个或所有区域）和（或）小圆肌无力。

6. EDX 检查用于诊断和预后。

7. 影像学。

（1）X 线评估肱骨近端骨折、脱位。

（2）MRI 评估神经压迫、三角肌或小圆肌的去神经支配 / 萎缩。

8. 治疗：最初非手术治疗（相对休息、观察和物理治疗）。

（1）物理治疗：保持肩关节 ROM 并从近端至远端加强。

（2）如果在 3~6 个月内没有恢复，则进行手术探查。

桡神经损伤

1. 近端桡神经卡压。

（1）病因：螺旋沟压缩（蜜月期麻痹、三头肌压迫）。跑步者的桡神经麻痹＝跑步者肘部急剧弯曲的手背麻木；纠正运动形式后缓解。

（2）临床表现：手腕 / 掌指（MCP）手指伸展无力和（或）感觉改变 ± 轻度肘关节屈曲无力（肱桡肌）。肱三头肌 / 肘肌可以不受累。

（3）EDX 研究可证实诊断并更好地定位病变。

（4）治疗：通常非手术治疗，在 4~5 个月内自发恢复。

2. 桡骨隧道综合征：前臂桡神经卡压引起的争议性综合征，导致持续的肘关节外侧疼痛，往往没有客观的运动或感觉缺失。

（1）前臂伸肌肌肉的柔韧度（距离外上髁几厘米）。

（2）前臂疼痛伴有旋后抵抗。

（3）肘部、腕部、长指伸展时肘部疼痛。

（4）发生在重复内旋 / 旋后的运动员中。

（5）EDX 研究通常正常。

（6）通常非手术治疗。

3. 骨间后神经综合征（PINS）：无痛、没有感觉障碍的手腕 / 手指伸展无力。

（1）卡压部位：桡骨头前方的纤维带、反折的肱血管、旋后肌弓、桡侧腕短伸肌的腱缘。

（2）EDX 研究（nEMG）经常异常（肱桡肌不受累）。

（3）手术经常是必要的。

肘部的尺神经病变

1. 通常被称为肘管综合征（但是受伤可能发生在后髁沟近端）。

2. 肘管在内上髁的远端，尺侧腕屈肌（FCU）的两个头之间，位于肱尺关节腱膜拱廊下方，下方有骨和韧带。

3. 病因：第二常见的卡压性神经病变、牵引或压迫（特别是在重复性肘关节屈曲时）、直接创伤、医源性（肘关节镜检查、尺侧副韧带手术）。

（1）投掷者最常见（击球阶段）。

（2）滑雪（保龄球）、举重和球拍运动也有报道。

4. 临床表现：尺侧手指，小鱼际区和尺侧手背（前臂除外）的感觉障碍 ± 尺侧固有手部无力。

（1）在 80% 的无症状人群中，Tinel 征出现在肘部。

（2）Wartenberg 征：小指轻微伸展，小指内收无力会使它卡在裤子口袋的边缘。

（3）Froment 征：拇内收肌无力导致拇指和示指之间的捏合减少 [正中神经支配的拇外长肌（FPL）替代会导致指间（IP）关节处的屈曲]（图 46.4）。

5. EDX 检查可以确诊并排除 C8/T1 神经根病、下干丛神经病、腕管综合征。

6. 影像学检查通常没有必要。

（1）平片：通常正常。

（2）MRI：主要用于手术计划或评估其他病理；可能会看到损伤部位的信号增加（尽管一些无症状的患者也可能在肘部显示）。

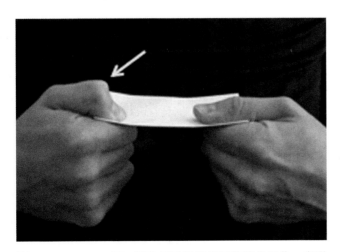

图 46.4　Froment 征。箭头所示拇指指间关节的屈曲，表明尺神经支配内收肌的无力，并由拇长屈肌（由正中神经的前骨间分支支配）补偿。

（3）超声：可能显示紧邻压迫部位的局灶性肿胀，并且可能在动态弯曲中看到压迫。

7. 治疗：通常非手术治疗。

（1）支具通常有帮助（肘垫或夹板以防止完全屈曲）。

（2）顽固性病例采用手术治疗。

A. 可能包括减压 ± 转位。

B. 手术常同时修复受伤的尺侧副韧带。

C. 在精英投掷运动员中，不确定能恢复到以前的运动水平。

腕部的尺神经病变

1. 罕见（与肘部相比）。

2. 也被称为"车把麻痹"。

3. 在 Guyon 管的卡压＝尺骨隧道＝在豌豆骨内侧和钩骨钩旁之间。内容物包括尺神经、尺动脉和相关静脉。

4. 病因：压迫（例如，来自骑车者的车把的压力），腱鞘囊肿，尺骨动脉血栓形成，腕骨骨折，异常肌肉或纤维带。

5. 小鱼际锤打综合征＝血管综合征，具有类似的表现（参见血管损伤部分）。

6. 分类：Shea 分类法。

（1）Ⅰ型：累及所有部分（所有运动和感觉）。

（2）Ⅱ型：最常见。仅累及深部运动分支（仅有无力，有正常的感觉）。

（3）Ⅲ型：最不常见。仅累及表面感觉分支。

7. 临床表现：运动和感觉症状取决于受影响的特定分支。

（1）尺背侧手部感觉总是免于受累（由起源于腕部近端的神经提供尺背侧皮肤感觉）。

（2）短掌征：保留Ⅱ型病变的掌短肌，导致小鱼际皮肤皱纹、小指外展 / 屈曲、腕管成为损伤部位。

8. EDX 检查可确认诊断并排除腕管综合征。

9. 影像学：除非创伤或怀疑囊肿，否则通常没有必要。

10. 治疗：通常非手术治疗。

（1）加用自行车手套，活动调整。

（2）使用 1~12 周的中立位手腕夹板。

（3）手术减压适用于 1~3 个月保守治疗无效的中度或重度症状。

Pronator 综合征

1. 近端正中神经病变引起弥漫性前臂疼痛，远端正中神经分布区域有感觉异常。

2. 压迫部位：旋前圆肌的起始部之间，肌纤维（二头肌腱膜）或在浅层桥下。

3. 临床表现：需要反复强力内旋或抓握的运动员（投掷者、网球、射箭、手臂摔跤、举重、赛艇运动员）。

4. EDX 检查：前臂节段的传导异常和（或）正中神经支配肌肉中的 nEMG 异常（旋前圆肌不受累）。

5. 治疗：休息，夹板，技术改进，很少手术松解。

腕管综合征

1. 手腕正中神经病变。

2. 一般人群中最常见的周围神经卡压。

3. 常见于轮椅运动、体操、骑自行车和划船。

4. 腕管＝骨膜纤维管，腕骨组成底部和侧面，腕横韧带作为顶部。

5. 腕管内容物：10 个结构（4 个屈指深肌腱，4 个屈指浅肌腱，拇长屈肌腱和正中神经）。

6. 病因：任何可以减小管道大小的物品压迫正中神经（如屈肌支持带增厚）或增加内容物的体积（如肌腱炎）。

7. 临床表现：在夜间和活动增加时拇指、示指和中指的感觉异常；精细动作的笨拙（如按钮）；正中神经分布的 ± 感觉和（或）运动丧失（如拇短伸肌无力），严重病例有鱼际萎缩。

8. 激惹试验：Tinel 试验、Phalen 试验和腕骨压迫试验。

9. EDX 检查可确认诊断。

10. 影像学：通常没有必要。

11. 治疗：保守或手术治疗取决于严重程度。

（1）拉伸，避免重复弯曲／伸展，改善工程学／技术。

（2）中立位手腕夹板（有效率约为 30%）。

（3）腕管注射类固醇（通常是暂时的；1 年内 50% 复发）。

（4）手术松解（治愈率为 75%）。

下肢神经损伤

闭孔神经损伤

1. 病因：直接骨盆创伤、闭孔疝、闭孔管出口处的筋膜带（在橄榄球运动员中）。在运动中很少见。

2. 临床表现：臀部内收无力和大腿内侧感觉改变。

3. EDX 检查：如果轴突损伤，闭孔神经支配肌肉中的 nEMG 异常。

4. 治疗：纠正根本原因。如果筋膜带压迫，手术可以矫正疝气或进行闭孔神经松解。

感觉异常性股痛综合征

1. 股外侧皮神经损伤。

2. 病因：通常是腹股沟韧带附近的神经受压或创伤（如体操运动员、高低杠运动员、带加重带的潜水员、长途背包客）、医源性（髋关节镜检查）。

3. 临床表现：单纯感觉综合征，包括疼痛、大腿前外侧感觉异常，髋关节外展时加重。

4. EDX 检查主要用于排除其他情况。

5. 治疗：非手术治疗。

（1）大多数病例通过相对休息缓解。

（2）耐受病例可手术探查。

隐神经损伤

1. 为下肢前内侧和足踝内侧提供皮肤感觉。

2. 病因：Hunter 管的远端部分经常受伤，因为它刺穿了致密的筋膜（大腿远端 1/3）。

（1）可能的损伤包括局部肌肉收缩／肥大（如健美运动员）、髌骨脱位、局部结构肿胀（如麻疹囊肿）、医源性（膝或踝关节镜检查）。

（2）运动员很少见。

3. 临床表现：可能在膝关节、足或踝关节内侧疼痛 ± 感觉异常，股骨伸展试验时加重。但没有无力感。

4. EDX 检查有助于排除大腿内侧疼痛的其他原因（如 L4 神经根病、腰丛神经病、股神经病）。

5. 治疗：通常非手术治疗。

（1）可能包括简单的安慰、调整紧身的装备、避免应激因素、局部麻醉 / 类固醇注射。

（2）很少需要手术（如神经松解或神经瘤切除）。

腓神经损伤

1. 腓总神经损伤。

（1）运动中最常见的下肢神经损伤。

（2）病因：压迫（直接打击、腓肠外侧肌腱副籽骨、腓骨长肌边缘的筋膜带），腓骨头过度活动和腓骨颈部的拉伸损伤（近端胫腓骨脱位、膝关节或踝关节处的内翻损伤）或医源性（侧卧位膝关节手术）。

（3）临床表现：腓浅神经和腓深神经损伤表现结合（见下文）。

2. 腓浅神经损伤。

（1）病因：外侧间室综合征，压迫到小腿前外侧，医源性（踝关节镜检查中最常见的神经损伤）。

（2）临床表现：近端损伤导致踝关节外翻时无力（可能经常踝关节扭伤）和踝背侧 / 足部麻木。

3. 腓深神经损伤。

（1）病因：前间室综合征，外侧间室和前间室在伸肌支持带下卡压（如紧身滑雪靴），前足踝牵拉（如芭蕾舞），跗骨骨赘压迫。

（2）临床表现：近端损伤导致足下垂（胫前肌无力）；第 1 趾间感觉改变；跗骨前隧道损伤可能引起伸肌萎缩褶皱和第 1 趾间的感觉变化。

4. EDX 检查有助于定位病变并排除更多的近端神经损伤（如坐骨神经损伤、L5 神经根病变）。

5. 影像学：X 线片提示是否有创伤史以评估腓骨损伤。

6. 治疗：取决于严重程度和病因。

（1）考虑手术治疗内在压迫（筋膜带、神经周围囊肿、异常骨性突出）和严重损伤（完全或几乎完全破坏轴突）。

（2）非手术治疗和临床观察轻度、部分损伤。支具或夹板和本体感受训练，以减少踝关节扭伤的风险。

跗骨管综合征

1. 跗骨：在踝关节内侧，胫神经在屈肌支持带下方移动（从内踝延伸到跟骨内侧）。

2. 内容物（前后）：胫后肌，趾长屈肌，胫后动脉 / 静脉，胫神经，屈肌腱。

3. 病因：占位性病变（小腿肌肉附着物、腱鞘囊肿、肿瘤、骨折块、瘢痕组织），隧道内肌腱腱鞘炎，外部压迫（紧身滑雪靴或脚踝矫形器），踝关节 / 足部生物力学异常引起的拉伸伤（跑步时过度活动）。

4. 临床表现：内踝、足跟和（或）足部经常疼痛 ± 感觉迟钝，夜间加重。内在足部肌肉萎缩罕见，但严重的情况下可能出现。

5. 鉴别诊断。

（1）引起神经病变的跗骨管综合征很少见。

（2）其他考虑可能包括足底筋膜炎、跟骨脂肪垫萎缩、跟骨或舟骨应力性骨折、距骨骨软骨炎、跗骨窦综合征、滑膜撞击和腱鞘炎。

6. EDX 检查通常正常，除非跗骨管中有占位性病变。

7. 影像学：MRI 可用于排除占位性病变或评估其他病理学。

8. 治疗：通常非手术治疗。

（1）保守治疗：相对休息（可能包括步行靴或其他踝足矫形器），正确的过度旋前，麻醉 / 类固醇注射，髋关节外展肌强化（帮助缓解过度旋前）。

（2）有时需要手术松解。

Morton 趾间神经瘤

1. 病因：趾间神经的压迫性神经病变（第二或第三趾间最常受影响），来自跖间韧带下的反复撞击，跖趾（MTP）关节滑膜炎 / 囊肿，跖骨过度活动（如过度痉挛的第 4 跖骨），穿过紧鞋或高跟鞋。

2. 临床表现。

（1）症状：足底疼痛 ± 受影响足趾的放射性和（或）感觉异常，穿过紧鞋或在不平坦的地面上行走往往加重。

（2）体征：主动压迫试验（趾间），Mulder 敲击 [由于在跖骨（MT）头部之间挤压神经瘤，挤压测试导致可触及的咔嗒声] 和（或）受影响的足趾针刺的感觉减退。

3. 鉴别诊断：更近端神经卡压（如跗骨管综合征、外周神经病变、腰骶神经根病），跖骨痛，跖趾关节滑膜炎或半脱位，跖骨应力性骨折，Freiberg 梗死 [缺血性坏死（AVN）引起第二个跖骨头的塌陷疼痛] 和前足的软组织或骨肿瘤。

4. EDX 检查可以排除更多的近端神经病变，但无法明确趾间神经瘤。

5. 影像学：通常不是必需的，但 MRI 或 US 可以证实神经瘤。

6. 趾间阻滞：诊断性局部麻醉注射可能有助于确诊。

7. 治疗：非手术和手术治疗。

（1）适当的鞋类（衬垫、脚趾宽鞋、低跟、±跖骨垫），试验性的一次性类固醇注射（不推荐重复注射）。

（2）手术：背侧切口部分切除跖间韧带和神经切除。

血管损伤评估与管理原则

运动中的血管损伤类型

1. 完全闭塞很少见。6 小时内需要紧急治疗。

2. 非闭塞性损伤更常见。

（1）切除术、动脉瘤、直接损伤、间歇性压迫 / 卡压、狭窄、血栓形成。

（2）运动中最常见的静脉损伤：锁骨下静脉血栓形成（Paget-von Schroetter 综合征，又称为肌紧张后血栓形成）。

（3）运动中最常见的动脉损伤：腘窝和腘动脉卡压（PAES）。

（4）允许有时间进行血管诊断测试评估。

运动性血管损伤的评估

1. 高度怀疑是最重要的。

（1）运动引起的症状在体格检查时可能正常。

（2）疼痛、感觉异常或瘫痪和发冷、肿胀、脉搏不对称、疲劳、苍白和（或）毛细血管再充盈时间延长。

2. 血管诊断试验。

（1）踝臂指数（ABI）[又称为踝臂指数（AAI）]：在运动员中，运动后测量和对侧比较作为筛选测试可能是有用的。

（2）多普勒超声检查。

A. 用于鉴别血栓、狭窄、血管壁增厚。

B. 深静脉血栓形成诊断的首选方式。

C. 如果检查模棱两可，静脉造影可能是必要的。

（3）血管造影（或动脉造影）。

A. 诊断动脉疾病的金标准。

B. 优点：动脉网的清晰显示。

C. 缺点：侵入性检查伴有并发症，包括费用、出血、血栓形成、动静脉瘘（AV）、假性动脉瘤、过敏反应或肾毒性，有 5% 的假阳性。

D. 与运动相关的伤害很少需要。

（4）先进的影像血管造影。

A. 包括计算机断层扫描血管造影（CTA）和磁共振血管造影（MRA）。

B. MRA 和 CTA 允许同时显示血管系统和任何周围解剖异常。

C. MRA 越来越多地用于 V-TOS（手臂被绑时最敏感）。

E. 副作用曲线常规血管造影。

（5）MRI。

A. 可用于血管损伤 / 压迫，间室综合征和 TOS。

B. 在间室综合征中，MRI 可能表现为水肿、出血、血肿、血管损伤和（或）炎症。

运动性血管损伤的治疗原则

1. 血管外科转变为急性血管损害或难治性血管功能不全症状。

2. 限制运动：减少或消除加重病情的活动，并强调交叉训练。

3. 治疗性运动：优化生物力学，目标是消除功能性血管压迫 / 微创伤（动力链概念仍然适用）。

4. 戒烟。

外周静脉阻滞和损伤

肌紧张后血栓形成

1. 腋窝或锁骨下静脉的自发性血栓形成（又称

为 Paget-von Schroetter 综合征）。

2. 罕见，但可能是灾难性的综合征。

3. 可能会发生于剧烈的上肢活动或创伤后。

4. 36% 的患者出现肺栓塞。

5. 临床表现。

（1）慢性低强度压迫：上肢钝痛 ± 手臂／手肿胀 ± 侧支血管形成；远端脉搏通常完整。

（2）急性血栓形成：无痛性水肿、发绀和疼痛的快速发作；远端脉搏一般完整，除非血栓形成是大量／急性的。

6. 诊断：多普勒超声检查（敏感性为 78% ~ 100%，特异性为 82% ~100%）。

7. 治疗：紧急溶栓／确诊静脉造影，通常随后进行胸腔入口减压和抗凝 2~6 个月。平均 5 个月重返运动率为 90%。

外周动脉阻滞和损伤

四边体综合征（见上文腋神经损伤部分）

1. 旋肱后动脉可能被腋神经包裹。

2. 症状包括手部的发冷、苍白、发绀，通常伴有神经源性症状。

3. 使用血管造影、CTA 或 MRA 进行诊断。

4. 治疗可能包括溶栓或手术取栓术和 3 个月的抗凝治疗。

血管胸廓出口综合征

1. 胸腔入口附近骨性异常引起的局灶性血管压迫性创伤导致血管狭窄（锁骨下动脉）或急性血栓形成。

2. 比 N-TOS 有更少的争议和更好的解释（见 N-TOS 部分）。

3. Paget-von Schroetter 综合征是运动员中观察到的一种静脉型 V-TOS。

4. 病因：对神经血管束最常见的急性或累积性创伤 + 解剖学倾向（如在 N-TOS 中）。

（1）锁骨和第 1 肋骨骨折可以损伤神经血管束。

（2）颈肋骨在外科 TOS 患者中很常见。

5. 临床表现：可能包括不同程度的缺血，如苍白、麻木、雷诺现象、手指溃疡、坏疽、脉搏缺失

或锁骨下动脉盗血综合征。

（1）检查可能会发现单侧斜角肌压痛或锁骨上凹。

（2）V-TOS 的动态定位刺激试验。

A. Roos 试验 [又称为抬高手臂压力测试（EAST）]：上肢外展／外旋及伸开和握紧拳头 3 分钟时，症状再出现（敏感性为 84%；特异性为 30%）。

B. Wright 试验：手臂在 90° 外展／外旋位置时，桡动脉消失或症状再出现（敏感性为 90%；特异性为 29%）。

C. Adson 机动试验：手臂在解剖位置和颈部主动旋转到受影响的一侧深吸气时，桡动脉消失（敏感性为 79%；特异性为 76%）。

D. Halstead（肋锁骨）机动试验（又名军事位置试验）：肩胛骨收缩和压迫时，桡动脉消失或症状再出现（敏感性为 84%，特异性为 47%）。

6. 诊断。

（1）颈椎 X 线 ± 胸部 X 线检查以评估骨骼异常（如颈肋）。

（2）多普勒超声检查可以评估动脉瘤或血栓形成。

（3）MRA 或 CTA 可能有助于诊断血管和骨骼异常。

（4）血管造影仍然是 V-TOS 的金标准。

7. 治疗：当怀疑 V-TOS 时，提示有血管外科手术指征。

（1）如果排除了真正的血管损伤，可以进行非手术治疗的初步试验。

（2）手术选择因具体病理而异（参见 N-TOS 中常见手术方法）。

小鱼际锤打综合征

1. 手部小鱼际部分的钝性损伤导致钩骨钩的尺动脉损伤，可能引起手指缺血。

2. 病因：最常见于体力劳动者（小鱼际区域用作锤击，推动或挤压物体的工具）或长期暴露于振动的工人。棒球、空手道、羽毛球、自行车、高尔夫、网球、手球、垒球、举重、霹雳舞、曲棍球等运动员也见报道。

3. 临床表现：根据严重程度而不同。

（1）通常是单侧。

（2）症状可能包括手指疼痛、感觉异常、感觉敏感、苍白或指尖变色、手指跛行或小鱼际疼痛。

（3）体征可能包括小鱼际瘢痕组织 / 压痛或搏动性肿块（动脉瘤）、指尖变色、寒冷、皲裂出血、溃疡或坏疽。

（4）Allen 试验：尝试评估浅表掌侧弓的通畅性。

4. 诊断。

（1）血管造影是金标准。

（2）CTA 可显示血管解剖结构并评估钩骨骨折。

（3）MRA 可以通过软组织结构（如副肌肉）识别尺动脉损伤。

5. 治疗：由于研究有限，因此治疗存在争议。

（1）保守治疗的尝试是合理的，除非是急性缺血。

（2）保守治疗可能包括戒烟、避免进行重复性创伤、带衬垫的手套、避寒、钙通道阻滞剂（硝苯地平、地尔硫䓬）、抗血小板药或抗凝药，己酮可减少血液黏性。

（3）存在各种外科手术方式。

锁骨下动脉盗血综合征

1. 锁骨下动脉的近端狭窄或闭塞导致同侧椎动脉的血流逆转以供应上肢（以椎基底动脉循环为代偿）。

2. 病因。

（1）在运动员中，原因与患肢的血管 TOS + 剧烈运动类似。

（2）动脉粥样硬化是一般人群中最常见的原因。

3. 临床表现：椎基底动脉供血不足（晕厥、晕厥、中枢神经系统缺陷），锁骨下动脉功能不全（上肢无力、感觉异常、劳累跛行）。

4. 激惹试验：受影响的手臂剧烈运动引起症状或桡动脉消失。

5. 诊断。

（1）临床：双上肢之间的血压差 > 20mmHg，锁骨下杂音，脉搏减弱。

（2）影像学：多普勒超声，MRA，CTA，血管造影（金标准）。

6. 治疗：血管外科转诊（处理可能类似于轻微情况下的 TOS 或需要血管成形术、支架置入术，或严重病例的旁路手术）。

髂外动脉内纤维瘤（EIAE）

1. 病因：血管上的机械应力（如髋关节屈曲）与剧烈运动时高血流量的剪切应力（肥厚腰肌和腹股沟韧带 ± 动脉扭结和压迫）相关→平滑肌增生、内膜胶原沉积→动脉狭窄。

（1）年龄在 20~30 岁的自行车运动员最常见。

（2）风险随着距离的增加而增加。

（3）也可见于越野滑雪、跑步、举重、速滑和橄榄球运动员。

（4）与动脉粥样硬化性疾病无关。

2. 临床表现：单侧肢体疼痛和剧烈运动时的力量不足 ± 大腿水肿、感觉异常的主观感觉，并随着时间的推移而逐渐加重。

（1）15% 的患者有双侧症状。

（2）体格检查通常正常（有些患者如果用力或在极端髋关节屈曲中检查可能有杂音）。

3. 诊断。

（1）试验可包括 ABI、多普勒超声、MRA 和血管造影。

（2）活动后检查可提高 ABI 和多普勒超声的敏感性。

（3）MRA 可鉴别扭转和管腔狭窄。

（4）血管造影是最有用的确定性试验。

4. 治疗。

（1）非手术治疗，包括活动改善，可能会随着时间的推移而改善一些血流限制。

（2）微创、经皮血管成形术已取得成功，但风险包括动脉切除。

（3）其他更具侵袭性的手术选择包括髂动脉内膜切除术和纤维内膜切除术、血管成形术和静脉移植。

（4）抗血小板药物或他汀类药物治疗无效。

腘动脉压迫

1. 先天性：腘窝纤维肌性异常导致神经血管束

的外在压迫。

（1）Ⅰ型：动脉移位（动脉变异）。

（2）Ⅱ型：腓肠肌内侧头有异常的外侧起源。

（3）Ⅲ型：由腓肠肌头部引起的副肌肉滑动。

（4）Ⅳ型：来自腘窝的纤维带。

（5）Ⅴ型：腘静脉也被压迫。

2. 功能类型（Ⅵ型）：由运动引起的腓肠肌、比目鱼肌、跖肌或半膜肌的血流增加和肌肉肥大引起的腘动脉的生理冲击。最常见于需要过度使用下肢的年轻健康运动员（男女比为 15:1）。

3. 临床表现：小腿跛行，感觉异常，劳力性小腿肌肉疲劳。

（1）症状通常不会在休息时出现。

（2）通常是单侧（25% 为双侧）。

（3）体格检查通常正常（± 过度活动后腘动脉杂音）。

（4）主动性踝关节跖屈后胫动脉搏动减弱（即使用多普勒也要注意误报）。

4. 诊断：试验可能包括活动后 ABI、动脉多普勒 CT、MRA（选择成像模式）。

5. 治疗。

（1）功能性 PAE 最初可以保守治疗（相对休息、弹力袜、伸展、下肢抬高）。

（2）先天性或难治性 PAE 通常采用手术探查治疗，以释放压迫动脉的筋膜或肌腱带（通常包括切除腓肠肌内侧头）；如果存在血管损伤，可以行血管移植术。

（陶星光　译）

推荐阅读

1. Ablett CT, Hackett LA. Hypothenar hammer syndrome: case reports and brief review. *Clin Med Res*. 2008;6(1): 3–8.
2. Akuthota V, Herring SA, eds. *Nerve and Vascular Injuries in Sports Medicine*. New York, NY: Springer; 2009.
3. Brown SN, Doolittle DA, Bohanon CJ, et al. Quadrilateral space syndrome: The Mayo Clinic experience with a new classification system and case series. *Mayo Clin Proc*. 2015;90(3):382–394.
4. Chandra V, Little C, Lee JT. Thoracic outlet syndrome in high-performance athletes. *J Vasc Surg*. 2014;60(4): 1012–1017.
5. Fairbairn NG, Meppelink AM, Ng-Glazier J, et al. Augmenting peripheral nerve regeneration using stem cells: a review of current opinion. *World J Stem Cells*. 2015;7(1):11–26.
6. Maak TG, Osei D, Delos D, et al. Peripheral nerve injuries in sports-related surgery: presentation, evaluation, and management. *J Bone Joint Surg Am*. 2012;94(121):1–10.
7. Mintz AJ, Weinberg I. Nonatherosclerotic PAD: approach to exertional pain in the lower extremities. *Curr Cardiol Rep*. 2015;17(66).
8. Robinson LR. How electrodiagnosis predicts clinical outcome of focal peripheral nerve lesions. *Muscle Nerve*. 2015;52:321–333.
9. Simon NG, Spinner RJ, Kline DG, et al. Advances in the neurological and neurosurgical management of peripheral nerve trauma. *J Neurol Neurosurg Psychiatry*. 2016;87(2):198–208.

第 *47* 章

运动心理学

Nicole Detling

抑郁症［重度抑郁症（MDD）］

1.最常见的精神疾病之一。

（1）在美国，7%的人在 12 个月内被诊断患有 MDD。

（2）女性比男性高 1.5~3 倍。

（3）发病年龄中位数为十几岁至二十岁。

2.日常活动中的悲伤情绪和（或）失去快乐及至少以下 4 项：

（1）睡眠障碍（难以入睡、保持睡眠、不能重新入睡或入睡时间延长）。

（2）精神运动迟缓或激动。

（3）食欲不振和体重减轻，或食欲增加和体重增加。

（4）能量损失。

（5）无价值的自我感觉。

（6）难以集中精力思考或做出决定。

（7）反复出现死亡或自杀的想法。

A.症状必须几乎每天、大部分时间或至少 2 周存在。

B.症状会导致严重的痛苦或功能障碍。

生物疗法

1.药物。

（1）单胺氧化酶（MAO）抑制剂。

（2）三环类抗抑郁药。

（3）选择性 5- 羟色胺再摄取抑制剂（SSRI）：

SSRI 与年龄不足 24 岁的患者自杀风险增加有关，应谨慎使用。

2.电惊厥疗法（ECT）。

心理治疗

1.锻炼：有氧和无氧运动都可以减少抑郁。

2.人际关系治疗（IPT）：重点是当前的人际问题（例如，角色转换、冲突、丧亲之痛、孤立），而不是童年时期的压抑问题。

3.认知疗法：目的是通过检查和反驳消极的自我信念来改变适应不良的思维过程。

4.社交技能培训：旨在改善社交互动的行为治疗。

5.行为激活疗法：重点关注增加积极奖励活动的参与度。

6.行为婚姻治疗：旨在改善婚姻中的沟通和满足感。

饮食失调 / 无序饮食

神经性厌食症

1.通常在青春期中后期（14~18 岁）开始。发作可能与紧张的生活事件有关。

2.三个诊断标准。

（1）根据年龄和身高来维持体重低于最低正常水平。

A.年龄和身高低于正常值的 85%。

B. 体重指数（BMI）$\leqslant 17.5kg/m^2$。

（2）强烈担心体重增加或变胖。

（3）对体重和体形的感知是扭曲的。

3. 类型。

（1）限制型：通过节食、禁食或过度运动来减轻体重。

（2）暴饮暴食/催吐：经常暴饮暴食、催吐或兼而有之。

神经性贪食症

1. 通常在青春期后期或成年早期开始。在节食期间或之后经常开始暴饮暴食。

2. 5个诊断标准。

（1）暴饮暴食反复发作。

A. 在一段不连续时间内比大多数人吃更多的食物。

B. 发作期间缺乏对控制/暴饮暴食的感知。

（2）反复的、不恰当的代偿性行为，以防止体重增加（即自我呕吐、禁食、过度运动、泻药、利尿剂）。

（3）暴饮暴食和补偿行为的平均发生率至少每周2次，持续3个月。

（4）自我评估很大程度上取决于体形和体重。

（5）在神经性厌食症发作期间不会发生。

3. 类型。

（1）清除型：经常进行自我诱导的呕吐或滥用泻药、利尿剂或灌肠剂。

（2）非清除型：其他不恰当的补偿行为（即禁食或过度运动），但不经常进行清除。

治疗

1. 可能需要住院治疗以恢复体重并解决体液和电解质不平衡问题。

2. 抗抑郁药（如SSRI）。

3. 操作性调理行为疗法。奖励饮食行为有助于立即改善神经性厌食症患者的体重。

4. 认知行为疗法（CBT）。

（1）治疗神经性贪食症的最佳和现行标准。

（2）鼓励患者评估有关身体吸引力的社会观念，并对维持健康体重进行教育。

运动心理学

1. 对运动中的人进行科学研究，并在运动员和锻炼者中实施这些认识。

2. 专业。

（1）教育运动心理学专家。

A. 体育和运动科学、体育或运动学的研究生学位，重点是运动心理学；还应该接受心理学方面的培训。

B. 心理教练的方法。

C. 重点是提高成绩。

（2）临床运动心理学家。

A. 心理学研究生学位；还应该接受运动和运动科学方面的培训。

B. 由州委员会许可。

C. 重点是治疗心理健康或情绪障碍（如饮食失调、药物滥用）。

3. 目前公认的特定领域认证是由运动心理学协会（AASP）提供的；要获得CC-AASP认证，必须具备以下条件：

（1）硕士或博士学位（作为教育运动心理学专家或临床运动心理学家）。

（2）具体课程，包括运动科学和心理学。

（3）由CC-AASP监督的实习培训。

A. 拥有博士学位的人要学习400个小时。

B. 拥有硕士学位的人需要学习700个小时。

提高成绩

由教育运动心理学专家进行的心理技能培训，主要目的是提高个人和（或）团队的成绩。团队可以包括运动员、教练、父母、锻炼者、表演者（舞蹈、音乐等）或企业。

心理技能培训示例

1. 焦虑控制：针对焦虑类型的放松策略，如状态、特征、认知和（或）躯体。

2. 觉醒调节：增加或减少生理活化的策略。

3. 集中培训：培养每种类型的注意力的具体技能，如广泛的内部、广泛的外部、狭窄的内部、狭窄的外部和过渡。

4. 培养信心：针对在各种情况下建立和维持自信水平的具体策略。

5. 团队建设，团队凝聚力：用于团队之间团结的技能。

6. 意象：使用所有感官（如视觉、听觉、味觉、嗅觉、动觉）来训练肌肉以采取行动。

7. 自我对话培训：确保个人内部对话的战略是富有成效的。

8. 紧急培训：具体干预措施，可用于处理在执行过程中造成的逆境和错误。

9. 愤怒控制：教导适当和合适的发泄来处理愤怒。

10. 身份意识：了解个人身份如何与绩效挂钩。

11. 开发表现前途径：用作精神热身，类似于身体热身，以确保竞争准备。

12. 领导力培训：可与教练、领导、企业高管等一起实施。

13. 沟通：教练 - 教练、教练 - 运动员、运动员 - 运动员等沟通的辅助技巧。

怯场

一种直接的消极情绪状态，其特征是焦虑、恐惧、紧张和生理唤醒增加，一般在 24 小时内消失。

1. 主要前因。

（1）害怕失败。

（2）害怕消极的社会评价。

（3）害怕身体伤害。

（4）形势模糊。

（5）中断良好的习惯。

2. 多维。

（1）认知上：怯场的心理组成（例如，对负面社会评价的恐惧、对失败的恐惧、失去自尊）。

（2）躯体上：怯场的物理组成（例如，心率增加、呼吸和肌肉张力增加）。

心理治疗（主要方法）

1. CBT。

2. 放松训练。

3. 意象。

4. 自我对话培训。

5. 催眠。

6. 培养信心。

生物（药物）治疗（二级方法）

1. 苯二氮䓬类药物。

2. 抗抑郁药（三环类抗抑郁药和 SSRI）。

应对伤害

对伤害的心理调整不佳

1. 异常愤怒和困惑。

2. 对"我什么时候可以再玩"的痴迷。

3. 拒绝。

4. 过早地反复运动，导致再次受伤。

5. 夸张地吹嘘成就。

6. 关注轻微的身体不适。

7. 增加内疚感。

8. 离开重要的人。

9. 情绪波动剧烈。

10. 冷漠。

11. 恶意。

治疗

1. 认知重组。

2. 信心培养。

3. 意象。

4. 应对技巧。

5. 恐慌缓解。

6. 积极的自我对话。

7. 理性情绪疗法（RET）。

8. 放松技巧。

9. 系统脱敏。

倦怠

倦怠是对慢性压力的应答，是由于对目标的持续投入而带来的情绪和身体疲惫的心理综合征；运动员不再享受运动带来的身体好处。

1. 生理症状。

（1）增加休息和运动心率。

（2）静息收缩压增加。

（3）增加肌肉酸痛和慢性肌肉疲劳。

（4）增加血液中压力的生物化学指标。

（5）睡眠缺失增加。

（6）感冒和呼吸道感染增加。

（7）减轻体重。

（8）降低最大有氧能力。

（9）减少肌肉糖原。

（10）性欲和食欲下降。

2. 心理症状。

（1）情绪错乱加剧。

（2）增加对身体、精神和情绪疲惫的感知。

（3）自尊心降低。

（4）个人互动质量的负面变化（玩世不恭、缺乏感情、没有人情味）。

（5）对慢性日常压力而不是急性压力的负累积反应。

治疗

1. 放松训练。

2. 休假。

3. 重建目标。

4. 心理表征（自我对话）。

5. 意象。

6. 时间管理技能。

7. 学会远离不完美。

8. 向重要的人传达需求。

9. 讨论动机。

10. 重新评估体能训练计划。

（陶星光　译）

推荐阅读

1. American Psychiatric Association. *Diagnostic and Statistical Manual of Mental Disorders*. 5th ed. Arlington, VA: American Psychiatric Association; 2013.

2. Cox RH. *Sport Psychology: Concepts and Applications*. 6th ed. Boston, MA: McGraw Hill; 2007.

3. Davis MD, Eshelman ER, McKay M. *The Relaxation and Stress Reduction Workbook*. 6th ed. Oakland, CA: New Harbinger Publications, Inc; 2008.

4. Feltz DL, Landers DM. The effects of mental practice on motor skills learning and performance: a meta-analysis. In: Smith D, Bar-Eli M, eds. *Essential Readings in Sport and Exercise Psychology*. Champaign, IL: Human Kinetics; 2007:219–229.

5. Gould D, Eklund RC. The application of sport psychology for performance optimization. In: Smith D, Bar-Eli M, eds. *Essential Readings in Sport and Exercise Psychology*. Champaign, IL: Human Kinetics; 2007:231–240.

6. Kring AM, Davison GC, Neale JM, Johnson SL. *Abnormal Psychology*. 10th ed. Hoboken, NJ: John Wiley & Sons; 2007.

7. Weinberg RS, Gould DG. *Foundations of Sport & Exercise Psychology*. 4th ed. Champaign, IL: Human Kinetics; 2010.

第 *48* 章

高龄运动员

Christopher J. Visco, Marni G. Hillinger

高龄运动员

高龄运动员有各种各样的定义。在本章中，美国运动医学院（ACSM）将高龄运动员被定义为"50 岁或以上的活跃者"。

年龄对运动成绩的影响

应区别生理变化与病理变化（即疾病、损伤等）。男女运动员的变化率类似。有关的功能变化见表 48.1。以下是与年龄相关的常见变化：

1. 心肺变化。

（1）增加：

A. 主要运动开始时和剧烈运动时猝死的风险。

B. 外周血管阻力。

（2）减少：

A. 心排血量。

B. 心搏量。

C. 最大心率（每 10 年 10 次 / 分）。

D. 血管和肺顺应性。

E. 肺活量：25 岁以后 9%~10%/10 年。

F. 呼气流速。

G. 肺泡气体交换量。

2. 变化的体液需求。

（1）到 70 岁时，全身水分降至 40%，而年轻人则为 60%。

（2）口渴机制的减少加上肾输出的增加导致快速脱水。

（3）出汗反应受损。

（4）推荐的液体摄入量是运动前喝两杯水，然后每 20~30 分钟摄入 200~400mL。

3. 组织变化。

（1）组织硬度增加，整体柔韧性下降。

（2）肌腱、软骨和软组织顺应性降低。

A. 肌腱僵硬与胶原蛋白增加、胶原蛋白周转减少、交联增加及弹性蛋白和水含量的变化有关。

B. 氧化应激增加和生长因子减少可能导致软骨破坏。

（3）供应肌腱的毛细血管数量减少。

（4）少肌症。

A. 肌肉质量和横截面积减少。

表 48.1　随年龄增长的功能变化

变量	生理变化	功能变化
肌肉质量	↓总肌肉质量 ↓纤维数量和大小	↓速度 ↓力量 ↓耐力
体脂	↑在 30~50 岁体脂 ↓70 岁以后体脂	↑体重指数，↑心脏和代谢疾病的整体风险
代谢	↓VO$_{2max}$ 每 10 年 9%~10%	↓功能储备早期疲劳
运动控制	↓步行速度 ↓反应时间	↑跌倒风险 ↑损伤风险
心脏血管	↓血浆总体积 ↓口渴感 ↑动脉硬化程度 ↑损伤风险 ↑心率变异性	↑脱水风险 ↑心脏的工作 ↑心脏病风险 ↑心脏性猝死的危险性 ↓自主调节

B. 肌肉细胞的大小和数量减少。

C. 线粒体密度降低。

D. 脂肪浸润。

E. 男性逐渐发生，女性绝经后急剧下降。

（5）骨骼健康。

A. 骨密度降低。

B. 脂肪沉积到骨髓中。

C. 成骨细胞活性降低。

D. 女性骨密度降低速度是男性的 2 倍。

（6）皮肤。

A. 所有层次均变薄。

B. 剪切和摩擦的风险增加。

C. 干燥度增加，弹性下降。

4. 运动表现的变化。

（1）耐力。

（2）反应和表现。

A. 50~75 岁整体表现为稳定而缓慢的速度下降，每年下降 1%~3%。

B. 75 岁以后急剧下降 4%~10%。

（3）跑步步幅。

A. 较短的步幅导致运动效率降低（相同的距离需要更多的付出）。

B. 步态速度下降。

（4）平衡和本体感受：平衡通常在步态速度之前受到影响。

5. 代谢变化。

（1）代谢率和葡萄糖耐量降低。

（2）乳酸阈值降低。

（3）骨质流失、骨量减少和骨质疏松症。

力量

1. 肌肉质量在 35 岁后每年下降 1.25%。

2. 定期抗阻训练可以将损失率降低一半，应避免长时间不活动。

3. Ⅱ型与Ⅰ型纤维的肌酐的大小、数量和比例均出现下降。总的来说，导致力量降低。

4. 每种肌肉纤维的强度保持不变；然而，由于每个肌肉群的横截面积变小，身体的整体力量减少。

年龄对损伤的影响

1. 高龄运动员与年轻运动员相比，普遍存在肌肉骨骼问题诊断延迟的情况。这一群体中疲劳性伤害比急性损伤更常见。

2. 一般而言，高龄运动员的损伤与年轻运动员的损伤情况类似，但需要注意，高龄运动员恢复时间可能会更长。

3. 运动后恢复。

（1）耐力训练后，肌肉恢复收缩功能的速度较慢。

（2）肌腱扩张后，恢复到原始尺寸的速度较慢。

4. 累及关节面和肌腱的退行性变很常见。

（1）胶原蛋白的变化包括数量减少、交联增加、硬度增加和弹性下降。

（2）关节炎和肌腱病可能导致症状的慢性恶化，应进行治疗以维持和支持活动。

运动与慢性疾病

1. 慢性疾病会出现生理变化，包括骨关节炎、心肺疾病、外周血管疾病（PVD）和糖尿病。

2. 定期运动可以减少慢性疾病的长期影响。

3. 使用多种药物时要保持谨慎。多种药物的使用在老年人中很常见，可能会影响表现并导致不良事件。

骨关节炎

1. 美国成年人中最常见的致残原因。

2. 年龄＞ 65 岁有放射学证据的髋/膝关节炎患病率为 70%。

3. 关节软骨或半月板的剪切和重复损伤可最终导致关节面退行性变，首先始于关节面纤维化和微撕裂。

4. 创伤后或术后关节炎很常见。

5. 治疗是多模式的，包括：

（1）止痛药。

（2）物理治疗，包括力量加强。

（3）包括神经肌肉训练在内的多成分运动计划。

（4）在运动期间使用支具。

（5）调整活动。

（6）注射剂：包括类固醇或黏性补充剂。

（7）手术：包括关节镜检查、截骨术和关节置换术。

6. 骨关节炎对运动表现的影响。

（1）关节活动疼痛→休息时疼痛→关节肿胀→活动受限→力量和活动度下降。

（2）通过运动训练，疼痛评分、力量和日常生活活动（ADL）的独立性得到改善。

7. 运动建议和注意事项。

（1）活动前 10 分钟热身。

（2）目标是增强受影响关节周围的肌肉力量。

（3）注重力量和协调。

（4）与水中活动相比，陆地活动的疼痛和功能更好。

（5）太极也有好处。

（6）自我指导的计划是有效的。

8. 禁忌证。

（1）急性关节炎症：休息直至炎症减轻。

（2）如果运动后疼痛，改善或保持治疗方案。

（3）注意那些会造成压缩和扭曲的运动：例如，篮球、足球、排球。

脊柱

1. 脊椎病。

（1）关节突关节（小关节）的退行性变减少了腰椎伸展的运动范围。

（2）僵硬和疼痛是常见的主诉。

（3）胸腰椎交界处容易受伤。

2. 椎管狭窄。

（1）长时间行走和站立的神经源性跛行、疼痛和感觉异常。

（2）常见于 50~60 岁。

（3）可发生在中央管与外侧 / 椎间孔 / 关节下。

（4）男女受到的影响相同。

心肺疾病

1. 运动禁忌证。

（1）严重的冠心病。

（2）严重的主动脉或颈动脉狭窄。

（3）充血性心力衰竭（CHF）恶化。

（4）无法控制的心律失常或高血压。

（5）心肌病，心肌炎。

（6）应告知接受抗凝治疗的患者接触性运动的风险。

2. 充血性心力衰竭。

（1）CHF 对运动表现的影响。

A. VO_{2max} 减少，导致更快疲劳。

B. 肌肉萎缩，力量减弱。

（2）运动可改善：

A. VO_{2max}、静息脉搏、收缩压（SBP）和通气。

B. ADL 的独立性和生活质量（QoL）。

C. 扩张型心肌病患者比缺血性心肌病患者可能会从运动中获得更快、更多的益处。

（3）建议。

A. 有氧训练：骑自行车、散步和慢跑。

a. 渐进间歇训练。

b. 最好在监督下训练。

B. 力量训练——连续训练小肌肉群，以尽量减少心血管压力。

（4）预防心绞痛的措施：降低配速或经常休息。

3. 慢性阻塞性肺疾病（COPD）。

（1）肺功能不可逆转的下降。

A. 严重的疾病导致功能水平下降，这可能使呼吸困难进一步恶化。

B. 至少 4 周的耐力训练可以提高生活质量，包括减少疲劳和呼吸困难，但不能改善肺功能。

C. 训练也可以改善这一人群的心率恢复。

（2）建议。

A. 中等强度的耐力训练，步行或骑自行车，逐渐增加距离 / 时间。

B. 有针对性地吸气肌肉训练可以改善吸气强度、耐力、运动能力和生活质量。

外周血管疾病

1. PVD 对运动成绩的影响。

（1）与对照组相比，间歇性跛行患者的步幅减少 26%，步行时间减少 15%。

（2）步行速度减慢 12%，且不能连续走动。

（3）节奏降低。

2. PVD →组织灌注不足。

（1）PVD 循环：疾病严重程度增加→功能和灵活性下降→久坐不动的生活方式→肌肉萎缩→动脉粥样硬化疾病的进展。

（2）体育活动可以提高心肺功能、力量、疼痛耐受性，平坦地面步行距离、跑步机分级性能并改善心理痛苦影响。

（3）有规律的运动使疼痛发作时的步行距离增加 179%，最大步行距离增加 122%。

（4）可能的机制：训练→缺血期间肌肉收缩→增加血管内皮生长因子（VEGF）→诱导侧支的形成。

3. 建议。

（1）开始步行计划：每周 3 次，持续 30 分钟，最好在前 6 个月进行监督→保持终生。

（2）当出现疼痛时，应继续行走，然后休息，直到疼痛消失→增加行走耐力。可能有助于增加快速走动时的爆发力。

糖尿病

1. 一般情况。

（1）通常与高血压、肥胖和血脂异常并存。

（2）死亡率为 2~4× 一般人口。健康状况不佳是 2 型糖尿病患者死亡的独立预后因素。

（3）体育活动可以改善血糖控制，降低高血压，并增加 VO_{2max}、肌肉力量和动力。

2. 注意事项。

（1）运动开始前消耗碳水化合物（10~20g）以预防低血糖。

（2）运动期间和运动后监测血糖。考虑减少降糖药。

（3）缓冲鞋可能有助于缓解症状性神经病或足部关节炎。

（4）如果已知有高血压或视网膜病变史，应避免 Valsalva 动作。

（5）如果存在足部溃疡，应避免过度负重。

关节置换术后运动状态

1. 关节置换是一种经济有效的治疗方法，已被

证明可以改善生活质量。

（1）改善疼痛、功能、灵活性和心理健康。

（2）2005—2030 年，全髋关节置换术（THA）预计增加 174%，全膝关节置换术（TKA）增加 673%。

2. 共同目标包括功能改善和重返体育运动。术前的高活动水平提示可以在术后恢复体育活动。

3. 很少有前瞻性随机试验研究运动员置换术后的运动情况。

（1）大多数外科医生建议进行较低影响的活动。

（2）最近的趋势是允许更多的运动和更少的限制。

（3）几乎没有证据表明高强度活动与早期植入失败有关。

术后运动注意事项

1. 加载在重建关节的力（负荷和力矩）。

（1）变量：基于活动水平和活动类型。

（2）正常关节载荷。

A. 每日活动：3~4× 体重。

B. 运动：5~10× 体重。

C. 耐力活动：负载取决于速度。

（3）高负荷活动：TKA 可能比 THA 磨损更快。

2. 应考虑骨 - 假体界面的应力，包括假体固定的类型。

3. 平衡活动过少（假体磨损减少但骨密度降低和早期松动的风险）和活动过多（磨损增加和晚期松动）之间的关系。

（1）对特定运动的术前经验很重要。

（2）不建议在术后进行新的高强度运动。

（3）与有经验的患者相比，初次经历者承受更高的关节负荷。

（4）应该努力减少负荷（例如，使用滑雪杖协助徒步旅行）。

关节置换术后运动

1. 没有关于 THA 或 TKA 术后恢复运动的明确指南。术前运动水平、体重指数和年龄在推荐中起作用。

2. 网球。

（1）高冲击载荷和关节扭转可能加速人工关节

的磨损。

（2）患者在关节置换术后是否应重返高水平网球训练尚不清楚。

（3）许多人推荐双打网球，因为这样可以减少关节压力。

（4）在 THA 或 TKA 后，患者会体会到在球场的灵活性增加，但是速度会降低。THA 后疼痛有所缓解。

3. 高尔夫。

（1）许多外科医生建议全关节置换术后进行高尔夫球运动。

（2）减少比赛时和比赛后的疼痛。

（3）THA 后：平均杆数增加 1.1 次，平均击球距离增加 3.3 码。

（4）TKA 后：平均杆数增加 1.9 次，平均击球距离减少 12 码。

（陶星光　徐一宏　译）

推荐阅读

1. ACSM Consensus Statement. Selected issues for the master athlete and the team physician. *Med Sci Sports Exerc*. 2010;42(4):820–833.

2. Chodzko-Zajko WJ, Proctor DN, Fiatarone Singh MA, Minson CT, Nigg CR, Salem GJ, Skinner JS. Exercise and physical activity for older adults. *Med Sci Sports Exerc*. 2009;41(7):1510–1530.

3. Daly RM, Rosengren BE, Alwis G, Ahlborg HG, Sernbo I, Karlsson MK. Gender specific age-related changes in bone density, muscle strength and functional performance in the elderly: a 10-year prospective population-based study. *BMC Geriatr*. 2013;13:71.

4. Evans WJ. Protein nutrition, exercise and aging. *J Am Coll Nutr*. 2004;23(Suppl 6):601S–609S.

5. Faulkner JA, Davis CS, Mendias CL, Brooks SV. The aging of elite male athletes: Age-related changes in performance and skeletal muscle structure and function. *Clin J Sport Med*. 2008;18(6):501–507.

6. French SD, Bennell KL, Nicolson PJA, Hodges PW, Dobson FL, Hinman RS. What do people with knee or hip osteoarthritis need to know? An international consensus list of essential statements for osteoarthritis. *Arthritis Care Res (Hoboken)*. 2015;67(6):809–816.

7. Jassim SS, Douglas SL, Haddad FS. Athletic activity after lower limb arthroplasty: a systematic review of current evidence. *Bone Joint J*. 2014;96-B(7):923–927.

8. Leyk D, Rüther T, Wunderlich M, et al. Physical performance in middle age and old age. *Dtsch Arztebl Int*. 2010;107(46):809–816.

9. Maharam LG, Bauman PA, Kalman D, Skolnik H, Perle SM. Masters athletes: factors affecting performance. *Sports Med*. 1999;28(4):273–285.

10. Marcell TJ, Hawkins SA, Wiswell RA. Exercise and the master athlete: a model of successful aging? *J Gerontol*. 2003;58A(11):1009.

11. Petrella RJ, Chudyk A. Exercise prescription in the older athlete as it applies to muscle, tendon, and arthroplasty. *Clin J Sport Med*. 2008;18(6):522–530.

12. Wright VJ, Perricelli BC. Age-related rates of decline in performance among elite senior athletes. *Am J Sports Med*. 2007;36(3):443–450.

第 *49* 章

低龄运动员

Holly J. Benjamin, David J. Jewison

低龄运动员：定义和问题

低龄运动员通常是指年龄未满 18 岁的儿童或青少年，其经常定期参加体育活动。据估计，有 2000 万 ~4500 万名 6~18 岁的青少年参加体育运动（2/3 参加有组织的体育运动，1/3 为娱乐运动）。例如，估计有 230 万儿童参加小联盟棒球比赛，超过 60 万名儿童参加美国青年足球组织，至少有 36.5 万名儿童参加垒球比赛。通常认为参与体育运动对于青少年身体和心理上的成长和发展是有益的；然而，年轻人参加有组织的体育运动的频率和强度的增加会引发一些担忧。早期的运动专业化（一项运动中进行高强度训练，同时排除其他运动）在儿童和青少年运动员中越来越普遍，并且可能导致过度使用伤害和疲劳。对于运动医学医生而言，重要的是要了解不同水平的运动、运动员技能水平和参与动机，以便为低龄运动员提供最高水平的治疗。

低龄运动员参加运动的常见原因

享受乐趣、社交、获得自信，实现人生目标，成为一个健康的人。

参加体育运动和定期体育活动对健康的益处

1. 促进 2 型糖尿病青少年减轻体重和改善胰岛素敏感性。

2. 降低青少年高血压患者的收缩压和舒张压。

3. 从心理上有益于所有年轻人，提高自尊，减少焦虑和抑郁的风险。

4. 经过充分控制的哮喘不是运动的禁忌证。

生长与发育

1. 男孩和女孩在童年时期的成长速度大致相同。

2. 女孩的生长高峰发生在 10~13 岁，通常在 15~16 岁时结束；更具体地说，在月经开始后约 2 年。

（1）女孩的肌肉量是男孩的 2/3，体脂量是男孩的 2 倍。

（2）在青春期前的成长阶段，女孩和男孩之间的生理差异很小。

3. 男孩的生长高峰出现在 12~15 岁，18~19 岁生长结束。

4. Tanner 分期用于标准化男性和女性的发育（表 49.1）。

表 49.1　青春期发育的 Tanner 分期

分级	阴毛	胸腺（女性）	生殖器（男性）
Tanner 1 期	无	无腺体组织	未增大
Tanner 2 期	稀疏的毛发	出现乳芽	阴囊皮肤变薄，睾丸增大
Tanner 3 期	毛发开始卷曲	乳腺增大	阴茎增大，睾丸增大
Tanner 4 期	卷曲的毛发，弥漫到大腿	乳晕增大	阴茎和睾丸增大
Tanner 5 期	毛发覆盖大腿内侧	成人乳房大小，乳晕轮廓与乳房	成人阴茎和睾丸

骨骼特征

1. 骨骼在肌肉和肌腱之前生长，并且比肌肉和肌腱生长更快，这是过度使用损伤的风险因素。

2. 生长骨的关节软骨比成人骨更厚，并且能够更容易地重塑。

3. 骨骺和干骺端的交界处更容易发生断裂。

4. 骨隆起部位（肌腱附着在骨骼上的生长板）存在发生撕脱伤的风险。

5. 儿童的骨骺损伤包括因骨膜较厚导致的不完全性骨折（即青枝骨折）。

低龄与成人运动员的生理差异

1. 定期运动，包括高强度和长时间运动，在营养充足的情况下似乎不会对生长和成熟产生不利影响。

2. 有氧能力。

（1）青春期前有氧能力接近成人水平，只有在青春期和成年期进行调节才能提高。

（2）有氧能力随着年龄的增长而增加，直到达到生理成熟。

3. 儿童的无氧表现远低于青少年和成年人，由于生理不成熟，训练可能无法改善这一状况。

4. 随着儿童的成长，其力量稳步增长。力量训练可以使力量的提高超过正常成长所增加的力量。

（1）青春期前运动员的力量增长是通过神经肌肉适应实现的。青春期后才出现肌肉肥大。

（2）如果停止力量训练，青少年运动员的体能就会下降。

5. 由于跑步期间的步长较短，并且在收缩期间拮抗肌群的不稳定性更大，儿童在体力活动期间身体运动的代谢成本较高。

6. 由于循环雄激素水平较低，儿童的速度、力量和体重较轻。青春期前运动员几乎不存在性别差异。

体温调节

1. 从过去来看，低龄运动员被认为是劳力性中暑（EHI）的高危人群，原因见表 49.2。

2. 与成人相比，在炎热和潮湿环境中体温调节反应的差异曾被归于以下原因：

表 49.2　儿童劳力性中暑的危险因素

1. 高温高湿环境
2. 脱水
3. 由于时间不足或无法获得液体，缺乏适当的补水
4. 不适应的状况或缺乏适应环境的能力
5. 极度的体力消耗
6. 慢性病
7. 药物
8. 运动之间的恢复时间不足

（1）体表面积与体重比更高，从而增加了在炎热环境中的吸热率。

（2）出汗能力降低，从而导致冷却机制降低。例如，随着 Tanner 分期的增加，女性会通过增加出汗的能力来散热。

（3）在工作量相同的情况下，心排血量较低，代谢（产热）率较高。

3. 最近的研究表明，儿童 EHI 风险的增加主要与过度体力消耗、在极度炎热和潮湿环境中衣着不当、脱水及重复运动的恢复时间不足有关。

4. 当保持水分充足并避免过度劳累时，人们不再认为儿童的体温调节能力比成年人差、运动耐力低或心血管能力不足。

5. 已知某些急、慢性疾病和药物会增加运动儿童患 EHI 的风险。

（1）增加 EHI 风险的常见慢性疾病或症状包括糖尿病、囊性纤维化、慢性肺病、青少年甲状腺功能减退症和镰状细胞病。

（2）肥胖对青春期前体温调节反应的影响比先前认为的要小。

（3）抗胆碱能药物、利尿剂和某些兴奋剂药物[例如，注意力缺陷多动障碍（ADHD）药物]。

6. 表 49.3 列出了儿童 EHI 的预防策略。

7. 中暑是可以预防的。在青少年体育运动中，劳累性中暑是可预防性死亡的主要原因。教练和成年人在参与青少年和高中体育活动时，应了解有助于预防和治疗热病的策略和方案。

（1）应提供充足的水分。

（2）运动员应接受有关补水和中暑的良好教育。

（3）适当安排训练和比赛，避免一天中的最高温时段运动。

（4）训练和比赛之间有足够的恢复时间。

（5）制订明确的应急计划。

营养

1. 钙、磷和镁等矿物质在骨骼形成中起着重要作用；由于25%的峰值骨量是在青少年快速成长期间形成的，因此，成长期运动员的饮食中应包含足够的营养。

2. 月经是导致青春期前和青春期女性缺铁性贫血的危险因素。

3. 营养价值低和能量摄入不足会对生长和发育产生不良影响。

4. 年轻运动员能量不平衡的常见原因。

（1）相比运动量、强度和频率，能量摄入不足。

（2）生长期儿童代谢需求增加。

适龄体育活动和体育参与

1. 婴幼儿（0~2岁）：运动技能依赖于反应，训练困难且无法记住，推荐有监督的自由发挥。

2. 幼儿期（3~5年）：基本技能（跑步、投掷、游泳、翻滚）和平衡技巧有限，注意力短暂，对训练的反应有限，远视，避免竞争，展示运动。只涉及基本技能的运动在这个年龄段是合理的：步行、跑步、投掷和游泳。

3. 童年（6~9岁）：基本技能、平衡、协调、视野和注意力均有所改善。能够理解比赛规则并遵循基本命令。重点在于运动技能和乐趣，而非获胜。建议使用简单的规则和最短的指令。游泳、跑步、体操、足球和棒球是常见的运动。

表49.3 儿童劳力性中暑的预防策略

1. 逐步适应环境

2. 经常休息，无须限制补水

3. 长时间、剧烈运动时，除摄入水外，还要摄入碳水化合物 - 电解质饮料

4. 在过热和潮湿的环境中，应缩短运动时间，减少强度，并增加休息时间

5. 患有全身症状的儿童应限制参与

6. 应对患有慢性病的儿童进行监测，以了解其可能的活动调节，并在运动季节早期可能需要更长的时间来适应环境

7. 为教练、家长和学校工作人员提供教育，以识别中暑的早期迹象

8. 确保儿童穿着合适的衣服，以便在炎热、潮湿的环境中进行锻炼

4. 儿童晚期/青春期早期（10~12岁）：过渡性技能（基本技能的不同组合）得到改善，青春期和快速成长期间的平衡变差，选择性注意力分散，接近成人水平的视觉模式，更多地接触竞争可以开始入门级的接触性运动。

体育锻炼与参与体育锻炼的效果

1. 在营养足够的情况下，未发现对生长和发育有不利影响。

2. 参加体操和花样滑冰等强调低体重运动的年轻女运动员往往表现出性成熟较晚的迹象，并且与同龄的久坐的女运动员或在运动中不强调相同外貌和青春期前的体格的女运动员相比，她们的平均身高和体重往往较低。

3. 有证据表明，高强度、高频率的训练会对生长造成不利影响，通常是由于下丘脑抑制和能量不足，但如果训练减少，则可以恢复生长，并在适当的营养环境且没有潜在代谢疾病的情况下显示快速生长。

儿童和青少年的力量和抗阻训练

1. 如果在推荐的指导原则范围内进行适当的监督和良好的技术操作，则认为该方法安全有效。

2. 抗阻训练不会影响身高和体重的增长。

3. 力量训练可以改善儿童的心血管功能、身体成分、骨密度、血脂水平和心理健康。

4. 肌肉力量的增加主要是通过神经肌肉适应来实现的，而青春期后的青少年则是通过肌肉肥大来实现的。

5. 在科学研究中，力量训练计划与预防受伤或提高运动成绩的相关性并不一致；然而，它们是综合运动训练计划的有益补充。

6. 在身体和骨骼成熟之前，儿童应避免举重、健身和最大限度的举重等极限运动。

低龄运动员的受伤风险

1. 对于低龄运动员来说，使用适当且尺寸合适

的设备至关重要。

（1）设备的尺寸应适合运动员并且状况良好，由于不同年龄段的生长速率有所不同，这可能很困难。

（2）防护设备和重量训练设备都是儿童尺寸。

（3）应鼓励所有接触性运动员使用护齿套。

2. 只参加一项运动并且全年参与，可能导致疲劳和过度使用伤害。因此，重要的是要解决体育专业化的问题，并根据青少年运动员的年龄、发育阶段和身体成熟度来评估其体育参与的性质和水平。此外，还应避免运动员疲劳和退出运动的风险。过度使用伤害的风险包括：

（1）外在因素：训练错误、工作量、时间表、环境、心理因素和设备。

（2）内在因素：生长、解剖学排列、肌肉-肌腱失衡、灵活性、既往损伤和适应、月经功能障碍和其他发育因素。

（3）预防过度使用伤害的建议。

A. 将一项体育活动限制为每周 5 天。

B. 有组织的活动中至少休息 1 天。

C. 每年在一项运动中休息 2~3 个月。

D. 专注于健康、乐趣和体育精神。

青少年运动员康复训练

1. 受伤青年运动员的伤害预防和成功康复应关注肌肉失衡、灵活性差异和运动生物力学。

2. 始终需要适当的监督。

3. 必须使用尺寸合适的设备。

4. 成功的康复计划应结合活动改善和相对休息，以实现康复、避免过度压力和促进力量增长。

5. 强烈建议不要在活动前使用局部、口服或注射麻醉剂，以掩盖损伤症状。

选择低龄运动员的医疗条件

高血压评估

1. 高血压前期为第 90 百分位至第 95 百分位的同年龄收缩压或舒张压。

2. 第 1 阶段高血压是第 95 百分位到第 99 百分位数 + 5mmHg 的同年龄收缩压或舒张压。

3. 第 2 阶段高血压是＞第 99 百分位 + 5mmHg 的同年龄收缩压或舒张压。

哮喘分类

1. 轻度间歇性：每周出现 2 次症状。

2. 轻度持续性：每周出现 2 次以上症状，但不是每天发生。

3. 中度持续性：每天出现症状。

4. 严重持续性：症状持续。

5. 运动诱发的哮喘：症状仅在活动时发生。

饮食失调

人们很难认识到：在提倡瘦身形象的运动中或瘦身等同于最佳表现的运动中（体操、花样滑冰、长跑、游泳、跳水），或在"减肥"作为运动的一部分的运动中（摔跤、拳击、举重和武术），发生率最高。

1. 厌食症和贪食症是最常见的饮食失调症。

2. 女孩比男孩会更易患饮食失调（9:1）（详见第 50 章）。

3. 许多运动员是饮食紊乱，而不是确诊的饮食失调。

（陶星光　徐一宏　译）

推荐阅读

1. Benjamin H. The pediatric athlete. In: Madden C, Putukian M, McCarthy E, eds. *Netter's Sports Medicine*. Philadelphia, PA: Saunders/Elsevier; 2010.

2. Bergeron MF. Training and competing in the heat in youth sports: no sweat? *Br J Sports Med*. 2015;49(13): 837–838.

3. Brenner JS; for The Council on Sports Medicine and Fitness. Overuse injuries, overtraining, and burnout in child and adolescent athletes. *Pediatrics*. 1997;119(6):1242–1245.

4. Council on Sports Medicine and Fitness. Strength training by children and adolescents. *Pediatrics*. 2008;121(4):835–840.

5. DiFiori J, Benjamin H, Brenner J, et al. Overuse injuries and burnout in youth sports: a position statement from the American Medical Society for Sports Medicine. *Clin J Sport Med*. 2014;24(1):3–20.

6. IAAF Medical manual: specific considerations for the child and adolescent athlete. http://www.iaaf.org/medical/manual/index.html.

7. Jayanthi N, Pinkham C, Dugas L, Patrick B, LaBella C. Sports specialization in young athletes: evidence-based recommendations. *Sports Health*. 2013;5(3):251–257.

8. Maffulli N, Caine D. The younger athlete. In: Brukner P, Khan K, eds. *Clinical Sports Medicine*. 4th ed. Australia: McGraw-Hill Book Company; 2012:888–909.

9. Rice SG; for Council on Sports Medicine and Fitness. Medical conditions affecting sports participation. *Pediatrics*. 2008;121(4):841–848.

10. Rowland T. Thermoregulation during exercise in the heat in children: old concepts revisited. *J Appl Physiol*. 2008;105(2):718–724.

第 *50* 章

女性运动员

Karie N. Zach, Anne Z. Hoch

前交叉韧带损伤——性别差异

1. 女性前交叉韧带断裂发生的概率是男性的 2.3~9.7 倍。

2. 最常见的前交叉韧带损伤机制：非接触的剪切运动和跳跃落地。

（1）损伤发生于剪切或落地运动减速早期。

（2）胫骨外旋（5°~13°）、外翻（8°）导致韧带损伤：膝关节完全伸直或轻度屈曲时韧带断裂。

3. 女性下肢生物力学和神经肌肉控制能力较差，这被认为是前交叉韧带损伤的主要影响因素。

（1）女性下肢更易发生结构紊乱（髋内收、内旋、外翻，以及膝外翻、胫骨外旋、前足旋前），落地运动时膝关节屈曲角度较小，增加了胫前剪切力（图 50.1）。

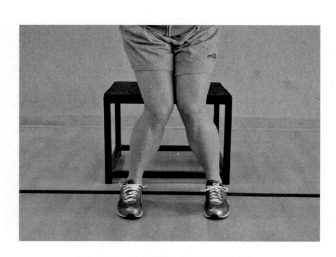

图 50.1 跳跃落地时过度膝外翻。

（2）2010 年的文献回顾发现，不同性别的患者膝关节运动学无显著差异，但神经肌肉控制能力存在显著差异。女性股内侧肌活动度、股二头肌激活早期活动度较差。

（3）Hewett 等人于 2005 年报道，女性臀肌活动度较低，股四头肌活性更高。

（4）Zebi 等人于 2009 报道，半腱肌活动前、股外侧肌侧方剪切运动时，女性更易发生前交叉韧带损伤。

其他因素

1. 切迹宽度：女性较小，导致局部狭窄、侵犯韧带。

2. 前交叉韧带大小：中部较薄，与切迹宽度较窄一致。女性前交叉韧带横断面积较男性一般小 40%~50%。

3. 受荷尔蒙影响。

（1）尚无法确定月经周期和性激素对前交叉韧带损伤的影响。

（2）研究发现，排卵期（高水平雌激素）和卵泡期（低水平雌激素和黄体酮）前交叉韧带损伤的概率增加。

评估和治疗

详见第 25 章。

神经肌肉锻炼预防策略

1. 前交叉韧带损伤降低 24%~82%；前交叉韧

带损伤风险降低 50%。

2. 目的：女性纠正神经肌肉不平衡更常见。

（1）韧带支配：缓冲时，女性在肌肉收缩前韧带先行受力。

（2）股四头肌支配：当终止膝关节运动使之稳定时，伸肌作用高于屈肌。

（3）腿支配：一侧下肢具有更强的力量和协调性。

（4）躯干支配：为代偿较差的神经肌肉控制性，躯干重心活动度增加。

3. 训练计划包括热身、躯体姿势及控制的强化训练、下肢力量训练、特殊有氧运动 / 技术运动（如篮球运动）。

4. 参与预防计划，运动员学习如何避免易损伤姿势、增强力量和灵活性、增强本体感觉。

女性运动员综合征（"三联征"）

1. 美国运动医学学会（ACSM）在 2007 年重新定义了该综合征的三大构成：

（1）低能量（有或无饮食不当）。

（2）月经功能紊乱。

（3）骨密度（BMD）较低。

2. 各种症候群导致病理学改变并相互作用，使身体处于亚健康状态（图 50.2）。

能量不足

1. 能量利用范围包括最佳能量利用率到低能量利用率，有或无饮食不当。

2. 饮食不当范围包括不当的热量摄入限制到神经性厌食症或暴食症。

3. 能量可用性：运动训练后残留可供代谢用能量（如细胞代谢、体温调节、生长发育、再生）。

（1）能量利用率（kcal/kg 瘦体重）= 日能量摄入运动能量。

（2）正能量平衡 ≥ 45kcal/kg 瘦体重。

（3）≤ 30kcal/kg 瘦体重常与闭经有关。

4. 能量不足原因。

（1）消耗过多：运动增加（kcal）。

（2）总摄入量减少：热量限制，禁食，暴食和胃肠道净化，使用膳食药物和泻药。

（3）包括消耗过多和摄入减少。

5. 当运动员能量利用率处于低水平时，可以通过代偿机制维持能量平衡，使体重稳定。

（1）减少代谢。

（2）减少再生能量。

（3）减少细胞代谢。

6. 饮食不当的危险因素。

（1）不满意体形。

（2）渴望瘦身。

（3）过度注重体重。

（4）为了健美参与运动。

（5）来自父母、教练、裁判和同事的压力。

（6）自尊心低。

（7）抑郁。

月经功能紊乱

1. 功能性下丘脑闭经是青春期闭经的主要原因。

2. 其他月经紊乱：月经过少（间隔时间 > 35 天）、黄体缺陷和停止排卵。

3. 两种主要闭经。

（1）原发性闭经：15 岁无月经来潮。

（2）继发性闭经：初潮后连续 3 个月无月经。

4. 功能性下丘脑闭经机制：低能量利用率→抑制下丘脑促性腺激素释放荷尔蒙（GnRH）→垂体分泌的黄体生成素水平低→抑制卵巢功能，雌激素

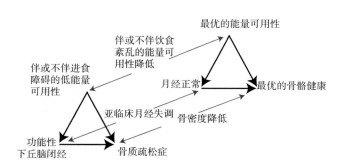

图 50.2　美国运动医学院（ACSM）2007 年提出：女性运动员综合征。（Source: From Nattiv A, Loucks AB, Manore MM, Sanborn CF, Sundgot-Borgen J, Warren MP. American College of Sports Medicine position stand. The female athlete triad. Med Sci Sports Exerc. 2007;39(10):1867–1882. ）

水平低。

低骨密度

1. 饮食不当，月经紊乱，雌激素缺乏运动员易导致低骨密度。

2. 国际临床密度协会（ISCD）推荐骨质疏松症和骨量减少评估标准不可用于绝经期前女性和儿童，除非出现危险因素。Z 评分低于 -2.0 定义为"骨密度低于同年龄范围水平"（绝经期前女性）和"骨密度低于实际年龄水平"（儿童）。

3. 美国运动医学学会 2007 年声明。

（1）"低骨密度"：Z 评分为 -1.0~-1.9，并存在继发危险因素，即慢性营养不良、进食不当、性腺功能减退、应用糖皮质激素、骨折史。

（2）"骨质疏松症"：Z 评分为 -2.0 或更低，伴有上述继发危险因素。

（3）建议对 Z 评分低于 -1.0 的运动员进行临床观察，因为承重运动员 BMD 通常高于非运动员 5%~15%。

4. 闭经时间长短与骨密度减少直接正相关。

（1）雌激素通过限制骨吸收调节骨密度：雌激素促进降钙素分泌和神经钙吸收。

（2）如果能量利用率持续低于 30kcal/kg^{-1} FFM d^{-1}达 5 天，女性运动员骨吸收率增加，骨形成减少，该低水平能量利用率足以抑制雌激素水平。

5. 骨密度增加。

（1）女性运动员在初潮前 5 年开始撞击运动，BMD 会最大程度增加。大量的"不规则承重"运动促进 BMD 增加。

（2）青春期 BMD 会显著增加。

（3）12 岁时，青少年女性具有成年后 83% 的 BMD。

（4）初潮后 2 年，BMD 达到 95%。

（5）女性在接近 20 岁时停止骨发育。

（6）遗传决定 60%~80% 的骨量峰值。

（7）生活方式的选择，包括饮食（能量利用率、钙、维生素 D）和物理运动也是发育期影响骨增长的因素。

流行病学

78% 的中学女性运动员具备女性运动员综合征的一项或多项症候群。

1. 饮食不当：占女性运动员的 19%~60%，瘦身运动者发生率更高。

2. 月经紊乱：占女性运动员的 20%~66%，奔跑运动者发生率最高。

3. 低骨密度：占女性运动员的 10%~21%。

4. 具备三项症候群者：中学和大学生运动员占 1%~2.6%，优秀运动员约占 4.3%。

女性运动员综合征评估

见表 50.1 和表 50.2。

治疗

1. 跨领域协作治疗，包括运动员、医生、营养师、运动训练员／物理治疗师、心理学家、父母和教练。

2. 饮食不当。

（1）咨询营养师：评估能量平衡，改善膳食计划（运动前和运动后）以达到正能量平衡，对运动员所需能量进行指导。

（2）心理学家／精神病学家治疗中重度饮食不当。

3. 闭经。

（1）排除医源性闭经（表 50.1）。

（2）纠正能量／营养不足：减少训练（1 天／周），咨询营养师以达到正能量平衡，增加体重和体脂。

（3）心理学家提供缓解压力技巧。

（4）纠正能量不足后可能需要 6~9 个月恢复月经。

表 50.1　闭经的不同诊断

- 多囊卵巢综合征 [a]
- 下丘脑闭经 [a]
  - 压力
  - 运动
  - 营养相关
- 高泌乳素血症 [a]
- 卵巢衰竭 [a]
- 妊娠／哺乳
- 甲状腺疾病
- 垂体肿瘤
- 先天性肾上腺增生症
- 泌尿生殖系统／解剖畸形
- 宫颈内膜发育不全
  - 完全雄激素抵抗
  - Turner 综合征

[a] 除妊娠外，闭经最常见的原因。

表 50.2　女性运动员综合征评估

病史	体格检查 / 诊断测试
月经史	体格检查
• 初潮年龄	• 身高、体重、生命体征（心动过缓、直立性低血压）
• 末次月经时间	• 身体习惯，Tanner 期
• 既往月经次数	• 巩膜注射
• 月经间隔时间	• 牙齿
• 月经周期相关症状	• 龋齿、腮腺增大
• 任何月经不来情况	• 甲状腺
• 目前或既往的激素治疗运动史	• 手指僵硬、手足寒冷 / 褪色
• 目前或既往运动项目	• 痤疮、多毛症
• 运动时间（小时 / 周）	• 骨盆检查
• 运动强度	实验室检查
• 运动目标	• 完全代谢组
营养状况	• 全血细胞分类计数
• 体重变化，包括最高和最低体重	• 红细胞沉降率
• 理想体重	• 甲状腺功能测试
• 钙需求和真实消耗	• 尿液分析
• 暴食或厌食行为	• 妊娠试验
• 应用膳食药物、泻药或利尿剂	• 泌乳素水平
受伤情况	• 卵泡生成素
• 应力性骨折、低强度骨折	• 黄体生成素
• 其他劳损	• 游离睾酮
身体压力和情绪压力	• 硫酸脱氢表雄酮
药物和保健品	其他研究
家族史	• DEXA：推荐饮食障碍、月经稀少或闭经达 6 个月的运动员
系统回顾	• EKG：QT 间期延长见于严重饮食障碍者
• 雌激素缺乏症状：潮红，阴道干涩，性交困难	• 盆腔超声：检测多囊卵巢综合征
• 雄激素增多症状：痤疮、多毛、皮纹	• 肾上腺 CT：排除肾上腺腺瘤、肾上腺增生
• 垂体肿瘤症状：溢乳、头痛、嗅觉障碍、视觉障碍	• 头颅 MRI：评估垂体

DEXA，双能 X 线吸收计量法。

4. 低骨密度。

（1）治疗潜在问题：优化营养状态（满足推荐量钙和维生素 D 的摄入），建立正常的月经周期。

A. 富含钙的食物，每日摄入 1000~1300mg 钙。

B. 每日摄入维生素 D 600IU；如存在不足，可临时增加摄入量（50 000IU/ 周 ×6~8 周）。

（2）增加负重或阻力运动计划。

恢复运动

具有运动员综合征的女性患者只要无心血管疾病症状（如胸痛、气短、晕厥、头晕等），即可继续参与运动。如果出现上述症状，运动员需要停止运动，并咨询心血管医生。

结果和未来风险

1. 低骨密度可能导致运动员早发骨质疏松症，有或无应力性骨折。

2. 不孕症：可逆性闭经与运动相关。

3. 运动闭经与内皮细胞减少有关，肱动脉继发扩张（内皮功能障碍）。内皮细胞功能障碍是心血管疾病先兆；相关的长期研究尚未完成。

预防

1. 医生、父母、教练、运动训练员和女性运动员综合征患者的教育。

2. 筛查该综合征：参与运动前体检、初级医疗的年度体检、诊所预约的运动损伤检查。

3. 促进健康饮食或运动习惯。

妊娠期运动

1. 适当的有氧运动和力量训练不会增加普通妊娠女性及胎儿的风险。美国妇产科医生协会（ACOG）推荐每天最多运动 30 分钟，每周数日。

2. 运动的好处。

（1）减少子痫前期风险。

（2）预防妊娠糖尿病。

（3）更多有利的主观结果。

3. 妊娠前及妊娠期均运动的女性，妊娠相关的腰痛和骨盆疼痛发生率较低。

4. 有氧运动禁忌证和何时需要停止运动（表 50.3 至表 50.5）。

5. 妊娠早期避免升高体温：妊娠早期（神经管闭合、器官发育时）体温持续升高会导致先天畸形。

表 50.3 美国妇产科医生协会第 267 条建议

妊娠期有氧运动的绝对禁忌证
血流动力学显著改变的心脏病
阻塞性肺病
子宫内颈松弛 / 环扎
存在早产风险的多胎妊娠
持续 2~3 个月的出血
既往妊娠早产史
破膜
妊娠 26 周后胎盘前置
子痫前期：包括妊娠高血压

Source: From Exercise During Pregnancy and the Postpartum Period. Used with permission. ©American College of Obstetricians and Gynecologists, 2002, Committee Opinion No. 267.

表 50.4 美国妇产科医生协会第 267 条建议

妊娠期有氧运动的相对禁忌证
严重贫血
未评估的产妇心律不齐
慢性支气管炎
控制不佳的 1 型糖尿病
严重的病态肥胖
极度消瘦（BMI < 12）
严重的久坐习惯史
本次妊娠子宫生长受限
控制不佳的高血压
整形相关限制
控制不佳的癫痫
控制不佳的甲状旁腺功能亢进
过度吸烟

BMI，身体质量指数。
Source: From Exercise During Pregnancy and the Postpartum Period. Used with permission. © American College of Obstetricians and Gynecologists, 2002, Committee Opinion No. 267.

表 50.5 美国妇产科医生协会第 267 条建议

妊娠期终止运动的警报信号
阴道出血
用力后呼吸困难
慢性支气管炎
头晕、眼花
头痛
胸痛
肌肉无力
小腿痛或肿胀（排除血栓性静脉炎）
早产
胎儿运动减少
羊水渗漏

Source: From Exercise During Pregnancy and the Postpartum Period. Used with permission. ©American College of Obstetricians and Gynecologists, 2002, Committee Opinion No. 267.

（1）穿宽松、透气的衣服。

（2）适当强度：使用"对话测试"，如果不能维持交谈，强度可能过高。

6. 需要避免的运动。

（1）潜水：胎儿存在减压症风险。

（2）腹部损伤和下降的风险较高。

（袁超群 译）

推荐阅读

1. Benjaminse A, Gokeler A, Fleisig G, Sell T, Otten B. What is the true evidence for the gender-related differences during plant and cut maneuvers? A systematic review. *Knee Surg Sport Tr A*. 2011;19(1):42–54.

2. DeSouza MJ, Nattiv A, Joy E, et al. 2014 Female athlete triad coalition consensus statement on treatment and return to play of the female athlete triad. *Br J Sports Med*. 2014;48:289–309.

3. Dugan SA. Sports-related knee injuries in female athletes: what gives? *Am J Phys Med Rehabil*. 2005;84:122–130.

4. Hewett TE, Zazulak BT, Myer GD, Ford KR. A review of electromyographic activation levels, timing differences, and increased anterior cruciate ligament injury incidence in female athletes. *Br J Sports Med*. 2005;39:347–350.

5. Hoch AZ, Pajewske NM, Moraske L, et al. Prevalence of the female athlete triad in high school athletes and sedentary students. *Clin J Sport Med*. 2009;19(5):421–428.

6. Lynch SL, Hoch AZ. The female runner: gender specifics. *Clin Sport Med*. 2010;29(3):477–498.

7. Micheo W, Hernandez L, Seda C. Evaluation, management, rehabilitation, and prevention of anterior cruciate ligament injury: current concepts. *PMR*. 2010;2(10):935–944.

8. Nattiv A, Loucks AB, Manore MM, Sanborn CF, Sundgot-Borgen J, Warren MP. American college of sports medicine position stand. The female athlete triad. *Med Sci Sports Exerc*. 2007;39(10):1867–1882.

第*51*章

残障运动员

Lauren Rudolph, Stuart E. Willick

骨骼肌肉系统损伤概述

背景

1. 与身体健全的运动员相比，有关残疾运动员受伤的文献相对较少。

2. 许多流行病学研究都涉及使用运动员自我报告数据进行回顾性调查研究。

3. 然而，最近的报道更加全面，并通过损伤监测研究获取更全面的数据。

4. 有无身体障碍的运动员总体损伤率类似，但显示出特定运动的差异。

5. 因运动类型、身体障碍差异，损伤的类型及部位也存在差异。

6. 回顾既往文献发现，理解残奥会复杂的分类系统是有益的。例如，2010 年温哥华冬季运动包括 5 类运动（高山滑雪、冬季两项、越野滑雪、冰上曲棍球、轮椅冰壶），根据运动类型（如高山滑雪包括下坡滑雪、障碍滑雪、超大回转滑雪）、残疾类型（如下坡滑雪分为坐、站和视力障碍组）、运动等级（根据运动员残疾情况细分）和性别（男、女）又分为 64 个奖项。

7. 残疾运动员损伤会导致更严重的功能障碍。

文献综述摘要

1. 轮椅运动员与可行走运动员相比：前者主要发生上肢损伤，而后者（截肢者、视力障碍者、大脑瘫痪者）下肢损伤更常见。

2. 截肢者：上肢有缺陷的运动员多见颈椎和胸椎损伤，而下肢有缺陷的运动员多见腰椎损伤。

3. 急性损伤与慢性损伤发生率类似。

4. 1996 年，亚历山大夏季残奥会。

（1）下肢缺损或视力障碍运动员相比其他残疾运动员踝关节损伤更多见。

（2）轮椅运动员肩关节疼痛的发生率为 30%~70%。

5. 2002 年，美国盐湖市冬季残奥会。

（1）9% 的运动员受到损伤，最常见的诊断为：扭伤（32%）、骨折（21%）、拉伤和撕裂（各占 14%）。

（2）在所有损伤中，77% 是由急性创伤性病因造成的。

（3）损伤率最高的是雪橇曲棍球（14%）和高山滑雪（12%），最低的是北欧滑雪（2%）。

6. 2006 年，都灵冬季残奥会：运动员总损伤率为 8%。

7. 2010 年，温哥华冬季残奥会。

（1）据报道，至少有 11% 的运动员受伤。

（2）高损伤风险的运动包括雪橇、曲棍球和高山滑雪；低损伤风险的运动包括北欧滑雪和轮椅冰壶。

8. 2012 年，伦敦夏季残奥会。

（1）总损伤率为每天 12.7/1000。

（2）男性运动员与女性运动员损伤率相似。

（3）老年运动员比年轻运动员损伤率更高。

9. 截肢者骨关节炎流行病学。

（1）与健康人相比，下肢截肢者对侧膝关节骨性关节炎的患病率增加。

（2）目前尚不清楚参加体育活动是否会增加骨关节炎的发生率。

损伤预防

1. 对于轮椅运动员，应制订旨在加强可用的躯干肌肉、肩袖和肩胛稳定肌的训练计划。

2. 提供可接受重量的轮椅或改进减肥计划。

3. 考虑到运动类型和残疾类型，鼓励制订个性化的拉伸训练计划。

4. 包括本体感受和平衡运动训练。

5. 不要过度进行单一运动训练，需要交叉训练计划。

6. 考虑因素还应保证合适的装备、营养和技术。

残障运动员特有的医学问题

自主反射障碍（AD）

定义 / 病理生理学

1. 发生于脊髓损伤（SCI），通常在 T6 及以上水平。

2. 在缺乏皮层调节的情况下，任何低于脊髓损伤水平的伤害性刺激都会导致交感神经异常放电。

（1）交感神经兴奋会可能导致危及生命的高血压。

（2）大脑通过颈部的压力感受器检测高血压危象。

（3）代偿性迷走神经 / 副交感神经反应可降低心率、心排血量和血压。

（4）血管扩张是由于副交感神经在损伤程度以上的完整性引起的，可导致颅内血管扩张，并引起头痛。

（5）降低的心排出量不足以抵消低于损伤水平的交感神经兴奋作用，高血压持续存在。

症状和体征

头痛、高血压、心动过缓、视力模糊、鼻塞、焦虑、立毛、潮红和损伤程度以上的出汗。

治疗

1. 去除有害刺激。病因可能包括膀胱膨胀、肠道扩张或阻塞、尿路感染、衣服过紧、痔疮、胆结石、皮肤破溃（包括溃疡、水疱、晒伤）、急性创伤、深静脉血栓。

2. 运动员取坐位，使血压直立性下降。

3. 治疗高血压。

（1）硝基膏对皮肤的作用迅速，当症状消失或低血压发生时可以擦掉。

（2）口服或静脉降压药作用迅速，持续时间短。

增压

1. 禁止故意诱导异常的自主反射，以提高运动成绩。

2. 运动员利用技术手段，通过有目的的带有有害刺激的自我诱导的异常自主神经反射来产生"可控的"交感神经激增，包括：

（1）夹闭导尿管。

（2）收紧腿带。

（3）在无感觉部位用尖锐的物体进行刺激。

3. 增压会给运动员带来严重的健康风险。

4. 增压是一种欺骗行为，在体育比赛中是禁止的。

5. 运动员会被取消比赛，并受到长期处罚。

直立性低血压

定义 / 病理生理学

1. 脊髓损伤运动员的交感 / 副交感神经调节障碍，使相邻区域静脉淤积。

2. 由姿势变化、突然坐起来或在激烈的运动比赛中引起的。

3. 如果不纠正，可能出现头晕、目眩、恶心、心动过速和晕厥等症状和体征。

治疗

1. 维持适当的水分、营养、电解质平衡 / 补给。

2. 下肢穿戴弹力袜，降低外周静脉淤积。

3. 包扎腹带，促进静脉回流。

4. 严重发作时，使运动员保持仰卧位或头低脚高位。

5. 静脉输血和拟交感药物仅用于紧急情况，因为这些干预措施被列入世界反兴奋剂（WADA）禁止列表。

体温调节

脊髓损伤的病理生理学

1. 自主神经功能损伤后血管舒缩功能也受损。

2. 脊髓损伤平面以下肌肉萎缩。

3. 下丘脑温度调控中心的输入量减少。

4. 损伤以下的出汗机制受损，导致可供蒸发降温的体表面积减少。

5. 在损伤平面以下无法产生足够的体温或"寒战"反应。

6. 感觉减退或消失会损害对寒冷或潮湿四肢的感知能力。

预防和治疗

1. 对游泳运动员或在寒冷天气中的运动员进行低体温症和冻伤的宣教。

2. 对耐力运动员或在高热天气中的运动员进行中暑的宣教。

3. 进行适当的水分补给，以防脱水。

4. 在炎热条件下，运动员需要穿戴轻便、透气衣服；有时也需要冷却系统。

5. 在寒冷条件下，运动员需要穿戴分层的、透气的衣服。

6. 在寒冷条件下，感觉损伤运动员可以询问感觉正常队友，以防出现四肢寒冷、麻木。

皮肤破损

病理生理学

1. 麻木、瘫痪部位的压力会导致局部组织缺血。

2. 皮肤上的每一处压疮都应视为严重压疮，因为皮肤表面以下可能存在损伤，检查人员无法发现，防止皮下难以发现的组织损伤。

高危人群

1. 患有脊髓损伤的运动员，如果他们对减压技术的依从性差，长时间旅行或坐在比赛椅上，可能会患有压力性溃疡。

2. 严重痉挛的运动员容易在肌肉张力过高或挛缩导致持续皮肤摩擦的部位发生皮肤破裂。

3. 截肢运动员皮肤问题易发生在残端或者肢体与假肢接触部位，包括溃疡、擦伤、疣状增生（挤压综合征）、水疱、接触性皮炎、多汗、毛囊炎、真菌感染。

压疮的诊断

1. 用手指按压红色、粉红色或深色区域，皮肤会变成白色。

2. 移开手指、压力消除后，如果皮肤在几秒钟内恢复为红色、粉红色或深色，则表示皮肤血运良好。

3. 如果该区域仍然为白色，则表明血运受损，皮肤开始出现损伤。

4. 暗色皮肤一般很难变白，即使皮肤是健康的。

压疮的分期

1. Ⅰ期：皮肤完整，但表现为红色、褪色、硬化、未破溃；破溃风险高。

2. Ⅱ期：表皮破溃、暴露，出现较浅的裂缝。

3. Ⅲ期：开放性伤口超越真皮层，到达脂肪组织；存在坏死、感染的风险。

4. Ⅳ期：伤口深达肌肉或骨骼，可能存在感染。

预防和治疗

1. 适当的轮椅位置和坐垫保护。

2. 正确使用适应性设备和正确安装假肢。

3. 遵循压力降低原则。

4. 通过穿着吸水性面料来减少皮肤水分；多汗症可以使用止汗剂控制。

5. 运动员必须：

（1）远离该区域，并清除所有压力。

（2）保持该区域清洁、干燥。

（3）摄入充足的能量、高水平蛋白质、维生素（尤其的维生素 A 和 C）和矿物质（尤其是铁和锌）。

（4）维持充足的水分。

（5）找出并清除刺激因素。

（6）每天至少观察危险区域两次。

周围神经损伤

创伤性神经瘤

1. 定义 / 病理生理学

（1）神经断端神经纤维和周围组织增生。

（2）截肢运动员残端易形成神经瘤。

（3）压迫神经瘤可引起疼痛和感觉异常。

2. 一般通过临床诊断，并辅以超声或 MRI 检查。

3. 治疗。

（1）改进假体窝槽，以降低神经瘤的压力。

（2）局部使用辣椒素乳膏或者利多卡因贴片。

（3）对乙酰氨基酚或 NSAID。

（4）注射皮质醇激素。

（5）口服神经药物，如加巴喷丁或普瑞巴林等神经病变药物。

（6）经皮注射乙醇或射频消融。

（7）最后选择手术切除，因为术后神经瘤可能复发。

周围神经卡压

1. 使用轮椅或拐杖的运动员发生上肢周围神经卡压的风险较高。

（1）腕部正中神经病变。

（2）腕尺管内尺神经病变。

（3）肘管内尺神经病变。

（4）肩部臂丛神经或其他邻近神经损伤。

2. 膝下截肢的运动员因假体不匹配导致腓骨头处发生腓神经病变的风险较高。

3. 适当的垫料填充和匹配的装置是预防神经卡压的关键。

4. 治疗。

（1）腕部尺神经或正中神经病变时，予以休息位腕部夹板固定，使腕关节位于中立位。

（2）NSAID。

（3）注射皮质醇激素。

（4）保守治疗失败后考虑手术干预。

骨质疏松症

脊髓损伤运动员发生风险极高；也见于小儿麻痹和神经肌肉疾病运动员。

病理生理学

1. 无法负重导致失用性骨质流失。

2. 成骨细胞和破骨细胞活性不平衡。

3. 低骨密度主要发生于骨盆和下肢，因为该区域长期不负重、无神经支配。

4. 骨折风险增高，甚至极其微小创伤也可能导致骨折。

5. 慢性脊髓损伤患者可出现甲状旁腺功能紊乱。

影像学方法测定骨密度

双能 X 线吸光测定法：

1. 精确度高、最常使用。

2. 测量脊柱和髋部。

3. T 值是运动员骨密度与骨量峰值时个体骨密度的标准差。

4. 骨质疏松定义为 T ≤ -2.5。

治疗

1. 尽可能早期辅助下站立负重。

2. 下肢机械负荷练习。

3. 钙剂、维生素 D 和（或）双磷酸盐。

4. 脊髓损伤运动员口服钙剂、维生素 D、双磷酸盐可预防骨质疏松症。

骨折治疗

1. 感觉丧失的运动员骨折后无疼痛主诉。

2. 对于骨量减少或骨质疏松症患者，即使创伤微小或 X 线片表现正常，也要高度怀疑存在骨折。

3. 在骨密度较低的情况下，X 线检查可能会遗漏非移位性骨折。

4. MRI 或 CT 检查可以充分评估可能的骨损伤。

（徐一宏　译）

推荐阅读

1. Bernardi M, Castellano V, Ferrara MS, Sbriccoli P, Sera F, Marchetti M. Muscle pain in athletes with locomotor disability. *Med Sci Sports Exercise*. 2003;35(2):199–206.

2. Dec KL, Sparrow KJ, McKeag DB. The physically-challenged athlete: medical issues and assessment. *Sports Med*. 2000;29(4):245–258.

3. Ferrara MS, Peterson CL. Injuries to athletes with disabilities: identifying injury patterns. *Sports Med*. 2000;30(2):137–143.

4. Klenck C, Gebke K. Practical management: common medical problems in disabled athletes. *Clinl J Sport Med*. 2007;17(1):55–60.

5. WADA: The most current list of restricted medications. www.globaldro.com.

6. Webborn N, Willick S, Reeser JC. Injuries among disabled athletes during the 2002 Winter Paralympic Games. *Med Sci Sports Exerc*. 2006;38:811–815.

7. Willick S, Webborn N. Sport medicine. In: Vanlandewijck YC, Thompson WR, eds. *The Paralympic Athlete*. 1st ed. West Sussex, UK: Blackwell Publishing Ltd; 2011:76–90.

8. Willick SE, Webborn N, Emery C, et al. The epidemiology of injuries at the London 2012 Paralympic Games. *Br J Sports Med*. 2013;47:426–432.

第 *52* 章

运动医学的再生医学

Gerard Malanga, Reina Nakamura

引言

运动性软组织损伤的保守治疗

PRICE 原则（保护、休息、冰敷、加压、抬高）

1. 初始治疗。

2. 最小化出血、疼痛、肿胀。

3. 临床应用基于实验研究的充足证据，目前尚无前瞻性随机对照临床研究。

NSAID/ 镇痛药

1. 为急性损伤、严重损伤及重复创伤引起的慢性损伤患者频繁开具相应的处方。

2. 首先治疗疼痛和炎症。

3. 环氧酶（COX-1/COX-2）拮抗剂。

（1）COX-1 存在于多种组织，行使部分正常功能。

（2）COX-2 在损伤和炎症反应后产生，NSAID 通过抑制 COX-2 生成治疗运动损伤。

（3）减少类花生酸。

（4）胃肠道、心血管、肾脏和代谢副作用。

（5）短期使用 NSAID 治疗运动软组织损伤作用有限，但无明显危害。

注射皮质类固醇

1. 常规使用抗炎药。

2. 抑制环氧酶亚型和脂氧合酶；因为酶具有调控炎症和趋化作用。

3. 皮肤、血管和内分泌副作用。

证据与临床应用不符

研究证据与临床上抗炎药和皮质类固醇常规应用存在差异，尤其对于肌腱病。

皮质类固醇

1. 皮质类固醇治疗肌腱疾病的荟萃分析。

（1）外上髁痛：使用皮质类固醇短期疼痛缓解（达 3 个月），但中期（13+ 周）和远期（＞ 1 年）疼痛更严重、功能更差。

（2）肩袖：短期疗效不确切，中期及远期与对照组无差异。

（3）髌腱：短期疼痛减少。

（4）跟腱：短期疼痛无改善。

2. 随机安慰剂对照研究显示外上髁痛。接受皮质类固醇治疗组 4 周时获得更佳的治疗结果，虽然远期疗效较对照组更差（26 周，1 年）。

肌腱病

1. 肌腱变性 / 肌腱病的描述比肌腱炎更符合肌腱病理学改变的特征。

（1）组织学：缺乏炎症细胞、无规律 / 很少细胞形成、新血管形成。

（2）过度使用损伤是由退变而不是炎症导致的。

（3）疼痛介质：乳酸、谷氨酸、P 物质等。

2. 治疗步骤（肌腱、肌肉、韧带）。

（1）炎症期（损伤后）：炎症和趋化作用，清除坏死组织，合成Ⅲ型胶原。

（2）增生期（数周）：停止合成Ⅲ型胶原，生成蛋白聚糖。

（3）重塑期（6周至1年）：停止合成Ⅰ型胶原，形成瘢痕。

成功重返运动训练

1. 使用 PRICE 和 NSAID 治疗损伤后初始症状（前 7~10 天）。

2. 开始康复训练，主要是对称地恢复活动范围、肌肉强度、本体感觉至正常范围，使个体能重返运动。

3. NSAID 和皮质类固醇对于大多数急性损伤的疗效不确切。

（1）可能会影响生理修复功能。

（2）长期注射皮质类固醇的风险大于短期的获益。

再生治疗

增生疗法 [再生注射治疗（RIT）]

1. 使用刺激物剂可获得治愈。

2. 刺激或趋化因子引发炎症级联反应，使成纤维细胞增生、胶原形成。

（1）刺激物：高渗葡萄糖，硫酸锌，甘油，苯酚，愈创木酚，扑酸。

（2）趋化因子：鱼肝油酸钠。

3. 治疗方案尚未标准化。

4. 临床前期试验。

（1）可能适用于肌腱病。

（2）增加肌腱强度和横断面积。

（3）不确定是否存在韧带损伤。

5. 临床试验。

（1）文献可能支持该治疗用于腹股沟痛、跟腱病变、足底筋膜炎和外上髁痛。

（2）外上髁痛：相比注射盐水组，16周后治疗组疼痛缓解更明显，等长收缩肌力更强。

（3）跟腱病变：偏心负荷运动、增生疗法和联合治疗的比较研究显示，6周时增生疗法组疼痛明

显改善，12周时联合治疗组疼痛明显改善，12周时各组间疗效无显著差异。

（4）目前缺乏高质量的临床研究。

自体血注射

1. 在损伤组织注射自体静脉血，从而激发愈合反应。

2. 血液中的各类体液、细胞因子启动炎症级联反应，实现愈合。

（1）已应用于外上髁痛、足底筋膜炎、髌腱病变。

（2）目前尚缺乏高质量的临床试验。

富血小板血浆（RPR）

1. 通常指血浆中含有的血小板浓度高于正常水平，达到治愈的最小浓度为每 5mL 血浆中含 100 万细胞 /μL。

2. 血小板从初级的密集的溶酶体颗粒释放生长因子和细胞因子，也包括调控生理治愈、修复的线粒体。

3. 初级颗粒含有大量重要的生长因子，包括胰岛素样生长因子（IGF-Ⅰ/Ⅲ）、转化生长因子 -β（TGFβ）、血小板源生长因子（PDGF）、血管内皮生长因子（VEGF）和碱性成纤维生长因子（bFGF）。

（1）IGF-Ⅰ：激活纤维原细胞趋化作用和增殖，尤其是炎症期和增生期。

（2）TGFβ：具有多种功能，包括间充质干细胞（MSC）刺激和分化、胶原合成、新血管形成、内皮细胞趋化作用、有丝分裂调控，TGFβ 也具有骨骼肌纤维化作用，最终形成瘢痕增殖。

（3）PDGF：在愈合过程中起刺激其他生长因子、修复组织的作用。

（4）VEGF：主要调控血管生成。

（5）bFGF：调节新血管形成、增殖 / 炎症细胞的趋化作用，最后形成Ⅲ型胶原。

4. PRP 和肌肉：目前，临床应用 RPR 治疗肌肉拉伤尚不明确，因为文献主要基于个案报道和临床前研究。RPR 中存在 TGFβ，可能是因为纤维化作用而阻碍肌肉愈合。

5. PRP 和肌肉：多变的临床疗效，有些肌腱疗效优于其他肌腱。

（1）肩袖：关节镜下肩袖修复后直接使用 RPR 是否可以促进愈合，目前尚不明确。尽管明确存在一些积极的结果，但直接使用 RPR 治疗尚存在争议。

（2）髌腱：病例报道显示疼痛缓解、功能改善、主观感受改善，但仍需要更严谨的临床研究，以获得结论。

（3）跟腱：可能需要手术修复跟腱损伤；但是，安慰剂对照随机临床试验显示无确切证据说明 PRP 优于对照组。

（4）外上髁痛：Ⅰ级证据支持应用 PRP。

腱切断术

1.适用于保守治疗无效的难治性肌腱变性患者。

2.先前已经讨论了单纯经皮细针肌腱切断术并注射再生物质。针刺导致出血，病变肌腱组织激发级联反应，包括难治性肌腱病变的愈合反应。

（1）目前尚缺乏细针肌腱切断、有 / 无 ABI 和 PRP 注射治疗运动损伤的高质量的临床研究。

（2）一些阳性结果的研究很难分辨哪一种因素促进愈合：单纯肌腱切断，再生组织注射（ABI、PRP），或者多种方式联合。

3. 多项病例报道显示，超声引导下使用 TX1 系统（Tenex Health, Lake Forest, California）行经皮筋膜切开术或肌腱切断术治疗慢性、难治性外上髁或内上髁疼痛安全有效。

（1）使用超声可精确找到肌腱退变部位。

（2）18 号摆动的空心针用于病变肌腱组织的乳化和清除。通过套管针持续注入冲洗液，使组织通过针尖排出。

（3）外上髁病变：术后 6 周，疼痛和功能明显改善，可持续 1 年。治疗后 3 个月疗效最佳。

（4）可代替外科手术，避免手术暴露风险。

间充质干细胞治疗

1.成人多能非造血干细胞存在于血液、骨髓、脂肪和滑膜中。MSC 是间叶细胞家族的特殊细胞，包含骨、骨髓基质、软骨、脂肪、肌腱、骨骼肌和其他软组织。

（1）MSC 不是胚胎来源或诱导多功能干细胞，更适用于骨科损伤的治疗，可分化为骨、软骨、肌腱和肌肉。

（2）正常功能。

A. 直接分化：更换无效细胞单元。

B. 营养作用：分泌光谱生长因子和细胞因子，并作用于局部细胞。

（3）治疗骨科损伤时，何种因素占主导尚不清楚："旁分泌 / 免疫调节 / 营养作用"对"直接分化并再生成损伤的组织"。

2. 尽管既往研究有限，但结果显示 MSC 治疗骨科相关损伤优于其他来源干细胞。

3. 证据仅限于台架研究和临床前研究。目前发表的临床研究仅限于个案报道、病例报道和队列研究。

（1）应用 Ⅰ 型胶原支架和 MSC 使老鼠 ACL 再生。完全 ACL 切断并单纯缝合（$n=6$），缝合 + Ⅰ型胶原支架（$n=8$），缝合 + Ⅰ型胶原支架、MSC（$n=6$）。33% 接受 MSC 治疗的老鼠 ACL 完全再生。另外两组无再生。

（2）柔道比赛股骨内髁损伤。软骨缺损 20mm × 30mm。关节镜下评估发现治疗后缺损区域被填充，近视野高分辨率才可见损伤。治疗 7 个月后，症状显著缓解，可完全恢复运动。

（3）内侧半月板部分切除，有 / 无骨关节炎。部分半月板切除的随机双盲对照试验。术后 7~10 天注射 MSC。有些半月板切除并注射 MSC 的受试者出现半月板再生。术后 1~2 年时，接受 MSC 注射并伴有膝关节炎的受试者较未接受 MSC 的注射者疼痛评分显著改善。

4. 如需要进一步研究干细胞治疗运动损伤，除本章外，还可以参考 Malanga 和 Nakamura。

（徐一宏　译）

推荐阅读

1. Coombes BK, Bisset L, Vicenzino B. Efficacy and safety of corticosteroid injections and other injections for management of tendinopathy: a systematic review of randomised controlled trials. *Lancet*. 2010;376: 1751–1767.

2. DeChellis DM, Cortazzo MH. Regenerative medicine in the field of pain medicine: prolotherapy, platelet-rich plasma therapy, and stem cell therapy: theory and evidence. *YTRAP*. 2011;15(2):74–80. doi:10.1053/j.trap.2011.05.002.

3. Foster TE, Puskas BL, Mandelbaum BR, Gerhardt MB, Rodeo SA. Platelet-rich plasma: from basic science to clinical applications. *Am J Sports Med*. 2009;37(11):2259–2272. doi:10.1177/0363546509349921.

4. Jarvinen TAH. Muscle injuries: biology and treatment. *Am J Sports Med*. 2005;33(5):745–764. doi:10.1177/0363546505274714.

5. Koh JSB, Mohan PC, Howe TS, et al. Fasciotomy and surgical tenotomy for recalcitrant lateral elbow tendinopathy: early clinical experience with a novel device for minimally invasive percutaneous microresection. *Am J Sports Med*. 2013;41(3):636–644. doi:10.1177/0363546512470625.

6. Lee KS, Wilson JJ, Rabago DP, Baer GS, Jacobson JA, Borrero CG. Musculoskeletal applications of platelet-rich plasma: fad or future? *AJR Am J Roentgenol*. 2011;196(3):628-636. doi:10.2214/AJR.10.5975.

7. Malanga G, Nakamura R. The role of regenerative medicine in the treatment of sports injuries. *Phys Med Rehabil Clin N Am*. 2014;25(4):881–895. doi:10.1016/j.pmr.2014.06.007.

8. Sharma P, Maffulli N. Tendon injury and tendinopathy: healing and repair. *J Bone Joint Surg Am*. 2005;87(1): 187–202.

第 *53* 章

运动超声

Mederic M. Hall

超声基础

物理学

1.电压通过逆压电效应转换为声波。

2.声波需要通过介质（如水、耦合剂等）传递。

3.声波在组织边界反射。

4.声阻抗。

（1）声阻抗：介质密度 × 传播速度。

（2）声阻抗相似：反射减少。

（3）声阻抗差异大：反射更多。

5.声波进入组织界面角度：入射角。

（1）垂直入射。

A.声波垂直进入介质分界面。

B.大部分回声反射进入传感器。

C.理想的。

（2）倾斜入射。

A.声波非垂直进入介质分界面。

B.部分回声反射未进入传感器。

C.可导致人工引起的各向异性。

6.回声被传感器探测，并通过压电效应转换为电压。

7.电压信号标记为不同灰度和屏幕位置，并生成图像。

术语

1.无回声：黑色（即无反射）。

2.低回声：相对周围组织较暗（即反射较少）。

3.等回声：与其他组织灰度类似。

4.高回声：相对周围组织较亮、灰度低（即反射较多）。

传感器

1.频率。

（1）高频：分辨率高，但穿透性低。表面组织成像效果好。

（2）低频：分辨率低，但渗透性强。深层组织成像效果好。

2.线性排列：声波出口垂直于平坦的传感器表面。最小化方向差异。推荐浅表组织和诊断成像。限制性 = 视野较小。

3.曲线排列：声波出口位于弯曲的扇形传感器表面。提供更广的视野，但各向异性风险高。推荐深部组织或引导下陡峭角度操作使用。

伪影

1.各向异性：常见于肌肉骨骼（MSK）成像。声波倾斜进入组织时易发生。回声偏离传感器 = 出现人为的低回声 / 无回声。假阳性风险。肌腱＞韧带＞神经。

2.后声影：低 / 无回声部位，深达高反射或高衰减区域。常见于深达骨 / 钙。也见于深达瘢痕组织和正常的纤维间隔。

3.边缘阴影：达曲面时，速度变化引起的折射伪影。常见于边缘（如肌腱撕裂、正常的 A1 滑车）。

4. 后声增强：深达低衰减区域后变为高回声。常见于积液。

5. 混响：大量内部漫反射形成"脏"影，与骨组织"干净"影形成鲜明对照。常见于金属（矫形材料、针等）。对于针来说，超声影像显示有大量的针，并排列在原始针两侧，深度一致。

运动超声诊断

肌肉骨骼系统

1. 肌腱：使用高频、线性阵列传感器最佳，但体态宽大者部分深部肌腱除外（髂腰肌、臀肌等）。

（1）正常超声图像：线性高回声紧贴纤维长轴，尾端聚集的点状图像出现在横断面（短轴）。

（2）病理学。

A. 肌腱变性：增厚／肿胀，低回声，质地不均匀导致纤维回声特性丢失。也见于钙化、腱鞘内／腱鞘周围充血的彩色超声多普勒图像（新生血管形成）。

B. 撕裂。

a. 部分撕裂：两个平面显示界限清晰的局灶性损伤。常见于特殊肌腱的"临界区域"，一般因血供不足（血管较少）、生理、物理力学因素、反复创伤导致。

b. 全层撕裂：撕裂由深层至表面，但可不累及肌腱全宽。

● 完全撕裂：全层和全宽撕裂，撕裂的肌腱回缩。表现为肌腱间隙或肌腱消失。

c. 肌腱钙化：肌腱内羟磷灰石沉积。表现为高回声伴大量不同的后声影（与钙化种类、分期有关）。典型症状与占位效应／侵蚀或再吸收期炎症反应有关。也可无症状。

（3）益处和误区。

A. 各向异性：可模拟肌腱变性或撕裂，常见于肩袖。

B. 边缘阴影用于检测肌腱末端撕裂。

C. 动态图像可帮助检测肌腱完全断裂。

D. 新血管形成：临床意义存在争议。

2. 肌肉正常超声图像：肌纤维／纤维束低回声、肌间隔或肌束外模高回声，长轴显示为羽状图像，横断面（短轴）图像类似于凡·高的"星空"。

（1）病理学：纤维结构的局灶性破坏。可以鉴别局灶性病变。出血→血肿→瘢痕。张力多见于跨两个关节的肌肉。

（2）撞伤：典型包括邻近骨面的深层肌纤维。骨化性肌炎表现为损伤肌肉区域的线性高回声，回声强度与钙化密度有关。超声可以比 X 线片更早发现损伤。

3. 韧带：辨认骨骼标志，使传感器与韧带平行。长轴图像使用意义大。

（1）正常超声图像：高回声纤维状图像（没有肌腱紧密）。周围组织可表现为低回声，相比韧带不易受各向异性影响。

（2）病理学。

A. Ⅰ度：肿胀、低回声，动态应力图像显示无纤维破坏和韧带松弛。

B. Ⅱ度：部分撕裂／出现纤维破坏证据。动态应力图像可能存在韧带松弛，但止点完好。

C. Ⅲ度：完全撕裂。动态应力图像显示韧带松弛、桥联纤维缺损。

4. 神经：横断面（短轴）图像应用意义大。可以使用高频传感器详细评估。

（1）正常图像：神经束低回声，神经内膜和外模高回声。横断面可见"蜂巢"样图像。长轴为束状图像。各向异性低。邻近血管。

（2）病理学：膨大和低回声。常伴有正常纤维丛结构缺失。可以证实近卡压处或卡压狭窄处附近局限性膨大（"切迹征"）。动态检查可发现半脱位、脱位或活动度减少。

5. 骨：仅可评估表面，因为超声无法穿透骨质。

（1）正常超声图像：平滑、线性、高回声。

（2）病理学。

A. 骨折：光滑的皮质表面破损。应力损伤后骨膜增厚。骨折部位出现低回声血肿。充血较常见。超声探查部位疼痛。

B. 应力性骨折／反应：骨膜增厚伴（骨折）或不伴（应力反应）皮质中段。

6. 软骨。

（1）正常超声图像。

A. 透明软骨：低回声或无回声，不可压缩（与积液相鉴别），厚度均匀。

B. 纤维软骨：高回声或混合回声伴均匀回声特性（"盐和胡椒"）。

（2）病理学：仅限于评估关节内结构。透明软骨分布不均。局部纤维软骨低回声。次要征象有时可帮助诊断（半月板囊肿、关节渗出等）。

7. 血管。

（1）正常超声图像：低回声或无回声管状结构。

A. 动脉：搏动，管壁较厚，可压缩性小。

B. 静脉：管壁较薄，易压缩，不可搏动。

（2）病理学：除运动超声外，需要了解血管结构。局部扩大→动脉瘤。不可压缩→血栓栓塞。

非肌肉骨骼系统：在运动超声中的作用仍有待确定

1. 胸腔/腹腔创伤。

（1）创伤超声检查重点评估（FAST）：目的是鉴别腹膜游离液体（血液）。检查四个位置：肝肾隐窝（Morison's pouch）、脾肾隐窝、膀胱和心包。测得任何无回声液体均提示阳性。敏感性低（不能排除损伤），特异性高。可为下一步诊治节省时间。

（2）实体器官损伤：肝脏、脾脏和肾脏。敏感性低。任何阳性结果均需要紧急处理。裂伤→下缘无回声积液、垂直于器官包膜。挫伤→不均匀的低回声积液。

（3）气胸：敏感性和特异性高于胸部 X 线片。诊断标准：①肺纹理缺失（鉴别 =100% 阴性预测值）；②"B 线"消失（可见 =100% 阴性预测值）；③气胸后 M- 模型从"沙滩"样转换为"条码"样。

2. 心脏病：大量潜在应用。诊断心包渗出/压塞。评估中心静脉容量状态 [下腔静脉（IVC）塌陷]。有限的超声心动图也可用于评估运动员参与体能测试时的猝死风险。

3. 眼外伤：可评估眼后房损伤（视网膜和玻璃体分离），但难以评估前房损伤。正常后房无回声。任何回声均提示损伤，需要立即进一步诊治。

运动介入超声

注射

1. 超声引导注射（USGI）比体表标志引导注射（LMGI）更精准。

（1）SORT 证据等级为 A。

（2）注射部位和操作者可根据具体情况变化。

2. USGI 比 LMGI 更有效。

（1）SORT 证据等级为 B。

（2）研究限制性：缺少具体对象和诊断；固有限制性与类固醇皮质激素（文献报道具有优势）有关。

（3）可降低并发症。

（4）诊断性注射的重要性。

3. USGI 较 LMGI 经济，成本更低。

（1）SORT 证据等级为 B。

（2）相关文献较少。

其他操作

1. 例如：腱切断术，慢性劳力性筋膜室综合征的筋膜松解，腕管松解，扳机指松解，神经松解，再生药物注射。

2. USG 具有安全、有效等优势。

3. 仍需要进一步引进新技术和装置。

4. 可能会改进或代替目前的手术操作。

（袁超群　译）

推荐阅读

1. Berkoff DJ, English J, Theodoro D. Sports medicine ultrasound (US) beyond the musculoskeletal system: use in the abdomen, solid organs, lung, heart and eye. *Br J Sports Med*. 2015;49(3):161–165.

2. Finnoff JT, Berkoff D, Brennan F, et al. American medical society for sports medicine recommended sports ultrasound curriculum for sports medicine fellowships. *Br J Sports Med*. 2015;49(3):145–150.

3. Finnoff JT, Hall MM, Adams E, Berkoff D, Concoff AL, Dexter W, Smith J. American Medical Society for Sports Medicine (AMSSM) position statement: interventional musculoskeletal ultrasound in sports medicine. *Br J Sports Med*. 2015;49(3):145–150.

4. Hoffman DF, Adams E, Bianchi S. Ultrasonography of fractures in sports medicine. *Br J Sports Med*. 2015;49(3):152–160.

5. Smith J, Finnoff JT. Diagnostic and interventional musculoskeletal ultrasound: Part 2. Clinical applications. *PMR*. 2009;1(2):162–177.

6. Smith J, Finnoff JT. Diagnostic and interventional musculoskeletal ultrasound: Part 1. Fundamentals. *PMR*. 2009;1(1):64–75.

7. Yim ES, Basilico F, Corrado G. Early screening for cardiovascular abnormalities with preparticipation echocardiography: Utility of focused physician-operated echocardiography in preparticipation screening of athletes. *J Ultrasound Med*, 2014;33(2):307–313.

第 4 部分

实践测试

问 题

1. 一名 16 岁的足球运动员在练习中被伸出的手绊倒，同日在诊所就诊。右手鼻烟壶区域触痛。影像学检查未发现骨折。目前最合适的治疗是什么？
A. 冰敷、ACE 包裹、休息，并在允许的情况下重返运动
B. 拇指短臂人字形夹板随访 1 周，1 周后重新拍片
C. 拇指短臂人字形石膏随访 4 周
D. 拇指短臂人字形夹板随访 4 周

2. 关于正常肌腱结构的描述，哪项是正确的？
A. 肌腱的血管和淋巴供应包含在肌腱内皮的疏松结缔组织鞘中
B. III 型胶原蛋白约占肌腱干重的 80%
C. 水约占肌腱质量的 70%
D. 骨和肌腱连接处是肌肉 / 肌腱联合处最薄弱的部分
E. 大部分流向肌腱中部的血液起源于肌腱连接处的血管

3. 一名 32 岁的业余篮球运动员主诉右膝关节后外侧疼痛。他不清楚确切的受伤机制，但认为可能是 3 天前在比赛中扭伤并过度伸展膝关节造成的。体格检查发现膝关节积液、膝关节被动活动范围改变。拨号测试发现，右膝关节屈曲 30°时胫骨外旋比左膝多 15°；但在屈曲 90°时，胫骨外旋是对称的。这项体格检查提示哪种病理伤害？
A. 仅后交叉韧带（PCL）损伤

B. 仅后外侧角（PLC）损伤
C. PCL 和 PLC 都没有损伤
D. PCL 和 PLC 损伤

4. 下列哪项骨折模式仅涉及干骺端 - 骨干交界处皮质 / 骨膜压缩断裂？
A. 塑性变形
B. 骨骺骨折
C. 完全骨折
D. 屈曲骨折
E. 青枝骨折

5. 一名大学生橄榄球运动员肩部前外侧受到创伤后出现胸痛、呼吸短促、右臂感觉异常和痉挛。患者头向右侧倾斜，并在右胸骨边缘附近有疼痛，其神经血管检查正常。该患者的最佳处理方式是：
A. 假设是胸锁关节前脱位；比赛结束后，停止活动并在骨科随访
B. 假设是胸锁关节后脱位；比赛结束后，停止活动并在骨科随访
C. 假设是胸锁关节后脱位；在场边进行紧急复位
D. 假设是胸锁关节后脱位；转移到最近的急诊室进行手术复位

6. 一名 27 岁的女性患者因腿部疼痛就诊。患者主诉疼痛主要集中于腿部的前内侧部分，大约从胫骨中段向远端稍微延伸。6 周前患者开始半程马拉松

训练，跑步时疼痛最为严重，热身后缓解。她最可能的诊断是？

A. 骨筋膜室综合征

B. 胫骨内侧应力综合征

C. 胫骨应力性骨折

D. 腘动脉压迫综合征

7. 对于季前赛足球运动员来说，治疗劳力性中暑的两个最重要的因素是：

A. 及早评估核心温度和及早转运到急诊室

B. 启动快速降温措施和静脉输液

C. 及早评估核心温度和启动快速降温措施

D. 适当的休赛期调整方案和维持体重指数在正常范围内

8. 以下哪项不是周期性的特征？

A. 微周期通常为 1 周

B. 增加训练量以符合比赛状态

C. 从一般训练过渡到特定训练

D. 减少过度训练的风险

E. 线性周期适用于少量赛季中的比赛和明确休赛期的运动

9. 一名 16 岁的男性摔跤手来到训练室，评估前一天晚上摔跤比赛中出现的耳郭肿胀、疼痛和红斑，现肿胀和疼痛逐渐恶化。你的治疗方案是什么？

A. 冰敷，NSAID，轻柔地压迫 10~14 天

B. 转诊到皮肤科进行疑似癌性病变的活检

C. 转诊至耳鼻咽喉科（ENT）进行切除和移植

D. 用针穿刺入耳郭血肿，外部压迫 7~10 天

E. 头孢氨苄 500mg，每天 4 次，连续 7 天

10. 哪一项不是对团队医生的要求？

A. 掌握体育赛事现场急救护理的知识

B. 成为 MD 或 DO，具有无限制执照

C. 获得高级心血管生命支持（ACLS）认证

D. 掌握肌肉骨骼损伤的基本知识

11. 一名 35 岁的男性在参加 10 公里跑步后 5 天出现右膝疼痛，右膝关节肿胀，皮温升高。他否认有任何发烧、受凉或者其他全身症状。他提到他周末在大学同学聚会上与朋友在一起，过去发生类似事件时服用吲哚美辛可以缓解。膝关节穿刺后将液体送到实验室进行分析，你预计滑膜液分析是怎么样的，目前适当的治疗方法是什么？

A. 滑膜液体：外观混浊，每立方毫米有 5000 个白细胞。治疗：开始使用别嘌呤醇

B. 滑膜液体：外观不透明，每立方毫米有 10 000 个白细胞。治疗：开始使用吲哚美辛

C. 滑膜液体：外观混浊，每立方毫米有 5000 个白细胞。治疗：开始使用吲哚美辛

D. 滑膜液体：外观混浊，每立方毫米有 10 万个白细胞。治疗：关节内注射皮质类固醇

12. 肌腱在负荷下伸长，伸长性能由压力 - 应变曲线决定。以下关于压力和应变的陈述哪项是正确的？

A. 压力 - 应变曲线的线性区域表示产生额外肌腱伸长所需的最大应力的区域

B. 弹性极限发生在 10% 的应变时，超过此极限肌腱会发生断裂

C. 肌腱卷曲在 5% 的肌腱应变下拉直

D. 压力 - 应变曲线的线性区域表示在施加压力期间肌腱纤维之间的交联分离的区域

13. 一名 23 岁的女性跑步者因膝关节右前方弥散性疼痛就诊。患者主诉跑步结束时加重，并在第 2 天持续疼痛，上下楼梯时疼痛更加严重。右膝检查显示关节无积液，髌内侧关节触诊无压痛，髌骨恐惧试验阴性，单腿站立时右膝外翻，对侧骨盆下垂。股四头肌试验显示右侧有 5-/5 级肌力，并采取一些防护措施。在患者侧卧时检查，右侧臀中肌强度为 4-/5 级肌力。她向朋友询问了这个问题，朋友告诉她应该加强股四头肌锻炼，你会如何劝告她？

A. 她朋友的建议是正确的，股四头肌强化应该是康复方案的主要组成部分

B. 她朋友的建议是错误的，股四头肌强化对康复方案并不重要

C. 尽管加强股四头肌很重要，但康复方案的重点应在于核心力量和腰椎盆腔稳定，特别是要解决

她的臀中肌无力的问题

D. 尽管股四头肌强化很重要，但康复方案的重点应该是利用超声和按摩等方式来减轻疼痛

C. 等距

D. 等速

E. 增强式

14. 下列哪种骨骺骨折模式涉及骨折通过骨骺并进入骨骺板？

A. Salter-Harris Ⅰ 型

B. Salter-Harris Ⅱ 型

C. Salter-Harris Ⅲ 型

D. Salter-Harris Ⅳ 型

E. Salter-Harris Ⅴ 型

15. 以下所有均是能量系统，除了：

A. 需氧的（氧化的）

B. 厌氧的（糖酵解）

C. 线粒体的

D. ATP- 磷酸肌酸

16. 以下哪项不是相关筋膜室的正确解剖结构？

A. 前室：拇长伸肌，趾长伸肌，腓骨肌，胫骨前肌

B. 侧室：腓骨长肌，腓骨短肌，腓浅神经

C. 深部的后室：拇长屈肌，趾长屈肌，胫后肌，腓深神经

D. 浅表的后室：腓肠肌，比目鱼肌

17. 一名18岁的举重运动员在举重后出现眼睛发红。他表示没有任何疼痛、视觉障碍、畏光、流泪或者眼睑痉挛。除虹膜外侧巩膜呈亮红色外，体格检查均为阴性，无瞳孔大小不等或者肿胀，下一步治疗是：

A. 立即转诊至眼科医生

B. 外侧眦切开术和内侧眦松解术

C. 消除患者疑虑并在必要时使用人工眼泪

D. 睫状肌麻痹剂和抗生素软膏

18. 在给定负荷下，下列哪种收缩对肌肉肥大的刺激最大？

A. 偏心性

B. 同心性

19. 一名高中曲棍球运动员被一个球击中前胸，他主诉疼痛，倒地后脉搏消失，这名患者最好的治疗是什么？

A. 胸部按压2分钟，然后进行节律检查，如果有必要，可同步心脏复律

B. 立即除颤

C. 胸部按压2分钟，然后进行节律检查，如果有必要，可以进行除颤

D. 立即同步心脏复律

20. 下列哪类人没有为未成年运动员做医疗决定的法律权力？

A. 父母

B. 法定监护人

C. 运动员本人

D. 学生助理运动训练师

21. 一名 23 岁的业余男性跑步爱好者一直主诉双腿疼痛，当跑步超过 10 分钟后感觉双腿疼痛和灼烧感。双腿疼痛迫使他停止跑步，症状通常在半小时内完全消退。以下哪项筋膜室压力测试结果可证实临床怀疑的腿前部慢性疲劳性筋膜室综合征？

A. 在胫骨前肌测试的 5 分钟运动后压力为 18mmHg

B. 在腓骨长肌测试的 1 分钟运动后压力为 31mmHg

C. 在胫骨前肌测试的 1 分钟运动后压力为 34mmHg

D. 在腓肠肌测试的 5 分钟运动后压力为 30mmHg

22. 肌腱愈合趋向于一种固定模式：通过炎症、增殖和重塑阶段进行。下列关于正常肌腱愈合的说法哪项是正确的？

A. 愈合的增殖期在损伤后约 6 周开始

B. Ⅱ 型胶原的合成在增殖期达到峰值，并持续数月

C. Ⅲ 型胶原主要在重塑期产生

D. Ⅰ 型胶原蛋白具有比Ⅲ型胶原蛋白更少的交联，

这是肌腱在增殖期强度降低的原因

E. 在增殖期，黏多糖含量仍然很高，导致肌腱轻度肿胀

23. 前交叉韧带（ACL）撕裂和膝关节骨性关节炎的关系是什么？

A. ACL 撕裂的病史不会影响患膝骨性关节炎的风险

B. ACL 撕裂的病史可增加患膝骨性关节炎的风险

C. ACL 撕裂的病史可降低患膝骨性关节炎的风险

D. ACL 的损伤状态对膝关节骨性关节炎没有影响

24. 这是一项常见的体格检查，可发现髋关节有股骨头骨骺滑脱：

A. 肿胀

B. 畸形

C. 腿长的差异

D. 髋关节屈曲内旋功能障碍

E. 触诊有疼痛

25. 具有快速颤动和耐力特征的肌肉纤维是：

A. Ⅰa 型

B. Ⅰx 型

C. Ⅱa 型

D. Ⅱx 型

26. 一名患者因踢足球时右小腿出现跛行症状就诊。与无症状的左腿相比，右侧的踝臂指数（ABI）降低，怀疑患者有腘动脉卡压。下列哪项在解剖学上最有可能导致这种症状？

A. 腘动脉通过腘肌或者纤维带下方

B. 腓肠肌的内侧头部横向附着于股骨内侧髁

C. 腓肠肌内侧头分支存在腓肠肌副腱束

D. 腓肠肌内侧头下方的腘动脉移位

27. 抗高血压药物中最不影响耐力运动员训练的是？

A. β 受体阻滞剂

B. 利尿剂

C. 血管紧张素转换酶抑制剂

D. 钙通道阻滞剂

28. 关于耐力训练，以下哪项描述是错误的？

A. 美国运动医学院（ACSM）建议每周训练 3~5 天

B. 高强度间歇训练可同时改善最大摄氧量（$VO_{2\,max}$）和无氧情况下的耐力

C. 乳酸的阈值是耐力表现的重要预测因子

D. 改善 1 型肌肉的氧化能力，但不改善 2 型肌肉的氧化能力

29. 一名 16 岁的曲棍球运动员被球击中并主诉牙齿疼痛。除牙齿外，没有其他任何不适，体格检查阴性。检查发现右门牙大约移位 45°，上颌骨无脱位畸形或错颌畸形。下列哪项描述是正确的？

A. 医生应在场下将牙齿重新放置并夹板固定 2 周

B. 这种形式的移位牙齿存活预后最差

C. 立即重新调整和适当的口腔卫生，患者可以完全康复

D. 患者可以使用护口器，牙科随访

30. 合法知情同意的必要条件包括？

A. 披露

B. 善意

C. 自愿

D. 以上所有

E. A 和 C

31. 一名 57 岁的女性滑雪者左侧腹股沟出现疼痛。她有一个明确的臀部冲刺动作，可使疼痛复发，影像学检查显示髋关节周围轻度骨赘和髋臼轻度软骨下硬化，关节间隙尚可。以下哪项是最适合与皮质类固醇联合用于关节内注射的麻醉剂？

A. 2% 的利多卡因

B. 1% 的利多卡因

C. 0.5% 的丁哌卡因

D. 0.2% 的罗哌卡因

32. 以下哪种组织最常见于运动损伤？

A. 骨头

B. 肌肉

C. 肌腱

D. 神经

E. 韧带

33. 一名足球运动员的病史、体格检查和影像学检查结果符合孤立性二级内侧副韧带（MCL）扭伤。以下哪项是最好的治疗建议？
A. 接下来的 1 周，使用铰链式护膝，然后重返运动
B. 铰链式护膝、物理治疗和恢复运动方案需要 4~6 周
C. 铰链式护膝、物理治疗和恢复比赛需要 4~6 个月
D. MCL 的外科重建

34. 髂前下棘的撕脱性骨折涉及哪种肌肉的起源？
A. 缝匠肌
B. 股直肌
C. 阔筋膜张肌
D. 臀中肌
E. 髂腰肌

35. 以下所有均是对有氧调节的生理适应，除了：
A. 增加心室壁厚度和减小内径
B. 较大的每搏输出量
C. 舒张期容量降低
D. 降低静息心率

36. 一名优秀的大学运动员因比赛训练期间右腿紧张和痉挛就诊。随着训练的继续，患者偶尔会感到足部发麻、刺痛。运动前和运动后，室压测试与慢性劳力性骨筋膜室综合征一致。患者希望在 6 个月的春季赛季期间能够参加奥运会选拔赛。以下哪项是最好的治疗建议？
A. 评估并更换鞋子以增加缓冲
B. 训练期间减少跑步距离
C. 转诊行筋膜切开术
D. 退出选拔赛，因为继续跑步会导致严重的肢体缺血

37. Cochrane 医学数据库（2007）支持使用黏性补充剂治疗膝关节骨性关节炎：
A. 正确
B. 错误

38. 通过生活在高海拔地区来提高运动成绩，最佳的海拔是？
A. 2000~3000m
B. 3000~4000m
C. 4000~5000m
D. 5000~6000m
E. 6000~7000m

39. 一名 12 岁的垒球运动员出现轻微鼻出血，几分钟内可消退。检查发现患者咽喉有血液，但并没有咳嗽或呼吸困难。排除骨折后，下一步治疗是什么？
A. 送至医院前，Foley 导管暂时止血
B. 可用卫生棉填充鼻腔并监测
C. 指导患者捏住鼻子时向前倾
D. 患者鼻腔不再出血后，可能可以重返比赛

40. 医疗事故通常是疏忽造成的，需要确定以下哪项？
A. 被告有责任采取行动
B. 发生了十分严重的伤害
C. 患者没有签署弃权书
D. 被告未获得 ACLS 认证

41. 一名 28 岁的男性在曲棍球比赛中右手出现疼痛，影像学检查显示第 5 掌骨颈无移位骨折。适当的初始治疗应包括：
A. 同时固定第 4 指和第 5 指，因为这是一个无移位骨折
B. 尺骨沟夹板，手腕伸展 30°，掌指关节（MCP）关节 70°~90°，近指间关节（PIP）和远指间关节（DIP）关节 5°~10°
C. 尺骨沟夹板，手腕伸展 30°，MCP 关节 10°，PIP 和 DIP 关节 5°~10°
D. 尺骨沟夹板，手腕中立位，MCP 关节 70°~90°，PIP 和 DIP 关节 5°~10°

42. 肌肉挫伤后可能会发生创伤性骨化性肌炎（MOT）。关于 MOT 的说法哪项是正确的？
A. 超声无法区分囊性和实性病变

B. MOT 的病因学涉及细胞因子骨形态发生蛋白 2（BMP-2）和转化生长因子（TGF），其作用于血管内皮细胞以引起内皮细胞向间充质干细胞的转化，所述间充质干细胞进一步转化为成骨细胞

C. 典型的 MOT 在受伤后 7~10 天内出现钙化

D. 大量流动血肿的抽吸不会降低发生 MOT 的风险

E. 应在 3 个月前考虑手术切除 MOT 以减少局部复发的风险

43. 一名 17 岁的女子足球运动员在比赛中遭受非接触性损伤后，主诉膝关节外侧疼痛。体格检查显示明显的肿胀，Lachman 试验（＋）、前抽屉试验（＋）、轴移试验（＋），X 线片未显示任何骨质异常。患者及其父母询问是否需要进行 MRI 检查。以下哪项治疗最为恰当？

A. 没必要进行 MRI 检查，因为体格检查已明确诊断

B. MRI 是必要的，因为检查中的诊断并不清楚

C. MRI 有助于排除其他伴发的关节内膝关节损伤

D. 肌肉骨骼超声检查是次佳检查

44. 以下是常见牵引性骨骺炎的名称，除了：

A. Sever

B. Osgood-Schlatter

C. Sinding-Larson-Johansson

D. Iselin

E. Kohler

45. 血液量增加导致：

A. 散热能力降低

B. 假性贫血

C. 血压降低

D. 心率增加

46. 一名 20 岁的女性大学篮球运动员进行性小腿疼痛 1 周，检查时发现胫骨前有局部压痛，胫骨和腓骨的 X 线片正常。下一步检查是？

A. 小腿 MRI

B. 小腿 CT

C. 立即行骨筋膜室压力测试

D. 劳力性骨筋膜室压力测试

47. 世界反兴奋剂机构（WADA）的创建主要是为了实现以下目标：

A. 统一美国篮球协会（NBA）、美国职业棒球大联盟（MLB）和美国橄榄球联盟（NFL）的药物测试协议

B. 用于批准的实验室，以测试和筛选运动员服用的兴奋剂（PED）

C. 简化和协调许多政府和体育机构的禁毒政策

D. 监督国际奥林匹克委员会（IOC）的药物测试和监督工作

48. 关于伸展运动，以下哪项描述不正确？

A. 为了提高灵活性，本体感受神经肌肉促进技术（PNF）拉伸比静态拉伸更有效

B. 热身活动拉伸似乎不会降低伤害风险

C. 为了提高灵活性，ACSM 建议拉伸保持 10~30 秒，重复 2~4 次

D. 静态拉伸可能会影响短跑成绩

E. 与弹道拉伸相关的高尔基肌腱器官激活会适得其反

49. 一名 26 岁的职业足球运动员在一次高速碰撞中被对方球员击中喉咙，患者主诉严重的喉部疼痛，声音变化（声音嘶哑）。观察 5 分钟后，发现轻微的皮下气肿，但没有喘鸣或呼吸窘迫。应采取以下哪些措施？

A. 在场边立即插管

B. 密切观察，并运送到最近的急诊室进行可能的喉镜检查

C. 一旦疼痛开始改善，可重新返回比赛

D. 退出比赛，冰敷并指导运动员喉咙休息，直到在诊所或训练室进行随访

50. 你所在的州"好的撒玛利亚人"法规是：

A. 将与你一同前往团队所在的任何地方

B. 仅在你为不明身份的人提供护理时才适用

C. 不管你在团队中的角色如何，都不要跨越州界

D. 是联邦法规

51. 一名大学足球运动员在铲球时前胸部受到重击，出现 3 次咯血并伴呼吸短促。患者退出比赛并转至当地急诊室就诊，胸部 X 线片（CXR）正常。患者主诉疼痛和呼吸短促，同时呼吸急促和缺氧。以下哪项描述属于最佳治疗方案？

A. 在该损伤的急性期，CXR 敏感性低；在 24~28 小时再次拍摄 CXR 以获得更好的影像

B. 在该损伤的急性期，CXR 敏感性低；应立即获得骨扫描以进行诊断

C. 进行吸气和呼气 CXR，如果正常，则假设这是一个轻微气胸并保守治疗

D. 在该损伤的急性期，CXR 敏感性低；在 3~4 周内再次拍摄 CXR 以获得更好的影像

52. 以下哪项是钝性创伤后影像学检查以评估成人肾损伤的绝对适应证？

A. 仅关节镜下血尿，其他情况稳定的患者

B. 侧腹压痛

C. 关节镜下血尿伴低血压

D. 低速碰撞

E. 有孤立肾的病史

53. 一名 20 岁的男性大学足球运动员右腿前侧出现疼痛性疖，有红斑和少量脓性分泌物，并且中心呈蜂窝状外观，直径为 1cm，没有周围蜂窝织炎的迹象。患者未出现发热、发冷或出汗，也没有其他皮肤病变及疖或蜂窝织炎的病史。以下哪项是适当的初步治疗？

A. 切口和引流

B. 立即在诊室开始每天 2 次的漩涡治疗

C. 静脉注射（IV）万古霉素，每 6 小时一次

D. 鼻腔莫匹罗星治疗 3~5 天，每天 3 次，并对所有队友进行鼻腔培养

E. 复方新诺明，每天 2 次，共 7 天

54. 大多数与运动相关的脑震荡多久能解决？

A. 2 个月

B. 1 个月

C. 7~10 天

D. 1 天

55. 运动后 2~4 周肌肉力量增加的原因是：

A. 肌肉肥大

B. 肌肉增生

C. 线粒体密度增加

D. 改善神经肌肉功能协调

56. 根据"西雅图标准"，在给予无症状运动员参赛许可之前，以下哪项心电图结果不需要进一步评估？

A. 导联 V1~V3 中的 ST 段抬高

B. 导联 V1 中的 RSR 模式，QRS 持续时间为 90ms

C. 男性运动员校正的 QT 间期（QTc）为 490ms

D. 窦性心律，每分钟 28 次

E. 在 10s 追踪期间发生两次室性早搏

57. 世界反兴奋剂机构始终禁止以下类别的药物：

A. β 受体阻滞剂

B. 乙醇

C. 大麻素

D. 利尿剂

58. 一名 10 岁的足球运动员在与其他球员相撞后主诉鼻部疼痛。患者无意识丧失和头痛，但体检发现中度鼻畸形，轻柔触摸有捻发音，患者只能忍受温和的检查。治疗应包括：

A. 立即在场外重新复位

B. 冰敷和镇痛，在 2~3 天内进行临床随访

C. 运送至急诊室进行紧急复位

D. 如果仍然存在畸形，2 周后进行观察和重新复位

59. 一名 28 岁的女性业余跑步者主诉运动过程中出现弥漫性红斑、发热和瘙痒，累及手臂、胸部和背部。患者偶尔会出现头昏眼花，但并没有失去意识。患者没有使用任何新药，也没有哮喘、糖尿病或近期感染的病史。因此，应诊断为：

A. 日光性荨麻疹

B. 药物诱发的光照性皮炎

C. 运动诱发的荨麻疹

D. 雷诺病

E. 皮肤划痕症

60. 关于运动员的铁缺乏性贫血（IDA），以下哪项描述不正确？

A. 女性患 IDA 的风险高于男性

B. 在 IDA 的初始阶段，血清铁浓度低，而铁蛋白和血红蛋白水平正常

C. Footstrike 溶血是 IDA 的已知原因

D. 热量消耗不足和月经减少是女运动员的常见原因

问题 61~66 的题干：

一名 14 岁的高中投手出现慢性内侧肘部疼痛，最近参加全明星锦标赛后加剧。他在第 1 天投掷 60 个球，第 5 天投球 100 个，去年共投了大约有 90 局。他的教练，一名前职业投手，经常鼓励他在比赛中投掷弧形球，并在每晚睡前进行睡眠伸展。触诊内上髁时，患者感到明显疼痛，并且肘部有外翻力时疼痛加剧。

61. 投球周期的哪个阶段是他受伤的原因？

A. 挥臂准备投球的动作和早期竖起

B. 后期竖起和加速

C. 减速和跟进

D. 加速和减速

E. 早期竖起和后期竖起

62. 该运动员（及其教练）违反了哪项美国棒球准则？

A. 在比赛之间没有足够的休息时间

B. 超过了每年投球的最高局数

C. 超出了每场比赛的最大局数

D. 投掷了很多拐弯球，如曲线球和滑球

63. 以下哪种干预措施最适合防止将来发生同样的伤害？

A. 每天进行睡眠伸展

B. 限制使用曲线球

C. 加强肩部强有力的内旋转

D. 提高肩外展肌的耐力

64. 睡前伸展是防止投手受伤的有效方法，有助于防止哪些生物力学变化？

A. 增加内旋（IR），增加外旋（ER）

B. 减少 IR，减少 ER

C. 增加 IR，减少 ER

D. 减少 IR，增加 ER

65. 内旋和外旋的变化主要是投球周期的哪个阶段的结果？

A. 挥臂准备投球的动作

B. 早期翘起（跨步）

C. 后期翘起

D. 加速

E. 减速

F. 跟进完结动作

66. 如果投手不采纳教练的建议进行睡前伸展，其受伤的风险会增加吗？

A. 肘部和尺侧副韧带（UCL）损伤

B. Ⅱ 型上唇前后位（SLAP）撕裂和肱二头肌肌腱炎

C. 前部不稳定和肩袖（RC）撕裂

D. 后部不稳定和肩袖（RC）撕裂

E. Bennet 病变和外翻延长超负荷

67. 根据关节炎基金会和许多专家小组的研究，治疗骨关节炎的一线药物包括：

A. 布洛芬

B. 对乙酰氨基酚 / 氢可酮

C. 对乙酰氨基酚

D. 萘普生

E. 双氯芬酸

68. 医学主管在运动员参加体育赛事当天的主要角色是：

A. 医务人员

B. 危机管理人

C. 教育家

D. 种族发言人

69. 踝关节内翻扭伤时，最常见的韧带损伤是什么？
A. 前胫腓韧带
B. 距骨前韧带
C. 跟骨韧带
D. 距骨后韧带
E. 后胫腓韧带

70. 以下哪项对训练、表现和恢复的影响最大？
A. 能量消耗
B. 水合作用
C. 营养恢复
D. 维生素缺乏症

71. 一名大学划船者主诉过去 3 周内进行性胸痛，疼痛局限于肋骨后外侧，深呼吸时更加严重。 以下哪项检查最有可能提示诊断？
A. D- 二聚体实验室检查，如果阴性，则进行 CT 血管造影以排除肺栓塞
B. 胸部 X 线检查，如果阴性，则进行自发性气胸的通气灌注扫描
C. 胸部 X 线检查，如果阴性，则进行放射性骨扫描
D. 胸部 X 线检查，如果阴性，则拍摄胸骨侧位片

72. 以下均是标准的膝关节支架分类，除了：
A. 康复性
B. 有效性
C. 预防性
D. 髌股

73. 你正在为一名足球运动员治疗季前赛期间发生的劳力性横纹肌溶解症。该患者的目标尿量应为：
A. 1mL/（kg·h）
B. 至少 200mL/h
C. 至少 500mL/h
D. 不超过 100mL/h
E. 无关紧要，因为这不是追踪的重要标志

74. 一名 21 岁的男性大学摔跤手出现复发性体癣，并影响手臂和腿部。他想知道是否可以采取一些措施来预防未来的感染。患者目前没有明显的病变。应推荐以下哪项预防性治疗？
A. 每天淋浴时使用洗发水
B. 氟康唑 100mg，每周 1 次
C. 维生素 C 每天 1000mg
D. 四环素 250mg
E. 伐昔洛韦每天 500~1000 mg，口服

75. 一名混合武术选手比赛后出现胸痛和呼吸急促，"肋骨弹簧"试验阳性。患者描述这种感觉就像未愈合的肋骨骨折，但似乎相当痛苦。以下为胸部 X 线片，最佳治疗是？

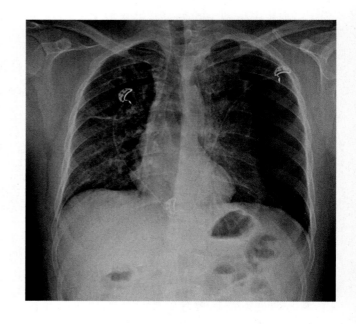

A. 用氧气进行支持性治疗并密切监测
B. 用针头穿刺减压：进入第 2 肋间隙，锁骨中线
C. 转移至最近的急诊室
D. 气管插管保护气道

76. 在批准运动员参加比赛之前，以下哪项有关筛选赛前体检（PPE）的结论不需要进一步评估？
A. 67 岁的祖父有心肌梗死家族史
B. 跑 5000 米时有晕厥的个人史
C. 高中橄榄球比赛时，铲球后双臂麻木和无力的个人史

D. 运动员的母亲 43 岁时在睡眠中死亡的家族史

E. 举重时心悸的个人史

77. 在跟腱和髌腱病变的康复治疗中，应使用多少体重进行离心运动训练？

A. ≥ 100%

B. ≥ 75%

C. ≥ 50%

D. ≥ 25%

78. 大众参与活动医疗保险的主要目的是：

A. 确保医疗团队的安全

B. 监督社区应急管理系统的过度压力

C. 确保参与者和活动工作者的安全，并保护社区免受活动伤亡的过度压力

D. 照顾所有情况和条件

79. 以下哪项是复杂的下肢应力性骨折？

A. 跟骨

B. 胫骨内侧皮质

C. 胫骨前皮质

D. 远端跖骨骨干

E. 以上都不是

80. 为了在高强度训练时提供能量，需要消耗：

A. 运动前，5g 支链氨基酸

B. 运动期间，3~6mg/kg 咖啡因

C. 高强度运动时，每小时碳水化合物 1.0~1.5g/kg

D. 低碳水化合物，高脂肪饮食

81. 镰状细胞病已被证明是运动员猝死的原因，在非洲裔美国人群中的发病率是多少？

A. 1:6

B. 1:12

C. 1:100

D. 1:500

E. 1:1000

82. 以下哪项高风险运动可造成眼部损伤？

A. 混合武术

B. 篮球

C. 足球

D. 游泳

83. 一名棒球运动员来到急诊室就诊。接球时，弹起的短距离跳球击中他的腹股沟，患者没有使用保护套。体格检查显示年轻患者因疼痛而感到不适，阴囊触诊疼痛，肿胀，瘀斑，尿道口没有血液。下一步治疗方案是什么？

A. 排除尿道损伤，然后放置 Foley 导管

B. 进行阴囊超声检查，因其快速、可靠、无创

C. STAT（立即）CT 扫描以评估睾丸实质组织

D. 在手术室进行急诊手术以评估状况（OR）

E. 冰敷并通过频繁检查以监测症状是否消退

84. 一名 17 岁的女性越野跑步者主诉月经量不足，患者从未经历过月经周期。她的父母很担心她的情况，并坚持要求她进行评估，但她并不担心这种情况。事实上，她觉得这种情况很方便，因为这并没有影响她的训练和比赛。患者没有过性生活，并否认吸毒史。因此，最初的诊断是什么？

A. 女运动员三联征

B. 原发性闭经

C. Asherman 综合征

D. Turner 综合征

E. 继发性闭经

85. ＿＿＿＿ 的运动员可出现意识丧失。

A. 100%

B. 75%

C. 50%

D. 25%

E. 10%

86. 与以私人诊所为基础的形式相比，以大规模站内形式进行 PPE 筛查可能具有以下优点，除了：

A. 项目提供商的专业化程度更高

B. 效率高

C. 降低每名运动员的费用

D. 增加预防咨询的机会

87. 对于应力性骨折的康复，以下关于负荷练习的持续时间和频率的说法哪项是正确的？
A. 从短期负荷练习开始，并在持续时间之前逐渐增加运动频率
B. 从短期负荷练习开始，逐渐增加运动时间，再增加运动频率
C. 从短期负荷练习开始，只增加持续时间
D. 从短期负荷练习开始，只增加频率

88. 以下哪项描述最能说明自动电子除颤器（AED）？
A. AED 对于治疗心脏骤停至关重要
B. 自行车医疗队是部署 AED 的理想选择
C. 建议在终点线和跑道上部署 AED
D. 以上都对

89. 以下哪项不属于"渥太华足踝规则"的一部分？
A. 胫骨远端 6cm 后方触诊疼痛（TTP）
B. 内踝远端尖端后部 TTP
C. 跟骨后部 TTP
D. 伤后不能立即行走四步
E. 无法在急诊室行走四步

90. 在月经周期的黄体期，女性运动员：
A. 在休息和中等强度运动期间用于减少碳水化合物的摄入
B. 在休息和中等强度运动期间用于增加碳水化合物的摄入
C. 在休息和中等强度运动期间用于减少蛋白质的摄入
D. 在休息和中等强度运动期间用于增加液体的摄入

问题 91~94 的题干：

一名 40 岁的女性铁人三项运动员正在为即将到来的比赛做准备，她提出了多项主诉和有关改善其表现的问题。她经常在电视上看到游泳运动员伸展胸大肌和胸部肌肉，因此她常重复这些动作以提高运动范围（ROM）。尽管采取了这项预防措施，但在自由泳手入水阶段，她感到右肩上部疼痛。她还主诉慢性膝前痛，这种疼痛在骑自行车时会加剧，并

在跑步时持续加重。一位朋友鼓励她从普通跑鞋改穿简便的鞋，以减轻膝关节疼痛，但并没有效果。

91. 在检查中，以下哪项发现是最不可能的？
A. Neer 征阳性
B. 肩胛运动障碍
C. 肩膀 ER 降低
D. 肩袖无力
E. 疼痛弧

92. 游泳时进行哪些改变会改善症状？
A. 将手部入口点移过中线
B. 从单侧呼吸改为双侧呼吸
C. 在恢复阶段降低肘关节（伸直手臂）
D. 增加滑水长度
E. 降低踢脚速度和踢脚强度

93. 膝关节检查可能会出现：
A. 内侧关节线压痛
B. 单腿下蹲的 Q 角 < 15°
C. 膝关节无力
D. 鹅足滑囊压痛
E. 髌骨紊乱测试阳性

94. 以下哪项变化最不可能改善患者的膝关节疼痛？
A. 向前移动车座
B. 髋关节外展肌强化
C. 以较低的档位 [较高的节奏（每分钟转数）] 骑行
D. IT 带拉伸
E. 增加车座高度

95. 你是一场高中男子足球比赛的队医，在近距离射门后，前锋和守门员相撞，守门员主诉腹股沟疼痛，检查后怀疑右侧睾丸扭转。你应如何进行治疗？
A. 允许患者在耐受的情况下重返运动
B. 尝试手动复位，成功复位后允许患者重返比赛
C. 尝试手动复位并送往急诊室（ED）进行急诊手术复位，对受影响睾丸行睾丸固定术
D. 尝试手动复位并送往急诊室进行手术复位和双

侧睾丸的睾丸固定术

E. 送往急诊室进行紧急手术切除

96. 关于镰状细胞病筛查作为 PPE 的一部分，以下哪一项是错误的？

A. 对于有一级亲属患有镰状细胞病的运动员，建议进行镰状细胞特征筛查

B. 采取了普遍预防措施，而不是镰状细胞特性筛查

C. 美国血液学会建议不要对运动员进行镰状细胞特性的常规筛查

D. 美国大学生体育协会（NCAA）要求所有学生运动员都要接受镰状细胞特性筛查或签署拒绝测试的豁免书

E. 运动员镰状细胞特性筛查试验阳性，不应取消其参加任何级别运动的资格

97. 以下哪项不是热传递的一种形式？

A. 传导

B. 对流

C. 转换

D. 合并

98. 关于公共安全，以下哪项描述不正确？

A. 天气是事件中紧急情况最常见的原因

B. 大众参与的活动中不需要预防恐怖袭击

C. 与社区机构的互动对于确保对紧急情况做出适当反应非常重要

D. 分阶段响应演习是应对紧急情况的有效准备

99. "渥太华足踝规则"的目的是什么？

A. 指导足踝受伤后何时进行 MRI 检查

B. 指导足踝受伤后何时进行 X 线检查

C. 指导足踝受伤后何时进行 CT 检查

D. 指导足踝受伤后何时进行超声检查

E. 以上都不是

100. 塑造去脂体重和促进成绩提升的理想环境是：

A. 维持负氮平衡

B. 维持能量不足

C. 吃高脂食物

D. 维持正氮平衡

101. 一名 15 岁的男性摔跤手 3 天前开始出现皮疹，患者既往没有皮肤感染史，如外伤性疱疹或性传播疾病。体检发现患者颈部、肩部和背部的红斑基底上有分散的小泡。此时应采取下列哪项治疗方法？

A. 用胶带覆盖病灶并允许患者重返运动

B. 阿昔洛韦 200mg，每天 5 次，共 10~14 天

C. 伐昔洛韦 500mg，每天 2 次，共 7 天

D. 肉毒杆菌皮内注射

E. 咪喹莫特乳膏每天 3 次，局部使用，共 7 天

102. 功能性独眼运动员是指：

A. 单眼的最佳未矫正视力低于 20/60

B. 单眼的最佳矫正视力低于 20/40

C. 单眼的最佳矫正视力低于 20/60

D. 单眼的最佳未矫正视力低于 20/40

103. 青少年运动员腰痛的最常见原因是什么？

A. 脊柱侧凸

B. 椎间盘突出症

C. 股骨头骨骺滑脱

D. 椎骨滑脱

104. 一名美国大学橄榄球运动员参加参赛前评估，在上赛季的最后一场比赛中，患者右侧肾Ⅳ级裂伤，随后进行了肾切除术。患者已康复，术后无血尿。他顺利地参加了没有身体接触的休赛期训练。对于即将到来的秋季比赛，应该如何处理？

A. 宣布他在医学上不合格，但允许继续进行休闲越野车比赛

B. 宣布他没有资格参加本赛季比赛

C. 在对风险进行了充分的讨论后，考虑到在团队和接触性运动中肾脏损伤的风险较低，允许参加比赛（穿额外的保护衬垫／防护衣）

D. 在对风险进行了充分的讨论后，允许参加比赛，但不允许他作为外接手进行比赛，因为有可能处于危险的位置上去接球

E. 允许恢复所有活动，无须进一步讨论

105. 美国大学生体育协会（NCAA）最近颁布了关于运动员和镰状细胞病的新规定。以下哪项关于镰状细胞特性和参赛前测试对于 NCAA 运动员来说是正确的？

A. 测试仅针对非洲裔美国运动员，因为他们患心源性猝死的风险最高

B. 不允许事先提供测试文件

C. 患有镰状细胞特征将使运动员丧失资格

D. 如果运动员拒绝测试，则可以签署一份免责声明

E. 要求运动员进行诱导痰培养，以确定他们在比赛期间是否需要使用预防性抗生素

106. 参加残奥会的运动员可能会有下列哪一种损伤？

A. 脊髓损伤

B. 肢体缺陷

C. 脑瘫

D. 视力障碍

E. 以上所有内容

107. 在恢复比赛前，以下哪项是正确的康复顺序？

A. 疼痛控制→运动→力量→神经肌肉控制

B. 疼痛控制→力量→运动→神经肌肉控制

C. 疼痛控制→运动→神经肌肉控制→力量

D. 疼痛控制→神经肌肉控制→运动→力量

108. 湿球温度用于测定事件发生时的环境压力。哪个成分对热应激影响最大？

A. 环境温度

B. 风速

C. 湿度

D. 辐射热

109. 什么是 Jones 骨折？

A. 三角骨骨折

B. 距骨颈骨折

C. 踝关节上方的腓骨骨折

D. 第 5 跖骨基部的骨折

E. 跟骨骨折

110. 运动员最好的减肥策略是：

A. 创造大量能量缺口

B. 从全天食用的食物中减少 300~400kcal 的热量

C. 以禁食状态进行训练

D. 使用燃脂的补充剂

111. 在一场全国大学体育协会（NCAA）一级大学足球运动员的赛前测试中，发现患者镰状细胞特征呈阳性。以下哪项是关于预防这名运动员并发症的真实描述？

A. 没有特别的建议，因为患者有镰状细胞特征而不是镰状细胞病

B. 训练时肌肉疼痛和过度疲劳可能是缺乏适当的休赛期训练计划造成的耐力降低的迹象

C. 仅在比赛高度超过 1524 米后调整活动

D. 避免在没有休息间隔的情况下全力运动超过 2 分钟

112. 关于橄榄球头盔，以下描述正确的是：

A. 绝对防止脑震荡

B. 均是用气垫填充的

C. 外壳由碳纤维制成

D. 进行测试以确定其吸收线性力的能力

113. 哪个平面的椎间盘突出最常见？

A. L1/L2 和 L2/L3

B. L2/L3 和 L3/L4

C. L3/L4 和 L4/L5

D. L4/L5 和 L5~S1

114. 一名 38 岁的男性铁人三项运动员有 2 型糖尿病（DM）[非胰岛素依赖型糖尿病（NIDDM）] 的病史，病情控制良好，可供评估。他服用稳定剂量的二甲双胍 850mg，为期 2 年。最近他增加了训练方案，为半程铁人三项赛做准备。在高强度训练后 12~24 小时，患者主诉一直感到疲劳、头痛和饥饿。他在训练期间始终保持充足的水分，通常在骑自行车时喝水或佳得乐。你的治疗建议是什么？

A. 锻炼时服用第二剂量的二甲双胍

B. 停用二甲双胍并开始用 Lantus（来得时）治疗

C. 将二甲双胍剂量调整至 500mg

D. 在训练期间，每 30 分钟剧烈运动应摄入 40g 碳水化合物

E. 停止铁人三项运动训练，因为已证明 2 型糖尿病患者高强度运动会增加死亡率

115. 脑震荡会导致标准 CT 和 MRI 异常吗？

A. 会

B. 不会

116. 下列哪项描述是正确的？

A. 高频超声传感器分辨率较低，但比低频传感器具有更好的穿透性

B. 线性阵列换能器比曲线阵列换能器更容易出现各向异性

C. 类似的声阻抗可导致较少的反射

D. 理想情况下，声波入射的斜角会导致反射回传感器的回波最多

117. 以下哪项不是深度热疗的禁忌证？

A. 金属假体

B. 妊娠

C. 肿瘤

D. 炎症

118. 与健康的运动员相比，患有轻瘫或瘫痪的运动员更容易发生骨折，因为：

A. 伴随着瘫痪的感觉丧失导致运动员在发生伤害时不会意识到这一点

B. 内置假体的使用容易导致残奥会运动员骨折

C. 残奥会的体育文化是鼓励有目的地尝试使对手骨折

D. 由于缺乏正常的负重活动，瘫痪肢体往往会发生骨质疏松

E. 残奥会运动中没有保护骨骼损伤的规则

119. 关于女性运动员的 PPE 筛查，以下哪项描述是正确的？

A. 骨盆检查是 PPE 的一部分

B. 在高强度耐力训练期间错过连续三次月经期是正常的，不需要进一步评估

C. 与男性运动员相比，女性运动员前交叉韧带（ACL）撕裂的可能性较小

D. 尚未证实使用口服避孕药（OCP）调节月经以纠正骨密度的降低

E. 腮腺肥大、牙釉质磨损和指关节老茧是神经性厌食症常见的体格检查结果

120. 一名 37 岁的肥胖男性患者，身体质量指数（BMI）为 30.2kg/m^2，他在 15 岁时被诊断患有 1 型糖尿病。如果该患者存在以下哪种情况，会被归为运动测试的绝对禁忌证？

A. 左主干冠状动脉狭窄

B. 高度房室传导阻滞

C. 室性动脉瘤

D. 不稳定的心绞痛

E. 静息状态下严重的高血压，即收缩压＞ 200mmHg 和（或）舒张压＞ 110mmHg

121. 关于铁缺乏性贫血，以下哪项描述是正确的？

A. 男性和女性受到的影响相同

B. 慢性疾病、月经和营养不良是危险因素

C. 假性贫血是运动人群中缺铁性贫血的另一个名称

D. 铁蛋白水平在缺铁性贫血晚期之前保持正常

122. 关于胸部保护装置的描述，下列哪项是正确的？

A. 减少心脏震荡的发生率

B. 应该是所有球类运动的必需品

C. 目前在棒球和垒球比赛中使用

D. 通常用于可能发生胸部创伤的运动

123. 一名 13 岁的男童因右髋疼痛 2 个月就诊，没有受伤史，疼痛随着活动和在晚上而变得更加剧烈，男童妈妈称其有间歇性发烧。骨盆和臀部 X 线片显示骨盆病变、"洋葱皮"分层，实验室检查红细胞沉降率（ESR）升高非常有意义。最可能的诊断是：

A. 巨细胞瘤

B. 尤因肉瘤

C. 软骨肉瘤

D. 骨肉瘤

124. 一名 20 岁的足球运动员横突骨折，什么时候可以允许恢复运动？

A. 一旦运动员达到完全无痛的运动范围

B. 经过 3 个月的非手术治疗，包括活动矫正和支撑

C. 经 X 线片确认骨折愈合后

D. 与脊柱外科医生协商后

125. 一名 40 岁的右优势手女性于评估当天早晨在家中摔倒引起右手腕疼痛。患者主诉跪在厨房的地板上擦溢出的牛奶，当她试图站起来时滑倒，右手着地。右腕 X 线片显示桡骨远端无移位横向骨折。伤害的程度似乎与伤害原因不成比例，下一步你将：

A. 进行腕部 MRI 检查，寻找三角形纤维软骨复合体（TFCC）撕裂

B. 联系社会服务部门调查是否涉嫌家庭暴力

C. 进行双能 X 线骨密度（DEXA）扫描以评估疑似骨质疏松症

D. 对于继发于转移性癌症的疑似病理性骨折，要求进行 MRI 检查

E. 对可疑的 Paget 病进行骨骼检查

126. 以下哪种情况应将运动员送往急诊室进行评估：

A. 头晕

B. 意识丧失 < 10s

C. 精神状态下降

D. 头痛

E. 以上所有内容

127. 一名 22 岁的越野运动员就诊。她的初级保健医生给她做了骨密度测试，她想让你根据测试结果提出建议。以下关于骨密度测试结果的描述正确是：

A. T 分数为 -1.5；患有骨量减少

B. T 分数为 -2.7；患有骨质疏松症，建议开始使用双膦酸盐

C. Z 分数为 -1.2；建议进一步检查

D. Z 分数为 -1.2；这对于女性越野运动员来说是正常的

128. 倾斜的声波入射角可能导致肌腱人为的低回声表现，超声检查结果为假阳性。这种人为现象被称为：

A. 后声阴影

B. 各向异性

C. 混响

D. 声学增强

129. 在残奥会运动中，"助推"一词指的是：

A. 在比赛前立即进食或饮用营养补充剂

B. 提高轮椅座椅的高度以获得竞争优势

C. 有意诱导自主神经反射障碍，试图促进控制性交感神经激增，以改善运动表现

D. 在体育比赛期间使用电动假肢来提高能量输出

E. 通过使用计算机辅助的神经接口假体来增加体育竞赛中的能量功率

130. 根据风险分层，在开始中等强度的运动项目之前，下列哪些办公室久坐不动的人群应该接受运动试验？

A. 22 岁的女性，每天吸烟半包，没有心脏病或猝死的家族史，也没有其他身体问题

B. 47 岁的男性非吸烟者，主诉其父亲在 54 岁时患有心肌梗死，既往病史阴性

C. 38 岁的女性不吸烟者，有不良的家族史，最近主诉头晕，既往病史阴性

D. 72 岁的男性不吸烟者，其父母活到 90 多岁，他是独生子女，无心血管、肺部或代谢性疾病或高血压病史

E. 53 岁女性吸烟者，每天吸烟一包，其父亲因不明原因突然去世，享年 59 岁，办公室里血压为 159/102，既往病史阴性

131. 以下哪种机制会导致脊髓损伤（SCI）运动员的体温调节受损？

A. 低于脊髓损伤水平的血管运动控制受损是继发

于自主神经功能受损

B. 脊髓损伤水平以下肌肉缺乏

C. 脊髓损伤水平以下的出汗受损

D. 脊髓损伤水平以下的感觉减弱

E. 以上所有内容

132. 关于非肌肉骨骼运动的超声检查，以下哪项描述是正确的？

A. 超声检查对气胸的敏感性高于胸部 X 线片检查

B. 超声检查对实体器官损伤具有较高的敏感性

C. 超声检查易于评估眼前房的创伤 / 损伤

D. 使用超声检查进行 FAST 检查的阴性聚焦评估排除了明显的腹部损伤

133. 一名 23 岁的女性足部疼痛 4 周，她正在为第一次马拉松赛进行训练，并将在 2 周后参加比赛。其足部疼痛加剧，走路时也会痛。既往病史包括过去 6 个月有 2 个月经周期，以及第 2 跖骨触诊疼痛。足部 MRI 显示 T1 和 T2 序列上第 2 跖骨水肿明显。对她的诊断和建议：

A. 二级应力性骨折，非负重（NWB）状态，拄拐

B. 二级应力性骨折，在短助行靴中呈承受负重（WBAT）

C. 三级应力性骨折，在短助行靴中呈承受负重（WBAT）

D. 四级应力性骨折，非负重（NWB）状态，拄拐

134. 一名 13 岁的女子体操运动员患有青少年特发性脊柱侧凸，目前她一直受到密切观察。多次 X 线片显示 T10 右侧胸廓曲线，Cobb 角为 27°，Risser 等级为 2 级。以下哪项是最合适的治疗策略？

A. 立即转诊进行外科手术干预

B. 继续密切观察和等待

C. 每天 20 小时佩戴波士顿支具

D. 停止所有体育活动

135. 一名 19 岁的女性因担心自己可能妊娠而接受评估。患者 14 岁时第一次月经，过去的 4 年月经期规律。上个月非处方妊娠测试结果阴性。患者乳房柔软，间歇性乳房分泌物与溢乳症一致。进一步

询问时，患者主诉视力在过去几年里逐渐恶化，并且"颜色看起来并不像往常一样明亮。"体格检查显示患者周边视力明显减退（双颞侧偏盲）。实验室数据显示妊娠试验阴性，催乳素水平为 129ng/mL。最可能的诊断是：

A. 多囊卵巢疾病

B. Conn 综合征

C. 视网膜动脉闭塞

D. 垂体腺瘤

E. 甲状腺功能减退症

136. 青少年运动员在脑震荡后当天重返运动是不可接受的。

A. 是的

B. 不是

137. 以下发现与肌腱退变的超声诊断一致，除了：

A. 肌腱增厚 / 肿胀

B. 低回声

C. 非均质性

D. 肌腱纤维的局灶性，定义明确的缺陷

138. 一名 58 岁的女性在骑马事故中造成右胫骨骨折，切开复位内部固定术后 3 周，仍感到剧烈疼痛。右胫骨前中部有一块 4 英寸的圆形皮肤，触感稍热，红斑，水肿。当衣服碰到这一区域时，疼痛加剧。患者右踝背屈无力。最可能的诊断是什么？

A. 孤立性腓总神经损伤

B. 深静脉血栓形成

C. 复杂的局部疼痛综合征

D. 装病

E. 周围神经病变

139. 关于膝关节骨性关节炎患者的运动方案，以下哪项是正确的？

A. 在这一人群中，充分的负重运动对于减轻疼痛和改善功能至关重要

B. 对于膝关节力线不良的患者，跑步不会导致软骨损伤的进展

C. 在膝关节力线正常的人群中，跑步会导致渐进性

软骨损伤

D. 膝关节骨性关节炎的运动目标包括减轻体重和增加力量

E. 高强度的运动项目因比低强度运动燃烧更多的热量而受到欢迎

140. 下列哪一项是心脏康复的临床禁忌证？

A. 有症状的直立性低血压，血压下降 > 20mmHg（仰卧位至站立位）

B. 心脏移植术

C. 冠状动脉旁路术

D. 终末期肾病

E. 起搏器置入

141. 关于残奥会运动员受伤情况，以下哪种说法不正确？

A. 残奥会运动员的受伤情况与奥运会运动员相同

B. 残奥会运动员的受伤情况是每项运动和每种损伤类型所特有的

C. 国际残奥委员会对残奥损伤进行前瞻性研究，以帮助医务人员更好地了解和治疗残奥运动员

D. 国际残奥委员会对残奥损伤进行前瞻性研究，以便指导实施安全干预措施

E. 与无伤运动员相比，同一种损伤可能会对有伤运动员造成更严重的功能影响

142. 下列哪项会增加青少年运动员过度使用损伤的风险？

A. 使用适当尺寸的设备

B. 每周 5 次的单项体育活动

C. 每年 11 个月的单项体育活动

D. 监督训练

E. 工作量限制

143. 一名 52 岁的女性因疲劳伴慢性肌肉骨骼疼痛 6 个月就诊，实验室检查维生素 D 18ng/mL。下列哪种说法不正确？

A. 患者甲状旁腺激素（PTH）水平很低

B. 维生素 D 可以促进肠道吸收钙和磷

C. 低水平维生素 D 通常需要替代疗法，每周 50 000 IU，

共 6~8 周

D. 安慰患者，这是绝经后女性的正常水平

144. 除下列情况外，其余均为脊椎滑脱患者手术转诊的适应证：

A. 神经缺损

B. 慢性、中晚期损伤

C. 脊柱不稳

D. 难治性、衰弱性疼痛

145. 下列哪项与女运动员三联征无关？

A. 无论有无进食障碍，能量利用率低

B. 强迫型或完美主义型人格特征

C. 低促性腺素性闭经

D. 低骨密度

E. 高催乳素性闭经

146. 你是大学足球队的队医，在 8 月中旬训练之前，评估湿球温度为 17.8℃。你会推荐下列哪项？

A. 适应和不适应环境的人群均正常活动

B. 提高不适应人群的休息工作比，并让适应人群正常活动

C. 提高不适应人群和适应人群的休息工作比

D. 取消不适应人群的练习，限制剧烈活动，监测适应人群的中暑症状和体征

147. 女性患前交叉韧带（ACL）损伤的风险高于男性。以下关于这一风险的机制，哪项是错误的？

A. 女性股骨髁间窝更小

B. 女性股四头肌活动更强

C. 女性更容易因接触损伤而导致 ACL 断裂

D. 女性的 ACL 中等大小且更薄

148. 对于原发性运动头痛患者，在进行体力活动前，推荐使用哪些急性头痛药物作为一线治疗？

A. 对乙酰氨基酚

B. 布洛芬

C. 羟考酮

D. 加巴喷丁

E. 吲哚美辛

149. 膝关节骨性关节炎最适合的初始治疗是：

A. 口服 NSAID

B. 中性药物，包括氨基葡萄糖和硫酸软骨素

C. 关节内皮质类固醇注射

D. 局部 NSAID

E. 非药物干预，包括减肥和运动

150. 在小儿群体中，以下关于力量训练的描述哪一项是最正确的？

A. 在小儿人群中不鼓励力量训练，因为会阻碍生长

B. 建议 Tanner 5 期以下的儿童重复最大重量的训练

C. 超过负荷后首先增加阻力，然后增加重复次数

D. 阻力练习不应进行到肌肉严重疲劳的程度

E. 负重力量训练是小儿运动员唯一推荐的阻力训练

151. 一名 20 岁的女子体操运动员曾有上呼吸道感染（URI）。其症状在过去的 1 周里一直存在。患者主诉晚上咳嗽影响睡眠，因此增加了咖啡的摄入量，以缓解白天的睡意。此外，患者咳嗽、打喷嚏和做体操动作时有尿漏史。除了 URI，患者还诊断为压力性尿失禁（SUI）。你会建议她先做哪项治疗？

A. 使用阴道子宫托

B. 提供关于 Kegel 训练的讲义和指导

C. 咖啡的摄入量增加到每天 3~5 杯

D. 依据妇产科行压力性尿失禁悬吊术

E. 膀胱注射肉毒杆菌

152. 以下哪一项是儿童经常参加有组织的运动最不合适的原因？

A. 有趣

B. 社会化

C. 培养自信

D. 改善身体健康

E. 击败同龄人

153. 一名 13 岁的男孩因左膝前疼痛 6 周就诊。踢足球和打篮球后，疼痛加剧。没有受伤史。左膝 X 线片提示骨损害阴性。

A. 建议左膝支具保护并用拐杖维持 4 周 NWM（无负重）状态

B. 物理治疗，避免活动 6 周

C. 物理治疗，可耐受范围内活动，如无改善可随访

D. 左膝 MRI 和骨科会诊是否需要外科手术治疗

154. 一名 35 岁首次妊娠的女性就诊，询问如何锻炼。患者既往没有明显病史，也没有妊娠并发症。以下哪项不是妊娠期间运动的绝对禁忌证？

A. 子宫颈内口松弛症

B. 局限性肺疾病

C. 子痫前期

D. 贫血

155. 肌腱的正常超声表现为：

A. 束状

B. "扫把头"状，有紧密连接点

C. 蜂窝状

D. 翼状

156. 当环境温度高于 20℃时，热损失的主要机制是：

A. 辐射

B. 对流

C. 传导

D. 蒸发

157. 一名 30 岁妊娠 28 周的运动员继续进行体育锻炼的绝对禁忌证包括：

A. 子宫颈内口松弛症或宫颈环扎术

B. 控制不佳的高血压

C. 限制性肺病

D. 前置胎盘

E. 当前妊娠期早产

158. 潜水时，戴水肺的潜水员出现头痛。返回水面后，头痛加剧。推荐的治疗是什么？

A. 布洛芬

B. 氧气吸入

C. 舒马曲坦

D. 吗啡

E. 对乙酰氨基酚

159. 关于系统性红斑狼疮与运动的关系，下列哪项描述是正确的？

A. 避免阳光照射对降低系统性红斑狼疮运动员皮肤和全身红斑的风险至关重要。

B. 鼓励有系统性红斑狼疮的患者在发热期间继续进行运动，当感觉良好时，考虑为运动的抗感染益处。

C. 系统性红斑狼疮患者中动脉粥样硬化性冠状动脉疾病的患病率与没有系统性红斑狼疮的同龄组无显著差异

D. 除非有其他证据，患有系统性红斑狼疮的运动员显微血尿的原因是运动型血红蛋白尿（运动溶血）

E. 患有系统性红斑狼疮的运动员不需要做超声心动图检查，除非他们是北意大利人的后裔

160. 一名 32 岁的男性 I 型糖尿病患者 BMI 为 42kg/m²，既往没有其他重要的病史或家族史，也没有其他常规检查，现在需要在开始训练计划前给出专业建议。以下哪项是正确的？

A. 在计划外的锻炼前 1 小时，摄入 10~15g 的碳水化合物

B. 运动前后应增加胰岛素剂量，以抵消运动引起的高血糖

C. 低血糖发作只发生在运动后 60~90 分钟内

D. 胰岛素活动高峰期应避免运动

E. 运动后应避免吃富含碳水化合物的零食，防止发生反弹性高血糖

161. 一名 16 岁的跑步者在练习结束时主诉疲劳，进一步询问发现她在过去的 6 个月里只有一次月经周期。病史提示患者 13 岁月经初潮，上一赛季有胫骨应力性骨折。妊娠检查阴性。下列哪项是正确的？

A. 诊断为原发性闭经

B. 需要实验室检查，包括全血细胞计数（CBC）和促甲状腺激素（TSH）

C. 心理咨询

D. 黄体功能障碍

162. 关于运动对青年运动员的生理影响，以下哪项描述是正确的？

A. 由于循环中的雄激素水平较低，儿童的速度、力量和体重都较低

B. 健康、营养良好的儿童如果经常进行长时间、高强度的锻炼，会增加发育和生长障碍的风险

C. 力量的增加在青春期发育初期的男性中是最大的

D. 无氧和有氧运动都在青春期早期达到最大水平

163. 某高中的田径教练希望你能帮助他的球队在接下来的赛季中保持健康。关于应力性骨折的危险因素，以下哪项描述是错误的？

A. 女性跑步者如果 3 个月没有月经周期，其骨折的风险不会增加

B. 下肢长度差异与下肢应力性骨折相关

C. 运动员跑步时出现过度旋前或旋后会增加骨折的风险

D. 高强度训练的迅速增加与应力性骨折的发生率增加有关

164. 以下哪一项不是妊娠期间锻炼的益处？

A. 改善情绪

B. 减少体重增加量

C. 减少水肿

D. 改善妊娠期糖尿病控制

E. 增加产后对刺激的定向和反应的判断

165. 下列哪种情况下，运动员可以在没有任何进一步检查时被允许重返足球比赛赛场？

A. 本季第三个托架，无残留症状或神经功能缺损

B. 第一次颈髓神经失用持续 20 分钟，运动员仍想回到本次比赛之中

C. 第一次短暂性四肢瘫痪持续了 10 个小时，无残留症状或神经系统缺陷，MRI 未见功能性颈椎管狭窄

D. 颈肌扭伤伴有颈部活动范围的持续限制，但骨折、韧带不稳定和其他更严重的损伤已被排除

166. 第一次脱位后盂肱脱位复发的首要预测因素是什么？

A. 年龄

B. 脱位类型或复位步骤

C. 使用外部旋转支撑

D. 活动水平

167. 一名运动员在马拉松比赛中越过终点线后晕倒，你对患者进行了快速评估。患者昏睡，满脸通红，出汗。生命体征如下：呼吸 20 次 / 分，心率 110 次 / 分，血压 95/60mmHg，直肠温度 40.3℃。血清钠 138 mmol/L、葡萄糖 96。此时最重要的治疗方法是：

A. 鼓励患者开始口服补液，使用含有肉汤的电解质

B. 将运动员置于仰卧位，双腿抬高

C. 将患者放入冰水桶中，迅速冷却

D. 10 分钟内静脉注射 100mL 高渗盐水

168. 一名 16 岁的健康男子足球运动员在室外高温下练习时出现头晕、晕眩和面色苍白的症状，然后失去知觉，出现 15 秒的四肢僵硬和有节奏的抽搐。最可能的诊断是什么？

A. 全身性强直 - 痉挛发作

B. 热衰竭

C. 痉挛性晕厥

D. 中暑

E. 意识丧失型癫痫

169. 一名女性自行车运动员在与另一名自行车运动员相撞后，接受了耻骨和骨盆疼痛评估。除了右肩和前臂的轻微浅表擦伤外，她还主诉自行车架顶管对骨盆造成了直接创伤，所有下肢活动时中度疼痛，小便时轻度疼痛。她当时戴着头盔，否认任何头部创伤。体格检查发现耻骨联合触痛，外尿道表面擦伤和肿胀，以及右侧大阴唇肿胀和血肿。初步评估和治疗计划应包括哪些内容？

A. 骨盆 X 线片评估可能的耻骨支骨折

B. 疑似性侵犯的性传播性疾病筛查

C. 膀胱导尿管插入

D. 头部 CT 扫描

E. 紧急切开和引流右侧大阴唇血肿

170. Schober 试验显示前屈增加 1.5cm，表明该患者为：

A. 系统性红斑狼疮

B. 类风湿关节炎

C. 腰椎滑脱

D. 强直性脊柱炎

E. 正常腰椎屈曲运动范围

171. 以下哪项不是出现焦虑的主要前因？

A. 害怕身体伤害

B. 害怕失败

C. 害怕负面情感评估

D. 情况模糊

172. 肘部在屈曲 30° 和 120° 之间的外翻应力的主要限制是：

A. 外侧尺侧副韧带

B. 尺侧副韧带的前束

C. 尺侧副韧带的后束

D. 尺侧副韧带的横向斜束

173. 膝关节和髋关节置换术后运动方案应考虑哪些因素？

A. 考虑骨 - 假体界面的应力

B. 平衡过多和过少的体育活动

C. 建议不要参加新的、高强度的运动

D. 关于全膝关节和髋关节置换术后的运动方案，没有明确的指南

E. 以上所有内容

174. 运动诱发的荨麻疹与下列情况有关，除了：

A. 在冷水中游泳

B. 运动引起的过敏反应

C. 暴露于紫外线（UV）辐射下

D. 社区获得性耐甲氧西林金黄色葡萄球菌（MRSA）

E. 在温水中游泳

175. 以下哪种颈椎骨折是稳定的？
A. 压缩性骨折
B. 延伸泪滴形骨折
C. Ⅱ型齿状突骨折（通过齿状突底部）
D. Hangman 骨折（双侧 C2 骨折）伴有 C2 小关节脱位

176. 以下哪项不是四边孔的边界？
A. 三头肌长头
B. 肱骨干
C. 小圆肌
D. 大圆肌

177. 越野滑雪选手主诉发冷，可以恰当地回答问题，但存在构音障碍。患者出现颤抖、皮肤苍白、发冷。血压为 98/70mmHg，呼吸频率为 18 次 / 分，心率为 80 次 / 分。诊断为轻度低体温症。以下所有治疗均是合适的，除了：
A. 喝温热的液体
B. 静脉注射温热的生理盐水
C. 脱下潮湿的衣物
D. 用温暖的毯子包裹运动员

178. 妊娠运动员的生理变化和适应性包括以下哪项？
A. 每分通气量减少
B. 妊娠中期的每搏输出量减少
C. 呼吸频率降低
D. 皮肤血管舒张减少
E. 胰岛素抵抗降低

179. 一名没有重大病史的 20 岁女子足球运动员在发生脑震荡后出现 30 秒的全身性强直 - 阵挛性癫痫发作。急诊头颅 CT 正常。第 2 天患者恢复正常，并询问未来有无癫痫发作的风险。以下哪项是最好的回答？
A. 再次保证她未来癫痫发作的风险不会显著增加
B. 解释癫痫发作的风险大约是正常人的 2 倍，让她决定是否要开始每天服用抗癫痫药物
C. 解释她癫痫发作的风险很高，并建议她开始每天

服用抗癫痫药物
D. 常规检查脑电图（EEG）和脑 MRI 以评估未来癫痫发作的风险
E. 建议退出足球和所有其他接触性运动

180. 一名 23 岁的男性跑步者有 3 个月的右膝肿胀史。他否认右膝创伤。尽管每天 3 次服用 800mg 布洛芬，手指和手腕仍有 45 分钟的晨僵感。体格检查显示轻度掌指关节和近端指间关节压痛，但无滑膜炎。右膝检查显示中度至大量积液，以及轻微的弥漫性压痛。Lachman 和 McMurray 测试阴性。膝关节 X 线检查正常。膝关节液显示白细胞计数为 14 000，60% 为淋巴细胞。革兰染色和培养均为阴性。右膝 MRI 显示中度滑膜炎，无软骨、韧带或半月板病变。患者下一步最合适哪项治疗？
A. 甲氨蝶呤每周 10mg，叶酸每天 1mg
B. 用钆造影剂重复右膝 MRI，以排除隐匿性软骨损伤
C. 血液检查包括类风湿因子和环瓜氨酸肽（CCP）抗体，以提供炎性关节炎实验室证据
D. 停用布洛芬，改为每天 2 次萘普生 500mg
E. 建议患者进行紧急关节镜灌洗并静脉注射抗生素治疗

181. 一名 21 岁的大学生橄榄球运动员在遭受"重击"后出现腹痛。患者腰部被拦截，在此过程中，对方拦截队员的头盔用力击中了他的腹部。体检发现患者面部表情不适，腰部前屈时疼痛缓解。脉搏为 120 次 / 分，腹部触诊显示弥漫性压痛，左上腹部疼痛最为明显，有防护姿势。以下所有内容均可用于鉴别诊断，除了：
A. 腹壁挫伤
B. 肋骨挫伤 / 骨折
C. 腹直肌血肿
D. 脾裂伤
E. 阑尾破裂

182. 以下哪个神经在旋前圆肌的两个头之间走行？
A. 正中神经
B. 尺神经

C. 桡神经

D. 肌皮神经

183. 在患有充血性心力衰竭的老年运动员中，运动将：

A. 降低 VO_{2max} 并增加收缩压

B. 降低 VO_{2max} 和收缩压

C. 增加 VO_{2max} 和收缩压

D. 增加 VO_{2max} 并降低收缩压

184. 一名 19 岁的女性越野跑步者在秋季出现复发性鼻窦充血、头痛、咳嗽和流泪。初步治疗应该是：

A. 运动前半小时吸入 β 激动剂（沙丁胺醇）

B. 白三烯受体拮抗剂（孟鲁司特）

C. 鼻内类固醇皮质激素（二丙酸倍氯米松）

D. 麻黄碱

E. 长效 α1 和 α2 激动剂（羟甲唑啉）

185. 以下哪种情况运动员禁止参加比赛？

A. C4~C7 融合术后痊愈

B. 泪滴样骨折需要环状稳定，但没有手术

C. 寰枕先天性颈椎融合畸形

D. Clay-shoveler（C7 棘突）骨折痊愈

186. 哪种类型的肩锁关节脱位有保守和手术治疗的依据？

A. Ⅱ型

B. Ⅲ型

C. Ⅳ型

D. Ⅴ型

187. 一名 42 岁的女性计划在加勒比海旅行时去潜水。以下关于水肺潜水的描述不正确的是：

A. 气压伤最常见的区域是中耳

B. 慢性阻塞性肺疾病是水肺潜水的禁忌证

C. 运动员应在潜水后等待 6 小时，然后才能乘飞机

D. 瘙痒和荨麻疹可见于Ⅰ型减压病

188. 良性运动相关虚脱的初始治疗包括以下方法，除了：

A. 运动员取仰卧位，并且相对于头部抬高双腿和骨盆

B. 口服补液

C. 观察精神状态并监测心率和血压 15~30 分钟

D. 静脉补液

189. 认知行为疗法（CBT）被认为是一种可行的治疗方法，适用于以下哪种疾病？

A. 神经性厌食症

B. 神经性贪食症

C. 焦虑

D. 以上所有

190. 关于老年人的骨关节炎，以下哪项描述是正确的？

A. 这是疼痛和残疾的最常见原因

B. 剪切伤可导致软骨中的微小撕裂

C. 治疗可包括镇痛药、物理治疗、减负支具、活动调节和手术干预

D. 以上所有

191. 成功治疗腹部挫伤的康复计划包括以下方法，除了：

A. 避免冒犯和加重行为

B. 使用抗炎药物和冷冻疗法控制疼痛

C. 等距强化方案

D. 偏心强化方案

E. 用于识别风险因素的功能性实时屏幕

192. 以下所有桡骨头骨折都需要手术，除了：

A. 骨折移位

B. 粉碎性骨折

C. 伴有压缩或成角的骨折

D. 非移位骨折

193. 以下哪项是运动神经损伤后重返赛场的最佳指证？

A. MRI 上神经内和周围的 T2 信号改善

B. 超声检查神经回声恢复正常

C. 肌电图（EMG）上可见神经再支配变化

D. 神经传导研究中传导阻滞消除

E. 临床测试接近正常强度，并且特定运动功能测试表现良好

194. 所有大学生运动员都应接种以下所有疫苗，除了：

A. 乙型肝炎

B. 麻疹、腮腺炎和风疹

C. 脑膜炎球菌

D. 轮状病毒

E. 破伤风

195. 关于颈椎管狭窄，以下哪项描述不正确？

A. MRI 是评估功能性颈椎狭窄的最佳方法

B. 如果椎管狭窄没有出现症状，功能性颈椎管狭窄并不会增加运动员颈椎（C- 脊柱）创伤后神经损伤的风险

C. 颈椎管狭窄是"长矛"（spear tackler）型脊柱诊断标准的一部分

D. 功能性颈椎狭窄的存在影响了运动员短暂四肢瘫痪发作及完全缓解后恢复比赛的建议

196. 最常见的锁骨骨折类型是？

A. 胸骨端

B. 锁骨中段

C. 锁骨远端

D. 螺旋处

197. 如果运动员精神上正努力从伤病中恢复，但并没有表现出严重的精神健康问题，此时需要：

A. 临床运动心理学家

B. 教育运动心理学专家

C. 精神病学家

D. 不需要转诊

198. 运动相关性虚脱静脉输液前，应该确定哪项实验室值？

A. CRP

B. Ca

C. Na

D. BUN

E. K

199. 在一场高中橄榄球比赛中，一名球员低头拦截抢球后并没有立即起身。怀疑发生急性颈椎损伤。在等待紧急救治时，应拆除以下哪些装备？

A. 面罩

B. 头盔

C. 头盔和肩垫

D. 不需要拆除任何设备

200. 根据美国风湿病学会的指南，以下所有均是膝关节骨性关节炎的标准，除了：

A. 年龄超过 50 岁

B. 晨僵 45 分钟或更长时间

C. 膝关节运动弹响

D. 骨质肥大

201. 运动性缺血性结肠炎最常见于：

A. 耐力赛跑者

B. 从事高强度重量训练项目的个人

C. 参加奥运会重量训练（混合健身）项目的个人

D. 足球运动员

E. 登山运动员

202. 肘关节脱位最常见的方向是：

A. 内侧脱位

B. 外侧脱位

C. 后脱位

D. 前脱位

203. 一名 30 岁的优秀女子自行车运动员一直在为一场长跑比赛进行训练，但由于大腿前部疼痛和爬山时力量不足，训练受到了阻碍。患者休息时无症状。腰椎和髋关节 MRI 检查正常。体格检查正常。以下哪项是最可能的诊断？

A. 腰椎神经根病

B. 隐匿性股骨颈应力性骨折

C. 股静脉血栓形成

D. 髂外动脉内膜纤维化

E. 腘动脉卡压综合征

204. 以下所有均是过敏反应的高危因素，除了：

A. 哮喘

B. NSAID

C. 特异反应性

D. 暴露在冷水中

E. 偏头痛和血管性头痛

205. 长骨的轴被称为：

A. 长骨体生长部

B. 干骺端

C. 骨骺

D. 骨干

E. 骨皮质

206. 关于橄榄球比赛安全的描述，以下哪一项是正确的？

A. 橄榄球监管组织允许但不鼓励用头盔冲撞对手

B. 牛仔项圈已被证明可以降低刺伤 / 烧伤的风险

C. 一名美国国家橄榄球联盟（NFL）球员在颈椎神经根病治疗后出现轻微、稳定的虚弱，可能无法重返赛场

D. 抬头，肩关节优先的技术是发起铲球或拦截的正确方法

207. 以下哪项盂肱关节复位方法的并发症发病率较高？

A. Kocher 法

B. Stimson 法

C. Cunningham 法

D. FARES 技术（快速，可靠，安全）

208. 影响患者院外心脏骤停存活率的最大因素是：

A. 从发病到除颤的时间间隔

B. 参加运动之前对运动员进行预先筛选

C. 是否靠近最近的医院

D. 医疗组的水平和经验

209. 在一场高中橄榄球比赛中，一名球员低头拦截抢球后并没有立即起身。怀疑发生急性颈椎损伤。运动员主诉颈部剧烈疼痛、手臂感觉改变。患者的头盔螺钉已经生锈，无法拆除，找不到教练，也无法移除面罩。接下来应进行什么处理？

A. 无须取下装备

B. 取下垫肩

C. 取下头盔

D. 取下头盔和垫肩

210. 在 II 级踝关节扭伤后 4 个月，一名大学田径运动员主诉在等长收缩训练中出现持续性搏动性踝关节疼痛。最可能的诊断是：

A. 骨关节炎

B. 慢性韧带损伤

C. 骨软骨缺损

D. 假性痛风

211. 一名有哮喘病史的 21 岁大学女子短跑运动员，尽管吸入高剂量糖皮质激素，但在训练期间仍出现胸闷和喘息的症状。使用沙丁胺醇吸入器几乎没有缓解。随着锦标赛的临近，她面临着很大的压力。体检时肺部听诊为清音，怀疑可能是声带功能障碍导致的症状。接下来应采取以下哪项测试？

A. 胸部 X 线检查

B. 乙酰甲基胆碱激发试验

C. 可视喉镜检查

D. 头部和颈部 CT 扫描

212. 最常见于外侧上髁的肌腱是：

A. 指伸肌

B. 桡侧腕长伸肌

C. 桡骨腕短伸肌

D. 肱桡肌

213. 腹部稳定肌群包括：

A. 腹内斜肌和腹直肌

B. 外斜肌和腹横肌

C. 腹内斜肌和腹横肌

D. 前锯肌和蚓状肌

E. 闭孔内肌和梨状肌

214. 更衣室内爆发了皮肤感染。一名运动员需要切除一个大的脓肿，并在培养物中分离出耐甲氧西林金黄色葡萄球菌（MRSA）。如果需要，哪种口服抗生素不适合治疗 MRSA 引起的皮肤感染？

A. 复方新诺明

B. 多西环素

C. 克林霉素

D. 头孢氨苄

E. 以上所有都适合治疗 MRSA

215. 反复过度使用和压力导致的微骨折称为：

A. 开放性骨折

B. 隆起骨折

C. 病理性骨折

D. 青枝骨折

E. 应力性骨折

216. 对一名大学运动员进行赛前体检，心电图提示离子通道疾病。以下哪种心脏疾病不是离子通道疾病？

A. 儿茶酚胺介导的多形性室性心动过速

B. 长 QT 综合征

C. 左心室心肌致密化不全

D. Brugada 综合征

217. 诊断髋关节缺血性坏死（AVN）最具敏感性和特异性的测试是：

A. X 线片

B. 骨扫描

C. CT 扫描

D. MRI

218. 以下均是已知的中暑风险因素，除了：

A. 最大或接近最大极限的运动

B. 脱水

C. 在海平面锻炼

D. 调理不足

E. 不适应高温

219. 在大学棒球比赛时，投手被球击中头部后摔倒

侧身着地。当你到达场地时，他昏迷不醒。接下来你首先需要做什么？

A. 立即将运动员向后仰，以便更好地保持呼吸道通畅

B. 启动颈椎防范措施

C. 在教练和运动训练师的帮助下翻动运动员

D. 取出嗅盐，迅速恢复运动员的活力

220. 以下哪种药物适用于慢性痛风的维持治疗？

A. 别嘌呤醇

B. 叶酸

C. 吲哚美辛

D. 秋水仙碱

221. 一名高尔夫球运动员在过去一周内连续 3 天打高尔夫球后出现拇指放射样疼痛。桡侧触诊出现局限性肿胀和触痛。以下哪一种肌腱涉及这种情况？

A. 拇短展肌和拇长伸肌

B. 拇长展肌和拇短伸肌

C. 拇短展肌和拇短伸肌

D. 拇长展肌和拇长伸肌

222. 一名 18 岁男性在打橄榄球时被撞倒，比赛结束后被发现无法活动。你是场边医生，要求对他做出评估。患者已经失去知觉，但有脉搏和呼吸。呼吸很浅，并出现间歇性呼吸暂停，怀疑气道受损。应该先做以下哪项处理？

A. 通过直接喉镜插入气管导管

B. 托起下颌

C. 开始心肺复苏术（CPR）

D. 倾斜头部并托起下颌

223. 肝脏具有以下所有功能，除了：

A. 糖原合成

B. 排尿

C. 血浆蛋白质合成

D. 药物解毒

E. 糖异生

F. 胰岛素储存

G. B 和 F

H. B、E 和 F

224. 一名 19 岁的新生运动员膝关节受伤后询问什么时候接受第一次子宫颈抹片检查，以及多久重复一次。你有什么建议？

A. 她应该在 21 岁时进行第一次子宫颈抹片检查，无论她何时开始性生活，每 3 年重复一次

B. 她现在应该先进行第一次子宫颈抹片检查，因为自从她第一次性生活以来已经过了一年多，并且每 3 年重复一次

C. 她应该在 20 岁时或者在性生活后大约 3 年进行第一次子宫颈抹片检查，并每年重复一次

D. 她应该在 21 岁时进行第一次子宫颈抹片检查并联合 HPV 检测，并且每 5 年重复一次，无论她何时开始性生活

E. 她应该在 21 岁或性生活后 3 年进行第一次子宫颈抹片检查，以先发生者为准，每 3 年重复一次

225. 以下哪种骨折 / 脱位情况需要紧急手术或转诊？

A. 股骨中段骨折患者，呼吸困难，氧饱和度降低

B. 有广泛移位的关节内、胫骨平台双髁骨折的患者

C. 疑似膝关节脱位，足部和踝部感觉受损并伴有患处搏动感的患者

D. 两处肋骨骨折移位并伴有 24% 气胸的患者

E. 以上所有内容

226. 一名 30 岁的男子马拉松运动员在患有类似流感的疾病后 3 周进行性疲劳和运动不耐受。评估后诊断为病毒性心肌炎。与心肌炎有关的最常见病毒是：

A. 埃可病毒

B. 腺病毒

C. 流感病毒

D. 柯萨奇 B 病毒

227. 对怀疑有髋臼上盂唇撕裂的运动员来说，骨盆、侧位蛙腿和（或）Dunn 视图的 X 线片为什么很重要？

A. 由于磁共振关节造影可显示盂唇撕裂，因此无须 X 线检查

B. X 线片可以更好地显示股骨颈应力性骨折，该骨折可能与盂唇撕裂同时发生

C. 大多数髋臼盂唇撕裂发生在髋关节骨性畸形的情况下，在 X 线片上最便于测量。

D. 上盂唇钙化是盂唇撕裂的表现，X 线片可以看到

228. 与运动相关的低钠血症的最重要因素是：

A. 长时间运动过度消耗低渗液

B. 比赛前的调节水平

C. 运动员经验

D. 比赛日温度低于 15.6℃

E. 大气压力

229. 一名运动员在橄榄球比赛中遭到猛烈撞击并失去意识。运动员恢复意识并主诉明显颈部疼痛。你已启动颈椎预防措施，以下哪项是接下来的最佳方案？

A. 立即在教练和运动训练师的协助下将运动员搬出场外

B. 立即和 4~5 个人将运动员搬出场外

C. 和 4~5 个人将运动员搬到脊柱板上运出场外

D. 使用颈部牵引并将运动员搬到脊柱板上运出场外

230. Keinbock 病是下列哪项结构缺血性坏死（AVN）？

A. 股骨头

B. 肱骨小头

C. 距骨头

D. 月骨

231. 在滑雪城的急救诊所内，一名 30 岁的女性主诉拇指尺侧掌指关节周围疼痛，原因是滑雪杆被雪夹住并拉伤了拇指。检查发现其掌指关节尺侧疼痛、肿胀。与对侧相比，外翻应力松弛。由于初始影像上没有骨折征象，在受力下再次拍摄平片。如果受影响的拇指比未受影响的一侧张开超过多少度，她更有可能患有 Stener 损伤？

A. 5°

B. 10°

C. 15°

D. Stener 损伤时两侧松弛度无差异

232. 一名 59 岁的男性跑步者在过去的 3~4 年里逐渐出现恶化的排痰性咳嗽。他曾是一名吸烟者（30 包 / 年），但 10 年前戒烟，1 年前被告知患有心脏病后开始跑步。开始跑步以来，偶尔发生喘息。鉴于他的呼吸道症状，他想知道是否可以安全运动。以下哪项是对患者最合适的建议？

A. 鉴于他的吸烟史和症状，他很可能患有慢性阻塞性肺疾病（COPD）。他应该继续锻炼，因为这对维持 COPD 患者的生活质量具有重要意义

B. 鉴于他的病史和症状，他很可能患有哮喘。他应该停止运动，直到哮喘得到控制

C. 鉴于他的吸烟史和症状，他很可能患有 COPD。尚未证实运动可改善 COPD 患者的生活质量

D. 鉴于他的病史和症状，他很可能患有哮喘。他应该继续锻炼，并咨询过敏专科医生

233. 一名 25 岁的铅球运动员在进行了剧烈力量训练后，右上臂出现急性疼痛伴手部肿胀。其远端桡动脉搏动正常，但仍建议进行紧急多普勒超声检查。临床怀疑已得到确认，治疗后患者恢复运动的预后包括：

A. 大约 90% 的运动员平均重返运动需要 5 个月

B. 从治疗中恢复需要 2 年时间

C. 很少有运动员能够恢复到以前的运动水平

D. 如果需要手术，那么他将无法进行铅球比赛

E. 可能需要终生抗凝，并且不应进行任何接触性运动

234. 运动引起的过敏反应是：

A. 由运动过程中释放的抗原的吞噬作用所致

B. 由肥大细胞脱颗粒所致

C. 即使不治疗，也是非致命性的

D. 根据受影响个体的运动强度可预测其发生

E. 很少与海鲜过敏有关

235. 急性胫骨中段骨折伴有移位的患者有出现以下

症状和体征：下肢中段明显肿胀，腿部及远端足踝部剧烈疼痛，足部发冷，胫后和足背动脉减弱。摆动患者拇指时疼痛加剧，腿部触诊紧实。下一步操作是：

A. 建议休息、冰敷、压迫和抬高四肢

B. 使用镇静剂控制疼痛

C. 骨科紧急会诊并行闭合性骨折复位

D. 紧急筋膜室压力测试和骨科会诊，考虑紧急筋膜切开术

E. 选择性运动前和运动后筋膜室压力测试，以排除慢性劳力性筋膜室综合征

236. 一名运动员最近被初级保健医生诊断为传染性单核细胞增多症（IM）。血液检查显示非典型淋巴细胞增多，非典型淋巴细胞超过 10%，嗜异性抗体测试阳性。你作为大学足球队的队医，以下哪项最能说明运动员可以安全地重返训练？

A. 自最初诊断至少 6 周后，可以重新恢复训练，不再有明显的疲劳症状，腹部超声显示脾脏大小正常

B. 至少 3~4 周后可以恢复训练，脾脏在体检时无法触及，全身症状正在改善，并且不限制足球运动所需的运动强度

C. 一旦全身症状消退，在诊断后 2 周内就可以恢复训练。足球运动员不需要常规的脾脏检查或影像学检查

D. 48 小时无发热及无腹痛、疲劳感后，可以恢复训练

E. 至少 1~2 周后全身症状正在改善，并且腹部超声排除脾大后可以恢复训练

237. 运动型疝气的发生机制是：

A. 反复的髋关节屈曲和外展

B. 导致腹直肌疝的髋关节内收肌过载

C. 腹直肌的过度伸展或腹股沟后壁疝

D. 下腹部肌肉过度松弛或腹股沟疝

238. 在美国大学生体育协会（NCAA）人群中，以下哪一项不被认为是心脏性猝死的高危人群？

A. 游泳

B. 篮球运动员

C. 男性

D. 非裔美国人

239. 大学橄榄球比赛时，一名运动员低头进行擒抱，头盔与其他人员的头盔相撞。几秒钟后他主诉双手轻度麻木和刺痛感。他之前就有过刺痛感，但并未不在意，如果想重新比赛，接下来你需要做什么？

A. 评估可能的脑震荡

B. 启动颈椎防护措施

C. 评估颈部活动范围

D. 测试运动员的上肢力量

240. 评估疑似晚期骨关节炎的首选影像学是：

A. X 线片

B. 超声检查

C. MRI

D. 双能 X 线骨密度测量（DEXA）

241. 在一场高中摔跤比赛中，一名运动员被摔倒在地，手腕伸直着地，造成手腕疼痛。舟状骨移位试验时出现疼痛。第 2 天进行了双手手腕的 X 线检查，包括正位（AP）和旋前紧握位。舟骨和月骨之间的间隙超过多少毫米提示可能存在舟月骨 / 背侧夹层节段性不稳定？

A. 0mm

B. 1mm

C. 2mm

D. 3mm

242. 以下哪项关于运动性支气管痉挛（EIB）的描述是正确的？

A. EIB 仅发生于哮喘患者中

B. 夏季运动时，运动员的 EIB 风险较高

C. EIB 与环境因素无关

D. EIB 最常见的症状包括咳嗽、状态不佳、参与度下降

243. 在老年运动员中：

A. 超过 75 岁时，组织僵硬度增加，肌肉中脂肪含量增加，运动能力下降

B. 超过 75 岁时，组织僵硬度降低，肌肉中脂肪含量增加，运动能力下降

C. 超过 75 岁时，组织僵硬度降低，肌肉中脂肪含量减少，运动能力下降

D. 超过 75 岁时，组织僵硬度增加，肌肉中脂肪含量减少，运动能力下降

244. 以下哪项不是儿童劳力性中暑的高危因素？

A. 利尿剂

B. 炎热潮湿的环境

C. 训练之间的恢复时间

D. 去适应作用

E. 慢性疾病

245. 成人中最常见的关节脱位是：

A. 盂肱关节

B. 股骨髋臼关节

C. 椎间关节

D. 肩胛胸廓关节

E. 跖趾关节

246. 一名 18 岁的曲棍球运动员 1 周前出现肩关节脱位，在急诊室成功复位，并进行悬吊固定。神经血管检查确定受影响肩部侧面有麻木感。这个发现最可能的解释是什么？

A. 胸廓出口综合征

B. C6 神经根病

C. 腋神经损伤

D. 臂丛后束神经损伤

E. 三角肌撕裂

247. 在受伤的最初 24 小时内治疗股四头肌挫伤非常重要，因为：

A. 肌肉修复的最佳时间是在最初的 24 小时内

B. 在最初的 24 小时内将股四头肌置于屈曲状态可降低钙化性肌腱炎的风险

C. 四头肌拉伤和挫伤后不久开始大范围的活动有助于愈合

D. 如果在最初的 24 小时内没有完成治疗，通常需要手术修复肌肉

248. 以下哪项不是创伤后心理适应不良的典型指标？
A. 关注轻微的身体不适
B. 剧烈情绪波动
C. 冷漠
D. 体重减轻

249. 下列关于对运动员上呼吸道感染易感性的描述哪一项是正确的？
A. 适当运动不会影响运动员对上呼吸道感染的易感性
B. 大量运动往往通过降低皮质醇水平和增加 IgM 来预防上呼吸道感染
C. 剧烈运动不会影响运动员对上呼吸道感染的易感性
D. 适当运动可能对上呼吸道感染有一定的保护作用
E. 适当运动会上调皮质醇并下调 IgM 和唾液 IgA 来增加运动员上呼吸道感染的易感性

250. 最近的研究表明，全国大学体育协会（NCAA）运动员心脏猝死的总体发病率约为：
A. 1:20 000
B. 1:50 000
C. 1:100 000
D. 1:200 000
E. 1:300 000

251. 在一场高中篮球比赛中，一名运动员在试图抓住附近队友迅速传来的球后摇动她的手。评估发现，她的示指近端指间关节有肿胀和压痛。该关节的手指也有明显的畸形，表明可能发生了脱位。这种关节脱位最有可能指向哪个方向？
A. 背侧
B. 掌侧
C. 内侧
D. 外侧

252. 以下哪位运动员最有可能患有哮喘？
A. 12 岁的男性棒球运动员最近上呼吸道感染后咳嗽 2 周
B. 19 岁的女性跑步者主诉在秋季越野季节跑步时出现喘息和胸闷，在冬季转为室内跑步机锻炼后症状得到缓解
C. 22 岁的男子游泳运动员最近因为疲劳一直难以完成每天 2 小时的训练
D. 55 岁的男性高尔夫球手过去 2 年里主诉慢性咳嗽并大量咳痰

253. 以下均是老年运动员发生的生理变化，除了：
A. 最大心率降低
B. 运动导致猝死的风险增加
C. 肺活量减少
D. 心排血量增加
E. 血管顺应性下降

254. 一名 29 岁的女性妊娠 22 周，计划在 2 周后到墨西哥度假。这是她的第二次妊娠，两次妊娠均无并发症。她是一名狂热的潜水员，希望旅行时可以参加潜水活动。以下哪项是正确的建议？
A. 可以水肺潜水，最深 25 米
B. 可以水肺潜水，没有深度限制
C. 不能水肺潜水，可以浮潜
D. 取消旅行

255. 关于青春期前儿童和青少年的成长，下列描述哪项是正确的？
A. 女孩的快速生长期最常发生在 12~16 岁
B. 男孩的快速生长期常发生在 14~18 岁
C. 在青春期前的成长阶段，女孩和男孩之间存在很大的生理差异
D. 青春期女孩的肌肉量是男孩的 2/3，体脂是男孩的 2 倍

256. 下列关于神经失用症的描述哪项是正确的？
A. 部分轴突损伤伴受累肌肉失去神经支配
B. 轴突和神经鞘完全断裂
C. 神经髓鞘损伤，影响传导，但轴突保持完整

D. 轴突和髓鞘中断，但神经基质完整

E. 神经炎症

257. 确定运动员股骨颈应力性骨折的位置非常重要，因为：

A. 张力性应力性骨折经常发展为移位，可能需要手术干预治疗

B. 压缩性应力性骨折经常发展为移位，可能需要手术干预治疗

C. 应力性骨折的位置决定了是否要评估运动员的骨骼健康状况

D. 健康运动员的压缩性侧应力性骨折不需要治疗

258. 一名 15 岁的男性摔跤手出现以下特征：体重显著减轻，疲劳及无法保持以前的运动水平。2 个月前，教练让他减重，这样就可以参加不同重量级的比赛。从此以后，他一直限制热量摄入，并在训练之外独立锻炼。他非常害怕体重增加，认为照镜子时看起来很胖。其 BMI 为 17.5kg/m^2。诊断结果是什么？

A. 神经性厌食症

B. 神经性贪食症

C. 焦虑

D. 倦怠

259. 你是一名半职业橄榄球队的队医，在赛前检查中发现 3 名运动员携带血液传播疾病：分别感染 HIV、乙型肝炎和丙型肝炎。所有这些均是无症状的，经过咨询，你认为他们可以上场。根据记录情况，哪位运动员最有可能将感染转移给队友或竞争对手？

A. 患有 HIV 的运动员

B. 患有丙型肝炎的运动员

C. 患有乙型肝炎的运动员

D. 患有乙型肝炎和 HIV 的运动员有同样的风险

E. 从未有队友或竞争对手之间传播任何这些病毒的案例报道

260. 高中训练员要求你看望一名周末练习结束后晕倒的 9 年级橄榄球运动员。周一你在高中训练室对其进行了检查。患者之前未发生过类似情况，那天天气炎热，训练之前未进食。患者否认有不适的心脏搏动，也不知道家族史，目前感觉良好。你查看了他在校外机构做的赛前测试发现，他的一名舅舅（母系）在 27 岁时溺水身亡，他由母亲抚养，因此没有父亲方的家族史。心脏检查正常。体格检查发现患者左侧胸骨边缘可闻及明显的 II / VI 全收缩期杂音，平卧时杂音改善，"用力憋气"时杂音增加。你电话咨询患者母亲，询问溺死的舅舅和其父亲的家族史，未得到相关信息。运动员想去参加练习，怕错过任何机会。下一步的措施应该是：

A. 允许训练，心电图检查前禁止做接触性动作

B. 完全限制训练，需要做心电图检查并追寻其家族史

C. 允许重回训练，但是需要做超声心动图检查

D. 允许重回训练，因为这是对炎热和食物的反应，但应充分告知训练前必须进食，并且口渴时一定要休息喝水。

261. 在一场大学橄榄球比赛中，一名队员在奔跑中背后擒杀时摔倒，手臂前伸，手腕外展。虽然他在擒抱后迅速站起来，但是手腕撞到了地面，他抓着手腕来到边线上给你进行评估。场边检查时发现其解剖鼻烟壶压痛，拇指受到纵向挤压而疼痛，因此怀疑骨折。这块骨的哪一部分更容易导致缺血性坏死？

A. 近端

B. 远端

C. 腰部

C. 前端

（徐一宏　译）

答 案

1. B（第 7 第）
2. C（第 14 章）
3. B（第 25 章）
4. D（第 28 章）
5. D（第 32 章）
6. B（第 26 章）
7. C（第 31 章）
8. B（第 9 章）
9. D（第 37）
10. C（第 2 章）
11. C（第 7 章）
12. A（第 14 章）
13. C（第 25 章）
14. C（第 28 章）
15. C（第 3 章）
16. C（第 26 章）
17. B（第 31 章）
18. A（第 9 章）
19. B（第 32 章）
20. D（第 2 章）
21. C（第 7 章）
22. E（第 14 章）
23. B（第 25 章）
24. D（第 28 章）
25. C（第 3 章）
26. D（第 26 章）
27. C（第 5 章）

28. D（第 9 章）
29. A（第 31 章）
30. E（第 2 章）
31. D（第 7 章）
32. B（第 14 章）
33. B（第 25 章）
34. B（第 28 章）
35. A（第 3 章）
36. C（第 26 章）
37. A（第 5 章）
38. A（第 9 章）
39. B（第 31 章）
40. A（第 2 章）
41. B（第 7 章）
42. C（第 14 章）
43. C（第 25 章）
44. E（第 28 章）
45. B（第 3 章）
46. A（第 26 章）
47. C（第 5 章）
48. E（第 9 章）
49. B（第 31 章）
50. C（第 2 章）
51. A（第 32 章）
52. C（第 36 章）
53. A（第 37 章）
54. C（第 45 章）

55. D（第 3 章）
56. B（第 8 章）
57. D（第 5 章）
58. C（第 30 章）
59. C（第 37 章）
60. B（第 38 章）
61. B（第 4 章）
62. C（第 4 章）
63. D（第 4 章）
64. D（第 4 章）
65. E（第 4 章）
66. B（第 4 章）
67. C（第 5 章）
68. B（第 12 章）
69. B（第 27 章）
70. B（第 10 章）
71. C（第 32 章）
72. B（第 13 章）
73. B（第 36 章）
74. B（第 37 章）
75. B（第 32 章）
76. A（第 8 章）
77. A（第 6 章）
78. C（第 12 章）
79. C（第 27 章）
80. C（第 10 章）
81. B（第 38 章）

82. A（第 13 章）
83. B（第 36 章）
84. B（第 39 章）
85. E（第 45 章）
86. D（第 8 章）
87. A（第 6 章）
88. D（第 12 章）
89. C（第 27 章）
90. A（第 10 章）
91. C（第 4 章）
92. B（第 4 章）
93. E（第 4 章）
94. A（第 4 章）
95. D（第 36 章）
96. A（第 8 章）
97. D（第 6 章）
98. B（第 12 章）
99. B（第 27 章）
100. D（第 10 章）
101. B（第 37 章）
102. B（第 13 章）
103. D（第 20 章）
104. C（第 36 章）
105. D（第 38 章）
106. E（第 51 章）
107. A（第 6 章）
108. C（第 12 章）

109. D（第 27 章）
110. B（第 10 章）
111. D（第 38 章）
112. D（第 13 章）
113. D（第 20 章）
114. D（第 39 章）
115. B（第 45 章）
116. C（第 53 章）
117. D（第 6 章）
118. D（第 51 章）
119. D（第 8 章）
120. D（第 11 章）
121. B（第 38 章）
122. D（第 13 章）
123. B（第 15 章）
124. A（第 20 章）
125. C（第 39 章）
126. C（第 45 章）
127. C（第 50 章）
128. B（第 53 章）
129. C（第 51 章）
130. C（第 11 章）
131. E（第 51 章）
132. A（第 53 章）
133. C（第 15 章）
134. C（第 20 章）
135. D（第 39 章）
136. A（第 45 章）
137. D（第 53 章）
138. C（第 44 章）
139. D（第 43 章）
140. A（第 11 章）
141. A（第 51 章）
142. C（第 49 章）
143. A（第 15 章）
144. B（第 20 章）
145. E（第 39 章）
146. A（第 29 章）
147. C（第 50 章）
148. E（第 44 章）

149. E（第 43 章）
150. D（第 11 章）
151. B（第 40 章）
152. E（第 49 章）
153. C（第 15 章）
154. D（第 50 章）
155. B（第 53 章）
156. D（第 29 章）
157. D（第 40 章）
158. B（第 44 章）
159. A（第 43 章）
160. D（第 11 章）
161. B（第 50 章）
162. A（第 49 章）
163. A（第 15 章）
164. E（第 40 章）
165. C（第 18 章）
166. A（第 21 章）
167. C（第 29 章）
168. C（第 44 章）
169. A（第 40 章）
170. D（第 43 章）
171. C（第 47 章）
172. B（第 22 章）
173. E（第 48 章）
174. D（第 42 章）
175. A（第 18 章）
176. B（第 21 章）
177. B（第 29 章）
178. D（第 40 章）
179. A（第 44 章）
180. C（第 43 章）
181. E（第 35 章）
182. A（第 22 章）
183. C（第 48 章）
184. C（第 42 章）
185. D（第 18 章）
186. B（第 21 章）
187. C（第 29 章）
188. D（第 30 章）

189. D（第 47 章）
190. D（第 48 章）
191. E（第 35 章）
192. D（第 22 章）
193. E（第 46 章）
194. D（第 42 章）
195. B（第 18 章）
196. B（第 21 章）
197. B（第 47 章）
198. C（第 30 章）
199. A（第 19 章）
200. B（第 16 章）
201. A（第 35 章）
202. C（第 22 章）
203. D（第 46 章）
204. E（第 42 章）
205. D（第 17 章）
206. D（第 18 章）
207. A（第 21 章）
208. A（第 30 章）
209. D（第 19 章）
210. C（第 16 章）
211. C（第 34 章）
212. C（第 22 章）
213. C（第 35 章）
214. D（第 41 章）
215. E（第 17 章）
216. C（第 33 章）
217. D（第 24 章）
218. C（第 30 章）
219. B（第 19 章）
220. A（第 16 章）
221. B（第 23 章）
222. B（第 34 章）
223. G（第 35 章）
224. A（第 41 章）
225. E（第 17 章）
226. D（第 33 章）
227. C（第 24 章）
228. A（第 30 章）

229. C（第 19 章）
230. D（第 16 章）
231. C（第 23 章）
232. A（第 34 章）
233. A（第 46 章）
234. B（第 42 章）
235. D（第 17 章）
236. B（第 41 章）
237. C（第 24 章）
238. A（第 33 章）
239. B（第 19 章）
240. A（第 16 章）
241. D（第 23 章）
242. D（第 34 章）
243. A（第 48 章）
244. C（第 49 章）
245. A（第 17 章）
246. C（第 46 章）
247. B（第 24 章）
248. D（第 47 章）
249. D（第 41 章）
250. B（第 33 章）
251. A（第 23 章）
252. B（第 34 章）
253. D（第 48 章）
254. C（第 50 章）
255. D（第 49 章）
256. C（第 46 章）
257. A（第 24 章）
258. A（第 47 章）
259. C（第 41 章）
260. B（第 33 章）
261. A（第 23 章）

索 引

共同交流探讨　提升专业能力

智能阅读向导为您严选以下专属服务

读者社群： 读者入群可与书友分享阅读本书的心得体会和运动医学相关知识，提升业务水平，马上扫码加入！

推荐书单： 点击后可获取更多骨科学和康复运动学图书推荐。

操作步骤指南

第一步　微信扫码直接使用资源，无须额外下载任何软件。
第二步　如需重复使用，可再次扫码。或将需要多次使用的
　　　　资源、工具、服务等添加到微信"📦收藏"功能。

扫码添加
智能阅读向导